PETITE

CHIRURGIE PRATIQUE

PETITE
CHIRURGIE PRATIQUE

PAR

TH. TUFFIER
Professeur agrégé à la Faculté de médecine de Paris,
Chirurgien de l'hôpital Beaujon ;

ET

P. DESFOSSES
Ancien interne des hôpitaux de Paris.

307 GRAVURES

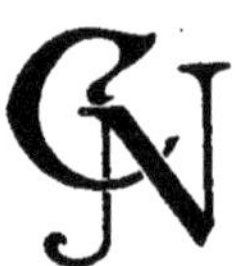

PARIS
C. NAUD, EDITEUR
3, RUE RACINE, 3

1903

PRÉFACE

Le but de ce livre est d'exposer aussi clairement et aussi succinctement que possible les éléments de petite chirurgie indispensables à l'infirmière, à l'étudiant, au médecin praticien.

La chirurgie actuelle a reçu du passé un héritage considérable, mais, depuis l'impulsion de Pasteur elle a su conquérir un domaine plus précieux encore ; chaque jour elle agrandit ce domaine. Ce petit Traité s'attache surtout à décrire les méthodes modernes. S'il rend aux chirurgiens passés la justice due à leur mérite, en montrant que nombre de procédés leur appartiennent, il oublie de parti pris tout ce qui semble aujourd'hui inutile ou suranné. Que l'on ne cherche dans ce livre ni les moxas, ni les sétons, ni les vésicatoires, etc..., qui sont aujourd'hui uniquement du domaine historique. La chirurgie a conservé certaines pratiques des anciens ; mais elle n'a plus, elle ne doit plus avoir pour guide l'empirisme, elle ne doit s'appuyer que sur la science.

Ce livre est le reflet de ma pratique telle que je l'enseigne à mes élèves à l'hôpital ; on s'étonnera peut-être que nous nous soyions attachés à des descriptions aussi élémentaires ; j'ai pu m'assurer depuis bien longtemps que ce sont précisément les éléments les plus simples que les élèves ignorent toujours. Si mes occupations de chirurgien ne m'ont pas permis de rédiger ce livre en entier, en confiant la rédaction à mon ancien interne M. P. Desfosses, j'ai trouvé pour ma pensée un interprète aussi fidèle et aussi consciencieux que précis.

Pour rappeler les données de l'ancienne chirurgie, pour illustrer les méthodes modernes, nous nous sommes efforcés de donner à la partie iconographique de ce travail le développement le plus large possible. L'enseignement par les yeux est à la fois le plus rapide et le plus durable ; c'est le véritable enseignement actuel et il est indispensable à l'intelligence de la chirurgie. L'habileté chirurrurgicale exige l'éducation et de l'œil et de la main. « Chirurgi prudentis oculata manus ».

Th. Tuffier.

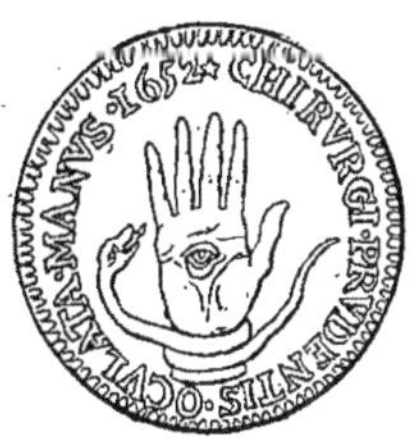

Jeton du Collège des Chirurgiens de Paris (1652).

PREMIÈRE PARTIE

SOINS A DONNER AUX MALADES

CHAPITRE PREMIER

I. — GÉNÉRALITÉS[1]

Tout étudiant en médecine doit connaître les soins généraux à donner aux malades ; c'est une partie importante de la médecine.

Ces soins, ont, dans beaucoup de cas, autant d'action sur la guérison, que l'intervention thérapeutique en apparence la plus active; souvent même ils décident du sort d'un opéré.

Ce traitement complémentaire est souvent dévolu aux infirmières ; tout médecin doit être capable de le diriger ou au moins de le contrôler.

Rôle de l'infirmière. — Une infirmière dévouée est l'auxiliaire indispensable du médecin et du chirurgien. Elle réunira un certain nombre de qualités : au point de vue moral elle doit être douée de patience et de douceur. La souffrance rend souvent les malades injustes et difficiles. Une bonne infirmière saura se taire devant des reproches immérités; le bien-être et l'intérêt du malade étant son seul mobile, elle saura par l'excellence de ses soins gagner la confiance. Elle parlera toujours avec douceur, sans impatience, sans brusquerie. Il est nécessaire qu'elle sache prendre sur le

---

[1] Consulter : A. Demmler. Des soins à donner aux malades. Paris, *Encyclopédie des aide-mémoire.*

malade et sur son entourage un ascendant moral. Elle doit faire directement la police de la chambre du patient : s'opposer aux visites inutiles, ne pas laisser se prolonger trop longtemps les visites amicales, recommander aux malades de parler peu.

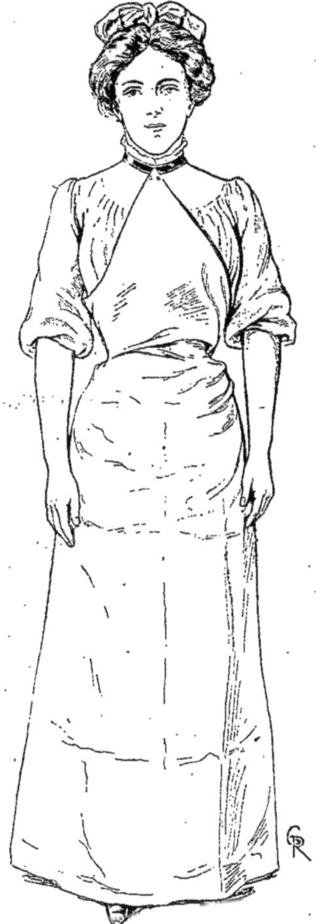

Fig. 1. — Costume d'une infirmière des hôpitaux de Paris.

Elle-même évitera de faire du bruit, de parler inutilement. Tout doit être fait avec mesure; la lumière elle-même qui pénètre dans les chambres doit être bien orientée et bien claire.

Les gardes-malades ne doivent discuter, sous aucun prétexte, une recommandation, une prescription médicale. Susciter la défiance du malade, le porter à douter du traitement serait nuire à la guérison.

Au point de vue médical, l'infirmière saura noter tous les phénomènes particuliers présentés par le malade : agitation, délire, état de la respiration, sueurs, vomissements, etc. ; elle saura constater la nature et la quantité des garde-robes, des urines, des crachats; elle pourra ainsi, au moment de la visite médicale, fournir au médecin traitant une foule de renseignements utiles.

Toute infirmière sera d'une propreté extrême, elle aura un costume d'une netteté irréprochable. Les nurses anglaises sont des modèles à cet égard, mais il serait désirable que leur instruction médicale fût aussi parfaite que leur tenue. Actuellement les infirmières dans les hôpitaux sont revêtues de longues blouses de toile et d'un tablier; l'ensemble de cette tenue donne une excellente impression de propreté.

II. — CHAMBRE DU MALADE

Les chambres de malade doivent être tenues avec les plus minutieux soins de propreté. Tout objet inutile en sera banni.

Chaque matin le nettoyage en sera fait avec précaution, on évitera soigneusement de soulever les poussières; toutes les fois que cela sera possible, le balayage sera remplacé par un essuyage du parquet avec des éponges ou des linges humides. On aérera convenablement la chambre, en évitant, toutefois, l'arrivée de courants d'air froids sur le malade; pour cela on ouvrira, si cela est possible, les fenêtres d'une pièce contiguë à celle où le malade repose, ou bien on protégera le lit du malade par un paravent pendant la durée d'ouverture. Les cheminées sont une excellente voie de ventilation; une flambée d'une heure ou de deux heures le matin constitue un bon moyen de renouveler l'air.

Les objets contenus dans les chambres de malade doivent être fort peu nombreux; ils seront nettoyés, essuyés chaque matin. Théoriquement une chambre de malade devrait contenir uniquement : le lit, une table de nuit, une table pour disposer les cuvettes et les objets de pansement, quelques chaises, un paravent. Toutes les chaussures, tous les vêtements doivent être enlevés de la chambre.

La température d'une chambre de malade sera maintenue constante entre 16 et 18 degrés.

S'il y a une cheminée dans la pièce, l'infirmière entretiendra le feu régulièrement, profitant pour cela des moments où le malade ne dort pas. La nuit, la chambre sera éclairée par une veilleuse masquée par un écran ; les malades préfèrent en général que la lumière ne vienne pas directement à leurs yeux.

Lit. — Il serait à désirer que, pour les blessés et malades, on renonçât aux lits larges qui rendent les soins si difficiles. Le lit de malade devrait se rapprocher autant que possible du lit d'hôpital qui est tout en fer et dont le sommier est composé de lames d'acier. Le lit devra être disposé de façon à ce que, sur les côtés au moins, il y ait un espace suffisant pour que l'infirmière puisse circuler librement. Le malade

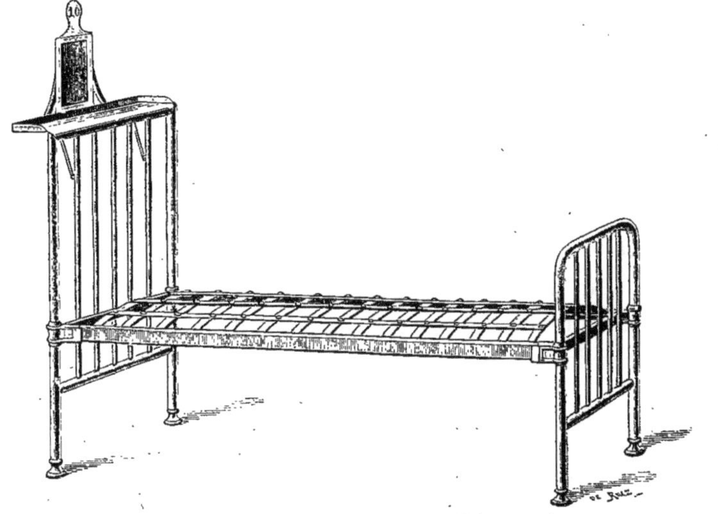

Fig. 2. — Lit tout en fer (modèle Flicoteaux).

aimerait souvent trouver fixée au-dessus du lit une corde terminée par une poignée; cet appareil de traction est un aide utile pour les mouvements. A défaut de corde fixée au plafond on peut fixer une corde à l'extrémité du lit.

Les rideaux de lit constituent des objets inutiles, encombrants, réceptacle de poussière; ils doivent être supprimés.

Pour disposer convenablement un lit de malade, on place sur le sommier un matelas de laine que l'on couvre d'un drap, dit de dessous; par-dessus le drap on dispose une toile cirée de $1^{m},20$ de largeur environ, placée sous le siège et que l'on garnit d'un drap replié en quatre, dit drap d'alèze. On termine le lit par le drap de dessus et les couvertures. Quand le drap d'alèze est souillé, il peut être changé, tandis que le matelas et le drap protégés par la toile cirée restent intacts et en place. Un lit bien fait doit présenter un plan égal, sans dépression au niveau du bassin, sans inclinaison. La couture des draps, quand elle existe, sera toujours placée en regard du matelas.

Pour changer l'alèze, on prépare d'abord une autre alèze que l'on roule à moitié sur un de ses côtés. Une infirmière se place d'un côté du lit, une autre infirmière de l'autre côté. Le malade se soulève en prenant point d'appui sur les pieds et les épaules. Une des infirmières enroule l'alèze sale et la pousse sous le siège du malade, tandis qu'elle engage l'alèze propre. L'autre infirmière placée en face, achève de rouler l'alèze sale, et déroule en l'étalant l'alèze propre, en ayant soin d'éviter la formation de plis; elle profite de ce changement pour saupoudrer de poudre d'amidon le dos et la région lombaire du malade, ou l'enduire de vaseline si le décubitus dorsal doit être longtemps continué.

Le changement du drap de dessous est plus difficile que le changement d'alèze, il se fera d'après le même système par l'enroulement du drap sale pendant que le drap propre se déroule; mais au lieu de procéder par le côté du lit la manœuvre commencera par l'extrémité en rapport avec la tête.

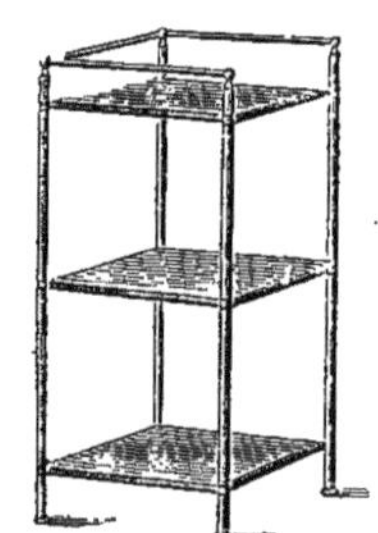
Fig. 3.
Table de nuit (modèle Flicoteaux).

Table de nuit. — Une très bonne table de nuit est la table du modèle des hôpitaux qui consiste en quatre piliers métalliques supportant deux ou trois plateaux superposés. Sur le plateau supérieur sont placés verre, pot au lait, pot à tisane; sur le plateau inférieur, l'urinal, le flacon aux canules, le crachoir.

Crachoir. — Tout crachoir doit être facilement nettoyable ou stérilisable. Un bon modèle est le modèle en verre bleu ou incolore usité à l'hôpital Boucicaut[1].

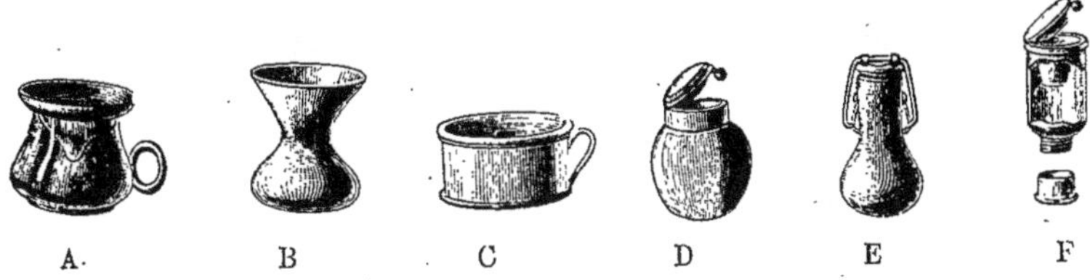

Fig. 4. — Différents modèles de crachoirs. A, B, C, crachoirs de table, D, E, F, crachoirs de poche.

Les crachoirs sont remplis d'un liquide antiseptique (Lysol par exemple).

Urinal. — L'urinal est un vase dont le col est incliné pour permettre l'urination commode. Pour les hommes on

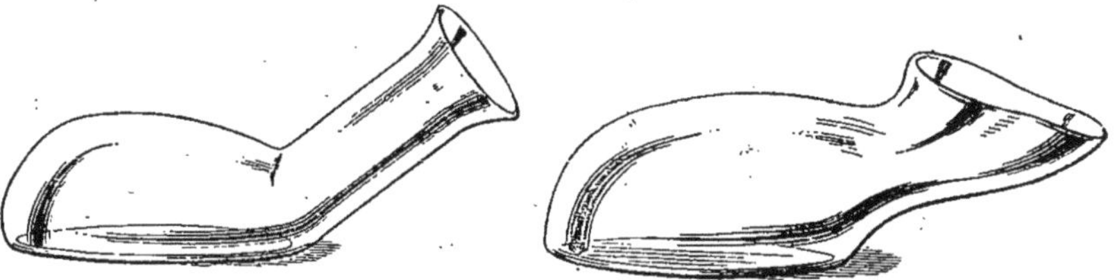

Fig. 5. — Urinal pour homme. Fig. 6. — Urinal pour femme.

se sert en général de l'urinal représenté figure 5, pour les femmes on emploie soit l'urinal 6, soit le bassin ordinaire.

Bassin. — Les bassins sont des vases aplatis, souvent

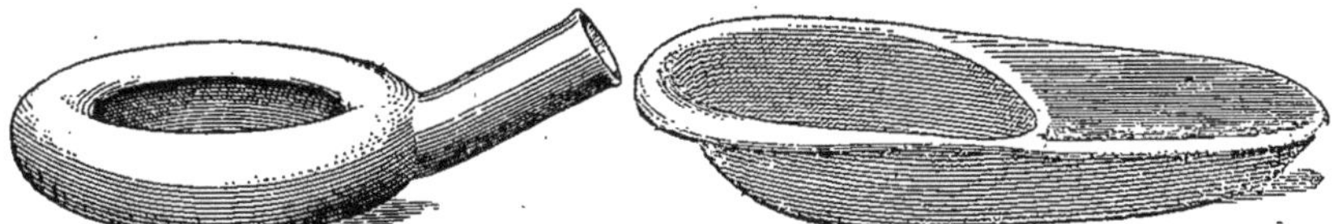

Fig. 7. — Bassin pour garde-robe. Fig. 8. — Bassin pour lavages.

munis d'un manche, servant à recevoir les excréments des

[1] F. Jayle. L'hôpital Boucicaut. *La Presse Médicale*, 1897, 1er décembre, n° 100, p. 340.

malades incapables de se lever. On doit faire usage de préférence du bassin en faïence ou en tôle émaillée. Pour donner le bassin au malade l'infirmière glisse le bassin, si possible légèrement chauffé, sous le siège du malade tandis que celui-ci se soulève.

Canard. — On donne vulgairement le nom de canards à

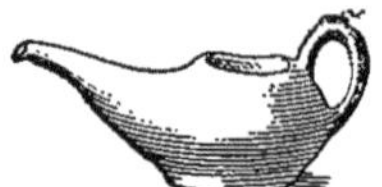
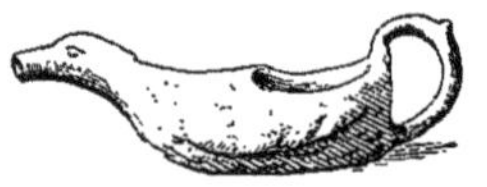

Fig. 9. — Tasses de malade dites canard.

des tasses à bec permettant de faire boire les malades couchés sans que le liquide se déverse.

Canule. — Les canules sont des tubes de verre de forme variable destinés aux lavages des cavités du corps. Les canules devront être placées dans une éprouvette remplie d'une solution de sublimé.

Chaque malade doit avoir sa canule à injection ou sa canule à lavement (v. p. 29 et 34, lavement, injection vaginale).

Bassins, *urinaux*, *crachoirs* doivent être vidés très souvent et nettoyés avec le plus grand soin. Avant de les vider dans les lieux d'aisance on ajoutera à leur contenu une certaine quantité d'une solution antiseptique, par exemple :

Sulfate de cuivre	50 grammes.
Eau	1000 —

ou

Chlorure de chaux	50 grammes.
Eau	1000 —

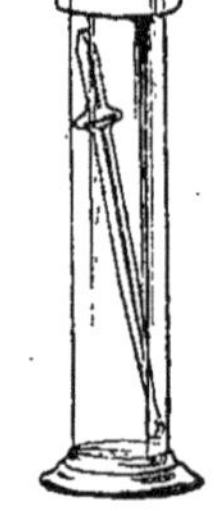

Fig. 10. Une canule et son récipient.

ou plus simplement encore un lait de chaux.

On passera ensuite les bassins ou urinaux à l'eau bouillante. Les canules seront bouillies.

Bouillotte. — Les bouillottes sont des récipients fermant hermétiquement et aptes à recevoir de l'eau chaude. On les place, une fois remplies, le long du corps du malade, ou au niveau des pieds. L'infirmière devra veiller attentivement à ne pas mettre une bouillotte d'eau chaude en contact immédiat avec les téguments d'un malade plongé dans le sommeil de l'anesthésie ou dans le coma. *Toute bouillotte devra être enveloppée de plusieurs couches de flanelle ou de toile;* des *brûlures* sont trop souvent le résultat de ce manque de précautions. Aussi donnerons-nous comme règle absolue : *une bouillotte ne doit jamais être placée directement dans le lit, mais à la surface des couvertures.*

III. — SOINS A DONNER AUX MALADES

Quand un blessé est apporté dans un hôpital ou à son domicile, l'infirmière doit le faire déposer dans un fauteuil ou sur une chaise longue.

Une règle que l'infirmière doit observer est de ne pas importuner le malade par un interrogatoire indiscret et déplacé. Le soin d'interroger le malade sera laissé au médecin. Par contre il sera bon de s'enquérir auprès des personnes qui ont amené le malade, du nom, du domicile du malade, des circonstances qui nécessitent son transfert à l'hôpital, des particularités de l'accident, s'il y a lieu.

Changement de linge. — Pendant qu'on prépare le lit, l'infirmière déshabille le malade. S'il s'agit d'un homme, on commence par lui enlever sa blouse ou sa veste, son gilet, en faisant glisser si on peut, en coupant ou en décousant s'il est nécessaire d'éviter des mouvements à l'un des membres supérieurs.

Pour enlever la chemise on commence par sortir successivement les bras, on fait glisser ensuite la chemise de haut en bas sur le tronc. On la remplace par une chemise propre.

Dans le cas de lésion d'un membre supérieur, il faut employer une chemise fendue sur le côté et à manche décousue.

En cas de blessure, pour *déshabiller* on commence toujours par le membre *sain ;* pour *habiller* on commence toujours par le membre *malade.*

Quand on a terminé cette première partie du changement de linge, on passe aux régions inférieures du corps. Les chaussures devront être retirées sans brusquerie, le pantalon et le caleçon seront enlevés ensuite. S'il y a un traumatisme du membre inférieur, fracture par exemple de la jambe, pour éviter au membre atteint des mouvements douloureux, on ne devra pas hésiter à couper la chaussure et à découdre le pantalon. Au cours de ces manœuvres l'état des téguments du blessé, plaies, changements de volume, l'état du vêtement, leur souillure, les traces de violence seront notés avec soin, et indiqués au médecin lors de son arrivée.

Les vêtements aussitôt retirés seront portés sans retard hors de la chambre ou de la salle.

Si l'état ne paraît pas grave, s'il n'y a ni blessure, ni fracture, ni fréquence anormale du pouls, ni élévation de température, ni dyspnée, ni tendance à la syncope, on pourra donner au malade un grand bain, et on ne le mettra au lit que lorsqu'il sera propre. S'il était impossible de donner un bain on aurait soin de laver le malade avec des linges humectés d'eau tiède et de savon, en insistant surtout sur le nettoyage des mains, des organes génitaux, de l'ombilic, des pieds, où l'on passera entre chaque orteil un linge pour enlever l'accumulation si fréquente des débris épidermiques. Il faut aussi penser au nettoyage de la tête, les parasites nécessitent l'enveloppement de la tête à l'aide d'une compresse trempée dans du vinaigre ou dans une solution de sublimé.

Le malade déshabillé et propre sera transporté dans son lit où on le placera dans le décubitus dorsal, un oreiller sous la tête et les jambes allongées [1].

Tout malade admis dans une salle d'hôpital, dit Letulle, doit entrer propre dans un lit propre.

On recueillera et regardera les urines, les vomissements, une expectoration ou selle présentant des caractères anormaux quelconques (présence de sang, décoloration, présence de parasites).

La position de repos dans un lit est le décubitus dorsal, les jambes étendues. Cette position sera souvent modifiée : par exemple, quand il existe de la gêne respiratoire, on soulève le tronc en accumulant des oreillers sous la tête et les épaules; après les opérations abdominales, quand il est nécessaire d'obtenir le relâchement des muscles de l'abdomen, on glisse un traversin sous les genoux de manière à ce que ceux-ci soient pliés et la cuisse fléchie sur le bassin. (V. fig. 11.)

En principe, la tête du lit doit toujours être un peu plus élevée que les pieds ; quand on veut faire de l'extension sur le membre inférieur, il faut élever les pieds du lit au moyen de quelques briques. Quand le malade doit reposer sur un plan rigide, on interpose une large planche entre le sommier et le matelas. Pour les malades en proie au délire, on se trouvera bien de glisser de chaque côté du lit, entre le matelas et le rebord du lit, une longue planche dont le but sera de prévenir les chutes. De même les lits d'enfant ont sur les côtés une petite balustrade qui se rabat à volonté.

Quand un malade est très amaigri, qu'il est obligé de

---

[1] A l'hôpital Boucicaut, tout malade entrant est d'abord dirigé sur la salle de bains, où il reçoit soit un bain, soit une douche, soit un simple lavage. Pendant ce temps ses effets d'habillement qui viennent d'être retirés sont envoyés à la stérilisation. Au sortir du bain le malade revêt le costume hospitalier et est dirigé vers la salle de malades (F. JAYLE. L'hôpital Boucicaut. *La Presse Médicale*, 1897, 1er décembre, n° 100, p. 339).

rester longtemps dans l'immobilité dorsale, que l'on craint l'apparition d'une escarre au niveau du sacrum, on cherchera

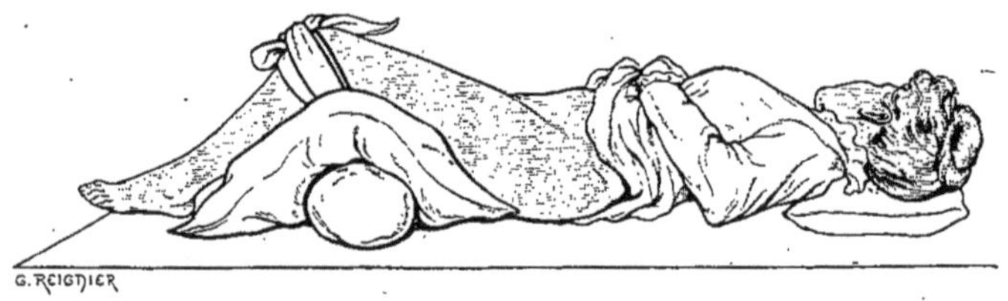

Fig. 11. — Position d'une malade après une opération sur l'abdomen ou les organes génito-urinaires. Les jambes sont attachées l'une à l'autre.

à atténuer l'influence du poids du corps en changeant légèrement le malade de position, toutes les trois heures, en l'inclinant tantôt sur le côté droit, tantôt sur le côté gauche, ou en plaçant sous le siège un rond de caoutchouc gonflé d'air, ou un matelas d'eau. Le matelas d'eau est tout en caoutchouc et peut être rempli d'eau chaude ou d'eau froide; soutenant également toutes les parties du corps qui

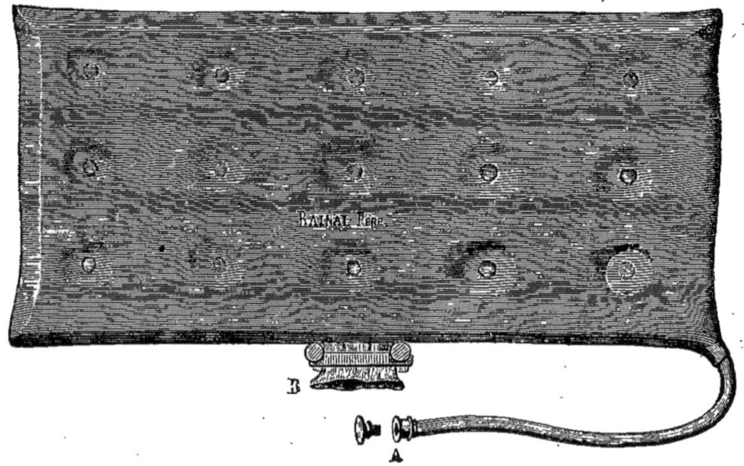

Fig. 12. — Matelas d'eau en caoutchouc; en A ouverture pour le remplissage, en B ouverture pour l'évacuation.

reposent sur lui, il empêche les douleurs vives du décubitus. Sauf des circonstances exceptionnelles on doit le remplir d'eau tiède. Une fois remplis d'eau ces matelas acquièrent un poids considérable ; aussi est-il prudent de les placer sur le lit qu'ils doivent occuper avant de procéder à leur gonflement, ou de les gonfler sur un drap qui sert à les placer sur le lit.

Si un malade présente une plaie des jambes, une fracture

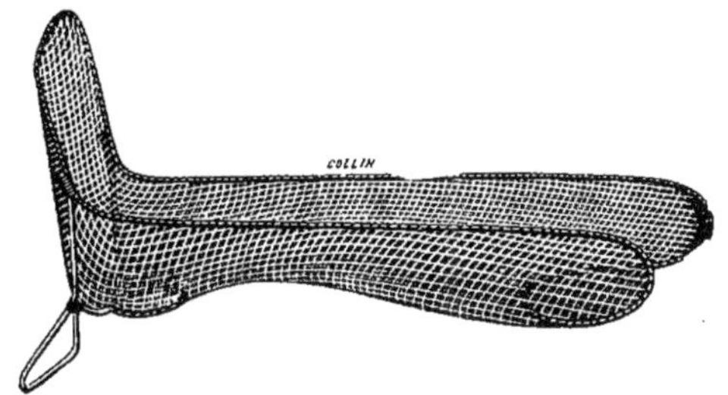

Fig. 13. — Gouttière de jambe en treillis métallique.

de jambe, il faudra placer le membre lésé dans une gouttière en fil de fer garnie d'ouate, dont il existe divers modèles. (Voir chapitre des Fractures.)

Si la plaie ou la fracture siège au membre supérieur il faudra soutenir le membre au moyen d'une écharpe.

Soins journaliers. — Tous les matins l'infirmière doit laver le visage et les mains du malade, brosser et peigner les cheveux. Elle doit lui faire brosser les dents, ou si le malade est incapable de le faire lui-même, elle doit, avec une compresse trempée dans une poudre dentifrice, frotter les dents en passant le doigt entre la joue et l'arcade dentaire.

Une excellente préparation de poudre dentifrice est la craie camphrée qu'on formule ainsi :

Craie préparée . . . . }
Camphre finement pulvérisé . . . . . } aa 25 grammes.

Les lavages de la bouche doivent être pratiqués après chaque repas.

Toutes les fois que le malade va à la selle, l'infirmière, après avoir enlevé le bassin, doit veiller à ce que les soins de propreté ne soient pas négligés.

IV. — ALIMENTATION DES MALADES

Dans la surveillance de l'alimentation d'un malade deux points principaux sont à surveiller : le défaut d'alimentation, l'excès d'alimentation.

Un malade affaibli, souvent ne pense pas à prendre des aliments dont il ne sent pas le besoin, parfois même il est incapable de porter à ses lèvres un verre ou un bol. A l'infirmière incombe la tâche de penser pour le malade et de s'ingénier pour le faire boire et manger. S'il est dans le coma, ou dans la torpeur, et s'il ne desserre pas les dents, il faut introduire le bec d'un biberon entre les arcades dentaires et les joues et verser peu à peu; les liquides pénétreront par la partie postérieure de l'arcade dentaire et pourront glisser dans le pharynx et l'œsophage. Si ce moyen échoue, il faut introduire une sonde en caoutchouc par l'une des narines et la pousser jusque dans le pharynx ou même jusque dans l'œsophage, on versera ensuite du lait et du bouillon. (V. p. 20.)

Un malade qui peut ouvrir la bouche mais qui doit rester dans le décubitus horizontal prendra ses aliments au moyen

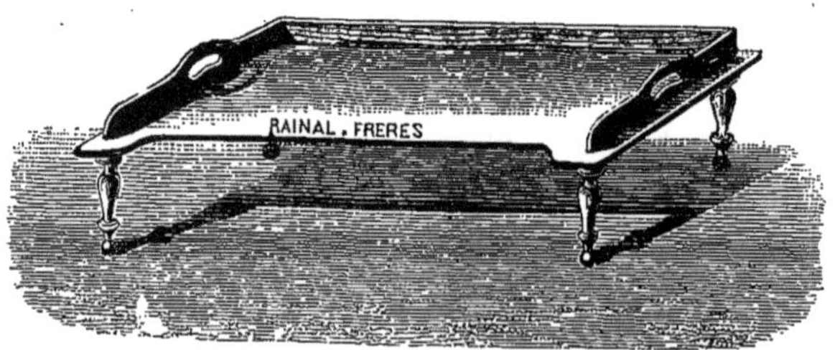

Fig. 14. — Tablette pour l'alimentation des malades assis dans leur lit.

du biberon ou du canard. Il est bon de lui soulever légèrement la tête à ce moment.

Les malades qui peuvent s'asseoir dans leur lit s'alimenteront plus aisément si on a soin de disposer sur leur lit une petite tablette portative où ils pourront poser leur assiette.

Un malade, au début de la convalescence, un enfant surtout, ferait volontiers des excès d'alimentation ; il doit être surveillé de très près.

V. — ALIMENTATION DES NOURRISSONS ET DES ENFANTS[1]

Allaitement par la mère. — Le lait d'une mère bien portante est le meilleur aliment pour un nourrisson. L'enfant ne doit téter que toutes les trois heures et une seule fois la nuit (soit 7 fois en 24 heures).

A partir du sixième mois, il doit téter six fois par jour et ne rien prendre la nuit. Si la mère n'a que peu de lait, il convient d'ajouter aux tétées un ou plusieurs biberons, suivant le cas. Après chaque tétée, le sein sera nettoyé à l'eau tiède, la moindre gerçure sera pansée aseptiquement.

Allaitement par le biberon. — L'enfant allaité au biberon recevra du lait de chèvre ou du lait de vache et ce dernier (à moins qu'il ne soit trait depuis deux à trois heures au plus) devra être *bouilli* ou *stérilisé*.

Pendant les cinq premiers mois, le lait de vache ne sera pas donné pur, mais coupé à raison de une partie d'eau pour deux parties de lait. Cette eau sera bouillie et sucrée à raison de 10 grammes de sucre pour 100 grammes d'eau. On peut employer pour cet usage du sucre ordinaire; le sucre de lait qu'on trouve dans les pharmacies, est pourtant préférable; les doses seront identiques. A partir du sixième mois, le lait de vache est donné pur et légèrement sucré.

Le biberon doit se composer d'une petite fiole en verre gradué, permettant de mesurer les quantités de lait. Il est

[1] Ces règles pour l'allaitement des nourrissons ont été édictées par notre excellent ami le Dr Hubert.

muni d'une courte tétine en caoutchouc en forme de doigt de gant : biberon et tétine doivent être nettoyés à l'eau bouillante après chaque tétée.

Pendant les cinq premiers mois, on donne le biberon toutes les trois heures pendant le jour et une seule fois la nuit (soit 7 fois en 24 heures). A partir du sixième mois, on ne donne plus le biberon pendant la nuit, on le donne donc 6 fois en 24 heures[1].

On doit mettre dans chaque biberon :

AGE DE L'ENFANT	QUANTITÉ DE LAIT bouilli ou stérilisé	QUANTITÉ D'EAU bouillie, sucrée	NOMBRE DE BIBERONS en 24 heures
1er mois	60 à 90 gr	30 à 45 gr	7
2e et 3e mois	90 à 120 gr	45 à 60 gr	7
4e et 5e mois	120 à 175 gr	60 à 75 gr	7
6e au 9e mois	160 à 175 gr pur et légèrement sucré	non coupé	6

Il ne faut jamais utiliser pour l'enfant le lait qui a pu rester dans un biberon.

Préparation au sevrage. — Jusqu'au dixième mois, l'enfant ne doit rien prendre autre chose que du lait ; s'il est bien portant à ce moment et si ses dents commencent à poindre, on remplace une tétée ou un biberon par une soupe au lait avec un peu de pain, du sucre et du sel, le tout bien cuit, ou par une bouillie de farine de froment séchée au four, avec un peu de sucre et de sel.

De douze à quinze mois, cinq repas (2 bouillies ou soupes et 3 tétées).

Après avoir pris les bouillies, l'enfant doit rester quatre heures avant de prendre le sein ou le biberon.

---

[1] Un enfant puise le lait dans un biberon beaucoup plus vite que dans le sein de sa mère; on doit veiller à ce que cette ingestion du lait du biberon ne se fasse pas avec trop de rapidité.

Sevrage. — Au quinzième mois, *on sèvre un enfant bien portant.* On lui donne alors quatre repas par jour (2 grands et 2 petits).

Exemples : 1er. 8 heures du matin. Bouillie ou soupe au lait; — 2e. Midi. Soupe ou potage au bouillon gras, la moitié d'un œuf, un peu de pain, un demi-verre d'eau bouillie ; — 3e. 4 heures. 200 à 250 grammes de lait. — 4e. 7 heures 1/2. Bouillie ou soupe au lait. — On augmentera ensuite progressivement suivant l'âge.

Un enfant ne doit jamais prendre de viande avant 2 ans ni d'eau rougie avant 5 à 6 ans. Le café, le thé et les alcools sont rigoureusement interdits aux enfants.

CHAPITRE II

I. — LAVAGE DE LA BOUCHE

Les lavages de la bouche ont une grande importance dans les cas de plaies de la langue, des gencives, du palais ou des joues, et à la suite des opérations sur la bouche.

Pour pratiquer ces lavages on se munit d'un bock à injections, d'une canule de verre ; dans le bock placé à 50 centimètres au-dessus du visage du patient, on verse de l'eau stérilisée tiède. Le malade est maintenu assis, la tête légèrement penchée en avant ; autour de son cou et au-devant de sa poitrine une serviette ou une alèze est placée ; un bassin est disposé sous le menton pour recueillir le liquide.

On place la canule au niveau de l'orifice buccal, on engage le malade à respirer par le nez et à ouvrir la bouche. On dirige le jet de liquide sur la face interne des joues, le palais, la langue, suivant le point lésé. L'eau balaie le fond de la gorge et retombe dans le bassin. Quand un ou deux litres ont passé ainsi dans la bouche du patient, on essuie ses lèvres et son menton.

Le lavage doit être renouvelé souvent dans la journée et après chaque repas. Les fermentations intrabuccales se développent si rapidement que dans les opérations sur la bouche, nous recommandons des lavages toutes les demi-heures quand le malade est réveillé.

II. — ÉVACUATION ET LAVAGE DE L'ESTOMAC

L'évacuation et le lavage de l'estomac se pratiquent aujourd'hui à l'aide d'un tube souple de caoutchouc rouge de 1 mètre 50 de longueur environ, dont il existe deux modèles principaux : le tube de Faucher et le tube de Debove. La paroi de ces tubes est assez épaisse pour que le tube puisse se couder sans que la lumière s'efface. A ce tube est adapté un récipient en forme d'entonnoir.

Introduction du tube. — Les malades intelligents peuvent introduire le tube eux-mêmes.

Pour cela, le malade, assis, introduit dans son pharynx l'extrémité du tube, préalablement mouillé, et pousse le

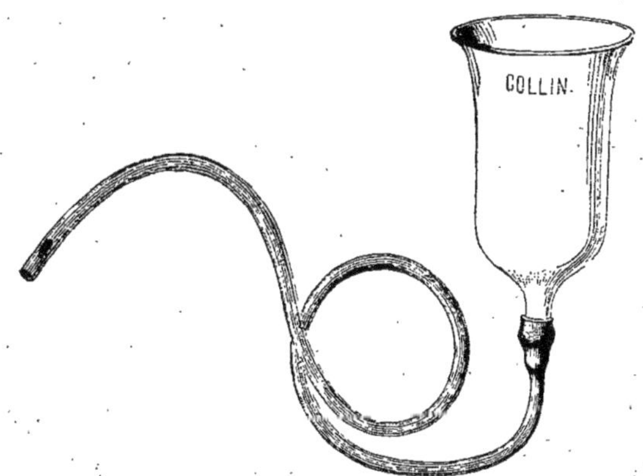

Fig. 15. — Tube pour le lavage de l'estomac.

tube en faisant des mouvements de déglutition, le tube progresse, petit à petit, dans l'œsophage, et arrive dans l'estomac. Dès que le tube est arrivé à la marque faite à 50 centimètres de l'extrémité libre, on verse dans l'entonnoir une certaine quantité d'eau; le liquide descend rapidement et, lorsque l'entonnoir est presque vide, on l'abaisse rapidement au-dessous du niveau de l'estomac; on voit refluer le liquide, mélangé du contenu de l'estomac. Souvent, à ce moment, le malade éprouve des efforts de vomissements et rejette le liquide avec force.

Fréquemment, pour le premier lavage de l'estomac, le malade ne peut pratiquer lui-même l'introduction du tube. Voici comment vous y suppléez :

Le malade est assis, une serviette ou une alèze entoure son cou et préserve ses vêtements; la tête est penchée en avant et non pas rejetée en arrière. L'opérateur, placé en face de son malade, saisit de la main droite le tube de caoutchouc comme une plume à écrire, ordonne à son malade d'ouvrir la bouche, place l'index gauche sur la langue du malade. Le long de cet index gauche, l'extrémité de la sonde est poussée et arrive dans le pharynx.

A ce moment le malade éprouve des envies de vomir. On lui recommande d'avaler et on continue à pousser la sonde, jusqu'à ce qu'elle soit arrivée dans l'estomac, ou plutôt jusqu'à ce qu'on soit arrivé au trait marqué sur le tube. Une fois la sonde introduite, on ordonne au malade de faire de grandes inspirations, et on peut procéder au lavage.

Quelquefois, chez certaines personnes, il est bon de badigeonner le fond de la gorge avec une solution de cocaïne, pour empêcher les efforts de vomissements. Un gargarisme au bromure de potassium (15 pour 300) remplit le même but, s'il est donné un quart d'heure avant le lavage.

La quantité de liquide qu'il faut introduire en une fois, ne doit pas dépasser 500 grammes. La quantité de liquide qu'il faut faire passer dans l'estomac, pour obtenir un bon lavage, est extrêmement variable ; en général, 4 ou 5 litres sont suffisants. Le liquide sera froid.

Ce liquide sera de l'eau ordinaire ou additionnée d'une faible quantité de bicarbonate de soude, 3 ou 4 grammes par litre. L'eau de Vichy, naturelle, convient parfaitement pour ces lavages.

Faucher, dans son travail[1], insiste sur un des réflexes produits par le contact du tube dans le pharynx, c'est la sécrétion d'un flot de salive qui tend à s'écouler vers le larynx si le malade a la tête penchée en arrière, et alors, le malade, suffoquant, rejette le tube dans un effort de toux; si, au contraire, la tête est penchée en avant, la salive coule le long du tube, et le tube est plus facilement introduit.

Pour l'introduction du tube, il n'est pas indispensable que le malade soit assis, on peut pratiquer l'opération sur un malade couché, mais cette position est moins commode.

Indications. — Les indications du lavage de l'estomac sont multiples. En cas d'empoisonnement par voie gastrique, la première chose à faire est de pratiquer un lavage de l'estomac, il faut recourir à ce lavage, même si le malade est dans le coma.

Dans les gastrites chroniques, le lavage de l'estomac est souvent indiqué; c'est un des modes de traitement de certaines sténoses pyloriques; le lendemain d'une gastro-entérostomie, quand l'estomac ne se vide pas, il est souvent avantageux de vider l'estomac par le cathétérisme et de le laver; toutes les stases gastriques aiguës relèvent de ce traitement.

III. — CATHÉTÉRISME DE L'ŒSOPHAGE ET GAVAGE PAR LES FOSSES NASALES

Le cathétérisme de l'œsophage par les fosses nasales a pour but d'introduire, par cette voie, une sonde en gomme

---

[1] H. Faucher. Du lavage de l'estomac. Procédés opératoires. Indications. Résultats. Paris, 1881.

ou en caoutchouc durci jusque dans l'estomac, pour y déverser des liquides alimentaires[1]. Le gavage par les fosses nasales est une idée très ancienne. Fabrice d'Aquapendente avait imaginé une canule pour introduire, par les narines, des bouillons, dans les cas où les dents serrées ne peuvent être écartées.

Indications. — Le cathétérisme de l'œsophage par les fosses nasales s'emploie surtout chez les aliénés qui refusent toute alimentation : c'est pour éviter l'ouverture forcée de la mâchoire, souvent difficile et dangereuse, qu'il est préférable, dans ces cas, de recourir à la voie nasale. On a recours également à cette voie, chez les malades qui ont subi des opérations sur la bouche, telles que : résection des maxillaires, suture du maxillaire inférieur, ablation de la langue pour néoplasme, etc., etc. La constriction des mâchoires, quelle qu'en soit la nature, peut amener à recourir à ce cathétérisme, qui est le procédé de choix dans tous les cas où il faut alimenter un malade qui, pour une raison quelconque, ne peut ouvrir la bouche.

Sondes à employer. — La sonde œsophagienne, destinée à être introduite par les fosses nasales, doit présenter plusieurs qualités : souplesse et flexibilité alliées à une certaine rigidité, dimensions appropriées : trop étroite, elle permettrait difficilement le passage des liquides, trop volumineuse, elle ne franchirait pas les fosses nasales ; les parois doivent être lisses ; l'extrémité inférieure présentera des ouvertures latérales ; l'extrémité supérieure sera évasée pour permettre l'adaptation facile d'un entonnoir.

---

[1] Lire à ce sujet :

BLANCHE. Cathétérisme œsophagien chez les aliénés. *Thèse*, Paris, 1848.

MOREUW. De l'alimentation forcée des aliénés. *Thèse*, Paris, 1880.

FOVILLE. *Dictionnaire de Jaccoud*, article Lypémanie, t. XXXI.

La longueur de la sonde est d'environ 90 centimètres, un diamètre commode est celui de 6 millimètres.

Pour lubrifier la sonde, il faut se procurer de l'huile d'olive stérilisée.

Entonnoir. — Autrefois on se servait volontiers d'une seringue pour injecter le liquide dans la sonde; il est plus simple d'employer un entonnoir de verre de 500 grammes ou d'un litre de capacité. On l'adaptera directement au pavillon de la sonde.

Liquides alimentaires.—Un adulte peut être suffisamment nourri, à l'aide de deux cathétérismes par jour, introduisant chaque fois un litre de liquide dans l'estomac. Comme le goût n'entre pas en jeu, on n'a point à se préoccuper de la saveur du mélange. On prend habituellement du lait et du bouillon auxquels on incorpore du chocolat, des jaunes d'œufs, voir même une ou deux cuillerées d'huile de foie de morue. On peut y joindre du vin ou quelques cuillerées de rhum ou de cognac. L'important est que le mélange, tout en étant nourrissant, soit bien liquide, bien homogène et ne contienne pas de grumeaux qui puissent oblitérer les yeux de la sonde. Un des mélanges le plus souvent employés est le suivant :

Lait . . . . 1 litre.
Jaune d'œuf. . . . . . n° 2.
M. s. a.

Administrer deux fois par jour.

Le mélange du vin au lait produit des grumeaux.

Le liquide devra être administré à la température de 36° ou de 37°. Si le malade a des vomissements, il sera souvent utile de donner le liquide glacé.

Le régime alimentaire doit varier suivant les indications spéciales; il n'y a aucun inconvénient à mélanger au liquide alimentaire les médicaments que l'on désire faire prendre au malade.

Bien que les aliments ne soient pas soumis à l'influence directe de la salive, ils sont, en général, très bien digérés.

Manuel opératoire. — Avant toute tentative d'introduction de la sonde, il est absolument indispensable de prendre les moyens d'assurer l'immobilité du malade. L'aliéné sera revêtu de la camisole de force, ses jambes seront ligotées, un aide spécial maintiendra la tête fortement entre ses mains; si c'est un opéré sain d'esprit, l'aide pour maintenir la tête suffit, mais il est toujours nécessaire. Le malade sera assis ou couché, selon les préférences de chaque opérateur; chacune de ces positions a ses avantages.

La route que doit parcourir la sonde est la suivante : introduite par une des narines, la sonde suivra le plancher des fosses nasales; arrivée à la face postérieure du voile du palais, elle se coudera à angle droit pour suivre la paroi postérieure du pharynx et, après avoir évité l'orifice supérieur du larynx, grand écueil, elle descendra d'elle-même dans l'œsophage.

Avant l'opération, il est utile d'assouplir entre ses doigts l'extrémité terminale de la sonde, de l'arquer légèrement pour que, en arrivant au contact de la paroi postérieure du pharynx, elle se recourbe plus facilement. La sonde sera lubrifiée avec de l'huile dans toute son étendue.

Ces préparatifs faits, on prend la sonde légèrement entre le pouce et l'index, on l'introduit dans une des narines et on la fait glisser sur le plancher des fosses nasales. Si du côté choisi il existe un rétrécissement congénital ou une déviation de la cloison, et que la sonde éprouve des difficultés, il faut s'adresser à la narine du côté opposé. En général, la sonde pénètre très facilement et vient buter contre la paroi postérieure du pharynx.

La sonde, poussée doucement mais avec insistance, doit se recourber à angle droit et descendre; la courbure que l'on a donnée à l'extrémité de la sonde facilite cette descente. Si le malade est conscient, il faut lui dire d'avaler sa salive; les mouvements de déglutition facilitent la progression de la sonde qui, ordinairement, descend d'elle-même dans l'œsophage, sans occasionner de nausées.

La sonde une fois introduite dans toute sa longueur, on verse doucement le liquide alimentaire dans l'entonnoir, que l'on vient d'adapter au pavillon de la sonde. Le liquide descend par son propre poids. Quand tout a passé et bien complètement passé, il faut avoir soin de fermer le pavillon de la sonde avec le pouce pendant qu'on la retire. Si le pavillon de la sonde restait ouvert, le liquide contenu encore dans la sonde s'écoulerait peu à peu et pourrait pénétrer dans le larynx.

Accidents et complications. — On peut se trouver en présence de malades récalcitrants, on peut avoir à lutter contre des obstacles.

La traversée des fosses nasales est facile. Le seul accident à craindre c'est l'épistaxis occasionné par des déchirures de la muqueuse ou des cornets; cet épistaxis n'est presque jamais important.

Le temps difficile est le second temps. La sonde, arrivée au niveau du pharynx, butte contre la paroi postérieure et n'avance plus; que faire? insister d'abord avec douceur, éviter la violence, retirer la sonde et la recourber davantage avant do la réintroduire. La patience triomphe de cet obstacle; la sonde descend, arrive au niveau de l'orifice supérieur du larynx. Le malade a des nausées, lutte, fait des efforts et réussit parfois à amener la sonde dans sa bouche et à la couper avec ses dents. Dès qu'on s'aperçoit que la sonde vient dans la cavité buccale il faut la retirer.

Le grand danger, c'est *l'introduction de la sonde dans les voies aériennes* ; ordinairement on se rend compte tout de suite de l'erreur : le malade qui vociférait devient subitement aphone et prend une teinte asphyxique. Il suffit alors de retirer la sonde de quelques centimètres et de faire une seconde tentative pour trouver la bonne voie. Quand on se trouve en présence d'un malade comateux ou dont la région pharyngo-laryngée est anesthétique il peut se faire que la sonde pénètre dans la trachée sans qu'on en soit averti. Il faut donc, dans tous les cas, s'assurer, avant de verser le liquide, que la sonde n'est pas dans la trachée mais bien dans l'œsophage. Si le malade crie ou cause nettement, aucun doute à avoir; dans le cas de mutisme, on s'apercevra que la sonde est dans la trachée à ce qu'il s'en échappe de l'air pendant les mouvements d'expiration; le passage de l'air dans la sonde produit un bruit caractéristique. La sonde dans l'œsophage peut donner passage à quelques gaz, mais leur issue est irrégulière et ces gaz sont odorants. Pour plus de sûreté, en cas de doute, on peut recourir à de petits moyens : fermer avec le doigt le pavillon de la sonde, et le malade, complètement privé d'air, devient asphyxique; injecter quelques gouttes d'eau qui provoqueraient la toux si elles descendaient dans le larynx.

La crainte de l'introduction de la sonde dans la trachée a fait imaginer plusieurs instruments : sonde à double mandrin de Baillarger, sonde à mandrin articulé de Blanche, sonde à double mandrin de Farabeuf, etc., etc. En certains cas difficiles, ces procédés particuliers peuvent rendre de réels services, mais on n'a généralement pas ces instruments à sa disposition. Il est certain qu'avec de la patience on réussit, dans la presque totalité des cas, à faire le cathétérisme de l'œsophage avec une simple sonde.

Un accident possible est la *perforation du pharynx* complète ou incomplète, déterminant un phlegmon du tissu cellulaire du cou et du médiastin.

Le cathétérisme est très peu douloureux, le passage de la sonde détermine des nausées désagréables plutôt que de véritables souffrances. L'alimentation par les fosses nasales est bien supportée et peut être continuée sans inconvénient pendant plusieurs semaines, même pendant plusieurs mois.

Chez les opérés on continuera cette alimentation jusqu'à cicatrisation complète de la plaie. Chez les aliénés, il est rare qu'au bout de quelque temps les conceptions morbides ne changent point; comprenant l'inutilité de leurs efforts pour éviter l'alimentation forcée, les aliénés soumis à cette alimentation se remettent d'eux-mêmes à l'alimentation spontanée.

IV. — GAVAGE DES NOUVEAU-NÉS

Le gavage est quelquefois indispensable chez les enfants atteints de faiblesse congénitale et dans certains cas de bec de lièvre compliqués. Dans ces cas on nourrira l'enfant en déversant du lait directement dans son estomac à l'aide d'une sonde de Nélaton n° 14 ou 16 de la filière Charrière; à cette sonde on adaptera un petit entonnoir en verre, ou mieux un récipient spécial gradué. La sonde et l'entonnoir doivent être fréquemment bouillis.

La sonde humectée de lait est introduite jusqu'à la base de la langue; l'enfant fait des mouvements instinctifs de déglutition, on pousse doucement la sonde et quand elle a pénétré de 15 centimètres y compris la traversée de la bouche, on verse le lait dans l'entonnoir. Le liquide pénètre directement dans l'estomac. Quand la quantité de lait suffisante a pénétré on retire vivement la sonde; si on la retirait lentement, le liquide alimentaire suivrait et serait rejeté.

Pour la quantité de lait, on se conformera aux indications données plus haut (voir p. 14). Pour un enfant très petit, né loin du terme de la grossesse, atteint de faiblesse congénitale, Tarnier conseille 8 grammes de lait toutes les heures.

CHAPITRE III

I. — LAVEMENT

Instrumentation. — Le meilleur appareil pour donner un lavement est le bock à injection, ou la cloche Tarnier. A ces récipients on adapte un tube de caoutchouc muni d'une canule (fig. 16 et fig. 19).

Les seringues à lavement dont on se servait jadis ont été abandonnées.

L'irrigateur Eguisier est de moins en moins employé.

Mode d'administration des lavements. — Pour donner un lavement à un malade, il faut faire coucher le patient sur le côté droit du corps, le bassin un peu plus élevé que le tronc, le tronc légèrement fléchi sur le bassin pour relâcher les muscles abdominaux. Le lit devra être si possible garni d'une toile cirée ou d'une alèze.

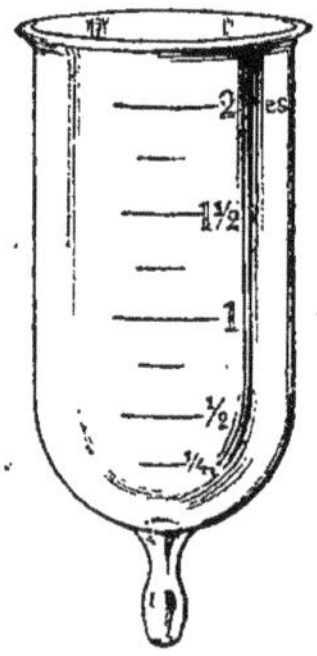

Fig. 16.
Cloche Tarnier.

On mettra dans le récipient de 250 à 500 grammes d'eau tiède.

La canule préalablement enduite d'un corps gras sera introduite dans l'anus dans la direction d'une flèche allant de l'orifice anal à l'ombilic, sur une longueur de deux ou trois centimètres, puis elle sera poussée en arrière pour suivre la courbure rectale; son introduction sera arrêtée quand 6 ou 7 centimètres auront pénétré dans le rectum.

Il est essentiel de conduire la canule au-dessus des

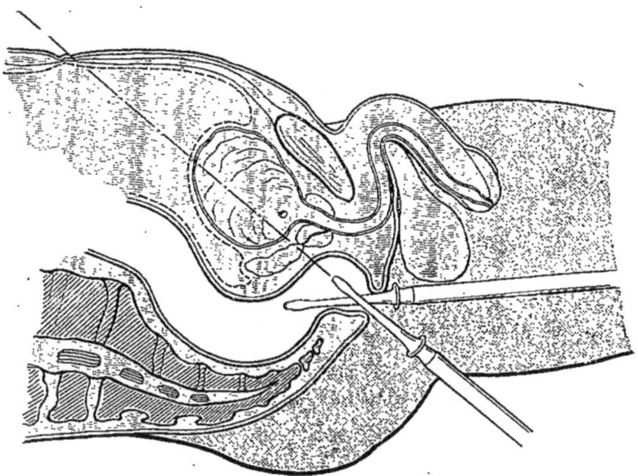

Fig. 17. — Direction à donner aux canules à lavement.

sphincters, sans cela le liquide, au lieu de pénétrer dans le rectum, se répandrait sur le lit.

L'introduction de la canule doit être faite sans violence,

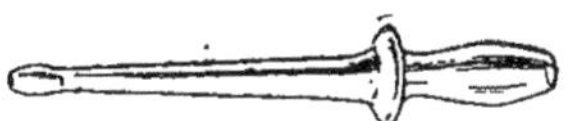

Fig. 18. — Canule à lavement.

dans la crainte de déchirer les parois de l'intestin et de déterminer des accidents graves.

La canule étant bien placée, on desserre la pince qui comprime le caoutchouc et on soulève le bock à 40 centimètres du plan du lit; quand une partie du liquide a pénétré, on donne une élévation de 60 à 80 centimètres ou même de un mètre au-dessus du lit.

Lorsque l'écoulement du liquide est terminé, le patient reste quelques secondes immobile.

Quand le malade aura des lésions du gros intestin, épithélioma, rétrécissement, il sera prudent, le plus souvent, de munir l'extrémité de la canule d'une grosse sonde de caoutchouc rouge n° 17 et 18, ou bien de prendre une canule en gomme élastique ; le caoutchouc sera incapable de nuire aux parois rectales.

Lavements purgatifs. — Un lavement purgatif très employé répond à la formule du lavement purgatif du Codex :

Feuilles de séné.	15 gr
Sulfate de soude.	15 gr
Eau bouillante.	500 gr

Versez l'eau bouillante sur les feuilles de séné, laissez infuser une demi-heure ; passez avec expression à travers une étamine et ajoutez le sulfate de soude.

Les lavements à la glycérine se préparent par l'adjonction de deux ou trois cuillerées à bouche de glycérine pour 500 grammes d'eau.

Le lavement salé se prépare par l'adjonction d'une cuillerée à bouche de sel marin à 500 grammes d'eau.

Lavements d'huile. — Les lavements d'huile sont recommandés comme traitement de la constipation habituelle. Herschell, récemment, a publié un bon exposé de ce sujet.

L'appareil employé pour ces lavements est un bock métallique à parois assez minces pour que l'huile puisse facilement y être chauffée au bain-marie ; le robinet ou le fermoir compresseur placé à courte distance de l'extrémité du tube pourra être manié d'une seule main, l'orifice de la sonde sera plus large que celui des canules ordinaires.

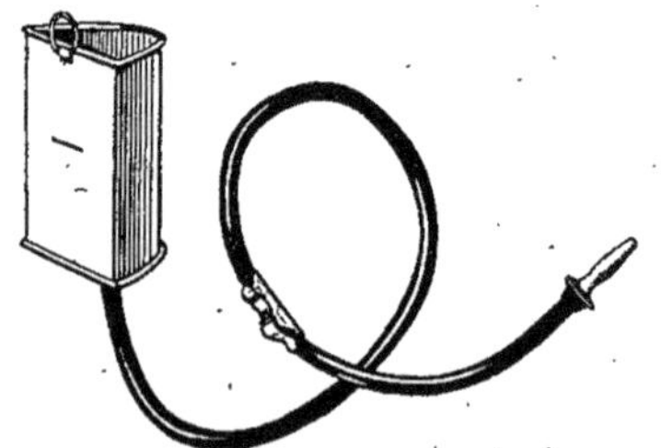

Fig. 19. — Bock pour donner un lavement d'huile.

L'huile sera de l'huile d'olive ; 250 grammes d'huile suffisent pour un adulte, 60 à 80 grammes suffisent pour un enfant.

Le malade peut se donner un lavement à lui-même sans aide. Pour cela il remplira le bock avec de l'huile jusqu'au trait marqué, puis il l'immergera dans un bassin d'eau chaude jusqu'à ce que l'huile devienne tiède.

Il fixera dans un mur un crochet à 75 centimètres au-dessus du plan du lit, et à ce crochet suspendra le bock. Il n'aura plus qu'à se coucher sur le côté, de la main droite introduira la sonde anale et ouvrira le fermoir ; lorsque l'huile sera écoulée il rabaissera le fermoir et enlèvera la canule. Le lavement d'huile doit toujours être pris le soir. Cette huile sera gardée dans le rectum le plus longtemps possible ; l'intestin n'entrera souvent pas en action avant le matin suivant.

Les bons effets d'une injection rectale d'huile d'olive persistent ordinairement plusieurs jours.

Lavements alimentaires. — Les lavements alimentaires ne sont pas une innovation moderne. Suivant Heister [1], ils étaient connus des médecins de l'antiquité et en particulier de Celse. « Garengeot put soutenir et guérir une dame qui avait la déglutition empêchée, quatorze jours entiers par l'usage de ces clystères. »

Le rôle des lavements alimentaires est basé sur le pouvoir absorbant du gros intestin ; le gros intestin absorbe l'eau, les sels, le vin, l'alcool, probablement les peptones.

Le gros intestin n'a pas de pouvoir digestif, les matières albuminoïdes qui y sont introduites s'y putréfient sans être digérées.

Les lavements alimentaires sont indiqués dans les cas de rétrécissement de l'œsophage ou du pylore, dans les cas d'ulcère de l'estomac. Les chirurgiens les utilisent à la suite des interventions portant sur l'estomac, l'œsophage, la pre-

---

[1] Heister L. *Institutions de Chirurgie* (traduit par M. Paul). Avignon, 1770.

mière portion de l'intestin grêle, résections stomacales, pylorectomie, entéro-anastomose.

Une condition importante que doit réaliser un lavement alimentaire c'est le petit volume. En général, il ne faut pas administrer plus de 200 à 250 grammes de liquide.

Un lavement simple à l'eau tiède, purement évacuateur précédera le lavement alimentaire, ce lavement préalable débarrassant l'intestin des matières qui y peuvent séjourner facilitera la tolérance et l'absorption rectales.

Dujardin-Beaumetz préconise le lavement suivant : dans un verre de lait additionné d'un jaune d'œuf, on met deux cuillerées à dessert de peptone solide ou bien deux cuillerées à soupe de peptone liquide, puis cinq gouttes de laudanum et enfin 0,50 de bi-carbonate de soude.

On peut employer la formule suivante :

Lait.	āā 50 grammes.
Bouillon.	
Rhum	30 grammes.
Jaune d'œuf	n° 1
Peptone	5 grammes.

Il est nécessaire de porter les lavements nutritifs le plus haut possible, on y parvient à l'aide d'une sonde molle introduite à 30 centimètres de profondeur.

Les lavements chez les enfants. — Les lavements sont d'un emploi courant dans la thérapeutique de l'enfance. La quantité de liquide employée pour un lavement ne doit pas dépasser :

Pour les très jeunes enfants au-dessous d'un an, 60 à 90 grammes.

Pour les enfants de deux à cinq ans, 120 à 150 grammes.

Pour les enfants de cinq à huit ans, 250 grammes[1].

---

[1] A. D'ESPINE et C. PICOT. *Manuel pratique des maladies de l'enfance.* Paris, 1889, p. 22.

La dose sera moindre s'il s'agit d'un lavement qui doit être gardé.

On peut se servir pour donner ces petits lavements d'un entonnoir en verre avec tube de caoutchouc. On emploie volontiers des poires de caoutchouc et on arme le bec de la canule d'une sonde molle en caoutchouc du n° 15 ou 16 pour éviter la blessure du rectum.

L'enfant est couché sur le côté droit ; on le maintient immobile ; la canule, lubrifiée, est enfoncée d'abord en avant jusqu'à une profondeur d'un travers de doigt, puis on la dirige en arrière doucement et lentement.

II. — INJECTION VAGINALE

La nécessité des injections vaginales ne se trouve indiquée que dans le cas d'infection des voies génitales de la femme.

Bactériologie du canal génital de la femme. — *A l'état sain.* — Les travaux de certains bactériologistes (Winter, Witte) avaient indiqué dans le vagin de la femme de très nombreux organismes parmi lesquels se trouvaient des organismes pathogènes : staphylocoque doré, streptocoque. Des travaux plus récents ne montrent au contraire dans les voies génitales inférieures que des saprophytes sans danger.

Hallé[1] a trouvé, dans des recherches minutieuses, que le vagin contient à l'état normal des microbes aérobies et des microbes anaérobies. Les microbes anaérobies (micrococcus fœtidus, bacillus nebulosus, bacillus caducus) augmentent d'abondance à mesure qu'on prélève les sécrétions en une région plus profonde du vagin. A partir de l'orifice externe du col de l'utérus, le reste de l'appareil génital (utérus, trompe) ne contient pas de germe à l'état normal.

---

[1] J. HALLÉ. Recherches sur la bactériologie du canal génital de la femme (état normal et état pathologique). *Thèse*, Paris, 1898.

Aucune des espèces aérobies du vagin n'est pathogène pour l'animal. Les microbes anaérobies, hôtes normaux du canal génital, sont pathogènes pour l'animal.

A l'état pathologique. — A l'état pathologique, dans les affections du canal génital de la femme et de l'enfant, les espèces aérobies pathogènes que l'on rencontre n'appartiennent pas à la flore habituelle du canal, elles ont été apportées : ce sont très souvent le gonocoque de Neisser et le streptocoque pyogène.

Les espèces aérobies normales du vagin sont inoffensives. Par contre, les microbes anaérobies qui existent normalement dans le vagin et qui sont pathogènes pour l'animal sont capables seuls ou associés au gonocoque et au streptocoque, de déterminer certaines suppurations et de leur imprimer des caractères spéciaux (fétidité, gangrène).

Stroganoff et Menge ont démontré, le premier chez la lapine, le second chez la femme, que les espèces pathogènes, staphylocoques, streptocoques, introduites dans un vagin sain ne se développaient pas ; après un temps très court les espèces introduites disparaissent. Les sécrétions vaginales seraient douées d'un pouvoir bactéricide.

Les moyens de défense de la muqueuse vaginale contre les invasions microbiennes sont multiples ; les principaux sont pour Menge l'antagonisme entre les bacilles vaginaux et les micro-organismes pénétrant par hasard, la phagocytose, l'acidité des sécrétions vaginales, le pouvoir bactéricide spécial des sécrétions vaginales. Toute stagnation de liquides dans le vagin, en amenant une dilution des sécrétions vaginales normales, peut mettre la muqueuse du vagin dans un état favorable à l'infection.

D'après Cahanesco[1], chez les animaux, la défense du vagin

[1] Cahanesco (de Botusani). Contribution à l'étude de l'auto-purification microbienne du vagin. *Annales de l'Institut Pasteur*, 1901, 25 novembre, p. 841.

contre les invasions microbiennes serait le résultat du sens du courant de la sécrétion dirigée vers l'entrée du vagin, de la desquamation épithéliale continuelle entraînant mécaniquement les microbes vers l'extérieur, mais surtout de l'action des leucocytes, ces derniers agissant et comme phagocytes et comme producteurs de substances bactéricides qu'ils élaborent à l'intérieur du vagin.

Mode d'action des injections vaginales. — Il ne faut pas croire à la réalisation d'une désinfection parfaite du vagin par les irrigations antiseptiques.

Steffeers prétend, d'après ses expériences, que l'irrigation du vagin avec une solution de un litre de sublimé à 1 p. 1000 est absolument sans action sur sa contenance en germes.

Ce qu'il faut surtout chercher à obtenir c'est une *action mécanique*, une détersion des parois vaginales, un entraînement par le flot de liquide des sécrétions muqueuses et des mucosités adhérentes.

Il y a deux sortes d'irrigations vaginales : 1° les unes sont faites pour nettoyer complètement le vagin, ce sont les injections pré-opératoires ; 2° les autres sont faites surtout pour donner au vagin et au col utérin une sorte de bain local, le nettoyage est alors accessoire. L'action utilisée est l'action calorique ; l'injection vaginale dans ce cas doit être très chaude.

Appareils. — Sans contredit le meilleur appareil pour injections vaginales est la cloche de Tarnier : simple, facile à nettoyer, bien transparente, elle constitue un appareil parfait. On y adaptera un tube de caoutchouc de $1^{m},50$ environ de longueur sur lequel sera appliquée une pince permettant d'interrompre à volonté le courant du liquide. A défaut de cet appareil, un bock en fer émaillé, un entonnoir de verre, une bouteille munie d'un vide-bouteille seront parfaitement utilisables. Les avantages de ce genre d'appareils sont leur simplicité extrême, la facilité de leur nettoyage, la régularité de l'écoulement de liquide dont la force de projection, proportionnelle à la hauteur du récipient, peut être parfaitement réglée. Les différents modèles d'injecteurs, à poire de caoutchouc, à piston, doivent être absolument rejetés.

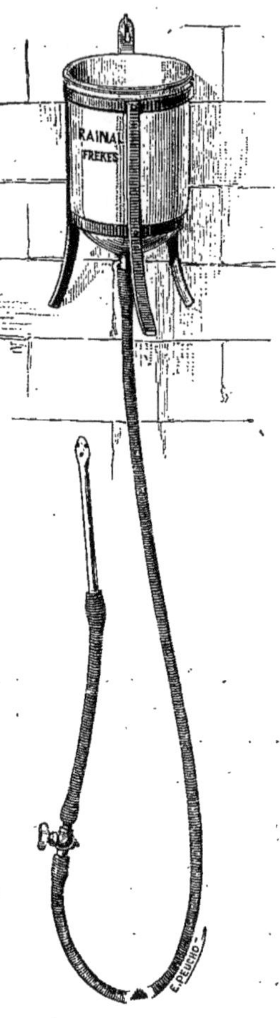

Fig. 20.
Bock fixé au mur.

Les canules doivent être en verre épais et fort, droites, renflées à leurs deux extrémités, d'une longueur de 20 centimètres environ. Un des renflements sert à fixer le tube de caoutchouc, l'autre doit présenter une ouverture terminale et des ouvertures latérales qui permettent au liquide de s'écouler dans toutes les directions.

Les canules, avant d'être utilisées, doivent être bouillies.

Liquides d'injection. — Sauf avis du médecin traitant, les injections vaginales doivent être faites simplement avec de l'eau bouillie.

La quantité de liquide nécessaire est en général de 1 à 2 litres.

Le liquide devra être à la température de 30°. Dans le cas d'hémorragie, on ordonne des injections aussi chaudes que la malade peut les supporter ; 45 degrés, 50 degrés sont tolérables.

Le réservoir doit être placé à une hauteur variant entre 50 centimètres et 1 mètre.

On recommande souvent les injections boriquées à 3 ou

4 p. 100, les injections de sublimé à 0,50 ou 1 p. 1 000, les injections au permanganate à 1 ou 2 p. 1 000.

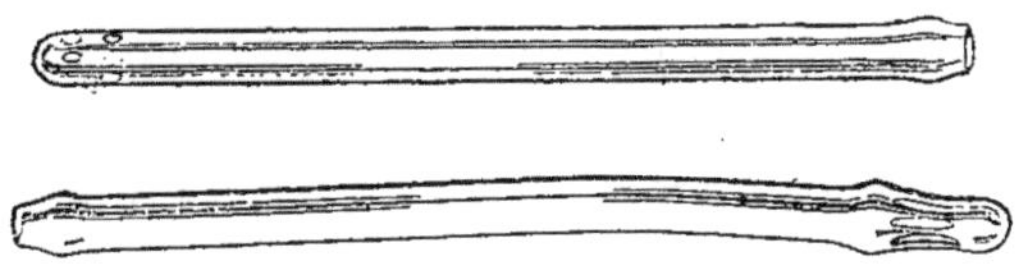

Fig. 21. — Canules à injection.

Position à donner à la femme. — La position accroupie que prennent beaucoup de femmes pour pratiquer leurs

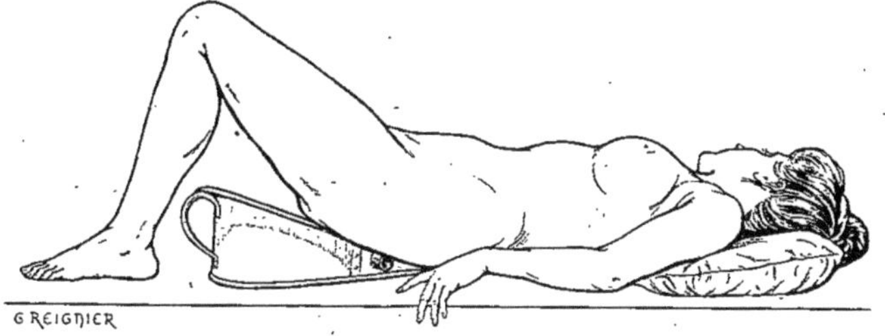

Fig. 22. — Attitude d'une malade au moment de prendre une injection.

injections est défectueuse. La position assise au-dessus d'un bidet n'est pas à recommander. Le décubitus dorsal devra toujours être conseillé.

Technique de l'injection. — Dans les hôpitaux, la manière de donner une injection est la suivante : l'infirmière fait placer la malade dans le décubitus dorsal, un bassin plat sous le siège ; parfois un des pieds de la patiente appuie sur le bassin pour l'empêcher de basculer, l'autre jambe est tendue.

L'infirmière a préparé quelques tampons d'ouate hydrophile trempés dans de l'eau bouillie tiède et un morceau de savon.

Elle savonne la vulve et la face interne des cuisses, fait couler un peu du liquide à injection sur les régions savonnées pour enlever la mousse et les mucosités. Puis, avec les doigts de la main gauche, elle écarte les grandes lèvres de la femme et fait pénétrer doucement la canule dans le vagin en suivant de préférence la paroi postérieure. Pendant que le liquide coule, la canule doit appuyer sur la commissure postérieure de la vulve pour favoriser la sortie du liquide. Immédiatement avant que le liquide soit complètement écoulé

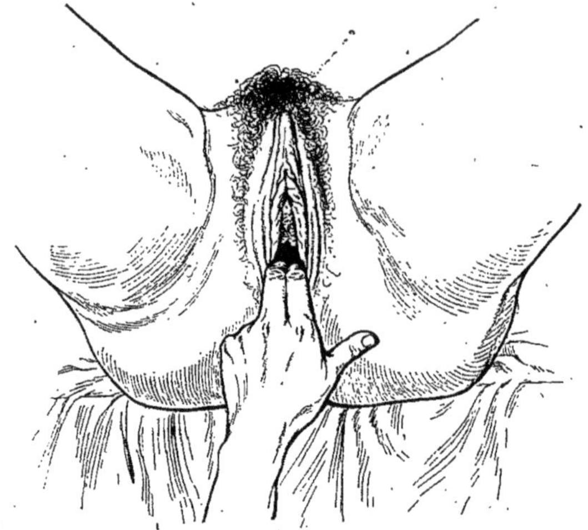

Fig. 23. — Manière de vider le vagin en appuyant avec deux doigts sur la fourchette.

la canule est retirée ; on déprime une dernière fois la fourchette (V. fig. 23). Au besoin on peut recommander à la femme de tousser pour chasser les dernières gouttes de liquide restant dans le vagin.

Après l'injection, la canule sera lavée avec soin, et placée dans une éprouvette remplie de sublimé à 1 p.1000.

Chaque malade d'hôpital doit avoir une canule personnelle ; sans ces précautions de propreté, on aurait à craindre la propagation de vaginites ou de vulvites.

Injection vaginale avant les opérations. — Avant toute opération portant sur les organes génitaux de la femme il est indispensable de désinfecter le vagin. Ce n'est plus une injection, c'est un nettoyage complet. La région vulvo-périnéale et la partie supérieure des cuisses sont rasées, savonnées, lavées; deux doigts gantés d'une compresse sont introduits dans le vagin et en brossent avec soin les parois, les culs-de-sac; ce savonnage du vagin est suivi d'une grande irrigation à l'eau stérilisée chaude. On procède ensuite au lavage vaginal avec de l'alcool versé directement dans le vagin, on termine par une dernière irrigation vaginale à l'eau stérilisée. Ces manœuvres de nettoyage complet exigent généralement que la malade soit anesthésiée.

Injection vaginale chez les fillettes. — Les vaginites blennorragiques ne sont pas rares chez les fillettes, surtout dans les hôpitaux d'enfants; on traitera ces vaginites comme les vaginites aiguës des adultes par des lavages au permanganate de potasse. En raison de l'existence de l'hymen on utilisera pour ces lavages une sonde en caoutchouc de Nélaton de petit calibre, à cette sonde introduite dans le vagin on adaptera le tube de caoutchouc du laveur placé à une faible hauteur : $0^m,50$. La solution employée sera la solution de permanganate à 1 p. 2 000.

Les vaginites blennorragiques des fillettes sont très tenaces ; il faudra continuer longtemps et régulièrement les injections vaginales.

CHAPITRE IV

I. — POULS

On donne le nom de pouls à la sensation de choc, de soulèvement, éprouvée par le doigt qui déprime une artère.

Le pouls est dû à la distension de l'artère par l'effet du choc du sang lancé par le cœur. La paroi du vaisseau se laisse distendre, puis revient aussitôt à son calibre normal en vertu de son élasticité.

Pour que le doigt puisse percevoir les caractères du pouls il faut que l'artère soit superficielle et qu'elle puisse être légèrement comprimée contre un plan osseux (artère radiale, à l'extrémité inférieure du radius; faciale, au niveau du maxillaire inférieur; temporale, en avant de l'oreille; pédieuse, au niveau de la partie antérieure du tarse)[1].

Si vous n'avez pas d'appui, il faut prendre l'artère superficielle entre les deux doigts, c'est ainsi que nous agissons pour les artères situées dans les plaies chirurgicales ou accidentelles.

Variations du pouls. — La fréquence du pouls, chez l'adulte, est de 60 à 70 pulsations; elle varie avec l'âge, le sexe. D'après une moyenne établie par Landois et citée par

---

[1] Aug. RIGAL. Séméiotique du pouls. *Nouveau Dictionnaire de médecine et de chirurgie pratiques*, Paris, 1889, t. XXIX, p. 249.

Mathias Duval, la fréquence du pouls aux différents âges est la suivante[1] :

Age	Moyenne de fréquence du pouls.
1 an.	134 pulsations.
3 —.	108 —
7 —.	90 —
11 —.	80 —
20 —.	69 —
30 —.	70 —
60 —.	75 —
80 —.	80 —
82 —.	95 —

La différence suivant les sexes serait :

Age	Homme	Femme.
20 à 25 ans	69	77
25 à 30 —	71	72
30 à 50 —	70	74

La fréquence du pouls augmente après l'ingestion d'aliments, à la suite des exercices musculaires. A l'état normal, et à l'état pathologique également, le pouls est plus fréquent le soir que le matin.

Le pouls est dit *ralenti* quand le nombre des battements par minute est inférieur à la normale.

Le pouls est *fort* ou *faible* suivant que la distension de l'artère est plus ou moins vigoureuse ; lorsque le pouls est très petit on dit qu'il est *filiforme*.

Le pouls est dit *irrégulier* quand les battements ne sont pas de la même force, les uns étant normaux, les autres à peine sensibles.

Le pouls est dit *intermittent* quand les battements sont séparés par des intervalles où le pouls n'est pas perceptible.

Le pouls est dit *dicrote* quand le battement est dédoublé, que le soulèvement de l'artère se fait en deux temps.

Exploration du pouls. — L'exploration du pouls peut être

---

[1] Mathias DUVAL. Pouls. *Nouveau Dictionnaire de médecine et de chirurgie pratiques.* Paris, 1899, t. XXIX, p. 241.

faite au moyen de la palpation digitale, au moyen du sphygmographe. Nous nous occuperons de la palpation digitale.

On peut examiner le pouls sur différentes artères : la temporale, la carotide, la crurale. On prend ordinairement le pouls sur l'artère radiale au niveau du poignet.

Le malade devra être immobile, assis ou couché, ou au moins au repos ; sa main sera légèrement fléchie. Le médecin applique les quatre derniers doigts de la main rapprochés sans effort les uns des autres sur le trajet de l'artère, le pouce venant s'appuyer sur la face dorsale du poignet. La pulpe des doigts étant ainsi appliquée parallèlement à l'artère, on comprime légèrement le vaisseau sur la face antérieure du radius. L'exploration ne doit pas être trop rapide ; elle doit durer au moins trente secondes et être reprise pour peu qu'on ait constaté quelque anomalie. Il est utile de répéter l'exploration du pouls à la fin de la visite médicale, car l'émotion morale produite par l'arrivée du médecin produit souvent une accélération marquée du pouls. On ne doit pas oublier que l'artère radiale peut présenter des anomalies congénitales qui pourraient induire en erreur, sur l'absence du pouls, sa force ou sa faiblesse ; on fera donc bien, quand on constate une particularité insolite, d'examiner comparativement l'artère du membre opposé pour contrôler les premières constatations ; dans quelques cas il est utile de comparer les battements artériels aux battements cardiaques.

Indications données par l'état du pouls. — En explorant le pouls, le médecin devra noter les diverses particularités que le pouls présente. Les variétés du pouls sont nombreuses ; elles sont déterminées :

Par la rapidité avec laquelle s'effectuent les battements artériels, pouls fréquent et pouls lent. On ne doit considérer chez l'adulte comme un pouls morbide que celui dont la fréquence dépasse 80 pulsations ou est inférieure à 50.

Par la manière d'être et le rythme de ses battements : pouls inégal, pouls irrégulier, pouls intermittent, pouls fort et ample, pouls petit et faible.

Par l'exagération de certains caractères physiologiques : pouls dicrote et pouls paradoxal.

L'élève devra s'habituer à noter les diverses manières d'être du pouls et avertira le chef de service, lors de la visite, des observations qu'il aura pu faire.

Il marquera sur la feuille de température le nombre de pulsations observées le matin et le soir, à l'heure où l'on prend la température du malade. Il est d'usage de marquer le pouls au crayon rouge sur les feuilles de température.

La fréquence du pouls s'observe dans un très grand nombre d'états morbides, elle constitue un des symptômes de la fièvre. D'une manière générale, le degré de fréquence est en rapport avec le degré de température ; mais parfois cette marche parallèle de la courbe du pouls et de la courbe de la température ne se continue pas, il y a *dissociation.*

Le pouls en chirurgie. — L'étude du pouls en chirurgie a une importance capitale aussi bien pour le diagnostic que pour le pronostic, elle est plus importante que l'étude de la température. Toute infirmière placée auprès d'un opéré devra surveiller soigneusement l'état du pouls. Immédiatement après l'opération, un pouls, qui devient rapidement petit, faible, fréquent, surtout s'il coïncide avec la pâleur de la face, une soif d'air, de la dyspnée, est un signe d'hémorrhagie, et la garde-malade qui le constate devra s'empresser de mander le chirurgien.

Après une laparotomie, les jours suivants, la fréquence et la petitesse du pouls, surtout si elles s'accompagnent d'intermittence, qu'elles coïncident ou non avec une élévation de température, doivent faire craindre l'apparition de la septicémie péritonéale. A partir de 125 et de 130, le pronostic devient grave[1]. Le pouls filiforme est l'indice de la mort pro-

[1] F. JAYLE. La septicémie péritonéale aiguë post-opératoire. *Thèse,* Paris, 1895, p. 74.

chaine. Si le pouls est peu fréquent, même si la température est haute, le pronostic n'est pas mauvais.

Le pouls des infections générales graves est *petit, mou, dépressible, fréquent.*

Le pouls chez les enfants. — Quand, appelé auprès d'un enfant malade, le médecin arrive au moment du sommeil il se trouvera bien de suivre le conseil donné par Rigal, de prendre le pouls sur la temporale ; avec un peu d'habitude et de douceur dans le tact, le médecin pourra constater l'état du pouls sans troubler le sommeil. Il obtiendra ainsi le nombre véritable de pulsations en évitant l'agitation du réveil brusque qui peut, pendant toute la durée de la visite, rendre l'exploration du pouls difficile et défectueuse.

Le pouls chez les enfants est variable sous l'influence de la moindre impression morale. Des enfants bien portants peuvent présenter un pouls irrégulier en force et en vitesse.

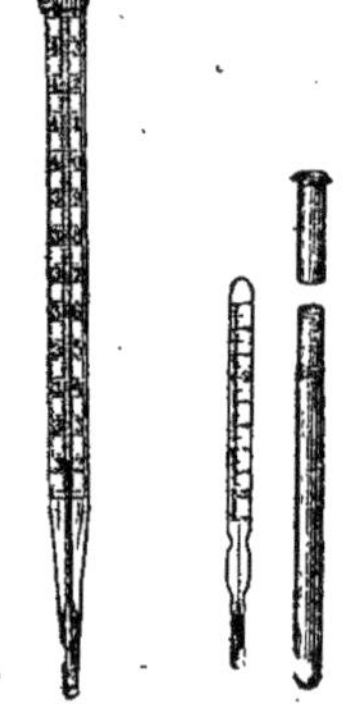
Fig. 24. Thermomètres à maxima.

II. — TEMPÉRATURE

Instruments nécessaires. — **Thermomètre.** — Pour les usages médicaux, le thermomètre communément employé est le thermomètre à mercure et à maxima. C'est-à-dire un thermomètre à mercure dans lequel la portion supérieure de la colonne mercurielle est séparée du reste du mercure par une petite bulle d'air. Cette portion de la colonne détachée se nomme index; et, une fois qu'elle a été chassée par l'ascension du mercure contenu dans la cuvette, elle reste fixe et indique la température la plus élevée à laquelle le thermomètre a été porté. Avant de faire usage du thermomètre, il faut avoir soin de faire descendre l'index juste au-dessus de la cuvette. Pour cela on saisit à pleine main le thermomètre à quelques centimètres de la boule, on lui imprime de haut en bas deux ou trois secousses brusques comme pour faire claquer un fouet, ou bien on frappe avec le talon de la main qui tient le thermomètre de petits coups secs sur le talon de l'autre main.

Feuilles de température. — La feuille de température est une feuille quadrillée, spéciale, divisée au millimètre avec

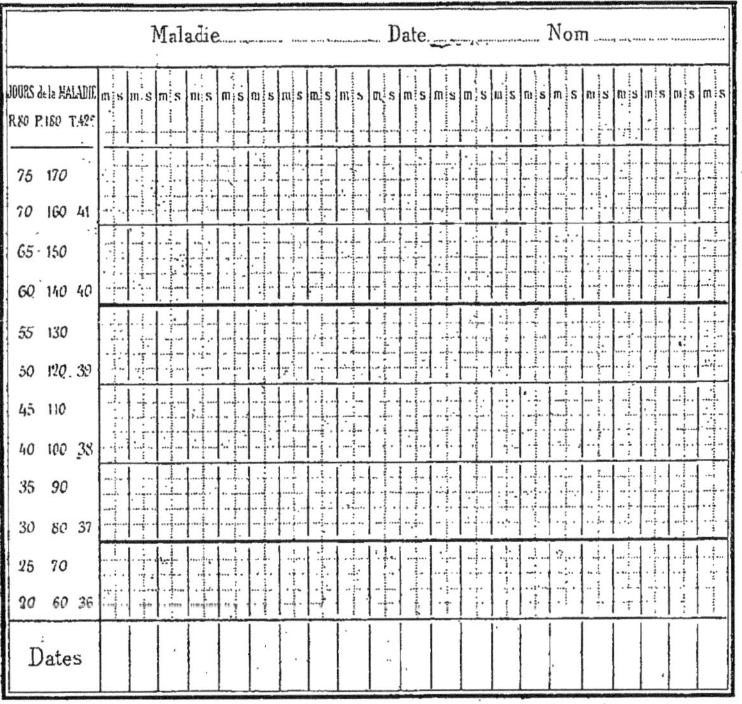

Fig. 25. — Feuille de température en usage à Paris. Sur la colonne de gauche sont indiquées la respiration R, le pouls P, la température T.

indication spéciale des centimètres; les temps sont marqués en abscisse, c'est-à-dire sur une des lignes horizontales, et les degrés de température sont marqués en ordonnées, c'est-à-dire sur une ligne verticale.

En même temps que l'indication de la température, la

feuille porte les indications relatives à la fréquence du pouls et à la fréquence des mouvements respiratoires.

Manuel opératoire. — La température d'un malade peut être prise dans l'aisselle, la bouche, le rectum ou le vagin. C'est surtout chez les enfants en bas âge et chez les vieillards qu'il est utile de prendre la température rectale, car la température de la peau est parfois fort différente de la température centrale.

Température axillaire. — En pratique ordinaire de clientèle privée, on se contente généralement de prendre la

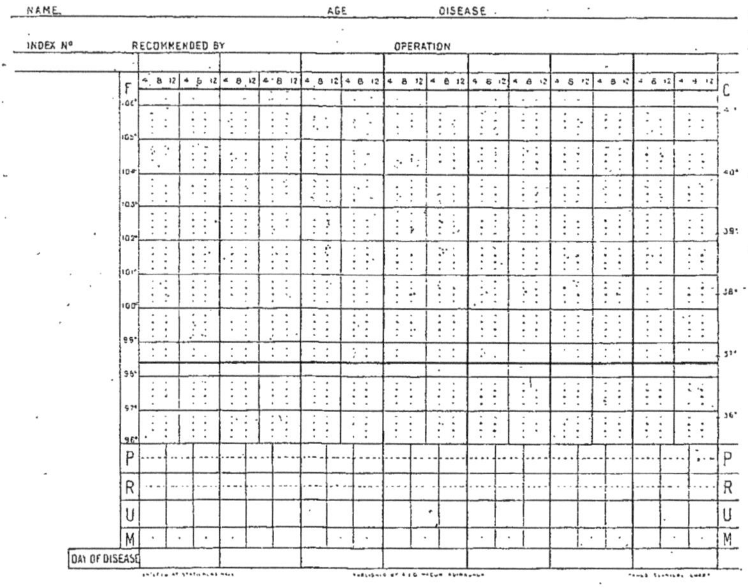

NAME AGE DISEASE

INDEX N° RECOMMENDED BY OPERATION

DAY OF DISEASE

Fig. 26. — Feuille de température en usage dans les hôpitaux d'Edimbourg. A gauche on voit l'indication des degrés Fahrenheit, à droite l'indication des degrés centigrades.

température axillaire. Avant de mettre le thermomètre dans l'aisselle, il faut la débarrasser de tous les vêtements qui la cachent et l'essuyer pour enlever l'humidité fréquente en cette région. Le réservoir de l'instrument est placé dans le creux axillaire, immédiatement en arrière du relief du pectoral qui forme son bord antérieur, on ramène le bras du malade et on croise l'avant-bras sur la poitrine. S'il s'agit d'un enfant ou d'une malade trop affaiblie, l'infirmière devra maintenir elle-même le bras du patient appliqué contre la poitrine. Cette position devra être gardée pendant dix minutes.

Au bout de ce temps, on enlève le thermomètre, on note le degré marqué par l'index de mercure et on marque ce degré sur la feuille de température.

Température dans le rectum. — Pour prendre la température dans le rectum, on procède exactement comme pour introduire une canule à lavement : on fait placer le malade sur le côté, la jambe de ce côté reposant sur le lit, allongée, l'autre jambe étant maintenue demi-fléchie. En lubrifiant le thermomètre d'huile, de glycérine ou de vaseline, on rend son introduction plus facile. De grandes précautions sont nécessaires quand le malade est dans le délire : on fera tenir la fesse du malade par une autre personne, et à la moindre tentative de mouvement brusque du malade on devra retirer le thermomètre qui pourrait se briser et blesser le rectum. La durée de l'application du thermomètre dans le rectum sera beaucoup plus courte que pour la température axillaire, cinq minutes sont suffisantes.

Température dans le vagin. — Le thermomètre sera placé dans le vagin comme une canule à injection et sera laissé en place cinq minutes également. On recommande de ne pas prendre la température vaginale chez les jeunes filles vierges.

Température dans la bouche. — On peut prendre également la température buccale; pour cela, on place dans la cavité buccale un thermomètre bien propre et on recommande au malade de tenir les lèvres parfaitement fermées et de respirer exclusivement par le nez.

*
* *

Dans la majorité des cas, le malade prend lui-même sa température; l'infirmière devra veiller cependant à ce que le thermomètre soit placé bien régulièrement. Dans les milieux hospitaliers, cette surveillance doit être assez exacte; certains individus cherchent à faire croire à une fièvre qui n'existe pas en provoquant artificiellement une ascension thermométrique.

Il est souvent utile de vérifier le fonctionnement d'un thermomètre; pour cela on le plongera dans une solution tiède en même temps qu'un autre thermomètre.

La température devra être prise matin et soir à des heures fixes, de 7 à 9 heures du matin, de 5 à 6 heures le soir, par exemple.

Les chiffres recueillis sont pointés sur la feuille de température; on réunit par un trait chacun des points notés au point suivant, et on a ainsi une ligne brisée dont les ondulations traduisent graphiquement la marche générale de la température, c'est la courbe de température.

Dans les services hospitaliers où les thermomètres servent à plusieurs malades, l'infirmière devra *nettoyer* avec soin et désinfecter avec une solution antiseptique forte l'instrument qui aura été placé dans le rectum ou le vagin. La transmission d'agents infectieux par le thermomètre est possible. Weil et Barjon ont vu, par exemple, dans un service d'enfants, un seul cas de vulvite blennorragique devenir le point de départ d'une série de 24 cas de vulvites analogues par suite de la contagion la plus évidente propagée par le thermomètre qui avait servi à prendre la température rectale des fillettes[1].

La température chez les enfants. — L'observation de la température chez les jeunes sujets est extrêmement impor-

[1] WEILL et F. BARJON. Epidémie de vulvite blennorragique, observée à la clinique des enfants (contagion par le thermomètre). *Archives de médecine expérimentale et d'anatomie pathologique*, 1895, p. 418.

tante; le pouls étant très variable chez les enfants, la température seule peut donner des renseignements sur la présence ou l'absence de la fièvre.

La température de l'enfant au moment de sa naissance est supérieure à la température moyenne de l'adulte et en particulier supérieure à la température de la mère. Pour Roger la température de l'enfant au moment de sa naissance est de 37°,28.

La température du nouveau-né s'abaisse sensiblement pendant la demi-heure qui suit la naissance, cet abaissement serait d'autant plus marqué que l'enfant serait plus faible; d'où le précepte de maintenir l'enfant chétif dans un milieu à température élevée et constante. Chez les enfants bien portants cette déperdition de chaleur n'est que momentanée et au bout d'une demi-heure ou d'une heure la température commence à se relever graduellement pour atteindre un chiffre normal qui serait légèrement supérieur à 37°. Sur 38 enfants âgés de un à sept jours, Roger a trouvé une température moyenne de 37°,8; sur 50 enfants, Parrot a trouvé pour la température rectale une moyenne de 37°,17[1].

L'enfant présente des variations thermométriques brusques sous l'influence de causes minimes telles que le travail de la dentition, une indigestion. Ces élévations brusques de température qui monte parfois jusqu'à 40°, alarment vivement les mères; elles ne doivent pas en général inquiéter le médecin, c'est l'évolution ultérieure qui juge la question.

Chez les tout jeunes enfants on prend généralement la température rectale; on maintient solidement l'enfant pendant tout le temps que le thermomètre est dans le rectum.

---

[1] S. TARNIER et G. CHANTREUIL. *Traité de l'art des accouchements*, Paris, 1882, p. 820.

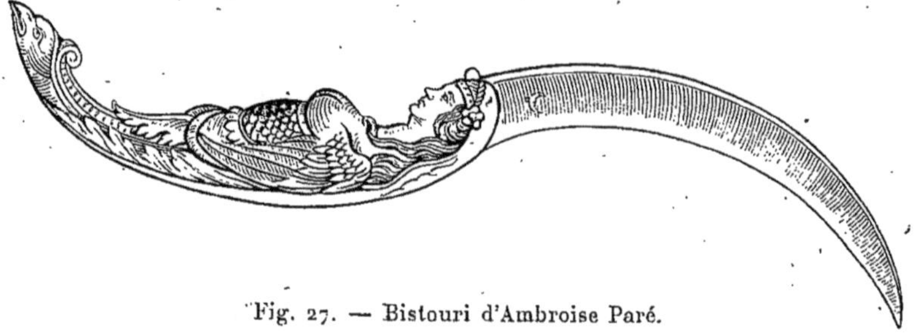

Fig. 27. — Bistouri d'Ambroise Paré.

DEUXIÈME PARTIE

TRAITEMENT DES PLAIES

CHAPITRE V

I. — INSTRUMENTS

La petite chirurgie n'exige qu'un nombre assez limité d'instruments chirurgicaux. Pour parer aux éventualités les plus pressantes, on indique généralement la liste suivante :

1° Deux bistouris ;

2° Deux paires de ciseaux à pointes mousses ;

3° Trois à six pinces à forcipressure ;

4° Deux pinces à disséquer : une, à dent de souris, une, à mors simples ;

5° Une pince fine à mors longs ;

6° Une sonde cannelée ;

7° Un stylet ;

8° Une spatule ;

9° Une aiguille de Reverdin ;

10° Des petites aiguilles courbes ;

11° Un rasoir.

Depuis plusieurs années, les instruments chirurgicaux sont faits entièrement en métal; on a renoncé à l'emploi de manches en écaille, en bois, que l'on adaptait jadis aux lames d'acier. Les nécessités de la stérilisation sont la raison de ce changement.

Les instruments devront être placés dans des boîtes métalliques, constituées par deux sortes de petits bassins plats, à angles arrondis, s'emboîtant réciproquement. Pour éviter le ballottement et les heurts des instruments, au fond de la boîte est placée une couche d'ouate ou de gaze.

Cette boîte présente le grand avantage de pouvoir être

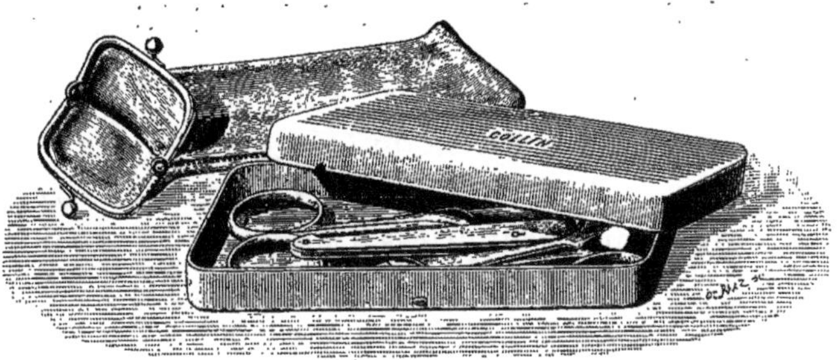

Fig. 28. — Boîte-trousse pour instruments; à côté de la boîte est figurée la gaine.

stérilisée en même temps que son contenu; de plus, elle forme pour les instruments des plateaux naturels aptes à les recevoir au moment de leur utilisation.

Cette boîte métallique est ordinairement placée dans une gaine de peau, permettant son transport plus facile; l'ensemble remplace avec avantage les trousses, en maroquinerie plus ou moins dorée, doublées de velours ou de satin, que ménageaient religieusement nos pères pour le maintien de leurs instruments.

Bistouris. — Le bistouri moderne est une sorte de couteau composé d'une lame d'une dizaine de centimètres, et d'un manche de même longueur. L'extrémité de la lame opposée à la pointe porte le nom de talon.

Tantôt la lame est soudée au manche d'une façon fixe.

Tantôt la lame est articulée sur le manche formé de deux lames métalliques entre lesquelles sont reçus le tranchant et la pointe ; le talon présente deux échancrures dans lesquelles vient s'engager une petite tige métallique, mobile dans une mortaise pratiquée sur le dos des deux valves du manche. Cette petite tige métallique permet de tenir d'une façon ferme l'instrument ouvert.

Le bistouri le plus communément employé est le bistouri droit, dont le tranchant est droit ou plutôt légèrement convexe. Pour les débridements de hernie, on se sert encore quelquefois du bistouri boutonné, c'est-à-dire d'un bistouri à lame droite, terminée par une extrémité mousse arrondie.

On peut tenir le bistouri de différentes manières :

1° Le bistouri peut être tenu comme *un couteau à découper* : le pouce et le médius sont placés à l'union de la lame et du

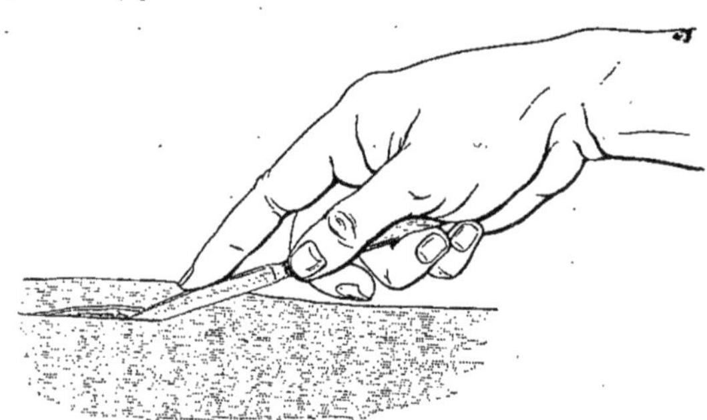

Fig. 29. — Bistouri tenu comme un couteau à découper.

manche, l'index appuie sur le dos de la lame, l'annulaire et le petit doigt assujettissent le manche dans le creux de la main. C'est dans cette position du bistouri qu'on a le plus de force. Le tranchant de la lame peut être dirigé en bas, position ordinaire, ou en haut.

2° Le bistouri peut être tenu *comme une plume à écrire*. Le pouce et l'index appuient sur le point d'union de la lame avec le manche.

L'annulaire et le petit doigt donnent à la main un solide point d'appui. C'est la façon de tenir le couteau pour la dissection des tissus. Le tranchant de la lame peut être

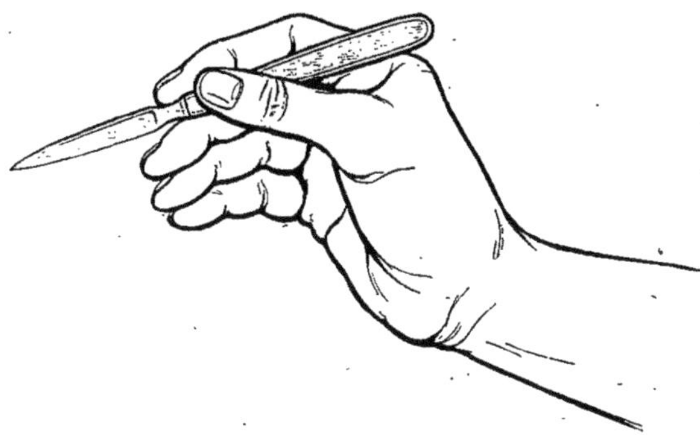

Fig. 30. — Bistouri tenu comme une plume à écrire.

dirigé en bas, ou en haut comme dans le cas d'incision sur une sonde cannelée.

3° On peut encore tenir le bistouri comme *un archet de violon* : le pouce et le médius près de l'articulation du bis-

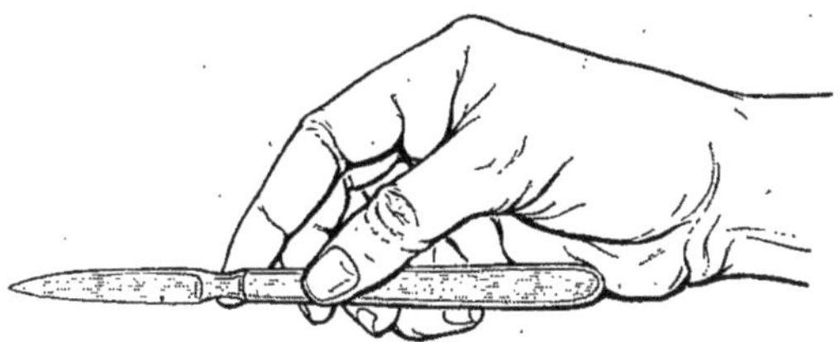

Fig. 31. — Bistouri tenu comme un archet de violon.

touri, l'index sur le plat de la lame tournée le tranchant en bas, l'annulaire et le petit doigt appliqués sur le côté externe du manche.

« *A lui seul, dit Velpeau, le bistouri vaut un arsenal de chirurgie.* » C'est avec le bistouri que sont faites les incisions des téguments.

Pour faire une incision, après que les précautions d'asepsie usuelle ont été prises, la peau de la région intéressée est tendue avec la main appliquée à plat, le pouce et l'index écartés l'un de l'autre; prenant le bistouri comme un couteau le chirurgien le plonge perpendiculairement à une profondeur déterminée par l'épaisseur des téguments, puis il abaisse la main de façon à ce que l'axe du bistouri fasse avec le plan de la peau un angle de 45° environ, il sectionne sur la longueur voulue, et en terminant l'incision, relève le manche de l'instrument pour le ramener à la perpendiculaire et éviter une section incomplète nommée queue.

Le bistouri est généralement conduit de gauche à droite.

Le bistouri doit toujours être tenu solidement en main et l'opérateur doit être assez attentif ou assez adroit pour ne pas faire ce qu'on appelle des *échappées*, c'est-à-dire laisser aller son bistouri en dehors des limites tracées.

Un autre procédé de section consiste à faire un pli aux téguments, et à sectionner ce pli, en enfonçant le bistouri à la base perpendiculairement au pli et en relevant la lame vers soi. Dans ce cas le pli est maintenu par la main gauche du chirurgien et la main droite d'un aide; la main droite de l'opérateur tient le bistouri.

Les incisions de la peau peuvent affecter des formes variables; on les fait : droites, courbes, en T, en croix, en V, en H, en ellipses, en croissants.

Ciseaux. — Les ciseaux usités en chirurgie ont en général

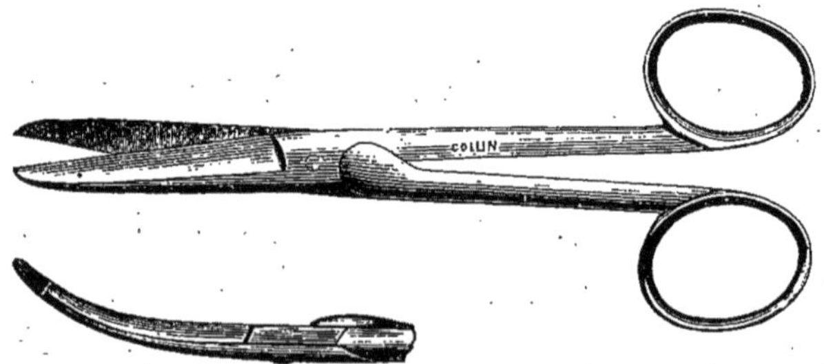

Fig. 32. — Ciseaux droits, ciseaux courbes sur le plat.

la pointe mousse, ils sont droits, ou courbes suivant le tranchant, ou courbes sur le plat. Les ciseaux courbes suivant le tranchant servent surtout à couper les pansements, les ciseaux droits et les ciseaux courbes sur le plat sont utilisés pour les opérations chirurgicales.

Les ciseaux doivent être démontables pour pouvoir être nettoyés facilement.

A moins d'un entraînement tout spécial, on ne peut tenir les ciseaux que de la main droite ; pour avoir une tenue correcte on place la phalangette du pouce dans l'anneau

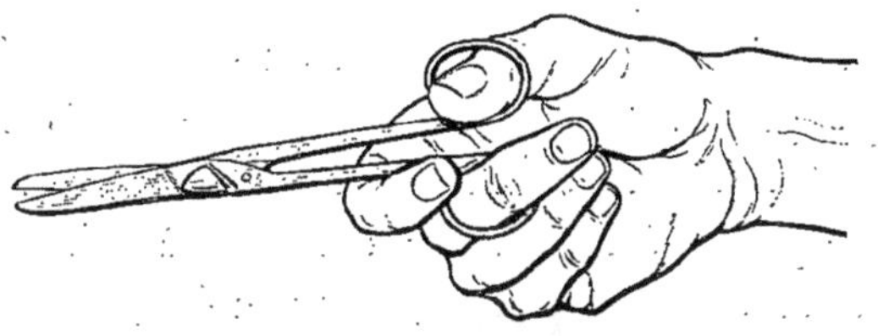

Fig. 33. — Manière de tenir les ciseaux. Souvent l'index est allongé le long de l'articulation.

supérieur, la phalangine du médius dans l'anneau inférieur; l'index soutient le bras de levier du ciseau, l'annulaire et le petit doigt sont libres.

Beaucoup de chirurgiens préfèrent mettre dans le second anneau l'annulaire et non le médius, et placer le bout de l'index au niveau de l'articulation des ciseaux.

Les tissus que l'on veut sectionner sont pincés entre les branches des ciseaux et divisés par les mouvements de la branche tenue avec le pouce contre l'autre branche maintenue fixe par le médius.

Pince à forcipressure. — La pince à forcipressure est maintenant entrée dans la catégorie des instruments indispensables. Elle est constituée essentiellement par deux tiges métalliques articulées entre elles ; chaque tige est terminée d'un côté par un anneau, de l'autre par une partie aplatie constituant les mors de la pince. Les mors affectent des formes variables. Le côté destiné à se mettre en rapport

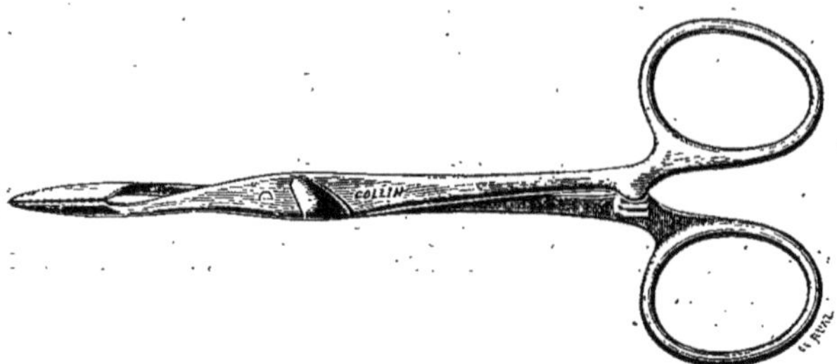

Fig. 34. — Pince à forcipressure.

avec les tissus présente des rainures qui rendent la prise plus solide.

Pinces à disséquer. — Les pinces à disséquer se composent de deux lames d'acier maintenues écartées par leur

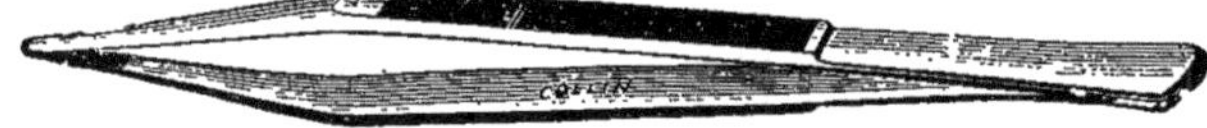

Fig. 35. — Pinces à disséquer.

élasticité. Les deux mors présentent des rainures transversales alternées pour faciliter la prise des tissus ; ces mors

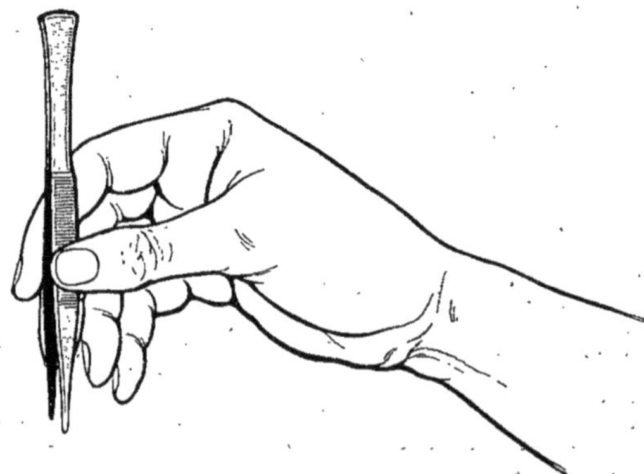

Fig. 36. — Manière de tenir une pince à disséquer.

présentent souvent des pointes, d'où le nom donné à certaines de ces pinces, *pinces à griffes*, *pinces à dents de souris*.

La manœuvre des pinces demande souvent plus de précision que de force. Pour pouvoir s'en servir avec adresse, il faut les tenir à peu près verticalement, le pouce placé sur la partie moyenne d'une des branches, l'indicateur et le médius allongés le long de l'autre branche. L'annulaire et le petit doigt doivent rester libres pour pouvoir dans certains cas prendre point d'appui sur les parties voisines du point intéressé (fig. 36).

Sonde cannelée. Stylet. — La sonde cannelée est une tige de métal, présentant d'un côté une rainure en gouttière, mousse à la pointe et terminée à l'autre de ses extrémités par une plaque fendue dans le sens de la longueur.

La sonde cannelée est utile pour explorer les plaies et les

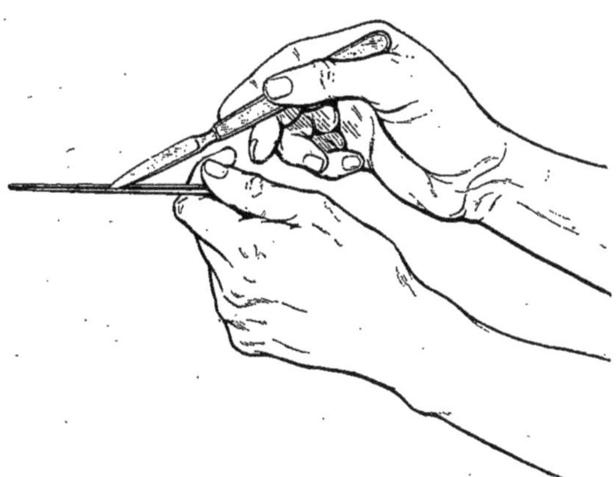

Fig. 37. — Manière d'inciser sur une sonde cannelée.

trajets fistuleux, c'est elle qui sert de conducteur au bistouri quand on veut ménager certains organes. Pour cela, on place la sonde cannelée au-dessus de ces organes, la rainure dirigée en haut, et sur cette rainure on fait glisser la lame du bistouri.

La sonde cannelée sert à dissocier les tissus que l'on ne veut pas couper. La plaque qui termine une de ses extrémités sert pour la petite opération de la section du frein de la langue chez les enfants, opération que l'on pratiquait assez souvent autrefois.

Le stylet est une tige métallique arrondie, de 15 à 18 centimètres de longueur. Il est mousse à ses deux extrémités.

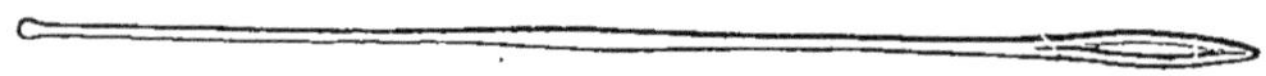

Fig. 38. — Stylet aiguillé.

Il présente souvent sur une partie de sa longueur une rainure dans laquelle on peut faire glisser, comme sur la sonde cannelée, le dos d'un bistouri.

Le stylet est ordinairement fait en métal assez flexible pour qu'on puisse lui donner des formes en rapport avec les trajets à parcourir. Certains stylets, dits *stylets aiguillés*, présentent à l'une de leurs extrémités un large chas dans lequel on peut glisser une mèche de gaze. Le stylet est l'instrument, par excellence, d'exploration de la profondeur des plaies et des fistules.

Rasoir. — Le rasoir du chirurgien est analogue au rasoir du barbier, il sert à enlever les poils autour des plaies et sur les régions où doit porter une opération.

Le rasoir doit pouvoir être stérilisé comme tous les instruments chirurgicaux; il doit être pourvu d'un manche métallique.

Spatule. — La spatule est une étroite lame métallique solide, terminée d'un côté par une lame en feuille de laurier à bords peu tranchants, de l'autre par une extrémité offrant des rainures sur une de ses faces.

L'ensemble de la spatule sert de levier, pour arracher un ongle par exemple.

Les bords de la spatule servent à enlever les croûtes desséchées autour des plaies.

Aiguille de A. Reverdin. — Pour les petites opérations courantes l'aiguille de Reverdin est la plus communément employée. C'est une longue aiguille fixée sur un manche métallique. Le chas de l'aiguille est près de la pointe. Une des parois latérales du chas est mobile et se continue par une tige contenue dans une glissière placée sur un des bords latéraux de l'aiguille. Un bouton placé à l'union de

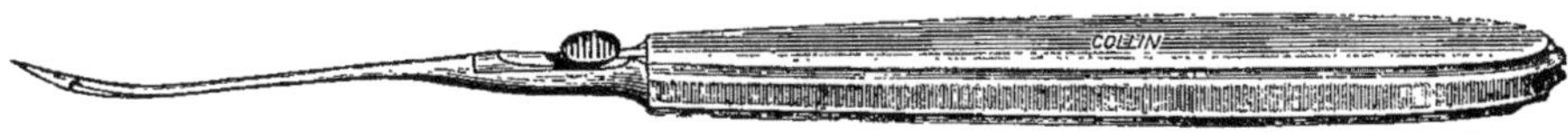

Fig. 39. — Aiguille de Reverdin.

l'aiguille et du manche permet de tirer ou de repousser la tige glissante qui ouvre ou ferme le chas.

On tend beaucoup actuellement à revenir aux anciennes aiguilles droites ou courbes analogues aux aiguilles de couturière que l'on monte sur une pince à forcipressure ou un porte-aiguille spécial.

II. — PLATEAUX ET BASSINS

Pour recevoir les instruments du chirurgien, pour contenir les liquides, les compresses, pour recueillir le pus, lors de l'incision d'un abcès, l'urine, lors d'un sondage, on se sert de plateaux et de bassins.

Pour placer les instruments, on emploie des plateaux en nickel, en verre, en porcelaine, en fer émaillé ; la matière composante importe peu, pourvu que le plateau soit facilement stérilisable.

Les cuvettes et les bassins doivent avoir des formes et des dimensions en rapport avec leurs usages. On doit se garder, comme on le voit faire encore trop souvent, d'utiliser le même bassin pour recevoir, à un moment, du pus ou des urines, à un autre moment, des compresses propres ou une solution antiseptique.

Pour l'eau stérilisée ou les solutions antiseptiques, pour les compresses et tampons, on aura des cuvettes rondes ou ovales; pour recueillir les produits pathologiques, les

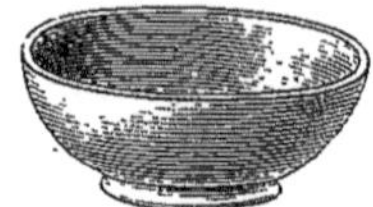
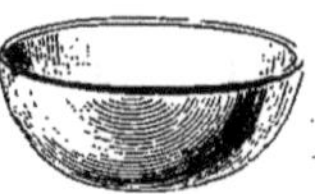

Fig. 40 et 41. — Deux modèles de bassins en verre.

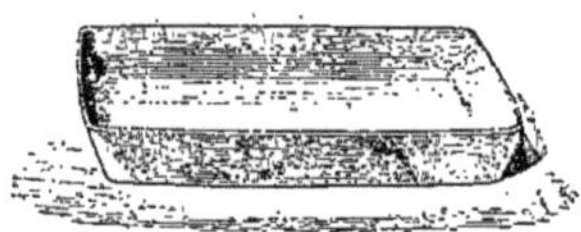
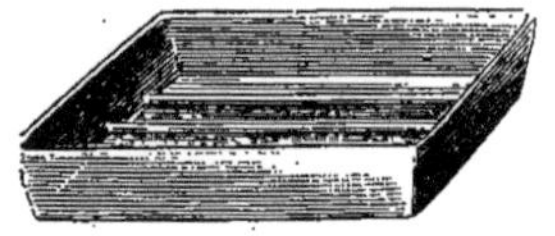

Fig. 42 et 43. — Deux modèles de plateaux à instrument.

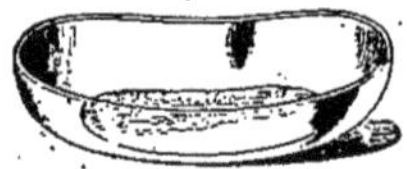

Fig. 44.
Bassin réniforme.

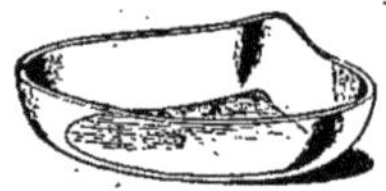

Fig. 45.
Bassin cordiforme.

liquides de lavage, on se servira de bassins en forme de rein ou de triangle, formes qui permettent une adaptation facile aux régions que l'on veut nettoyer.

III. — MATÉRIAUX DE PANSEMENT

Le pansement d'une plaie doit jouer un double rôle : un rôle de *protection* de la plaie contre les contages extérieurs et un rôle *d'absorption* des sécrétions produites par cette plaie. Accessoirement le pansement d'une plaie peut avoir un rôle de compression.

Les matériaux de pansement destinés à être mis en contact avec la plaie doivent donc être légers, élastiques, doués d'une puissance d'absorption aussi considérable que possible. Actuellement, les matériaux de pansement les plus employés sont *la gaze* et *la ouate hydrophile*.

On a cherché à établir le pouvoir d'absorption pour une série de matériaux de pansement, en laissant 10 grammes de la substance étudiée se gorger de liquide jusqu'à saturation complète, et en établissant ensuite la différence de poids. Voici, d'après Schimmelbusch, le tableau dressé par Rönnberg sur ces indications :

10 grammes	d'ouate dégraissée (hydrophile)	acquièrent	un poids de			250 gr.
10	—	d'ouate de cellulose	acquièrent un poids de		.....	230 —
10	—	d'ouate de bois	—	—	.....	150 —
10	—	de gaze	—	—	.....	96 —
10	—	de mousse	—	—	.....	82 —

La ouate hydrophile est la substance la plus absorbante ; elle s'imbibe bien mais évapore mal. La gaze, bon absorbant, excellent évaporateur, est le tissu de choix pour être en contact direct avec la plaie ; la gaze a de plus l'avantage d'être un tissu assez cohérent pour ne pas laisser de filaments collés à la plaie ; la ouate au contraire, en contact avec une plaie, laisse toujours des brindilles très difficilement enlevables.

Si dans une série de verres contenant du sang défibriné, dit Préobajensky, on met des matériaux de pansement divers (gaze, charpie, ouate), on voit que la ouate sépare les éléments anatomiques ; la gaze absorbe tout et laisse tout passer. La gaze peut vider une cavité où la ouate laisserait des éléments figurés, du sang, pouvant subir la décomposition. Un fragment de caillot se dessèche s'il est enveloppé de gaze ; s'il est enveloppé d'ouate, il se décompose en se couvrant d'un voile bactérien.

Gaze mousseline. — La gaze mousseline, nommée aussi gaze à beurre, porte dans le commerce le nom de singalette ; c'est un tissu de coton à larges mailles, en usage maintenant pour la confection des compresses destinées aux pansements.

La *singalette* est constituée identiquement du même tissu

que la tarlatane, mais la tarlatane est apprêtée, c'est-à-dire enduite d'un empois qui lui donne plus de rigidité. Cet empois varie de composition, suivant les différentes tarlatanes du commerce; il résulte généralement d'un mélange d'amidon et de dextrine, auquel est incorporée parfois une certaine quantité de plâtre de Paris.

La singalette est sans apprêt; tissu extrêmement souple, permettant l'absorption et l'évaporation du liquide, elle est apte à tous les usages chirurgicaux : mèches à drainage, compresses, bandes; elle peut constituer à elle seule les matériaux d'un pansement complet; c'est le tissu le meilleur pour les pansements.

Le centre principal de fabrication de la singalette se trouve dans la région de Tarare. Les fabriques fournissent au commerce la singalette en pièces de 60 mètres de longueur sur 60 à 65 centimètres de largeur, suivant la qualité du tissu; sur demande, elles peuvent la fournir sous forme de cylindres sur une longueur déterminée.

Le numérotage des différentes singalettes est établi d'après le nombre de fils qui se croisent sur une surface d'un centimètre carré. Pour savoir le numéro d'une gaze donnée, il suffit de compter le nombre de fils se croisant dans un centimètre carré; s'il y en a six, par exemple, il s'agira d'une singalette n° 6.

Le prix de la singalette est proportionnel au numéro, par conséquent à la finesse du tissu. Pour le numéro 6, qui correspond à une bonne qualité courante, le prix de fabrique, en automne 1899, était de 7 centimes et un quart le mètre courant, soit 72 centimes les 10 mètres. La tarlatane, en raison de l'apprêtage qu'elle nécessite, est d'un prix supérieur, et qui dépasse celui de la singalette d'environ un centime à un centime et demi par mètre : 10 mètres de tarlatane n° 6, par exemple, vaudront de 80 à 90 centimes, la largeur de la pièce étant la même, 60 centimètres.

Coton hydrophile. — Le coton hydrophile est du coton blanchi, privé des matières grasses et résineuses qui imprègnent naturellement les fibres et les empêchent d'être mouillées par les liquides aqueux.

Pour préparer ce coton on immerge, pendant quelques instants, le coton cardé dans de l'eau bouillante légèrement alcalinisée par la soude ou la potasse; on exprime et on plonge ensuite dans un soluté aqueux de chlorure de chaux à 5 p. 100. Après un contact de quelques minutes, on exprime le coton, on le rince à l'eau pure, puis à l'eau très légèrement acidulée par l'acide chlorhydrique. On fait sécher après un dernier lavage à l'eau pure, prolongé jusqu'à ce que le coton, essoré puis comprimé sur une feuille de tournesol bleu, ne la rougisse plus.

Le coton hydrophile est blanc, un flocon qu'on dépose à la surface de l'eau doit s'imbiber spontanément.

Mousse. — *Sphagnum* est le nom botanique d'une mousse qui pousse en abondance dans les forêts de sapins de la Suisse et de l'Allemagne du Nord. Une fois cueillie, cette mousse est lavée à grande eau et débarrassée des impuretés qu'elle peut contenir; puis elle est placée sous des presses spéciales, dans des moules rectangulaires, et fortement comprimée. On forme ainsi des gâteaux rappelant l'aspect du feutre, que l'on peut employer à l'état naturel ou après les avoir imprégnés de substances antiseptiques.

J. Anselme[1] a déterminé le pouvoir absorbant de ce feutre végétal; il a vu que 1 gramme de *sphagnum* absorbe 11 gr. 5 d'eau distillée. Ce pouvoir absorbant, moindre que celui du coton hydrophile, est suffisant pour expliquer que l'on puisse en faire usage avec avantage dans le pansement des plaies.

---

[1] J. Anselme. Contribution à l'étude des pansements absorbants (Du sphagnum ou feutre végétal). *Thèse de Montpellier*, 1885, n° 58.

Lint. — Le lint est un tissu de coton dont une des faces est lisse, l'autre recouverte de filaments. Ce tissu se vend en longues pièces. On l'utilisait autrefois pour le pansement des brûlures, des vésicatoires.

Charpie. — On donne le nom de charpie aux filaments que l'on retire en effilochant des morceaux de linge. La charpie était autrefois la substance la plus employée pour les pansements. On la faisait avec des morceaux de toile de lin ou de chanvre à demi usés.

La charpie est molle, spongieuse, souple, très absorbante.

Bien stérilisée, elle pourrait parfaitement être utilisée en chirurgie.

Drains. — Sous le nom de tentes cannelées, Guy de Chauliac[1], et, après lui, Ambroise Paré, dans ses œuvres,

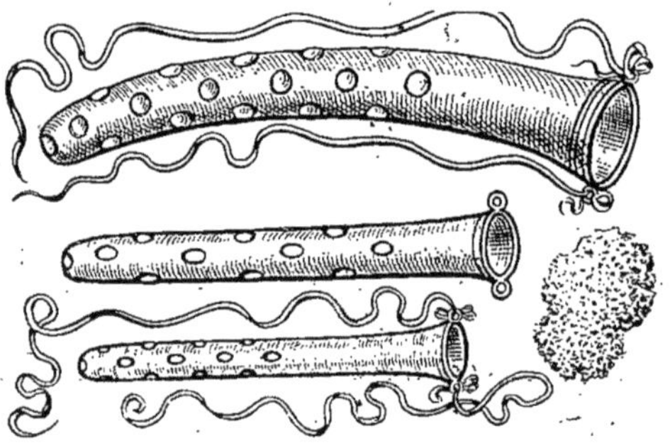

Fig. 46. — Tentes cannelées d'Ambroise Paré.

décrivent les drains métalliques à ouvertures latérales « afin que la sanie entre en icelle et qu'elle soit vuidée par dedans la dite cannelle ».

Les anciens chirurgiens les employaient dans les cas de

[1] *La Grande Chirurgie*, de Guy de Chauliac, chirurgien, maistre en médecine de l'Université de Montpellier. Composée en l'an 1363. Revue et collationnée sur les manuscrits et imprimés latins et français, par E. Nicaise, Paris, 1890, p. 696.

plaie pénétrante du thorax ; au devant du drain ils mettaient une éponge pour recueillir le pus.

Les drains métalliques sont encore utilisés de nos jours ;

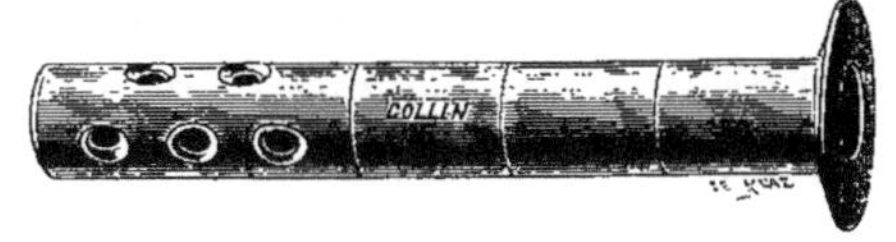

Fig. 47. — Drain métallique démontable (Tuffier).

Ce drain métallique est constitué par divers segments vissés ; disposition qui permet de l'allonger ou de le raccourcir.

au lieu de les faire en or, en argent ou en plomb, comme au temps de Paré, on les fait en aluminium.

Du reste, les drains actuellement les plus employés sont

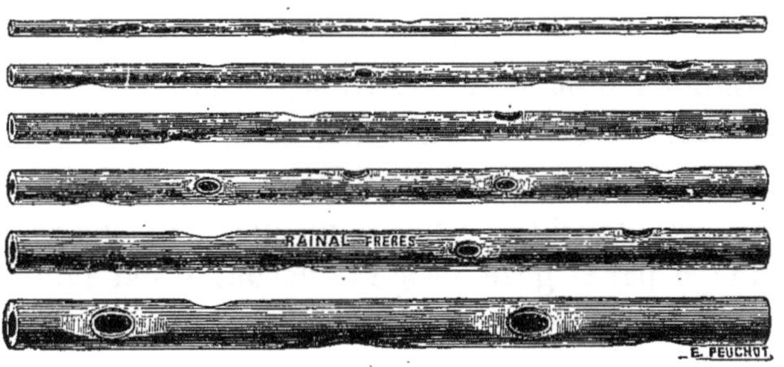

Fig. 48. — Drains en caoutchouc de divers calibres.

les *drains en caoutchouc rouge*, à parois assez épaisses pour maintenir béante la lumière du tube. Ces drains doivent être criblés sur toute leur longueur d'ouvertures latérales. Leur calibre est variable.

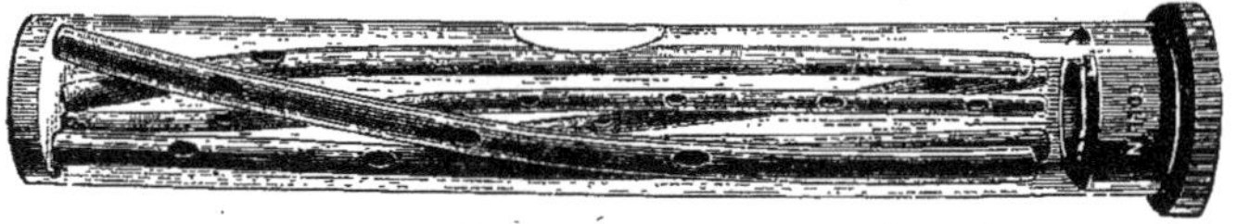

Fig. 49. — Drains dans le flacon où ils ont été stérilisés.

On vend également des tubes à drainage en verre.

Toutes ces variétés de drains sont faciles à stériliser, soit par l'ébullition dans une solution sodique, soit par le passage à l'autoclave.

Conditions du drainage. — Pour qu'un drain puisse remplir son rôle et drainer efficacement une plaie, il doit être placé de façon à ce que les liquides dans le drain puissent s'écouler suivant les lois de la pesanteur.

Quand il est impossible de placer le drain de façon à ce que son orifice extérieur soit déclive par rapport à son orifice intérieur, il est préférable d'avoir recours à une petite bandelette de gaze stérilisée, judicieusement employée. Préobajensky a étudié les conditions d'un drainage: il remplit de gaze un entonnoir dont le col communique, par l'intermédiaire d'une bandelette de gaze, avec un flacon contenant une couche de bouillon; autour de l'entonnoir, il met des tampons d'ouate et stérilise le tout à l'autoclave; il infecte alors avec du colibacille la gaze de l'entonnoir et abandonne le tout à l'évaporation à l'air sec; le bouillon est aspiré peu à peu et reste stérile jusqu'aux dernières gouttes; le drainage par la gaze a vidé le flacon, il est évident qu'un drain ne l'aurait pas vidé. Le drain peut cependant jouer un rôle; dans l'expérience qui précède il est nécessaire de laisser l'air pénétrer librement dans le flacon par un tube, pour remplacer le bouillon qui s'évapore, sans cela l'ascension capillaire serait gênée. Aussi Préobajensky conseille de mettre dans les plaies profondes et cavitaires, non seulement une mèche de gaze, mais un drain qui permette à l'air de rentrer et aux liquides exsudés de sortir.

Bandes. — Les bandes sont des pièces de linge de faible largeur et de grande longueur, destinées à maintenir les divers composants d'un pansement.

Les extrémités d'une bande ont reçu le nom de *chefs*, la partie comprise entre les deux chefs est dite le *plein de la bande.*

Le cylindre formé par l'enroulement d'une bande porte le nom de *globe*.

L'emploi des bandes pour les pansements est probablement aussi ancien que l'humanité elle-même. Sur les momies égyptiennes on voit des bandelettes qui ressemblent beaucoup aux bandes qu'on emploie de nos jours pour les pansements; l'enroulement de ces bandelettes sur le corps des momies est fait avec un soin qui dépasse de beaucoup l'habileté de nos modernes panseurs.

Ces bandelettes sont faites probablement de tissu de lin; on peut en voir des modèles au musée du Louvre[1].

Hippocrate formule ainsi les qualités que doivent réunir les bandes à pansement : « Qu'on prépare des bandes déliées, légères, molles, nettes, larges, sans « coustures », sans éminences, si fortes qu'en les « estendant » on les rompe point ou un peu plus ».

De nos jours le commerce fournit une très grande variété de bandes, les principales sont :

La bande de toile forte des hôpitaux, tissée spécialement pour cet usage; cette bande sert surtout quand on veut appliquer un appareil plâtré ou faire de la compression ouatée;

La bande de tarlatane ou gaze empesée, très employée il y a quelques années pour les pansements, et qui est remplacée maintenant par des bandes de tissu souple ;

La bande de gaze simple, facile à tailler dans une pièce de gaze mousseline et qui est la meilleure, étant donnés sa souplesse et son bas prix.

Dans une pièce de gaze de 60 centimètres on peut tailler

---

[1] « Les étoffes trouvées sur les momies ont été analysées par une foule de savants au nombre desquels nous citerons Thompson, Dutrochet, de Candolle, Ritter, Rouelle, Larcher, Forster, Jornardi, D. Calmet et bien d'autres, sans qu'il soit possible de se faire une opinion bien nette par la lecture de leurs écrits, car les uns ont vu du coton où les autres trouvaient du lin.

Cependant tous les auteurs, depuis Pollux jusqu'à nos jours, s'accordent à reconnaître que les Egyptiens fabriquaient des étoffes de coton. »

LECOMTE. *Loc. cit.*, p. 2.

cinq bandes de 12 centimètres de largeur; le prix de revient d'une de ces bandes sera donc d'un peu moins de 15 centimes pour 10 mètres de longueur. Le prix d'une bande de toile de même longueur et de largeur moitié moindre est fixé à 1 fr. 25 sur les tarifs de l'administration de l'Assistance publique (prix minimum); une bande de crèpe Velpeau

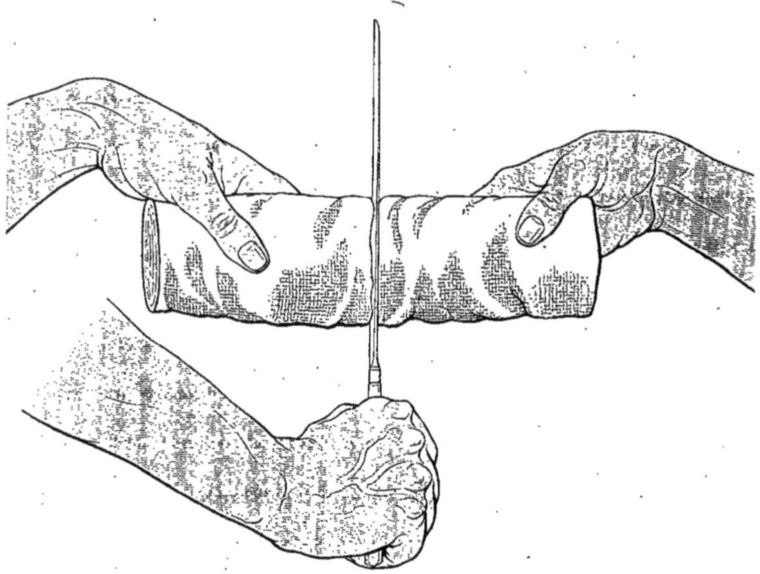

Fig. 50. — Manière de couper un rouleau de gaze pour en faire des bandes.

(trois quarts de laine et un quart de coton), d'une longueur de 10 mètres et d'une largeur de 10 centimètres, vaut un peu plus de 3 francs. La confection de ces bandes est facile : on prend un rouleau de gaze de la longueur voulue, 10 ou 15 mètres généralement, et ce cylindre de 60 à 65 centimètres est partagé en cinq ou six segments, au moyen d'un couteau bien tranchant. La figure 50 montre un rouleau de gaze maintenu par la main d'un aide et par la main gauche du chirurgien, dont la main droite, armée d'un long coutelas à lame mince et tranchante, abat en quelques coups de va-et-vient le segment demandé.

La bande de crèpe Velpeau est formée d'un tissu de laine et de coton. Il y a deux qualités de bandes de crépon Velpeau : dans l'une, le tissu comprend trois quarts de coton et un quart de laine; dans la qualité supérieure, le tissu contient trois quarts de laine et un quart de coton. Ces bandes se lavent parfaitement bien dans l'eau de savon chaude. Après les avoir rincées à l'eau pure, on aura soin de les serrer fortement dans la main pour leur faciliter le recrépage, et de les laisser sécher sans les allonger. Traitées ainsi, elles conserveront leur élasticité et serviront longtemps. Le seul reproche qu'on puisse faire à la bande de crèpe Velpeau est l'élévation de son prix; sa souplesse, son élasticité en font une bande excellente.

Les bandes de tissu de coton, dont il existe de nombreux modèles dans le commerce.

Les bandes de flanelle.

Quand on est pris au dépourvu, il est toujours facile de tailler des bandes dans une pièce de toile fine.

Longueur et largeur des bandes. — La largeur d'une bande doit varier suivant la région que l'on veut recouvrir. Les bandes pour les pansements du tronc et des membres pourront avoir une largeur de 10 à 12 centimètres ; pour les pansements de la tête et du cou on prendra des bandes de 4 à 5 centimètres de large ; les bandes qui doivent être appliquées sur les doigts pourront n'avoir qu'un ou deux travers de doigt de largeur.

La longueur des bandes est comprise en général entre 3 à 4 mètres et 10 à 12 mètres. Il ne faut pas que cette longueur soit dépassée car le globe de la bande serait trop volumineux et d'une application difficile.

Si le pansement exige une plus considérable longueur de bande on emploiera successivement plusieurs bandes.

Manière de rouler une bande. — Pour enrouler une bande on commence par replier sur elle-même une des extrémités de la bande sur une longueur d'un demi-centimètre environ, puis avec le pouce de chaque main, on roule ce pli de manière à en former un petit cylindre très dur. On met ensuite ce cylindre entre le pouce et l'index de la

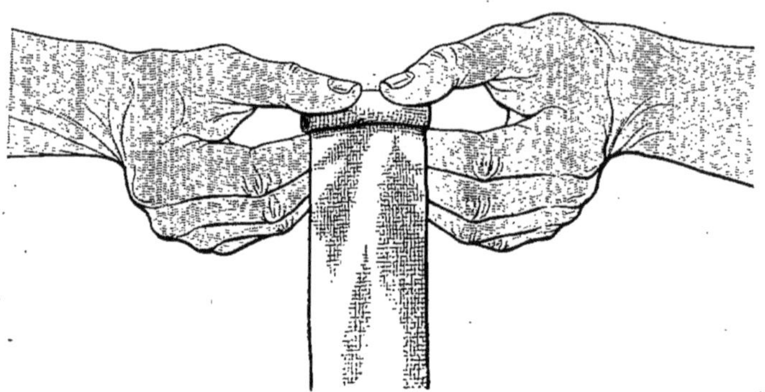

Fig. 51. — Manière de commencer l'enroulement d'une bande.

main droite, on place le plein de la bande entre le pouce et l'index de l'autre main. La main droite fait tourner le

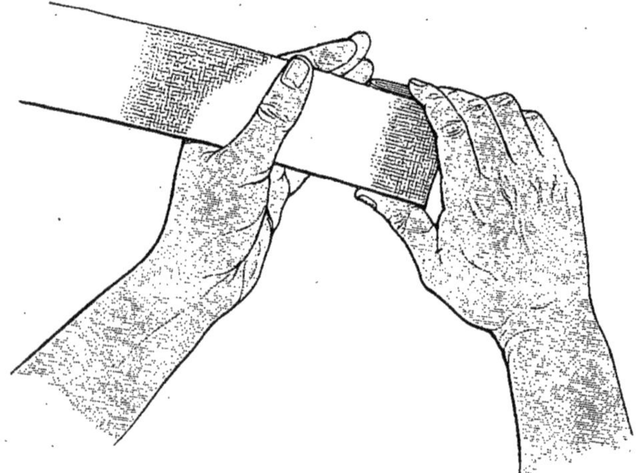

Fig. 52. — Enroulement d'une bande.

cylindre sur son axe et sur ce cylindre s'enroule le plein de la bande que la main gauche étale et tend (fig. 52).

Quand on est arrivé à l'extrémité, on fixe le chef terminal de la bande par un point de suture ou une épingle.

Lorsqu'on a un grand nombre de bandes à rouler, il faut se munir d'une machine à enrouler les bandes.

Autrefois on roulait les bandes soit en un seul cylindre, soit en deux cylindres, la bande était dite « roulée à deux globes » ; cet usage est tombé en désuétude.

Mackintosh. — Le mackintosh est une étoffe de coton très souple, de couleur rose, recouverte d'un enduit imperméable. Le mackintosh sert à recouvrir un pansement; par exemple dans les spicas de l'aine il est utile de recouvrir les couches externes du pansement d'un morceau de mackintosh pour éviter la souillure du pansement par les urines.

Drap fanon. — On donne le nom de drap fanon ou de porte-attelle, dit Velpeau, à une pièce de linge un peu plus longue que le membre fracturé et sur laquelle sont d'abord étalées les autres parties de l'appareil [1].

A proprement parler, cette pièce est une alèze simple ou une serviette destinée à envelopper les différents objets qu'on place autour de la jambe ou de la cuisse fracturée.

Fanons. — Les anciens chirurgiens se servaient fréquemment de fanons proprement dits.

On entendait par là des faisceaux de forte paille destinés à tenir lieu d'attelles dans les fractures des membres inférieurs, de la jambe surtout.

Écharpes. — L'écharpe triangulaire du bras et du thorax est le meilleur mode de contention extemporané, du bras et de l'avant-bras, dans les cas de contusion, de plaie et de fracture, avant l'application de l'appareil plâtré.

On l'emploie également dans le cas de fracture de la clavicule.

[1] A. Velpeau. Nouveaux éléments de Médecine opératoire. Paris, 1839.

L'écharpe, modèle des hôpitaux, est une pièce de toile triangulaire.

A défaut de la grande écharpe triangulaire, on peut utiliser n'importe quelle pièce de linge, une serviette par exemple, que l'on plie suivant la diagonale.

Pour l'appliquer on place la base du triangle sur le thorax le plus haut possible, en laissant pendre la surface du triangle

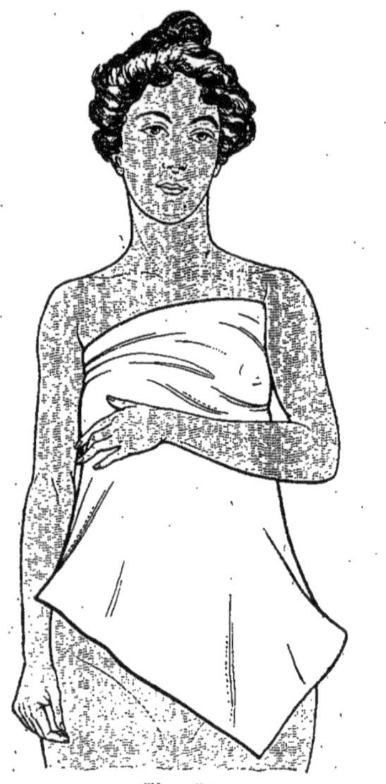

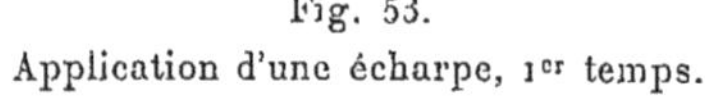

Fig. 53.
Application d'une écharpe, 1er temps.

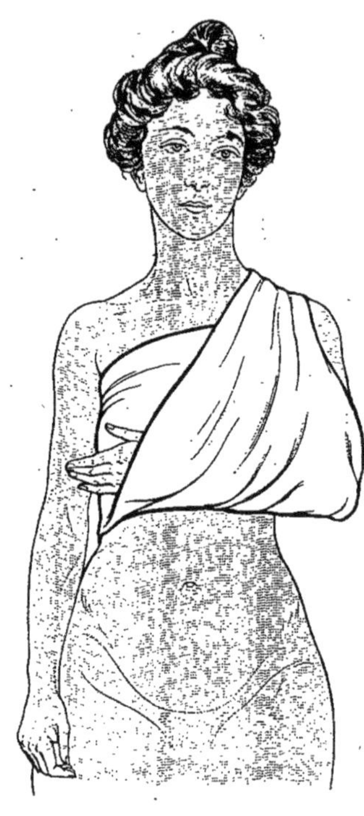

Fig. 54.
Application d'une écharpe, 2e temps.

au-devant de la poitrine et de l'abdomen (fig. 35), on fixe deux des angles au niveau du dos ; l'avant-bras étant placé à angle droit, on relève l'angle restant, et on va le fixer, par dessus l'épaule du côté malade, à la partie postérieure du bandage (fig. 54).

Précautions à prendre. — Si l'écharpe est trop courte, il

faut relier l'angle inférieur aux angles postérieurs avec un morceau de bande ou une compresse.

Pour fixer les deux angles postérieurs, il faut se servir d'épingles de nourrice ou faire quelques points de suture, et

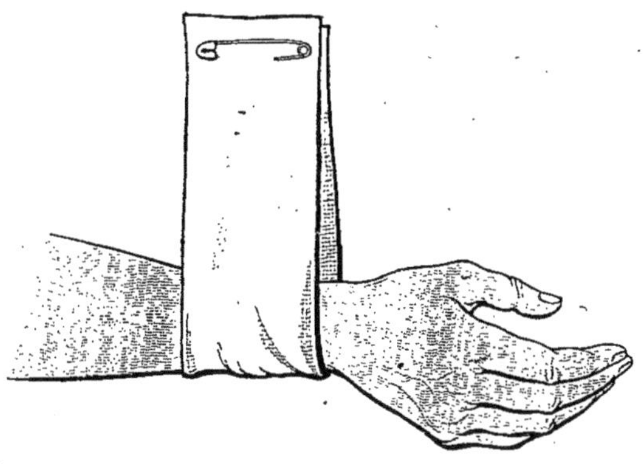

Fig. 55. — Écharpe simple.

ne pas nouer les deux angles, ce qui ferait un bourrelet gênant pour le malade dans le décubitus dorsal.

L'écharpe la plus simple est une compresse longuette passée sous le poignet et attachée au moyen d'épingles aux vêtements du malade (fig. 55).

CHAPITRE VI

STÉRILISATION

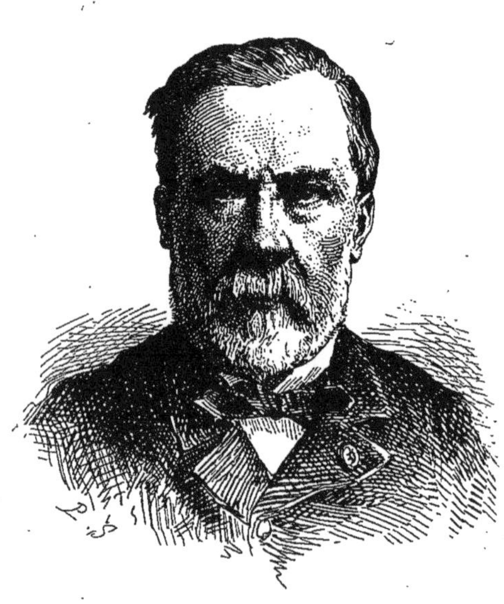

Fig. 56. — Louis Pasteur, 1822-1895.

« *Si j'avais l'honneur d'être chirurgien, pénétré comme je le suis des dangers auxquels exposent les germes des microbes répandus à la surface de tous les objets, particulièrement dans les hôpitaux, non seulement je ne me servirais que d'instruments d'une propreté parfaite, mais, après avoir nettoyé mes mains avec le plus grand soin et les avoir soumises à un flambage rapide, ce qui n'expose pas à plus d'inconvénients que n'en éprouve le fumeur qui fait passer un charbon ardent d'une main dans l'autre, je n'emploierais que de la charpie, des bandelettes, des éponges préalablement exposées dans un air porté à la température de 130 à 150°, je n'emploierais jamais qu'une eau qui aurait subi la température de 110 à 120°. Tout cela est très pratique. De cette manière, je n'aurais à craindre que les germes en suspension dans l'air autour du lit du malade ; mais l'observation nous montre chaque jour que le nombre de ces germes est pour ainsi dire insignifiant à côté de ceux qui sont répandus dans les poussières, à la surface des objets ou dans les eaux communes les plus limpides.* »

Louis Pasteur

Académie de Médecine. Séance du 30 avril 1878.

I. — PRINCIPAUX APPAREILS A STÉRILISATION

Ce n'est pas dans les livres que l'on apprend la stérilisation. Tout étudiant en médecine, à l'heure actuelle, devrait s'astreindre à suivre des travaux pratiques de bactériologie. C'est dans les laboratoires seulement que l'étudiant peut comprendre en quoi la stérilisation consiste, quelles précautions elle exige. Une fois au courant pratiquement de la stérilisation de laboratoire, il lui suffira d'une matinée passée à l'hôpital auprès de la personne chargée des instruments et de la salle d'opérations pour pouvoir être capable dans la suite de se diriger soi-même et de diriger les autres pour les précautions à prendre.

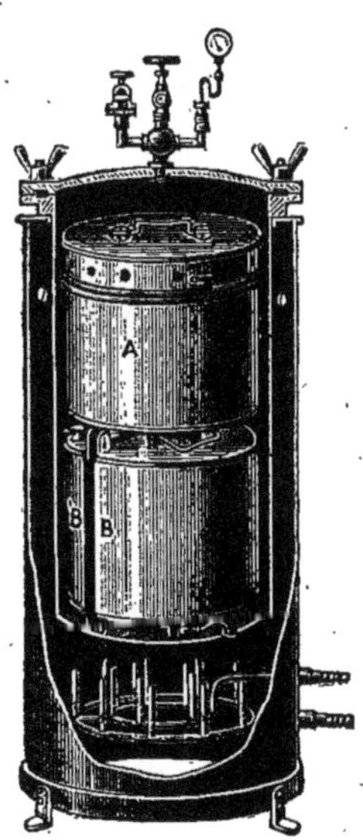

Fig. 57. — Autoclave.

1° Autoclave. — L'autoclave de Chamberland est un excellent appareil de stérilisation, d'un fonctionnement simple et sûr.

L'autoclave se compose d'une marmite cylindrique en cuivre pouvant être fermée hermétiquement par un couvercle en bronze portant sur une rondelle de caoutchouc et maintenue par des boulons mobiles. Ce couvercle est muni d'un manomètre indiquant la pression et la température d'un robinet, d'une soupape de sûreté.

La marmite et son couvercle sont supportés par un manchon cylindrique en tôle forte, à l'intérieur duquel sont placées au-dessous de la marmite, deux rampes à gaz circulaires et concentriques indépendantes l'une de l'autre.

Au fond de la marmite de l'autoclave est un très large support percé de trous sur lequel on met les paniers ou les boîtes contenant les objets à stériliser. Au-dessous de ce support, on met l'eau destinée à donner la vapeur, 1 à 2 litres suivant la capacité de la marmite de l'autoclave.

Pour se servir de l'autoclave, après s'être assuré qu'au fond de la marmite la quantité d'eau est suffisante, on place sur le support le panier en fil de fer contenant les objets à stériliser, on adapte le couvercle et on visse les boulons.

On ouvre le robinet et on allume la rampe à gaz en ayant soin, pour éviter toute explosion, de présenter la bougie, l'allumette, enflammée aux becs de l'autoclave avant d'ouvrir le robinet de la conduite à gaz. L'eau de la marmite entre en ébullition et la vapeur s'échappe. Quand ce jet de vapeur est bien homogène et que par conséquent il n'y a plus d'air dans la marmite, mais simplement de la vapeur d'eau, on visse à fond les boulons et on ferme le robinet.

Il est bon avant de fermer complètement le robinet de pratiquer une ou deux détentes de vapeur, pour cela on ouvre le robinet et on le referme après quelques instants. Cette petite manœuvre est répétée deux ou trois fois.

L'appareil entre en pression et l'aiguille du manomètre monte lentement.

Quand l'aiguille du manomètre marque 2 atmosphères, on règle la flamme du gaz en fermant plus ou moins le robinet de la conduite, de façon à obtenir une température constante de 120 à 134° que l'on maintient pendant un quart d'heure, une demi-heure ou une heure, suivant la nature et le volume des objets à stériliser.

Lorsque la température est de 120 à 134°, le manomètre marque de 2 à 3 atmosphères. Quant la stérilisation est effectuée, on éteint complètement le gaz et quand l'aiguille du manomètre est descendue à zéro, on ouvre le robinet. L'air entre dans l'autoclave. On desserre les boulons, on enlève le couvercle et on retire les objets à stériliser. Il ne faut jamais attendre que l'appareil soit refroidi pour enlever le couvercle, car l'anneau de caoutchouc adhérerait au couvercle.

La manœuvre de l'autoclave est indispensable à connaître, car c'est de l'autoclave que dérivent une foule d'étuves à stérilisation.

Four Pasteur. — Le four Pasteur est, sans contredit, l'appareil le plus simple pour la stérilisation des récipients, vases de porcelaine, instruments de verrerie.

C'est un cylindre en tôle à doubles parois, à retour de flamme, avec brûleur à gaz à la partie inférieure et cheminée latérale.

Ce four est fermé à sa partie supérieure par un couvercle percé d'un trou dans lequel on fait pénétrer un bouchon traversé par un thermomètre.

Pour utiliser cet appareil, on dispose dans un panier métallique, de dimensions appropriées, tous les objets à stériliser. Les objets, bouchés d'ouate, devront tourner vers le haut du four l'extrémité garnie du tampon ouaté. On allume le gaz en ayant soin de présenter l'allumette ou le papier allumé avant d'ouvrir le robinet d'arrivée du gaz. On met le couvercle du four, on place le bouchon portant le thermomètre et on laisse la température monter à 170 ou 180°.

A ce moment, on règle la température en fermant plus ou moins le robinet d'arrivée du gaz, de façon à obtenir et à maintenir une température d'environ 170° pendant une heure et demie ou deux heures.

Au bout de ce temps, on éteint le gaz, on laisse descendre

le thermomètre. On a bien soin de ne pas ouvrir le couvercle avant que les objets soient refroidis. Si on faisait arriver brusquement de l'air froid sur des verres à 170°, on risquerait fort de les briser.

Une fois les objets refroidis, on les retire et on les conserve à l'abri des manipulations et des poussières jusqu'au moment de leur utilisation.

Etuve Poupinel. — L'étuve de Poupinel est une caisse en cuivre rouge, à doubles parois, supportée par des pieds de fonte, et munie d'un thermomètre. Au-dessous de la caisse

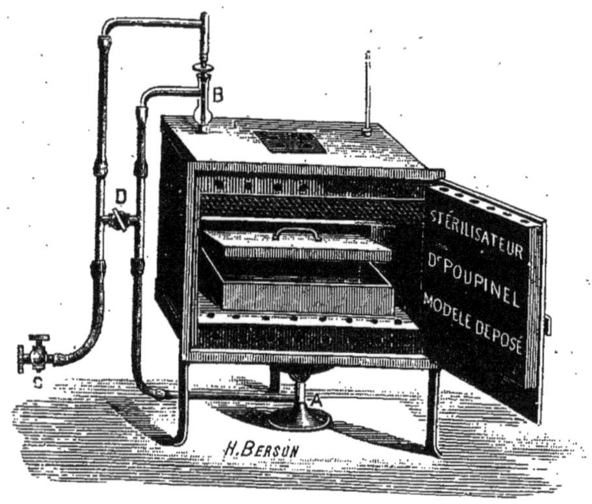

Fig. 58. — Étuve Poupinel.

métallique, on place une rampe à gaz et sur le trajet du gaz on interpose un régulateur métallique à mercure dont la tige plonge dans le stérilisateur lui-même.

Cette caisse métallique présente un ou deux rayons destinés à recevoir des boîtes de cuivre rouge ou de nickel brasé, munies chacune d'un couvercle très exactement ajusté.

Pour faire fonctionner le stérilisateur Poupinel, on met dans les boîtes, sur un lit d'ouate, les instruments ou les compresses à stériliser; le couvercle des boîtes n'est pas fermé ; on allume la rampe à gaz et quand l'air intérieur de la caisse est bien sec, on ferme la porte de l'étuve; quand la température est montée à 150 ou 170°, on maintient la température à ce degré pendant un temps suffisant, une heure au moins.

Au bout de ce temps, on éteint le gaz, on ouvre le stérilisateur, on rabat les couvercles sur les boîtes et on laisse refroidir.

L'étuve Poupinel est l'objet de vives critiques; le régulateur ne fonctionne pas toujours parfaitement; la température dans les boîtes n'est pas seulement celle de l'air intérieur marquée par le thermomètre, mais il faut tenir compte de la conductibilité des métaux; la portion de l'étuve exposée à la flamme du gaz transmet à la boîte inférieure une température supérieure à celle qu'atteint la boîte de l'étage supérieur; aussi n'est-il pas rare de voir, dans les hôpitaux, retirer du stérilisateur des bistouris complètement détrempés.

Tubes témoins. — Il est bon de s'assurer de temps en temps du bon fonctionnement des appareils de stérilisation et de se rendre compte si l'intérieur des boîtes d'instruments ou de compresses a bien été porté à la température voulue.

Dans ce but, Quénu avait imaginé de placer à l'intérieur des boîtes de petits tubes contenant des alliages fusibles à une température donnée.

Terrier a perfectionné ce procédé et il utilise des tubes témoins dont la composition est la suivante :

Acide phtallique	25
— picrique	0,50
Hélianthine	0,05

Ce mélange blanchâtre, pulvérulent, est enfermé dans de

petits tubes de verre fermés à la lampe. Porté à 127°, le mélange fond et prend une belle teinte rouge. On peut faire des tubes témoins fondant à toute température ; il en existe dans le commerce.

II. — STÉRILISATION DES INSTRUMENTS

Les instruments, pour pouvoir être stérilisés facilement, doivent être maintenus dans un état de propreté absolue.

Tous les instruments chirurgicaux sont maintenant en métal nickelé, leur nettoyage est facile, et le chirurgien doit veiller avec soin à ce que les infirmiers qui en sont chargés ne laissent pas s'accumuler de pus ou de sang dans les rainures des pinces, les interstices des articulations des ciseaux, la lumière des sondes. Après chaque opération, tous les instruments doivent être soigneusement lavés et brossés à l'eau chaude; puis on les fait bouillir pendant 10 minutes dans la solution de borate de soude, on les essuie et on les conserve dans une armoire close et sèche. L'appareil pour les faire bouillir n'est autre que la poissonnière des cuisinières ou un appareil analogue.

Pour stériliser les instruments, on peut : 1° les flamber; 2° les faire bouillir dans une solution de borate ou de carbonate de soude; 3° les placer à l'étuve de Poupinel; 4° les mettre à l'autoclave.

Le flambage est un procédé de fortune. Pour le pratiquer, il faut, soit passer les instruments au-dessus d'une flamme, fourneau à gaz, lampe à alcool, etc., soit verser un peu d'alcool dans un récipient plat que la flamme ne cassera pas, y placer les instruments et allumer.

Ce mode de stérilisation a de nombreux inconvénients : la température développée par l'inflammation de l'alcool est très élevée, le flambage détermine souvent la détrempe des lames. Il faut se garder d'appliquer le flambage à des bougies

Béniqué en étain, car la température élevée du flambage pourrait les faire fondre ; l'étain fond à 235°.

Stérilisation par l'étuve de Poupinel. — La stérilisation des instruments par l'étuve de Poupinel est encore très volontiers employée dans les services de chirurgie de Paris. Les instruments sont disposés dans une boîte métallique. On fait fonctionner l'appareil comme il est indiqué ci-dessus, et on laisse les instruments pendant 30 à 45 minutes à une température de 160 à 180°.

En sortant de l'étuve sèche, les instruments sont mis dans les plateaux recouverts ou non d'une compresse stérilisée.

Stérilisation au moyen de l'autoclave. — L'autoclave de Chamberland n'est pas généralement employé pour la stérilisation des instruments métalliques, parce que la vapeur d'eau a l'inconvénient, quand l'appareil se refroidit, de rouiller l'acier et de noircir le nickel. Aussi, les chirurgiens se servent-ils généralement de l'étuve de Poupinel, bien que la chaleur sèche soit, à température égale, un agent stérilisateur beaucoup inférieur à la chaleur humide.

Il existe un moyen simple d'utiliser l'autoclave pour la stérilisation des instruments sans nuire au tranchant des lames ni au poli du nickel ; pour cela, il suffit, en les mettant dans l'autoclave, de les maintenir plongés dans un récipient empli d'une solution de borate de soude à 2 p. 100 ou de benzoate de soude au même titre. Ce procédé est employé à l'hôpital Broca dans le service de Pozzi.

On peut les stériliser également en les plaçant dans des récipients fermés contenant de l'alcool. Voici la technique employée au Dispensaire de la cité du Midi :

On place les instruments sur un lit de gaze, dans une de ces boîtes de cuivre nickelé dont le couvercle s'ajuste très exactement et qui sont d'un usage courant ; la pointe des aiguilles et des bistouris est protégée par un tampon d'ouate et un tube de verre. Par-dessus les instruments on met une nouvelle couche de compresses. On verse dans la boîte une centaine de grammes d'alcool à 100° ou simplement à 90°. Le couvercle est assujetti et maintenu sur la boîte par un lien résistant, un morceau de bande de toile par exemple.

La boîte à instruments ainsi préparée est placée en même temps que les boîtes à compresses dans un autoclave système Vaillard, à vapeur fluente sous pression. On maintient, pendant trois quarts d'heure ou une heure, une température variant de 125° à 134°. Au bout de ce temps, l'autoclave est ouvert; après refroidissement les boîtes sont retirées.

Pendant ce temps, l'alcool contenu dans la boîte à instruments entre en ébullition, s'évapore en totalité ou en partie, mais la vapeur d'eau ne pénètre pas dans la boîte, si le couvercle s'adapte suffisamment bien. Les instruments sortant ainsi de l'autoclave sont suffisamment secs et nullement altérés ; le tranchant des bistouris est conservé [1].

La température est bien montée à 120° au minimum : si en même temps que les instruments, on a placé dans la boîte un tube témoin fondant à 120°, on a pu constater que le mélange contenu dans le tube a fondu pendant l'opération.

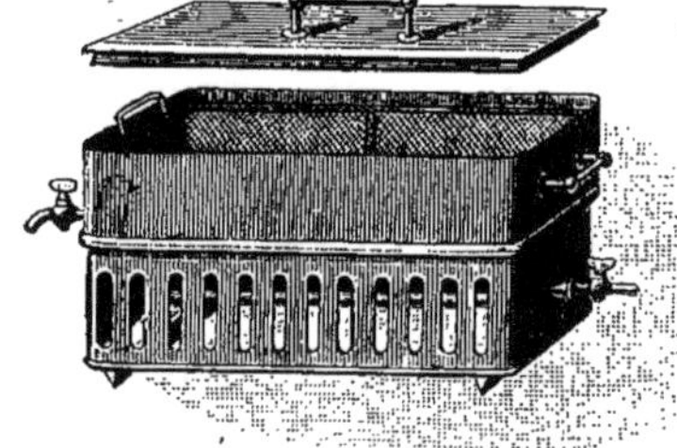

Fig. 59. — Bouilloire pour instruments. Cette bouilloire est chauffée par une rampe à gaz ; des modèles analogues sont chauffés par des lampes à pétrole ou à alcool.

Stérilisation par l'ébullition. — Si l'on n'a pas d'autoclave à sa disposition, et pour la petite chirurgie courante, il suffit de faire bouillir les instruments pendant un quart d'heure dans une poisson-

[1] P. Desfosses. — Stérilisation des instruments par la vapeur d'alcool sous pression. La Presse Médicale, 30 janvier, n° 9, p. 51.

nière remplie de la solution de borate de soude. Cette solution bout à 106°.

Les instruments, au sortir de la solution de borate de soude, qu'ils aient été bouillis ou autoclavés, paraissent quelquefois comme recouverts d'une sorte de givre, d'une buée légère; celle-ci est due au dépôt, à leur surface, d'une mince couche de borax. Le moindre frottement leur rend leur éclat. Ils ne sont nullement altérés; les lames d'acier, en particulier, conservent tout leur tranchant.

III. — STÉRILISATION DES MATÉRIAUX DE PANSEMENT

On ne saurait trop engager les chirurgiens à se méfier des tissus vendus dans le commerce sous les noms de tissus « antiseptiques » ou « rigoureusement stériles » et qui sont livrés en paquets entourés de papier. L'intégrité même du papier qui entoure ces matériaux de pansement doit porter à penser que la stérilisation n'a guère été efficace, car le papier résiste mal aux hautes températures à sec, plus mal encore à l'autoclave.

Il faut porter grande attention au mode de fermeture des récipients destinés à renfermer les matériaux de pansement, s'assurer que le produit stérilisé n'a pas été, après stérilisation, soumis à des manipulations ou à des changements de récipient, cause possible de contamination. Les matériaux de pansement doivent être conservés dans le récipient même où ils étaient pendant la stérilisation; le mode de fermeture de ce récipient doit être rigoureusement aseptique.

On ne croit plus à l'efficacité pratique des antiseptiques chimiques pour la stérilisation des matériaux de pansement.

La chaleur sèche n'est efficace que si on porte toute la masse de l'objet de pansement à une température de 160 à

200°; or, la gaze, l'ouate, sont mauvaises conductrices de la chaleur, le centre d'un paquet d'ouate peut rester au-dessous de 100° pendant que la périphérie est complètement roussie par la chaleur. De plus, les températures voisines de 180° détériorent absolument les tissus végétaux et les rendent presque inutilisables.

Le coton hydrophile porté à 180°, à sec, se colore en brun et devient poussiéreux.

Il faut se méfier de tout coton soi-disant stérilisé par la chaleur sèche et resté blanc.

Le meilleur agent de stérilisation est la chaleur humide.

Stérilisation des compresses. — Jusqu'à ces derniers temps, pour stériliser les compresses et les tampons, on les entassait dans des boîtes métalliques à fermeture à baïonnette que l'on plaçait dans l'autoclave. Les compresses étaient maintenues pendant une demi-heure ou une heure à la température de 130 à 134°; et, au sortir de l'autoclave, on fermait les orifices du couvercle de la boîte en imprimant à ce couvercle un mouvement de rotation. Les compresses stérilisées pouvaient être conservées ainsi à l'abri de tout contage.

Quand on entasse un nombre considérable de compresses dans une boîte métallique portée à l'autoclave, la vapeur d'eau pénètre difficilement au centre de la boîte qui peut ne pas être porté à la température voulue.

Aussi, pour obtenir une stérilisation plus prompte et plus facile des matériaux de pansement, on a déterminé une circulation méthodique de vapeur dans toute la masse.

Dans ce but, différents modèles d'autoclaves ont été construits pour assurer cette circulation de vapeur de haut en bas dans les boîtes. Pour cette stérilisation par la vapeur fluente sous pression, on utilise l'autoclave système Vaillard.

Cet appareil est disposé de façon à assurer la circulation de vapeur de haut en bas.

La vapeur pénètre par l'orifice supérieur de la boîte, et vient sortir à l'extérieur par un tube spécial et le robinet qui le termine.

La vapeur produite entoure la boîte en chauffant son contour, puis pénètre par une ou deux ouvertures à la partie supérieure du couvercle pour s'échapper à la partie inférieure par une tubulure en bronze servant en même temps de support.

Une fermeture automatique est disposée au fond de la boîte de stérilisation pour obstruer toute communication avec l'air au moment où l'on retire cette boîte de l'autoclave.

Les compresses stérilisées de cette façon sont presque complètement sèches et sont très aptes aux emplois chirurgicaux.

S. Pozzi et F. Jayle ont fait construire pour l'hôpital Broca un polyautoclave fixe, formé par l'assemblage de plusieurs cylindres stérilisateurs et ayant pour but de stériliser en une seule fois et en un court espace de temps tout ce qui est nécessaire à une opération (blouses et tabliers, instruments, compresses et champs opératoires, objets de pansement). La stérilisation est obtenue par la vapeur sous pression. Les instruments ne se détériorent pas, si l'on a soin de les recouvrir d'une compresse épaisse trempée dans une solution de bicarbonate de soude à 2/100. Les instruments sont disposés dans les plateaux mêmes qui serviront pendant l'opération. Au moment de s'en servir on n'a qu'à soulever la compresse imprégnée de borate ou carbonate de soude.

L'appareil se compose d'un coffre en tôle A qui supporte, en deux rangées superposées, les récipients cylindriques B et C, destinés à recevoir les objets à stériliser : chacun de ces récipients, qui mesure $0^{m},40$ de diamètre sur $0^{m},50$ de profondeur, est fermé par une porte à charnières D se manœuvrant facilement ; une vis à volant E permet d'assurer l'obturation hermétique.

Une petite chaudière F, en tôle d'acier, munie des appareils de sûreté réglementaires, timbrée et chauffée au gaz, produit la vapeur nécessaire à la stérilisation ; cette vapeur est à 2 kilos de pression.

Quand on stérilise à la fois un grand nombre de récipients, ou quand on prolonge la durée de la stérilisation, il est nécessaire d'alimenter d'eau la chaudière en pleine marche ; c'est dans ce but qu'on adjoint, aux appareils à 6 et 8 cylindres, une bouteille alimentaire G.

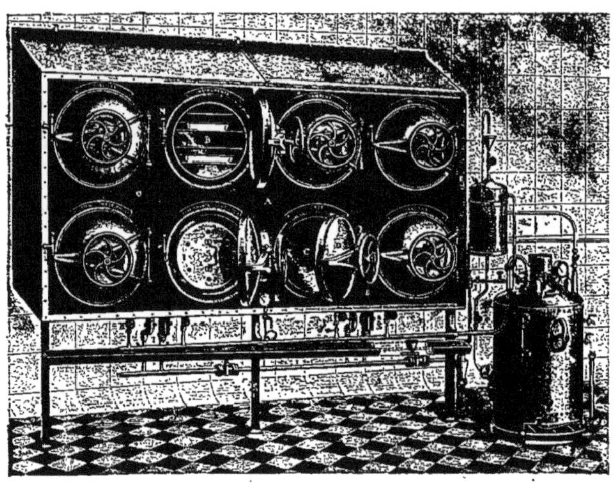

Fig. 60. — Autoclave Pozzi-Jayle.

Une série de robinets H commande l'arrivée de vapeur à chaque groupe de 2 récipients superposés, de sorte qu'on peut à volonté stériliser en une même opération, 2, 4, 6 ou 8 cylindres : la vapeur pénètre à la fois dans chacun des fonds des récipients B et C et l'eau condensée s'évacue par les purgeurs automatiques I.

Une trompe à vide J est adaptée à l'appareil : elle a pour

but de dessécher les blouses, tabliers, objets de pansement, etc., qui se sont imbibés de vapeur d'eau pendant la stérilisation. Un manomètre K permet de noter l'intensité du vide.

Stérilisation des soies, crins de Florence, drains en caoutchouc. — Les crins de Florence, les drains en caoutchouc, n'étant pas altérés sensiblement par le contact de la vapeur d'eau, sont stérilisés à l'autoclave,

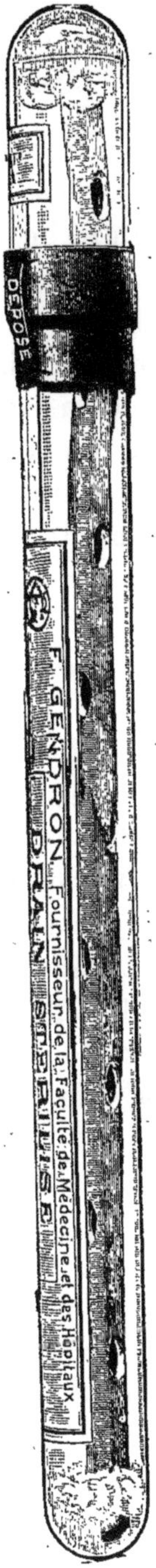

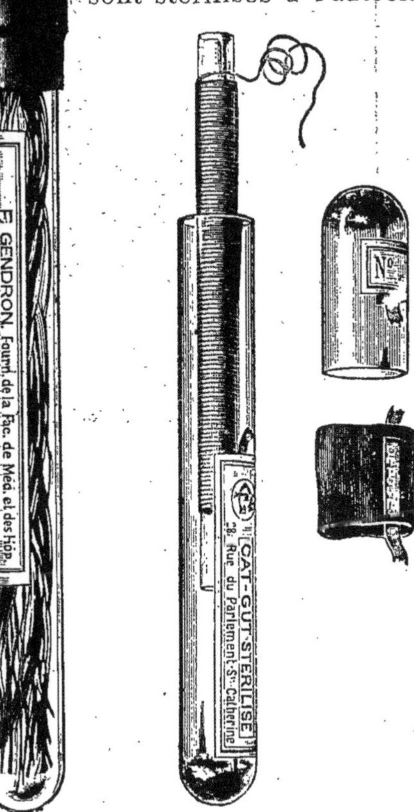

Fig. 61. — Tube Gendron pour la stérilisation d'un drain.

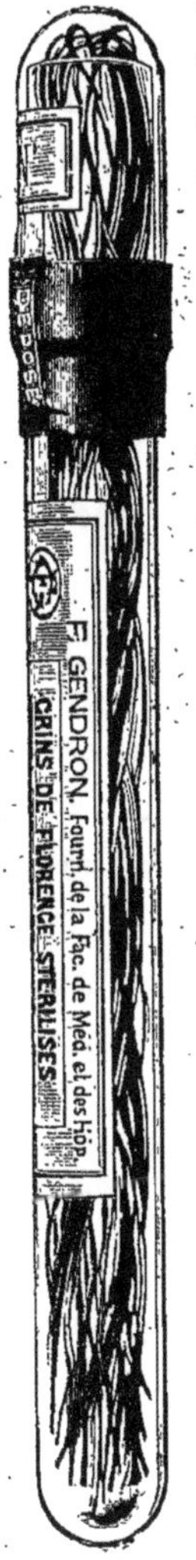

Fig. 62. Tube pour crins de Florence.

Fig. 63. — Tube pour la stérilisation du catgut.

dans des tubes de verre de la même façon qu'on stérilise un bouillon de culture. M. Gendron, de Bordeaux, a imaginé un très ingénieux dispositif pour la fermeture de ces tubes : le tube où sont placés les objets à stériliser, soies, crins, etc., est coiffé d'un tube d'un diamètre un peu supérieur qui glisse sur lui à frottement doux et qui vient fixer sur son ouverture un tampon de coton ; une bague en caoutchouc large de 2 centimètres environ s'appliquant à la fois sur le tube et sur son capuchon en assure la fermeture hermétique. Pour saisir le contenu du tube il suffit de faire glisser la bague de caoutchouc en retirant le tube-capuchon.

Stérilisation du catgut. — Repin[1] a démontré que « quarante-cinq minutes à 120° telle est la limite qu'il est nécessaire et suffisant d'atteindre pour obtenir la destruction des germes les plus résistants, dans des conditions ordinaires, avec la vapeur d'alcool ».

Son procédé de stérilisation du catgut est le suivant :

« 1° Dégraisser le catgut par l'éther ou le sulfure de carbone, de préférence à chaud, dans un appareil à épuisement, ou, à défaut par un séjour prolongé dans des flacons dont on renouvellera le liquide à plusieurs reprises. Rouler le catgut en rond, de manière à éviter les angles vifs, avant de le soumettre aux opérations suivantes.

« 2° Le dessécher à fond par un chauffage à l'étuve sèche, qui devra être conduit lentement et porté jusqu'à 110° environ.

« 3° Procéder, aussitôt après, à la stérilisation afin que le catgut n'ait pas le temps d'absorber de l'eau à nouveau. Le placer avec une petite quantité d'alcool anhydre dans un récipient hermétiquement clos et suffisamment résistant, qui peut être un simple tube de verre fermé à la lampe, ou

[1] Repin. Un procédé de stérilisation du catgut. *Annales de l'Institut Pasteur*, 1894, mars, n° 3, p. 170.

un cylindre métallique, muni d'un couvercle à vis de pression et à garniture de caoutchouc. Mettre ce récipient dans un autoclave que l'on portera à 120° pendant une heure, afin de dépasser largement la limite requise. »

Le catgut soumis à ces manipulations n'est modifié en rien dans ses qualités de résistance; il est seulement un peu raide; il suffit de le tremper, au moment de s'en servir, pendant quelques secondes, dans l'eau stérile pour lui rendre sa souplesse.

Il est indispensable que l'alcool employé soit de l'alcool absolu.

Le procédé de Repin est aujourd'hui de plus en plus employé.

Les tubes de Gendron peuvent servir pour la stérilisation du catgut à l'autoclave. Dans ces tubes, l'alcool absolu porté à 120° s'échappe en partie en soulevant le cylindre de caoutchouc, mais la vapeur d'eau ne peut pénétrer.

IV. — STÉRILISATION DE L'EAU

Nécessité de la stérilisation de l'eau. — L'eau d'une source profonde, dans le sol et au sortir immédiat du sol, est exempte de germes, c'est de l'eau stérile; mais après sa sortie, dès qu'elle s'est collectée à la surface du sol, elle contient des bactéries.

L'eau des sources des régions calcaires contient très souvent des bactéries.

L'eau de pluie, la neige, la grêle sont souillées de microbes provenant des couches d'air que l'eau a dû traverser. D'après Miquel, l'eau de pluie arrive à la surface du sol avec plus de 13 microbes par centimètre cube à Montsouris et 19 dans l'intérieur de Paris.

Bujwid, dans de gros grêlons tombés à Varsovie en 1877, a trouvé 21 000 bactéries par centimètre cube d'eau de fusion de ces grêlons débarrassés de leurs impuretés superficielles.

La glace n'est nullement exempte de germes.

L'eau dont on se sert habituellement, l'eau des robinets de conduites dans les villes, l'eau de puits à la campagne, est riche en bactéries de toute sorte.

Miquel, qui a étudié avec soin la bactériologie des eaux de Paris, indique les chiffres suivants :

Eau de pluie	35	bactéries	par cent.	cube.
Eau de la Vanne	62	—	—	—
Eau de la Seine à Bercy . . .	1 400	—	—	—
Eau de la Seine à Asnières. .	3 200	—	—	—

Proust et Fauvel, en automne 1884, trouvaient dans l'eau de la Seine, à Clichy, en amont du grand collecteur, 116 000 bactéries par centimètre cube, et, en aval du grand collecteur, 244 000 bactéries. La Saône en contient 586 en amont de Lyon et 4 280 à son embouchure dans le Rhône.

La plupart de ces microbes sont inoffensifs pour l'homme ; toutefois, on rencontre dans les eaux la plupart des microbes pathogènes ; parmi ceux qui intéressent plus spécialement le chirurgien, le staphylocoque blanc, le staphylocoque doré, le bacille pyocyanique, le coli-bacille y sont fréquemment rencontrés, le streptocoque est assez commun dans l'eau de rivière ou de puits (Macé). Les eaux boueuses contiennent presque toujours des microbes anaérobies pathogènes tels que le vibrion septique et le bacille du tétanos. Ces microbes pathogènes sont susceptibles de vivre pendant un temps assez long, soit dans l'eau distillée, soit dans les eaux ordinaires plus ou moins chargées de matières inorganiques et organiques. D'après Strauss et Dubarry, le bacillus anthracis est encore vivant au bout de seize, vingt-quatre, vingt-huit, soixante-cinq, cent trente et un jours ; le streptococcus pyogène est encore vivant au bout de huit, dix, quinze jours ; le staphylococcus pyogènes aureus vit encore après neuf, treize, quinze, vingt et un jours de séjour, et, pour la plupart des microbes pathogènes, la vie dans l'eau n'entraîne pas toujours une modification appréciable de la virulence.

Pour les usages chirurgicaux, l'eau doit être stérilisée.

Une eau peut être privée de ses germes : 1° par filtration ; 2° par addition de substances chimiques bactéricides ; 3° par l'influence de la chaleur.

Filtration. — La filtration ne donne pas en pratique de garanties absolues. Les grands filtres à base de sable et de gravier que maintes municipalités ont installés pour procurer une eau pure aux habitants des villes peuvent fournir une eau limpide, mais ne donnent pas une eau stérilisée.

Pour une petite quantité d'eau, on peut réaliser une asepsie parfaite à l'aide d'un filtre Chamberland ; ce procédé excellent dans les laboratoires est inutilisable dans la pratique chirurgicale, en raison des soins minutieux qu'exigent les bougies pour qu'elles ne laissent pas passer de micro-organismes.

Addition de substances chimiques. — Pour les besoins de la chirurgie courante, on peut stériliser l'eau en y ajoutant des antiseptiques. Les agents antiseptiques sont innombrables, chaque mois en voit préconiser de nouveaux ; bien peu sont véritablement utilisables en chirurgie. Pour qu'une substance soit un antiseptique utilisable, il faut qu'elle soit soluble, qu'elle détruise les microbes et leurs spores, qu'elle soit bien tolérée par les tissus de l'organisme humain. Les acides minéraux concentrés, acide sulfurique, acide nitrique, sont d'excellents antiseptiques, mais détruisent les matières organiques. L'acide borique est un piètre antiseptique : dans les cultures où on l'ajoute, l'évolution des microbes est à peine retardée. L'acide salicylique arrête les fermentations, entrave le développement des moisissures, n'a aucune action sur les spores et ne les empêche pas de germer; son action sur les ferments, les bactéries est temporaire et bientôt les micro-organismes s'habituent à vivre dans les milieux contenant de l'acide salicylique.

Comme antiseptiques ayant fait leurs preuves, capables de fournir des solutions aseptiques pour le lavage des plaies, on ne peut guère citer que quelques sels et certains corps de la série aromatique.

Les chlorures d'or et de platine sont d'excellents antiseptiques à faible dose ; l'élévation de leur prix ne permet pas d'en généraliser l'emploi.

L'acide phénique est un antiseptique puissant. La solution forte détruit rapidement les bacilles non sporulés, mais, à ce taux, l'acide phénique est difficilement supporté par les mains du chirurgien. L'aseptol, les crésols sont également d'excellents antiseptiques égaux, sinon supérieurs, à l'acide phénique dont ils présentent, du reste, la plupart des inconvénients.

Le sublimé peut être considéré comme le meilleur antiseptique connu.

Le permanganate de potasse est un antiseptique très utilisé.

SUBLIMÉ. — Le sublimé, nommé aussi chlorure mercurique, bichlorure de mercure, répond à la formule $HgCl^2$.

Préparation. Propriétés chimiques. — On le prépare en faisant réagir le sulfate de mercure sur le chlorure de sodium.

Le sublimé est en cristaux blancs, de saveur styptique très prononcée. Sa densité est 5,32. Il est peu soluble dans l'eau pure, mais sa solubilité augmente en présence de l'acide tartrique, du chlorhydrate d'ammoniaque ou du chlorure de sodium. Il est plus soluble dans l'alcool, l'éther et la glycérine.

Lorsque le sublimé est pur, il se volatilise sans résidu.

Il attaque un certain nombre de métaux en donnant un chlorure et un dépôt de mercure métallique ; aussi ne faut-il jamais préparer ses solutions dans des vases métalliques ni tremper dans celles-ci les instruments de chirurgie.

Action du sublimé sur les micro-organismes. — Le sublimé détruit très rapidement les microbes à l'état mycélien. Les spores sont également détruites quand le sublimé traverse la membrane d'enveloppe. Mais il est des spores qui résistent très longtemps, celles du bacillus anthracis et du bacillus subtilis, par exemple. On devra donc, lorsqu'on se sert du bichlorure, tenir toujours compte du temps nécessaire pour que l'imbibition s'effectue.

D'après Geppert, la solution à 1 p. 1 000 peut laisser les spores du charbon encore intactes après vingt-quatre heures. Il est donc indiqué de préparer les solutions de sublimé quarante-huit heures au moins avant d'en faire usage.

Certaines conditions contrarient l'action bactéricide du sublimé. Ces conditions se trouvent réalisées dans les milieux alcalins, les milieux albumineux et les milieux contenant de l'acide sulfhydrique.

Dans les milieux alcalins comme les eaux calcaires, il se forme un précipité de calomel insoluble.

Dans les milieux sulfurés, il se forme un précipité noir de sulfure de mercure. Aussi le sublimé est-il impropre à la désinfection des selles qui contiennent du sulfhydrate d'ammoniaque.

Dans les milieux albumineux, il se forme des composés organiques connus sous le nom d'albuminate de mercure. Dans la désinfection des crachats, le sublimé, pour cette raison, n'est pas un bon désinfectant.

Pour éviter la formation de ces précipités, on ajoute aux solutions de l'acide chlorhydrique ou de l'acide tartrique. Comme pour les autres antiseptiques, il faut que le sublimé soit dissous dans un liquide qui puisse imprégner les objets à désinfecter.

Le sublimé dissous dans l'huile est absolument inactif quand il s'agit de germes logés dans des pièces de pansement. Des fils de soie chargés de microcoques pathogènes, imprégnés ensuite d'huile, ont pu rester des semaines et des mois plongés dans des solutions de sublimé sans que les germes aient perdu de leur vitalité.

L'élévation de température augmente le pouvoir bactéricide du sublimé.

Mode d'emploi. Préparation des solutions. — Une des plus anciennes préparations à base de sublimé est la liqueur de Van Swieten dont la composition est la suivante :

Sublimé	1 gramme.
Eau	900 —
Alcool à 80°	100 —

Dans les hôpitaux de Paris, pour les besoins des services

de chirurgie, on se sert de solutions concentrées préparées soit avec de l'alcool à 90°, soit avec de l'eau que l'on colore avec le bleu de méthylène ou le violet d'aniline.

Ces solutions sont renfermées dans des brocs de bois ou de grès que l'on remplit d'eau distillée, de façon à avoir une solution au $\frac{1}{1000}$.

Pour la pratique extra-hospitalière, on formulera des solutions répondant à la formule suivante :

Eau	1000 grammes.
Sublimé	1 —
Chlorure de sodium ou acide tartrique . .	2 —

pour l'usage externe.

En 1890 la commission de l'Académie de médecine a autorisé les sages-femmes à prescrire des paquets de sublimé dont voici la formule :

Sublimé.	0,25 gramme.
Acide tartrique.	1 —
Carmin d'indigo	Q. s. pour colorer.

pour un paquet, à faire dissoudre dans un litre d'eau.

Les solutions de sublimé sont incolores ; pour éviter les accidents il est bon de les colorer, on emploie pour cela une des solutions suivantes :

Violet de méthyle au 1/20e.	I goutte par litre.
Bleu Nicholson au 1/100e	II —
Carmin d'indigo au 1/100e	L —

Intoxication par le sublimé. — Quand on emploie le sublimé en lavages et en pansements, il faut toujours penser à son action nocive.

Dans la thèse de F. Brun, 1886, on trouve signalés plusieurs faits d'empoisonnements par le sublimé ; depuis, de nombreux cas ont été publiés. Les injections de sublimé chez les femmes en état de puerpéralité ont été parfois suivies d'accidents mortels.

Les applications locales de sublimé peuvent s'accompagner d'érythèmes rubéoliformes ou scarlatiniformes.

PERMANGANATE DE POTASSE MnO^4K. — Le permanganate de potasse se présente sous forme d'aiguilles prismatiques de couleur noir violacé, à reflets métalliques. Il est soluble dans 15 fois son poids d'eau. Sa densité est 2,7. Ses solutions ont même à une faible concentration une couleur violacée vineuse; elles ne se conservent bien qu'en flacons bouchés à l'émeri et placés à l'abri de la lumière. La glycérine et l'alcool les décomposent, et même avec explosion, selon les quantités de ces divers corps mises en présence. Les solutions de permanganate devront être faites dans l'eau distillée, car en présence des matières organiques contenues dans l'eau ordinaire ce sel est décomposé.

Le permanganate de potasse est désinfectant et antiseptique. Il détruit la matière organique en l'oxydant. Le titre des solutions employées pour l'antisepsie varie suivant l'usage, du $\frac{1}{1000}$ au $\frac{1}{5000}$. Absorbé à forte dose, le permanganate est toxique.

Les solutions de ce sel produisent sur la peau et le linge des taches brunes qu'on ne peut enlever qu'avec le bisulfite de soude à 10 p. 100 ou avec l'acide chlorhydrique à 2 p. 100, ou avec l'acide tartrique en solution concentrée, ou avec l'acide oxalique.

A cause de l'instabilité de ce sel en présence des substances oxydables, on doit toujours l'employer seul en dissolution dans l'eau.

Stérilisation par l'ozone. — Au début de 1898, Marmier et Abraham, à Lille, ont installé un appareil industriel producteur d'ozone pour la stérilisation des eaux de la ville. Leur procédé a fait l'objet d'un rapport élogieux de A. Calmette, dans les *Annales de l'Institut Pasteur en 1899*. L'installation pour l'essai de stérilisation des eaux a été faite dans une petite usine contiguë à l'usine élévatoire des eaux de la ville de Lille. La production de l'ozone est assurée d'une façon régulière par deux appareils distincts : un ozonateur et un déflagrateur à tiges. Sous l'action des effluves électriques, l'oxygène de l'air se transforme en ozone. Au sortir de l'ozonateur, l'ozone est envoyé dans une grande colonne en maçonnerie, où il rencontre l'eau à stériliser.

La stérilisation est obtenue grâce à une circulation méthodique de l'ozone et de l'eau. L'eau s'échappe au bas de cette colonne et se rend dans les réservoirs. Un appareil de ce genre fonctionne à l'institut Pasteur de Lille.

Tous les microbes pathogènes ou saprophytes sont détruits par le passage de l'eau dans la colonne ozonatrice.

L'ozone n'étant autre chose qu'un état moléculaire de l'oxygène, l'ozonisation de l'eau n'apporte, dans celle-ci, aucun élément étranger préjudiciable à la santé, ne lui enlève aucun de ses éléments minéraux utiles. Au contraire, l'emploi de ce corps présente l'avantage d'aérer énergiquement l'eau et de la rendre plus saine et plus agréable.

Stérilisation par la chaleur. — L'ébullition est le plus simple moyen de stériliser l'eau. Une eau qui a bouilli pendant cinq minutes peut être considérée comme à peu près stérile ; les spores du *bacillus anthracis*, qui sont très résistantes, sont détruites par une ébullition maintenue plus de deux minutes. Il n'y a guère que les spores du *bacillus subtilis* qui résistent à une ébullition prolongée.

La plupart des chirurgiens se contentent de cette approximation, et il n'est pas probable qu'ils aient à s'en plaindre ; mais pour que l'ébullition soit efficace, il faut qu'elle soit effective.

L'appareil le plus communément employé dans les hôpitaux de Paris pour fournir l'eau des salles d'opération, était, il y a quelques années, un appareil qui donnait de l'eau filtrée bouillie. Dans cet appareil, l'eau était filtrée au filtre Chamberland et passait dans un réservoir de circulation en cuivre bronzé chauffé par une rampe à gaz qui permettait de porter rapidement l'eau à l'ébullition. L'eau qui arrivait aux mains du chirurgien était-elle toujours portée à l'ébullition? ceci n'était pas toujours certain. En tout cas, les conduites qui allaient des réservoirs aux lavabos de la salle d'opération n'étaient pas stérilisées.

Afin d'obtenir une stérilisation absolue, les constructeurs ont produit différents appareils permettant de stériliser l'eau sous pression. Citons, par exemple, l'autoclave stérilisateur système Levassort, permettant de stériliser l'eau sous pression ; l'alambic stérilisateur système Sorel, permettant de distiller l'eau et de la surchauffer à sa sortie de l'alambic en la portant à 200°, etc.

Au « Dispensaire de la cité du Midi » fonctionne, depuis plusieurs années, un stérilisateur à eau sous pression, construit par M. Lequeux. Cet appareil nous a rendu de grands services.

Ce stérilisateur se compose d'un autoclave de Chamberland muni de deux robinets R et R′, l'un à la partie supérieure de la chaudière, de différents réfrigérants et de réservoirs en cuivre, bouchés à leur partie supérieure, d'une façon apte à empêcher la contamination de leur contenu par les microbes de l'air ; sur le trajet des tuyaux de conduite allant de l'autoclave aux réservoirs O. O_1 O_2 se trouvent des réfrigérants B et C, alimentés par l'eau de la ville arrivant en R.

L'autoclave, qui sert à la stérilisation de l'eau mise en réserve pour la salle d'opérations, peut servir également à la stérilisation des matériaux de pansement. C'est un autoclave à double emploi.

Un des principaux avantages de cet appareil, c'est que avant de pratiquer la stérilisation de l'eau, on peut avec lui stériliser toutes les conduites et tous les récipients qui se trouvent sur le trajet que suivra l'eau stérilisée. Pour cela, on met de l'eau dans l'autoclave A, et quand l'autoclave est sous pression, on ouvre le robinet supérieur R′ de manière à envoyer de la vapeur dans les conduits jusqu'à ce qu'elle sorte par l'ouverture supérieure des récipients O, O, O_1 et du robinet de la salle d'opérations en V. Le courant de vapeur doit être maintenu pendant dix ou vingt minutes, temps suffisant pour tuer les spores les plus résistantes.

Cette stérilisation des conduits et des récipients étant faite, on remplit l'autoclave jusqu'en R' au moyen du robinet R' qui donne l'eau provenant du réfrigérant B. On place alors le couvercle, on serre les écrous, on chauffe en maintenant ouvert le robinet d'échappement de la vapeur jusqu'à ce que le jet sortant soit bien homogène. On ferme alors ce robinet et on laisse monter la pression jusqu'à deux atmosphères.

On règle le gaz. Au bout d'un quart d'heure, on est cer-

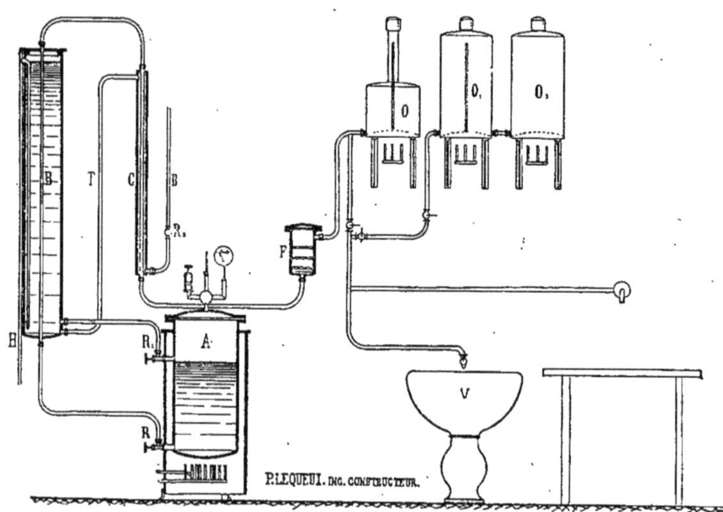

Fig. 64. — Stérilisateur à eau sous pression.

tain que la stérilisation est complète. On éteint alors le gaz, on ouvre doucement le robinet R. La pression de la vapeur chasse l'eau, qui monte dans le tube central du réfrigérant B, puis redescend dans le second réfrigérant, où circule l'eau de la ville venant par le robinet R_2. La présence de ces réfrigérants est nécessitée par ce fait que si on laissait sortir de l'autoclave de l'eau portée à 120°, elle se vaporiserait immédiatement en arrivant dans les réservoirs. L'eau stérilisée passe ensuite dans le filtre F et arrive dans les réservoirs O O_1 O_2. Ce filtre n'a pas la prétention d'améliorer la situation aseptique de l'eau qui est parfaite en ce moment, il n'a qu'une action purement mécanique, il est destiné à arrêter les matières en suspension dans l'eau, telles que le sulfate de chaux devenu insoluble par le fait de l'élévation de la température.

Lorsque l'autoclave est vidé par la pression intérieure de la vapeur, cette pression tombe rapidement; à ce moment, le niveau de l'eau est arrivé au niveau du robinet R, on ferme immédiatement ce robinet, sans quoi l'eau des réservoirs reviendrait à l'autoclave. L'eau qui a servi à refroidir celle qui est sortie de l'autoclave a passé successivement par le réfrigérant C, le tube T et le réfrigérant B muni d'un tube H pour le trop plein; cette eau est tiède, elle peut servir à une seconde stérilisation immédiate; pour cela, on enlève le couvercle de l'autoclave, on laisse couler l'eau du réfrigérant B, par le robinet R′, et on procède à une seconde opération identique à la première.

L'eau qui séjourne dans les réservoirs se refroidit peu à peu; si, au moment de s'en servir, on veut de l'eau très chaude, on chauffe un des réservoirs O rendu indépendant des deux autres. Chaque réservoir présente, à sa partie inférieure, une rampe à gaz permettant de chauffer l'eau qu'il contient.

Les avantages de cet appareil sont multiples : il est économique, l'autoclave servant à la fois pour stériliser l'eau et stériliser les matériaux de pansement; il permet la stérilisation des conduites et des récipients destinés à recevoir l'eau stérilisée ; il met le chirurgien à l'abri des négligences ou de l'inattention des infirmiers, l'eau ne pouvant se rendre dans les réservoirs que si elle a été portée à une température suffisante pour donner la pression nécessaire à son élévation.

La plupart des salles d'opérations modernes sont munies d'appareils de ce genre. Les dispositifs varient, mais le principe est invariable, stériliser l'eau sous pression et utiliser la pression de la vapeur pour faire monter l'eau dans des réservoirs.

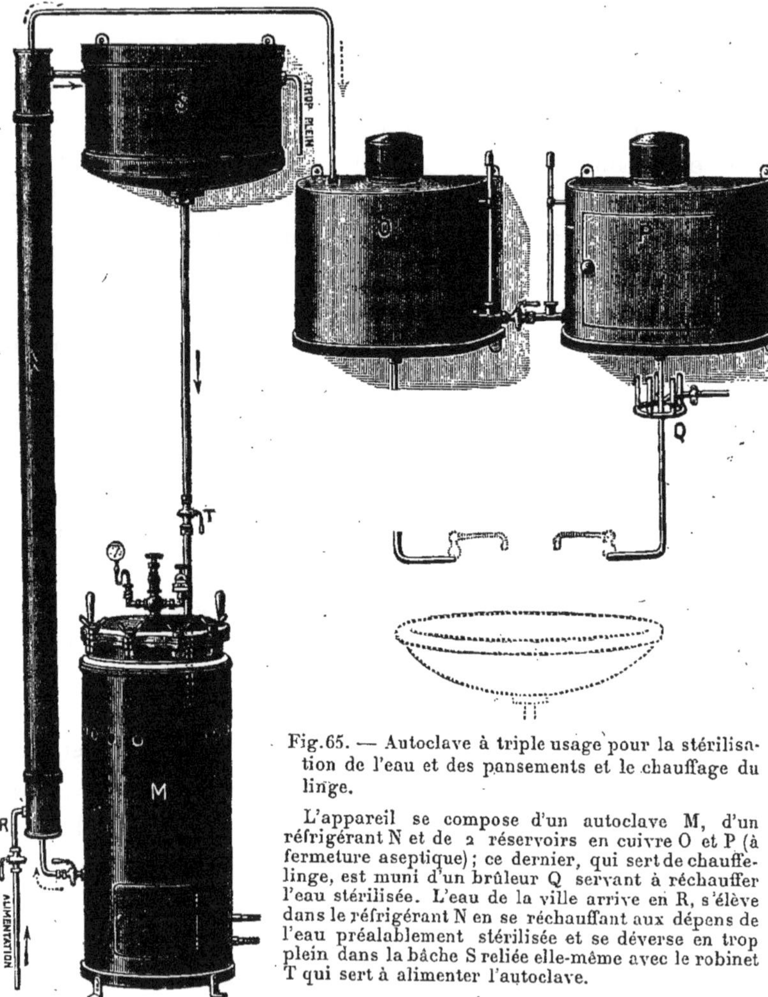

Fig. 65. — Autoclave à triple usage pour la stérilisation de l'eau et des pansements et le chauffage du linge.

L'appareil se compose d'un autoclave M, d'un réfrigérant N et de 2 réservoirs en cuivre O et P (à fermeture aseptique) ; ce dernier, qui sert de chauffe-linge, est muni d'un brûleur Q servant à réchauffer l'eau stérilisée. L'eau de la ville arrive en R, s'élève dans le réfrigérant N en se réchauffant aux dépens de l'eau préalablement stérilisée et se déverse en trop plein dans la bâche S reliée elle-même avec le robinet T qui sert à alimenter l'autoclave.

Le modèle reproduit figure 65 a été construit pour la Maternité de Besançon, un des réservoirs à eau sert en même temps de chauffe-linge.

TENSION DE LA VAPEUR D'EAU SUIVANT REGNAULT

Températures correspondant aux différentes pressions du manomètre dans l'autoclave.

TEMPÉRATURES	TENSIONS en millimètres de mercure.	TENSIONS en atmosphères.	TEMPÉRATURES	TENSIONS en millimètres de mercure.	TENSIONS en atmosphères.
100°	760mm,00	1,000	124°	1690mm,76	2,225
101	787 59	1,036	125	1743 88	2,295
102	816 01	1,074	126	1798 35	2,366
103	845 28	1,112	127	1854 20	2,440
104	875 41	1,152	128	1911 47	2,515
105	906 41	1,193	129	1970 15	2,592
106	938 31	1,235	130	2030 3	2,671
107	971 14	1,278	131	2091 9	2,752
108	1004 91	1,322	132	2155 0	2,836
109	1039 65	1,368	133	2219 7	2,921
110	1070 37	1,408	134	2285 9	3,008
111	1112 09	1,463	135	2353 7	3,097
112	1149 83	1,513	136	2423 2	3,188
113	1188 61	1,564	137	2494 2	3,282
114	1228 47	1,616	138	2567 0	3,378
115	1269 41	1,671	139	2641 4	3,476
116	1311 47	1,726	140	2717 6	3,576
117	1354 66	1,782	150	3581 2	4,712
118	1399 02	1,841	160	4651 6	6,121
119	1444 55	1,901	170	5961 7	7,844
120	1491 28	1,963	180	7546 4	9,929
121	1539 25	2,025	190	9442 7	12,425
122	1588 47	2,090	200	11689 0	15,380
123	1638 96	2,157			

CHAPITRE VII

ASEPSIE DU CHIRURGIEN ET DE SES AIDES
ASEPSIE DU MALADE

Le temps n'est plus où les chirurgiens opéraient en redingote ou en habit.

« On a fait bonne justice, dit A. Reverdin[1], de ces brillants états-majors qui après avoir suivi le maître durant la visite, prenaient place autour de lui durant l'opération, sous prétexte de lui tendre quelque fil à ligature, pendant nonchalamment depuis des semaines au parement d'un veston dont le prestige augmentait en raison directe de la saleté ! Inutile de rappeler que ces habits crasseux circulaient de la salle de garde à la salle d'autopsie en passant par celle des malades. » Actuellement pour toute opération de quelque importance le chirurgien et ses aides revêtent des blouses de toile à manches coupées, ou retroussées au-dessus du coude. Quelques chirurgiens revêtent également des pantalons de toile. La blouse ne doit laisser paraître aucune portion des vêtements de dessous. Tablier et blouse doivent être, si possible, stérilisés.

En ville, pour les opérations de petite chirurgie, le médecin se contente de se mettre en manches de chemise, de

[1] A. Reverdin. *Antisepsie et asepsie chirurgicale*, Paris, 1894, p. 87.

relever ses manches au-dessus du coude, d'avoir un tablier autour de la ceinture, et une serviette nouée derrière le cou. Dans tous les cas, quelque minime que soit l'opération à faire, qu'il s'agisse d'un examen buccal, aussi bien que d'un toucher vaginal, ou d'un cathétérisme de l'urèthre, le médecin doit se laver les mains.

Désinfection des mains. — Une cause des échecs chirurgicaux complets ou partiels est l'infection due à la septicité des mains de l'opérateur ou de ses aides. La septicité des mains est *apparente* ou *cachée*, cachée quand nul signe ne la décèle à nos sens, apparente quand il existe à la surface de la peau des mains et des avant-bras une inflammation quelconque : lymphangite, panaris, furoncles, plaies suppurées.

Cette septicité peut être plus ou moins intense et tenace. On peut lui considérer trois degrés : 1° septicité *extrême* ; 2° septicité *moyenne* ; 3° septicité *faible*.

Les mains doivent être considérées en l'état de septicité extrême toutes les fois qu'il existera une inflammation quelconque à leur surface ou que le chirurgien aura pratiqué un des actes suivants : autopsie d'un cadavre frais, dissection de cadavres mal conservés, ouverture de phlegmons diffus, de foyers gangreneux, examen de malades atteints d'érysipèle, de tétanos, de septicémie, de fièvre éruptive.

Les mains doivent être considérées en état de septicité moyenne après l'un des actes suivants : incision d'un foyer de suppuration ordinaire, dissection de cadavres bien conservés, ouverture du tube intestinal, toucher rectal.

Les mains doivent être considérées en état de septicité très faible à l'état normal chez le chirurgien qui se lave fréquemment les mains.

Recherches bactériologiques. — Les mains en apparence très propres sont riches en micro-organismes de toute espèce. Il a été également établi que la flore microbienne de la main est en rapport avec les manipulations auxquelles on a pu se livrer. Ainsi Fürbringer, après avoir incidemment examiné des urines, retrouvait sur ses mains des microcoques appartenant à l'espèce qui provoque, d'habitude, la fermentation alcaline du liquide urinaire.

La flore microbienne du revêtement cutané du corps en général a fait l'objet de nombreuses recherches. Eberth, en 1875, décrivait des bactéries dans la sueur. Bizzozero décrit deux sortes de saccharomyces cutanés et un microcoque se présentant sous forme de diplocoque. Bordoni-Uffreduzi trouve six espèces microbiennes différentes. Maggiora décrit jusqu'à vingt-neuf variétés de microbes dans les détritus sous-unguéaux. Damman, outre plusieurs espèces habitant des régions diverses du corps, signale un microbe qu'il appelle le bacillus fluorescens epidermitis et qui habiterait l'extrémité des doigts. Remlinger a étudié les microbes qui existent à la surface et ceux qui existent dans les couches profondes de la peau. Ses recherches ont porté sur 50 militaires convalescents de maladies autres que des affections cutanées. A la surface de la peau, il a rencontré de nombreuses bactéries aérobies et anaérobies qui lui ont paru appartenir à des espèces banales, et en outre il a trouvé, chez 50 hommes examinés, 23 fois le staphylococcus albus, 11 fois le staphylococcus aureus, 14 fois le staphylococcus citreus, 8 fois le streptocoque pyogène et 5 fois le coli-bacille. Les microbes des couches profondes de la peau lui ont paru moins nombreux et d'espèces moins variées. On peut conclure que les bactéries pullulent à la surface de notre corps. Mais ces espèces paraissent en général peu pathogènes.

Les mains normales sont peu septiques.

Au contraire, quand les mains ont été en contact avec des matières putrides et virulentes, leur septicité doit être considérée comme extrême, et cette condition est une contre-indication absolue à une opération, car une désinfection extemporanée doit être considérée comme impossible.

L'état de septicité moyenne est une mauvaise condition et idéalement doit être considéré comme une contre-indication aux opérations ; en fait, elle peut se concilier avec la pratique de la chirurgie, mais elle nécessite une observation plus scrupuleuse des règles de la désinfection des mains.

Recherches bactériologiques sur la désinfection des mains. — Peut-on, par une désinfection appropriée, détruire la septicité des mains ? Quels sont les meilleurs désinfectants ? Quelle est la manière de s'en servir ?

Les recherches bactériologiques ont essayé de répondre à ces questions.

Forster, après un lavage au savon et à la brosse dans l'eau chaude, plongea les mains dans une solution antiseptique, et, après les avoir essuyées avec du linge stérilisé à 140, en enfonça les extrémités dans du bouillon ou des plaques de gélatine. Il obtint des cultures dans tous les cas, sauf quand la solution antiseptique était du sublimé à 1 p. 1000.

Kuemmel fit des expériences analogues, mais il établit un parallèle entre les mains non infectées et les mains infectées par un contact impur (matières cadavériques, pus de phlegmon). Les mains non infectées sont lavées, savonnées, brossées pendant trois minutes dans de l'eau ordinaire très chaude. Si à ce moment on plonge les extrémités des doigts dans des plaques de gélatine de Koch, il se développe toujours des colonies microbiennes ; au contraire, les milieux de culture restent stériles si le lavage est suivi de l'immersion des mains dans une solution antiseptique : acide phénique à 3 ou 5 p. 100, sublimé à 1 p. 1000, thymol à 6 p. 100. Les mains infectées ne sont rendues stériles que si le savonnage a duré cinq minutes et que l'immersion des mains, dans les solutions antiseptiques, a duré deux minutes. Encore l'immersion dans le sublimé à 1 p. 1000 a-t-elle été insuffisante dans quelques cas. L'immersion dans l'eau de chlore dédoublée ou dans l'acide phénique à 5 p. 100 lui a donné une stérilisation parfaite.

Ces expériences furent reprises par Fürbringer qui serra de plus près la question. Il constata en effet que, si on se contente de plonger simplement les doigts dans la gélatine, on peut ne pas voir se développer de colonies microbiennes; mais que si l'on enlève par raclage tout ce qui se trouve dans l'espace sous-unguéal et qu'on soumette ce produit à la culture, on voit se développer des colonies, alors que l'impression seule des doigts n'avait donné aucune culture. L'asepsie de l'espace sous-unguéal est un critérium de l'asepsie des doigts. Avec cette méthode Fürbringer fit des expériences sur des mains non infectées et sur des mains souillées de pus ou de matières cadavériques. Il expérimenta successivement le savonnage, l'immersion dans les solutions antiseptiques et enfin l'influence de l'alcool. Dans une première série d'expériences, il se servit de la méthode suivante : le brossage et le savonnage des mains dans l'eau chaude étaient suivis de lavage dans l'alcool pendant une minute, puis de l'immersion d'une minute de durée dans la solution antiseptique, acide phénique à 3 p. 100, sublimé à

1 pour 1 000. Sur 16 expériences, le raclage de l'espace sous-unguéal soumis à la culture a donné une fois 5 colonies, une fois 6 colonies, 14 fois aucune culture. Dans quatre expériences, il se contenta du lavage au savon seul; dans les 4 cas, il obtint des colonies microbiennes nombreuses (1er cas, 62 colonies; 2e cas, 700 colonies; 3e cas, 250 colonies; 4e cas, 35 colonies). Le lavage au savon et à l'alcool lui donna des résultats un peu meilleurs : sur 4 cas, il obtint une fois 5 colonies, une 2e fois 268 colonies, une 3e fois, 9 colonies, une 4e fois aucune colonie. Le lavage au savon et au sublimé seuls lui donna des colonies au nombre de 5, 9, 143, suivant les différents cas étudiés par l'auteur. De même le lavage à l'alcool et au sublimé sans savonnage préalable ne donna qu'une seule fois la stérilisation parfaite, les autres fois il se développa 31, 42, et 202 colonies. Ces expériences démontrent que, pour obtenir la désinfection des mains, il faut employer successivement le *savon*, l'*alcool*, le *sublimé*, que ces trois étapes de la désinfection sont suffisantes, mais qu'elles sont nécessaires.

Ces résultats expérimentaux sont corroborés par la pratique de la majorité des chirurgiens modernes qui emploient cette méthode et la trouvent suffisante pour aborder sans crainte les opérations les plus délicates.

Quel est le rôle de l'alcool ? Furbringer admet que l'alcool, en débarrassant les mains des substances grasses, rend plus facile et plus efficace l'action ultérieure des antisesptiques. Reinicke pense qu'en dissolvant les graisses, il emporte mécaniquement les bactéries. Pour Kronig, la stérilisation des mains par l'alcool n'est qu'apparente : l'alcool durcit simplement l'épiderme qui emprisonne ainsi les bactéries. F. Ahlfeld et F. Vahle, d'expériences multiples, concluent que l'alcool a une action bactéricide propre, due aux affinités de ce liquide pour l'eau; mais il faut que les objets à désinfecter ne soient pas desséchés, sinon les couches superficielles, dès qu'elles sont en contact avec l'alcool, se racornissent et forment une enveloppe protectrice qui met les bactéries profondes à l'abri de l'action de l'alcool; il faut donc que l'épiderme soit ramolli et imbibé d'eau, pour que le lavage des mains soit bien fait.

Cette désinfection basée sur l'emploi du sublimé parut cependant à Hovard Kelly inférieure à celle que donne le permanganate de potasse. Koch, Geppert, ont démontré combien il était important, dans l'étude des moyens de désinfection, de tenir compte du transfert dans les milieux de culture de l'antiseptique dont on étudie la valeur. Geppert est arrivé à conclure que les traces les plus minimes d'un antiseptique reportées sur le milieu de culture avec l'objet dont on étudie l'état d'asepticité peuvent vicier les résultats des recherches.

Kelly a vu que, si on traite par le sulfhydrate d'ammoniaque les mains désinfectées au sublimé, on constate qu'après l'action de cet agent réducteur, l'épiderme fournit des cultures très riches en colonies microbiennes, tandis que les cultures faites auparavant étaient stériles. L'emploi du permanganate a donné au contraire les meilleurs résultats. Après avoir savonné et brossé ses mains pendant dix minutes dans de l'eau chaude. Kelly les plonge dans le permanganate de potasse en solution concentrée jusqu'à ce que l'épiderme ait pris une coloration brun-acajou; il les décolore ensuite avec une solution saturée d'acide oxalique et finalement les débarrasse de cet excès d'acide par un dernier lavage à l'eau stérilisée chaude. Dans 50 expériences où Kelly a cultivé le produit du raclage de l'espace sous-unguéal de mains ainsi lavées, 44 fois la gélatine resta stérile; 6 fois seulement se développèrent de 6 à 20 colonies microbiennes.

Kelly conclut que la meilleure méthode de désinfection consiste dans la technique suivante : les mains et les ongles tenus courts seront brossés et frottés pendant dix minutes dans de l'eau chaude à 40 degrés, puis elles seront plongées dans une solution de permanganate de potasse jusqu'à ce qu'elles aient pris une teinte brune ou noirâtre, elles seront ensuite décolorées par l'immersion dans une solution saturée d'acide oxalique. Un dernier lavage dans l'eau chaude stérilisée débarrassera les mains de l'acide oxalique.

La conclusion pratique qu'il faut dégager de cet ensemble d'études bactériologiques peut se résumer ainsi :

1° La désinfection absolue des mains ne peut être constamment réalisée;

2° Elle sera obtenue dans la majorité des cas si le chirurgien y procède avec méthode, avec soin, en prenant le temps nécessaire;

3° Elle est particulièrement difficile lorsque l'opérateur a, dans les deux ou trois jours précédents, été en contact avec des germes très virulents.

Objets et liquides nécessaires à la désinfection des mains. — *Eau.* — L'eau dans laquelle on se lavera les mains doit être chaude, l'eau froide lave mal. Ce doit être autant que possible une eau aseptique. Il faut savoir que l'eau filtrée n'est pas une eau absolument stérile, que l'eau distillée n'est pas une eau absolument stérile, que l'eau bouillie n'est pas stérile ; que pour avoir une stérilisation parfaite il faut porter l'eau à 120° sous pression. Quand on a un appareil permettant cette stérilisation de l'eau, c'est parfait. En pratique, on peut se contenter d'eau filtrée et portée à plusieurs ébullitions successives. Mais il faut, quand on veut faire une opération importante, que cette eau ait bouilli, il ne faut pas se contenter d'eau portée simplement à 60 ou 70°.

Antiseptiques. — Dans la pratique courante des hôpitaux de Paris, on se sert, pour la désinfection des mains, de sublimé à 1 p. 1 000. Les solutions de sublimé pratiquées avec de l'eau ordinaire ne sont pas bonnes, car les sels calcaires de l'eau forment avec le bichlorure un précipité d'oxyde mercurique. Pour faciliter la dissolution du sublimé et empêcher la formation de ce précipité, il faut ajouter de l'alcool, du chlorure de sodium ou de l'acide tartrique. Dans les hôpitaux, les solutions de sublimé sont généralement teintées en bleu.

Le sublimé a l'inconvénient d'altérer les métaux et de former avec le sang une substance colorante, difficile à enlever, surtout au pourtour des ongles [1].

L'acide phénique altère peu les métaux, on l'employait à la dose de 5 p. 100 (solution forte) ou de 2 p. 100 (solution faible). Son pouvoir microbicide paraît inférieur à celui du sublimé. Il a une odeur désagréable. Peu de personnes supportent bien le contact de l'acide phénique ; cet acide détermine des sensations d'engourdissement, de fourmillement, de cuisson très désagréables ; chez quelques sujets, il provoque des éruptions diverses et même de véritables poussées d'eczéma.

---

[1] Pour faire disparaître les taches brunes que laissent sur l'épiderme le sublimé et le sang, il suffit, avant de se savonner les mains, de les laver dans une cuvette remplie d'eau tiède, tenant en dissolution une cuillerée à café d'acide tartrique, puis de les passer dans l'eau pure. Le lavage des mains dans une solution d'eau oxygénée ou dans une solution d'eau de Javel débarrasse également les mains des taches de sang.

On a préconisé également le biiodure de mercure, à la dose de 1 p. 2 000, l'oxycyanure de mercure. Leur emploi pour le lavage des mains ne paraît pas préférable à celui du sublimé.

Le permanganate de potasse, au contraire, compte de nombreux partisans; on l'emploie à la dose de 1 ou 2 p. 1 000. Il donne aux mains une coloration brunâtre qui disparaît rapidement dès qu'on les plonge dans une solution saturée de bisulfite de soude.

Tous les antiseptiques ont l'inconvénient d'altérer à des degrés divers l'épiderme des mains et des avant-bras. On devra donc, après les opérations, se laver très complètement les mains à l'eau simple, et les essuyer après les avoir enduites de glycérine. Ces soins de la main sont surtout importants en hiver, car, en cette saison, l'épiderme se crevasse facilement.

Alcool. — Pour le lavage des mains on se sert le plus souvent d'alcool à 90°. L'alcool dénaturé, dont le prix est bien moindre, a l'inconvénient de posséder une odeur désagréable et tenace.

Savons. — En pratique journalière, on distingue deux principales sortes de savons : les savons mous et les savons durs. Les savons mous sont à base de potasse; on les appelle communément savons noirs, savons verts; leur seul inconvénient est de manquer de consistance. Les savons durs sont à base de soude ; le plus répandu est le savon de Marseille, qui est neutre, doux à la peau ; c'est celui qui est utilisé généralement dans les hôpitaux. On peut se servir également des savons dits de toilette, quand ils sont de bonne qualité.

On a préconisé un grand nombre de savons antiseptiques : savon à l'acide borique, au goudron, au bichlorure de mercure, etc., de savons ponce auxquels on incorpore de la poudre de pierre ponce.

On peut utiliser avec avantage les solutions alcooliques de savon ou les savons auxquels on incorpore de la glycérine.

Ces divers savons ne paraissent pas beaucoup supérieurs au savon de Marseille qui est le plus employé.

Cure-ongles. — On se sert généralement de cure-ongles métalliques, ils sont plus faciles à désinfecter, mais ils ont l'inconvénient d'érailler l'épiderme et de former sous l'ongle des sillons qui se remplissent plus facilement de poussière. Les cure-ongles en os ou en ivoire n'ont pas cet inconvénient.

Brosses. — Toutes les brosses dites à ongles sont bonnes pourvu qu'elles soient propres. On emploie très souvent la brosse commune, en chiendent, de forme rectangulaire. Elle est très bonne et très peu coûteuse ; elle est mieux en main qu'une brosse munie d'un manche. Quand on opère en ville, il faut se procurer des brosses neuves et des cure-ongles n'ayant pas servi.

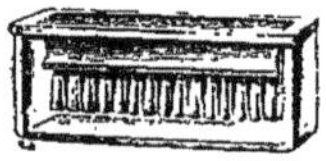

Fig. 66. — Brosse à ongles dans son récipient.

A l'hôpital, brosses et cure-ongles devront être désinfectés tous les matins par l'ébullition prolongée dans une solution de carbonate de soude à 1 ou 2 p. 100; ils devront baigner constamment dans un petit cristallisoir rempli de sublimé. Avant les opérations on ne se servira que de brosses ou de cure-ongles stérilisés.

Lavabos. — Les différents liquides nécessaires : eau chaude, alcool, sublimé, devront être versés dans des cuvettes de verre ou de porcelaine stérilisées par le passage à l'étuve, l'ébullition, ou par le flambage d'un peu d'alcool dans la cuvette.

A l'hôpital, le savonnage et le brossage des mains sont faits aux lavabos, les cuvettes sont réservées à l'alcool et au sublimé. Ces lavabos sont fixes ou mobiles. On peut leur faire un reproche, c'est que les robinets qui les alimentent et qui déversent l'eau sur les mains, se meuvent à la main. Le chirurgien, pour les refermer, est donc obligé de mettre sa main lavée en contact avec un objet non aseptique, et qui a pu, l'instant d'avant, être souillé par des mains infectées. Pour remédier à cet inconvénient certains constructeurs ont établi des lavabos dont les robinets sont mus par des pédales ou peuvent être actionnés par le coude[1].

Manuel opératoire. — Pour être à même de se laver les mains convenablement, le chirurgien doit mettre ses avant-bras à nu, relever les manches de sa chemise jusqu'au-dessus du coude et les maintenir à cette hauteur en fixant les plis avec une épingle de nourrice.

A l'hôpital, et en ville s'il le peut, le chirurgien doit revêtir une blouse à manches courtes, fraîchement lavée ou mieux lavée, puis stérilisée à l'étuve.

La désinfection proprement dite des avant-bras et des mains doit comprendre plusieurs temps.

1° *Nettoyage des ongles.* Avec la pointe du cure-ongles, on enlève les débris épidermiques et les poussières accumulées sous l'extrémité unguéale. On peut, pour faciliter l'ablation de ces poussières, enfoncer l'extrémité des doigts dans du savon mou; un peu de savon pénètre sous l'extrémité de l'ongle, et quand on l'enlève avec la pointe du cure-ongles, le savon entraîne avec lui les derniers débris épidermiques. Les sillons du pourtour de l'ongle seront nettoyés avec soin en y passant une compresse humide.

2° *Savonnage et brossage des mains.* C'est un des actes les plus essentiels de la désinfection des mains. On prend la brosse d'une main et on frotte énergiquement l'autre main

[1] Certains chirurgiens disposent, à côté des lavabos, des sabliers qui indiquent le temps que l'on doit mettre à chacune des phases de la désinfection des mains.

en tous ses points : face palmaire, face dorsale, espaces interdigitaux. Le brossage et le savonnage doivent remonter jusqu'au niveau du coude. On insiste surtout sur les extrémités des doigts et la région unguéale, c'est la portion la plus difficile à désinfecter et c'est celle dont le contact avec la plaie est le plus intime. Ce savonnage doit être fait en dehors des courants d'eau ; puis quand il est suffisant on lave à grande eau sous un robinet.

3° *Lavage à l'alcool*. Les mains débarrassées du savon par un dernier rinçage sont plongées dans l'alcool, on les frotte l'une contre l'autre, on les brosse sur leurs différentes faces, surtout au niveau de leurs extrémités.

4° *Lavage au sublimé*. Il n'y a plus alors qu'à les plonger sans les essuyer dans de l'*eau simplement stérilisée* ou dans une *solution de sublimé* à 1 p. 1 000 pendant deux à trois minutes, en les frottant énergiquement ainsi que les avant-bras.

Ces différents temps de la désinfection dureront environ cinq minutes pour le savonnage, deux minutes pour le trempage à l'alcool et au sublimé. Les mains une fois lavées ne seront pas essuyées et ne devront plus être en contact qu'avec des objets stérilisés ou avec le champ opératoire lavé.

On devra se surveiller avec soin, ne pas toucher une portion des téguments du malade qui ne serait pas aseptisée, et se garder de tout contact.

Un certain nombre de chirurgiens et d'accoucheurs, entre le 3e et le 4e temps de la désinfection des mains, intercalent un lavage au permanganate de potasse. Ils trempent les mains au sortir de l'alcool dans la solution de permanganate de potasse, jusqu'à ce qu'elles aient pris une coloration brune ; ils les décolorent ensuite par l'immersion dans une solution saturée de bisulfite de soude, les passent enfin au sublimé, comme précédemment. Ce procédé est surtout à recommander quand les mains ont été en contact avec des matières septiques et odorantes. Il a, en outre, l'avantage de montrer si le dégraissage des mains à l'alcool a été bien fait : la solution de permanganate ne mouille pas et ne colore pas les mains restées grasses.

Ce qu'il faut surtout retenir, c'est que, dans la désinfection des mains, l'important n'est pas la nature de l'antiseptique, le temps plus ou moins long que l'on met au lavage, ce qui est important, c'est le soin qu'on y met. Il vaut mieux inspecter dans les moindres détails les parties de la main qu'on nettoie, voir si aucun point n'échappe à l'action du savon et de la brosse, veiller à ne pas mettre ses mains lavées en contact avec des objets souillés, que de consulter sa montre ou son sablier, pour voir si le temps prescrit pour le lavage des mains est écoulé, ou de discuter sur la valeur de tel ou tel antiseptique.

Désinfection des téguments du malade. — Les mêmes précautions que le chirurgien a prises pour les téguments de ses mains, doivent être employées pour les téguments du malade sur lesquels doit porter une opération chirurgicale quelconque.

La peau est savonnée et s'il y a lieu rasée, la veille de l'opération, et avant le bain habituel préparatoire, on doit raser une surface qui dépasse largement dans tous les sens la ligne d'incision. La peau est savonnée, brossée, puis lavée à l'alcool et ensuite à la solution de sublimé ou à l'eau stérilisée. Ce nettoyage est pratiqué suivant les règles indiquées pour les mains du chirurgien.

Dans les opérations sur l'abdomen il est nécessaire d'apporter un grand soin au nettoyage de la cicatrice ombilicale, pour cela on saisit et on déplisse avec une pince le fond de la cavité ombilicale.

Il faut avoir soin quand on fait la dernière partie du lavage, de promener son tampon du centre à la périphérie, c'est-à-dire il ne faut pas aller passer son tampon sur les bords de la surface lavée pour le ramener ensuite au milieu ; il faut commencer par le centre, et le tampon qui a été sur les bords doit être remplacé par un autre.

Lorsque la peau est désinfectée, le champ opératoire est entouré de compresses aseptiques qui le limitent.

Emploi des gants en chirurgie. — D'après É. Wormser (*loc. cit.*, p. 208), J.-J. Bischoff, professeur d'obstétrique à Bâle, employait dès 1869 des gants de caoutchouc pour les cours de médecine opératoire afin de garantir ses mains du contact des cadavres.

En 1896, Mikulicz préconisa l'emploi de gants de fil stérilisés, mais ces gants, souples, faciles à stériliser, ne sont aseptiques que lorsqu'ils sont secs; dès qu'ils sont mouillés, ils sont perméables aux microbes. Les gants doivent donc être changés très souvent au cours des opérations, ce qui en limite l'emploi.

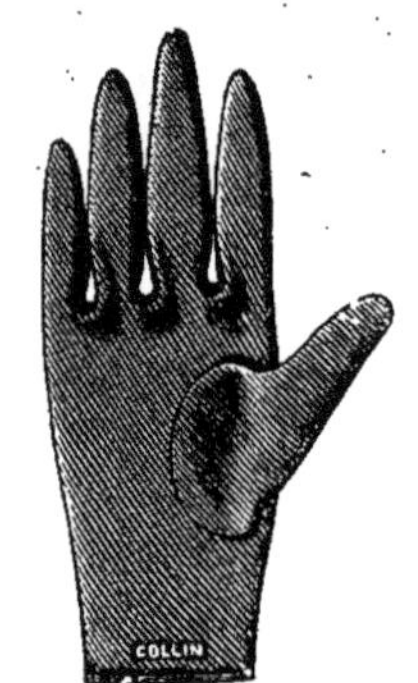

Fig. 67.
Gant de caoutchouc.

Le gant le plus employé maintenant est le gant de caoutchouc. Les Américains sont arrivés à fournir des modèles d'une finesse et d'une résistance vraiment remarquables; nous les employons exclusivement depuis dix-huit mois.

Actuellement on admet la nécessité du gant de caoutchouc dans deux variétés de cas : *pour préserver la main du chirurgien contre un contact septique* (toucher rectal, travaux anatomiques, ouverture d'abcès, pansement de lymphangite, d'abcès, etc., examen d'une parturiente infectée), *pour préserver la plaie opératoire quand le chirurgien doute de la propreté de ses mains* (qu'il a pratiqué récemment une opération septique, qu'il présente une affection cutanée de la main : eczéma, plaies, etc.)

L'inconvénient principal des gants est de gêner le tact; cet inconvénient diminue, sans disparaître, par l'habitude d'opérer la main gantée, et surtout par les perfectionnements utilement apportés à leur fabrication. Un autre inconvénient, assez grave dans la pratique, est la cherté des gants de caoutchouc et la facilité de leur détérioration.

Dans un grand nombre de cas, pour le toucher rectal par exemple, pour préserver du contact de la plaie un de ses doigts atteint d'une plaie, d'une gerçure, le chirurgien aura recours au doigtier de caoutchouc mince.

Il est assez difficile de passer à ses doigts des gants de caoutchouc. Nous procédons toujours ainsi : les mains sont désinfectées aussi parfaitement que possible, suivant la technique indiquée, puis bien essuyées avec une compresse aseptique. Pour introduire les gants stérilisés à l'autoclave pendant 20 minutes à 110°, nous jetons dans l'intérieur une pincée de poudre de talc stérilisée. La main est alors très facilement gantée.

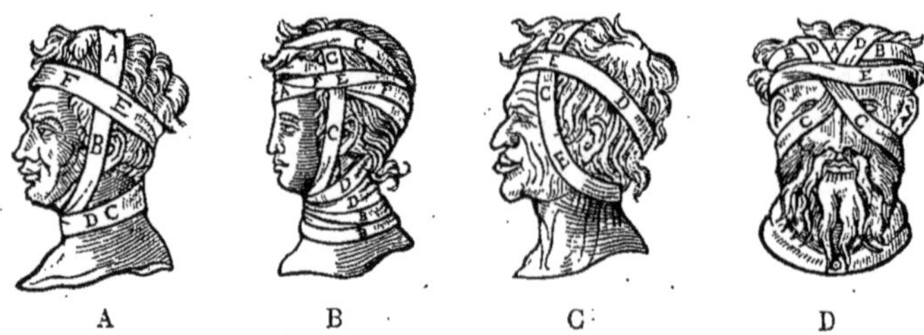

Fig. 68. — Pansement d'une plaie de tête; mode d'enroulement des bandes. Figures extraites des « Anciens et renommés auteurs de la Médecine. »

CHAPITRE VIII

I. — PANSEMENT D'UNE PLAIE

Toute plaie qui n'est pas immédiatement mortelle présente une tendance naturelle à la guérison.

Le plus grand, on pourrait dire l'unique, obstacle à la réunion des plaies est l'infection.

L'infection des plaies est causée par des micro-organismes. Ces micro-organismes, ces germes qui infectent les plaies ne sont presque jamais apportés par l'air; ils proviennent des objets extérieurs. Pasteur l'a dit depuis longtemps : si une plaie s'infecte, c'est par le contact direct de sa surface avec des objets contaminés. La technique antiseptique de Lister était dirigée contre l'infection par l'air, et ce sont les micro-organismes de l'air qu'il croyait détruire par ses appareils à pulvérisation, son spray. La chirurgie, aujourd'hui, se conforme aux idées de Pasteur.

Agents d'infection des plaies. — Le staphylococcus pyogène, le streptococcus, sont les principaux, les plus fréquents agents d'infection des plaies. Le staphylococcus pyogène est le microbe des furoncles, des panaris; c'est l'agent des suppurations communes. Le streptococcus est l'agent des suppurations graves, des pyoémies; une variété de streptococcus est l'agent de l'érysipèle. Dans certaines plaies on observe parfois une coloration bleue du pus; cette coloration est due au bacillus pyocyaneus. Staphylocoque, streptocoque, bacille pyocyanique peuvent vivre en présence de l'air; d'autres agents d'infection des plaies sont au contraire anaérobies; ce sont le microbe du tétanos (bacille de Nicolaier), le vibrion septique et un grand nombre de bacilles que les publications de Veillon et de son école ont montrés agents des processus gangreneux et fétides.

Conditions que doit remplir un pansement. — Les efforts du chirurgien moderne ont pour but d'empêcher l'infection des plaies, de tenir les micro-organismes nocifs éloignés de la plaie; ils tendent à ce but par le pansement.

Si une plaie *était absolument privée de germes*, le seul rôle du pansement serait d'empêcher l'apport des germes à la surface des plaies; mais *toute plaie est plus ou moins infectée*. Les plaies mêmes que le chirurgien fait avec des instruments stériles ne sont qu'exceptionnellement exemptes de germes. Auché et Chavannaz, en ensemençant du liquide puisé dans le péritoine, à la fin d'opérations abdominales, n'ont vu que dans trois cas seulement, sur vingt-quatre laparotomies, le liquide puisé ne donner aucune culture ; dans tous les autres cas, les cultures ont montré des microbes divers, staphylocoques principalement. Des faits semblables ont été observés par un grand nombre de savants allemands.

Si le chirurgien infecte la plaie qu'il produit, on peut supposer que les plaies accidentelles causées par des instruments ou des objets non stériles ne sont pas aseptiques. Sur 41 plaies accidentelles, par exemple, on n'a trouvé que

4 fois la plaie stérile, dans tous les autres cas, les micro-organismes foisonnaient.

Le chirurgien doit donc se demander comment combattre les micro-organismes répandus à la surface de la plaie.

Au début de la période antiseptique, on essaya de tuer les germes à la surface des plaies. On irrigua abondamment les plaies avec les solutions fortes d'acide phénique. Or, pour qu'une substance chimique arrive à tuer un microbe, il faut un temps relativement long; de plus, certains microbes, outre leur forme ordinaire de développement, ont une forme plus résistante, qui est la spore, contre laquelle les antiseptiques chimiques sont presque sans action. Si, par exemple, dit Schimmelbusch, une solution d'acide phénique à 2 p. 100 est capable de tuer en une minute les bacilles du charbon, une solution plus forte à 5 p. 100, agissant plusieurs jours, n'exerce aucune influence nocive sur les spores de la même bactérie. D'autres antiseptiques, le sublimé, l'iode, arrivent à détruire ces spores, mais il leur faut un temps long, vingt-quatre heures environ.

Dans une plaie, les micro-organismes ne sont pas disposés à la surface, en semis; mais ils sont plus ou moins enfouis dans les tissus, enrobés dans les caillots sanguins, inclus dans des masses graisseuses; l'antiseptique passe sur eux sans les atteindre. Que l'on prenne, dit Schimmelbusch, des fils de soie chargés de microcoques pathogènes, qu'on les imprègne d'huile, on peut les exposer ensuite des semaines et des mois aux solutions les plus concentrées d'acide phénique ou de sublimé, les germes resteront intacts. Les graisses, dans les plaies, ont un rôle isolateur semblable à celui de l'huile dans l'expérience précédente.

Les recherches de Bossowski, de Tavel, etc., montrent que les plaies opératoires faites et pansées suivant la méthode antiseptique contiennent presque toujours des germes.

Les solutions antiseptiques n'arrivent donc pas à tuer tous les micro-organismes; certaines d'entre elles sont nocives pour les tissus du corps humain. Les faits de gangrène d'un doigt ou de l'extrémité d'un doigt, à la suite des applications d'acide phénique, étaient, il y a quelques années, relativement fréquents. Que l'on regarde avec attention une plaie fraîche que l'on soumet à une irrigation avec une solution forte d'acide phénique, on voit la plaie, tout à l'heure rouge, prendre un aspect grisâtre ou blanchâtre, se couvrir d'une couche grise d'éléments cellulaires nécrosés.

Eicken a étudié attentivement les modifications apportées sur les tissus par les antiseptiques.

« Pour étudier les modifications que les tissus de l'organisme subissent sous l'action des agents habituels de désinfection, j'ai fait chez le lapin des plaies musculo-cutanées, soit dans la région lombaire, soit sur les membres postérieurs, après avoir préalablement rasé et désinfecté la peau; dans ces plaies, dont l'hémorragie fut toujours arrêtée par compression, j'introduisis de petits tampons de gaze imbibés soit de substances désinfectantes, soit d'une solution salée à 0,6 p. 100. Parmi les désinfectants je pris l'acide phénique à 3 p. 100, le sublimé à 1 p. 100 et de l'acétique Thonerde à 2 p. 100; par-dessus les tampons je plaçai plusieurs compresses de gaze trempée dans la même solution, puis légèrement exprimée, enfin le tout était fixé par une bande de gaze. Au bout de vingt-quatre heures, les animaux étaient tués par coup sur la nuque, on excisait la portion du tissu à examiner et on lui faisait subir les préparations nécessaires pour l'examen histologique (alcool, alcool absolu, mélange d'éther et d'alcool, collodion). Pour tous les désinfectants employés le résultat fut le même; c'est dans le voisinage immédiat de la section que l'on pouvait constater les modifications les plus accentuées, les fibres musculaires étaient fortement gonflées et en dégénérescence vitreuse, les stries transversales avaient la plupart du temps complètement disparu; par places seulement elles étaient encore légèrement visibles. Tandis que les muscles sains se coloraient en bleu sous l'action de l'hématoxyline, les muscles altérés réagissaient à peine sous ce colorant; par contre, ils devenaient d'un rouge intense sous l'action de l'hématoxyline éosine, tandis que le muscle normal conservait dans ce cas une coloration bleue; entre les faisceaux musculaires on trouvait çà et là des amas plus ou moins grands de leucocytes. En dehors de cette zone de tissu musculaire très altérée, la zone limitrophe était également profondément modifiée, les faisceaux étaient difficiles à distinguer les uns des autres, cependant les fibres musculaires s'y montraient moins gonflées; cette deuxième couche ne prenait d'ailleurs, sous la double coloration en hématoxyline-éosine, qu'une couleur violet sale; puis, plus loin, les faisceaux musculaires avaient repris leur aspect normal.

Les altérations les plus profondes furent causées par l'acide phénique. Ici la couche des fibres musculaires gonflées se montra le plus épaisse, la couche trouble, par contre, était moins accentuée. Les solutions de sublimé à 1 p. 1 000 et de Thonerde acétique à 2 p. 100 produisirent toutes deux des altérations de même ordre; dans les deux cas la couche trouble était aussi épaisse que la couche gonflée. Mais même avec la solution saline à 2 p. 100 on avait des altérations : on voyait une très mince couche de fibres musculaires gonflées suivie d'une couche encore plus mince du tissu musculaire trouble ». (C. von Eicken. Beiträge z. klin Chirurg., 1899, XXIV.)

On ne croit plus aujourd'hui qu'une irrigation, même prolongée, faite avec une solution antiseptique, soit capable de désinfecter une plaie; on a reconnu que cette irrigation pouvait être nuisible. On ne trouve donc pas, dans les antiseptiques chimiques, un moyen sûr de débarrasser la plaie des germes importés. On y arrive plus sûrement et avec moins de dangers par le *nettoyage de la plaie.*

Une condition primordiale du pansement est d'empêcher toute accumulation, dans la plaie, de sang, de produits sécrétés, de fragments de tissu détachés ou sphacélés... Caillots sanguins, sécrétions, fragments de tissu sont les réceptacles des microbes, ce sont des milieux de culture excellents pour le développement des germes pathogènes. *Le premier temps d'un pansement est d'assurer une hémostase complète, de nettoyer la plaie.*

La phagocytose arrive assez facilement à débarrasser une plaie des germes nocifs, s'ils ne sont pas en trop grande abondance ou s'ils ne sont pas doués d'une virulence excessive. Le pansement devra aider l'organisme dans sa tâche en ne laissant pas s'accumuler de liquides dans la plaie, en absorbant les sécrétions de la plaie au fur et à mesure de leur production.

Préobajensky a étudié l'influence des conditions physiques d'un pansement sur l'évolution des plaies. Ses expériences montrent que, si le pansement réalise des conditions *d'absorption* et *d'évaporation* suffisantes, cela suffit à empêcher la pénétration des principes toxi-infectieux dans l'intérieur de l'organisme. En voici un exemple : la souris blanche est très sensible à la strychnine, quelques milligrammes suffisent pour la tuer; or, des plaies superficielles ou profondes faites à des souris et recouvertes de strychnine n'amenaient pas la mort de l'animal, si la plaie était pourvue d'un pansement à la gaze légèrement humide. De même, des plaies faites à des chiens et couvertes de sang putride guérissaient sans suppurer si on les recouvrait de pansements appropriés.

Tout pansement doit donc être précédé d'un *nettoyage* aussi complet que possible de la plaie; la siccité parfaite des surfaces cruentées est une condition d'une importance reconnue de tout temps. La suture de la plaie sera effectuée aussi souvent qu'on le pourra, car la suture, en rapprochant les tissus, favorise leur coaptation, empêche les sécrétions, diminue considérablement les chances d'infection.

La suture n'est bonne que si les tissus sont sains et coupés nettement. Toute plaie profonde, anfractueuse, dont l'hémostase est incomplète sera drainée.

Le pansement doit être *absorbant*, c'est une des principales conditions; la gaze, à ce point de vue, est le meilleur agent de pansement; non pas qu'elle soit extrêmement absorbante, la ouate absorbe davantage, nous l'avons vu, mais la ouate évapore mal. De plus, la gaze est un tissu cohérent qui ne laisse pas de brindilles collées à la surface de la plaie, comme la charpie ou le coton hydrophile. La gaze légèrement humide, telle que celle qui est stérilisée par la vapeur fluente sous pression, est préférable à la gaze absolument sèche, car elle absorbe plus vite.

Si le pansement doit être absorbant, il doit assurer en même temps la *perméabilité* du dedans en dehors et l'*occlusion* du dehors en dedans. Il est à la fois *absorbant* pour les germes de la plaie, *occlusif* pour les germes extérieurs. Une autre condition, également nécessaire, de tout pansement, est que le pansement ne soit pas par lui-même une cause d'infection. Il faut donc poser en principe que « *toute substance destinée à être mise en contact avec une plaie doit être absolument privée de germes* » (C. Schimmelbusch).

Le pansement doit en outre *protéger* la plaie contre les heurts extérieurs, cause de souffrance pour le blessé. Aussi est-il nécessaire en général d'ajouter par-dessus les couches de gaze stérilisée absorbante, une certaine épaisseur de coton destiné à faire matelas, tampon contre les chocs, à rendre la pression de la bande fixatrice plus égale et plus facilement tolérable ; ce coton exercera en même temps une certaine compression élastique.

Pratiques à abandonner. — Nous venons de voir quelles sont les conditions que doit réunir le pansement d'une plaie ; il est un certain nombre de pratiques transmises par l'ancienne chirurgie et qu'il faut abandonner : ce sont le lavage des plaies avec de l'eau quelconque non stérilisée, l'exploration des plaies.

Pour montrer l'influence néfaste que peut avoir le lavage des plaies avec une eau souillée de germes, Schimmelbusch donne un exemple frappant : par de multiples expériences faites à la clinique de von Bergmann, il avait constaté qu'à l'heure de la leçon, le nombre des germes qui se déposent en une demi-heure sur une surface de 1 décimètre carré varie de 60 à 70 ; quand l'expérience était faite, à l'air libre, dans le voisinage des bâtiments de la clinique, ce chiffre était encore plus réduit. Le long des installations de la clinique, la Sprée passe, et ses eaux contiennent en moyenne 37 525 germes par centimètre cube. « Or, dit-il, admettons qu'un batelier de la Sprée se blesse et supposons que cette plaie présente une surface d'un décimètre carré, s'il se rend à la clinique avec la plaie laissée à nu, intacte, exposée au contact de l'air, et qu'il s'écoule une demi-heure avant l'application du pansement, au maximum 60 à 80 germes se seront déposés sur la blessure, tout superficiellement à la surface du sang coagulé. Mais, si le blessé, suivant un usage bien enraciné, arrose lentement et à fond la plaie pour la « nettoyer » avec un litre d'eau puisée à la Sprée, on peut calculer que 37 millions de microbes auront été en contact avec elle. »

On ne doit donc laver une plaie que si on a de l'eau propre (bouillie ou stérilisée) à sa disposition, sinon il est préférable d'appliquer un pansement après avoir laissé saigner la plaie, le sang aseptique venant de la profondeur nettoie assez bien la plaie.

L'exploration des plaies à l'aide des doigts ou des stylets doit être abandonnée. Qu'importe la profondeur de la plaie? si elle est aseptique elle guérira sans incidents. Une exploration faite avec des instruments quelconques n'aurait d'autre effet que de favoriser l'infection et de provoquer parfois une hémorragie. L'exploration d'une plaie ne doit être faite que par le chirurgien muni des instruments nécessaires et dans des conditions données ; plaie de la main, par exemple, pour suturer des tendons coupés. Les personnes insuffisamment instruites ou insuffisamment outillées doivent se contenter d'appliquer un pansement : quelques couches d'une substance sèche aseptique, maintenues par une bande. Si on n'a pas de gaze stérilisée ou de gaze iodoformée, il faut se rappeler que les linges fraîchement lavés ou fraîchement repassés ne renferment, en général, que fort peu de germes et conviennent parfaitement pour un pansement d'urgence. L'hémostase sera obtenue par la compression exercée par le pansement et la bande modérément serrée.

Préliminaires d'un pansement d'une plaie. — Le médecin appelé à faire un pansement doit :

1° Se débarrasser des personnes inutiles, encombrantes ;

2° Faire déposer sur une table *tous les objets* nécessaires au pansement : eau bouillie pour le lavage des mains, eau bouillie pour le lavage de la plaie, instruments flambés ou stérilisés par l'ébullition, compresses de gaze, ouate et bandes ;

3° Faire *garnir* le lit du malade, s'il est couché, d'une alèze ou de serviettes placées au-dessous de la partie du corps lésée, pour éviter les souillures.

Dans les manœuvres de pansement, il faut agir sans brusquerie, avec grande douceur, mais avec fermeté. Un débutant tâtonne et fait souffrir le patient, le chirurgien exercé agit vite, mais il a « la main douce » ou plutôt attentive. — Pour prendre un exemple, nous étudierons le pansement d'une plaie franche, par instrument tranchant, des parties molles de l'avant-bras ou de la jambe.

A moins d'une hémorragie redoutable qui nécessite une intervention immédiate, *être propre* doit être la première pensée d'une personne appelée à faire un pansement.

La *désinfection des mains* sera pratiquée d'après les règles usuelles : brossage et lavage à l'eau chaude et au savon, brossage et lavage à l'alcool, lavage dans l'eau stérilisée ou une solution de sublimé. Le brossage et lavage à l'eau chaude et au savon constituent le temps principal de la désinfection des mains; en pratique on peut s'en contenter pour les plaies peu importantes. Mais on fera durer le lavage 5 minutes au moins.

Le malade étant assis ou couché, *on nettoiera la plaie* et la périphérie de la plaie avec des compresses stérilisées légèrement humectées avec de l'eau stérilisée chaude. Il est inutile de laver à grande eau. Il faut déterger la plaie des débris qui peuvent la souiller, et l'assécher. Si des croûtes se sont amassées au pourtour de la solution de continuité, il faut les détacher avec une spatule. En pratiquant le lavage, veillez à nettoyer d'abord la plaie, puis la périphérie de la plaie; ne ramenez pas sur la plaie le tampon qui a balayé la crasse périphérique.

Quand il s'agit d'une plaie de la main ou du pied chez des ouvriers dont les téguments sont souvent souillés des enduits gras des machines ou des matières colorantes des peintures, il est nécessaire d'avoir recours à un lavage complet à l'eau chaude et au savon, puis à l'éther et à l'alcool.

La plaie, bien nettoyée, bien asséchée avec une compresse, sera réunie par suture si elle est nette; si on a quelque doute sur l'asepsie de la plaie, il est préférable de ne pas réunir ou de réunir partiellement, en tamponnant le reste de la plaie avec de la gaze aseptique et en mettant un drain.

Le nettoyage et la suture d'une plaie ne vont pas sans douleurs; chez les enfants l'anesthésie générale est parfois utile.

Les tampons salis seront jetés dans un récipient approprié : seau, hotte à pansement; ils devront être brûlés.

La plaie réunie ou asséchée est *recouverte alors de plusieurs couches de gaze stérilisée* par-dessus lesquelles est placée une épaisseur de plusieurs centimètres d'ouate hydrophile, le tout sera maintenu par une bande roulée, une écharpe ou un bandage. Il y a quelques années, et en commémoration probablement des pansements ouatés de Guérin, on croyait indispensable à la bonne guérison des plaies l'entassement de quantités énormes d'ouate ordinaire. Un malade, par exemple, venu à une consultation hospitalière pour une plaie du doigt insignifiante, repartait souvent avec une masse énorme appendue à l'extrémité de son bras, ce qui l'empêchait de remettre la manche de son vêtement. On revient de ces exagérations.

L'emploi des bandes souples a singulièrement facilité l'application du mode de contention des pansements; on se contente d'enrouler la bande autour du membre lésé en exerçant une pression modérée, l'élasticité de la ouate assure une adhésion suffisante du pansement au membre. Il faut cependant agir avec une certaine méthode et l'application d'une bande diffère suivant les régions.

Les bandes doivent être appliquées d'une façon assez

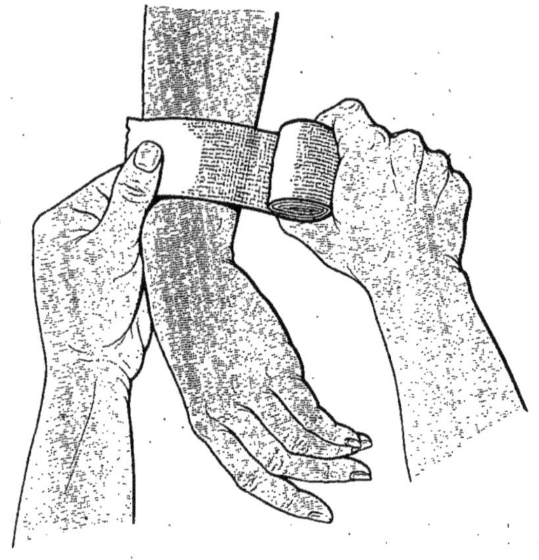

Fig. 69. — Manière de commencer l'enroulement d'une bande de gaze. La bande de gaze mousseline peut s'appliquer directement sur la peau.

serrée, surtout si la couche d'ouate placée par-dessus le pansement est épaisse. Il est indispensable que la constriction de la bande n'aille pas jusqu'à faire souffrir le malade et arrêter le cours du sang; mais il est bon que la bande maintienne le pansement de façon à ce que les mouvements du malade ne le déplacent point.

Quand il s'agit d'un segment conique du membre, pour bien appliquer la bande, on est obligé de faire des renversés. On donne le nom de renversé à un pli qui fait que le bord supérieur de la bande devient inférieur et que sa face externe devient interne. « Pour faire ces renversés, le chirurgien fixe le dernier point déroulé de la bande à la surface du membre, pendant que de l'autre main, qui n'a étalé le globe de cette bande que sur une petite étendue, la tourne sur elle-même, sans la tirer, comme pour en croiser les deux bords.

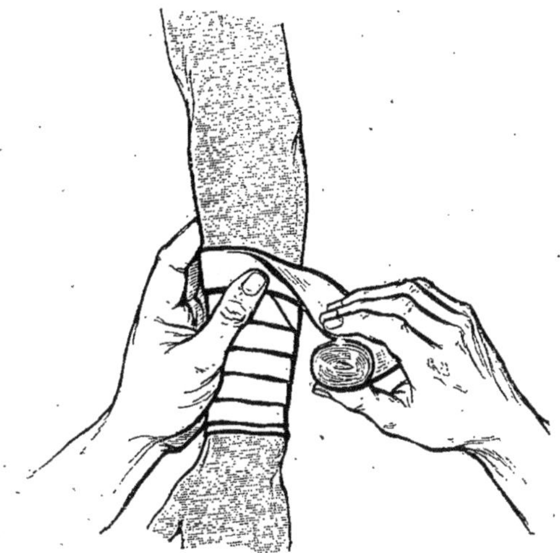

Fig. 70. — Manière de faire les renversés.
La main gauche fixe la portion déroulée de la bande, la main droite retourne la bande.

Cela fait, il continue à la dérouler jusqu'à ce qu'elle soit revenue au même point. » On renouvelle la même manœuvre de renversement de la bande un certain nombre de fois si la forme du membre l'exige.

Les chirurgiens modernes n'ont rien appris de nouveau dans l'art d'enrouler avec solidité et élégance une bande autour d'une partie du corps. Pour connaître l'art de maintenir un pansement il faut remonter aux anciens auteurs dont on se contente généralement, dans les livres de petite chirurgie, de recopier les descriptions et les figures[1].

[1] Les anciens Egyptiens, dans l'embaumement de leurs momies, développaient pour l'enroulement des bandes une adresse incomparable. Au Britsh Museum on peut voir sur quelques momies l'admirable application des bandelettes.

Pansement des plaies de la tête et du cou. — Pour les plaies de la tête et du cou, il est bon de ne pas entasser trop d'ouate par-dessus les premières pièces de pansement; le pansement doit être léger.

Les bandes employées ne devront pas avoir plus de 4 à 6 centimètres de largeur : la bande de crépon Velpeau convient admirablement.

Comme l'indique la figure 68 A, extraite d'une ancienne traduction de Galien, pour bien faire tenir un pansement sur la tête et le cou il faut prendre point d'appui sur le bregma, le maxillaire inférieur d'une part, le front et l'occiput d'autre part, et faire des circulaires autour du cou. En continuant l'enroulement de la bande, on peut recouvrir d'une façon solide tout le sommet de la tête, la nuque et le cou, en ne laissant libre que la face.

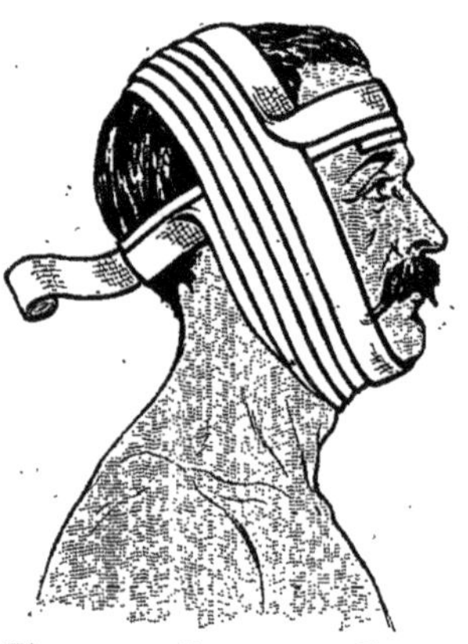

Fig. 71. — Pansement d'une plaie de l'oreille.

Le mode d'enroulement des bandes doit être modifié suivant le cas considéré; pour une plaie du pavillon de l'oreille ou de la région temporale, on peut supprimer les jets de bande autour du cou; la bande partant du front fera quelques circulaires passant par la nuque; au niveau de l'oreille droite, par un renversé, elle se portera sous le maxillaire inférieur, remontera au niveau de l'oreille gauche sur le bregma pour redescendre et faire des circulaires verticaux qui se croiseront alternativement avec les circulaires passant par le front (fig. 71).

La figure 72 montre le pansement d'une plaie du menton ou de la joue, des circulaires horizontaux entourant le cou alternent avec des jets de bande passant au sommet de la tête; la disposition de la chevelure conduit parfois à modifier le mode d'enroulement de la bande.

Le pansement d'une plaie du cou sera maintenu par des circulaires du cou, et pour empêcher le pansement de bâiller par en haut on fera passer quelques jets obliques sur le sommet de la tête (fig. 73), on pourra les assujettir par des

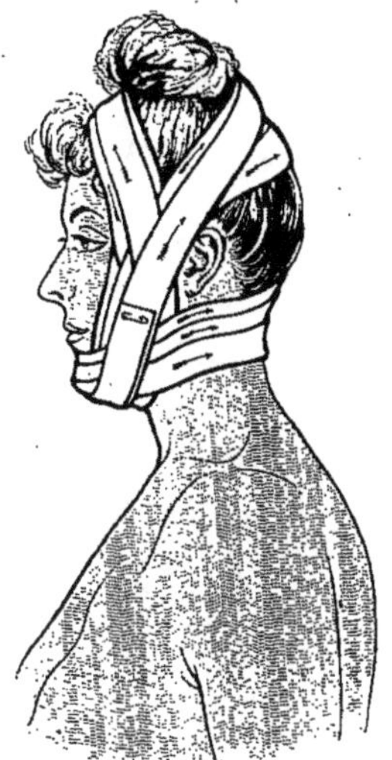

Fig. 72. — Pansement d'une plaie du menton.

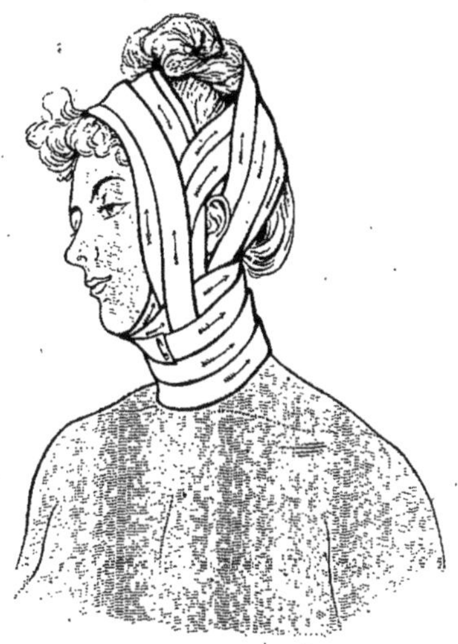

Fig. 73. — Pansement d'une plaie de la partie supérieure du cou.

circulaires passant par le front et la nuque comme il est indiqué dans la figure 71 et dans la figure 68 B.

Si la plaie siège à la partie inférieure du cou ou à la partie supérieure des épaules, les circulaires du cou seront complétés par des jets de bande passant *sous les aisselles*. La figure 74 montre le pansement d'une plaie de la nuque et de la région dorsale supérieure : c'est le *croisé contentif de la tête, du cou et des épaules* (fig. 74).

Quand une plaie siège sur le cuir chevelu, pour maintenir le pansement on peut avec avantage utiliser ce que les anciens appelaient la *capeline* : la bande, après quelques circulaires passant par le front, la région temporale, la nuque, se renverse de la racine du nez vers la nuque en passant par le sommet de la tête; ce jet oblique est fixé par un circulaire; puis un nouveau renversé ramène la bande du front à la nuque en passant par le sommet de la tête, un nouveau circulaire fixe ce jet oblique. On continue de cette façon en faisant successivement à droite et à gauche des jets obliques de bande allant de la racine du nez à la nuque; on termine par des circulaires horizontaux. Quand ce bandage est suffisamment serré et fait avec soin il tient très bien et il a l'avantage de pouvoir être dissimulé par un chapeau.

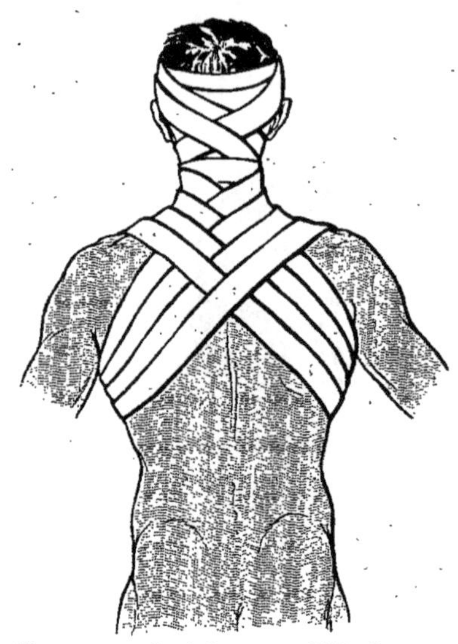

Fig. 74. — Croisé contentif de la tête, du cou et des épaules.

Pour les plaies du cuir chevelu qui ne nécessitent pas de compression, on peut utiliser

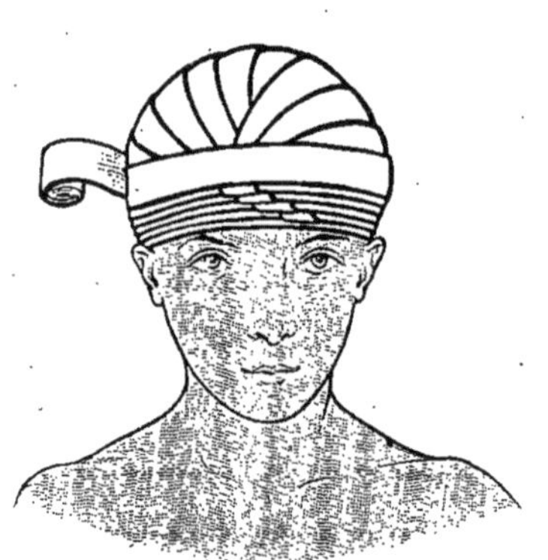

Fig. 75. — Capeline.

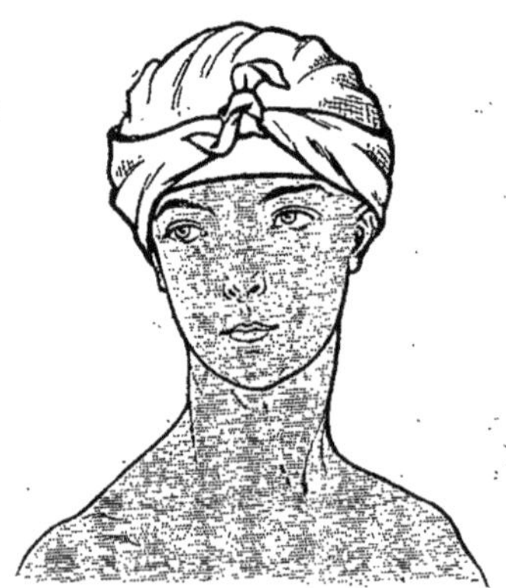

Fig. 76. — Triangle fronto-occipital.

le *triangle fronto-occipital* : on prend un triangle de toile dont le grand côté mesure 80 centimètres à 1 mètre de longueur ; la partie moyenne de la base est appliquée sur le front, les chefs sont portés à la nuque, entrecroisés par-dessus le sommet du triangle et ramenés horizontalement sur le front où on les fixe soit par un nœud, soit par des épingles, la surface du triangle recouvre le sommet de la tête (fig. 76).

Pour les pansements des yeux on a recours encore de nos jours au pansement nommé par les anciens *monoculus* ou *binoculus* (fig. 68 D et fig. 77 et 78).

Pour le pansement d'un œil on commence par deux circulaires du front; arrivé à la nuque on passe sous le lobule de

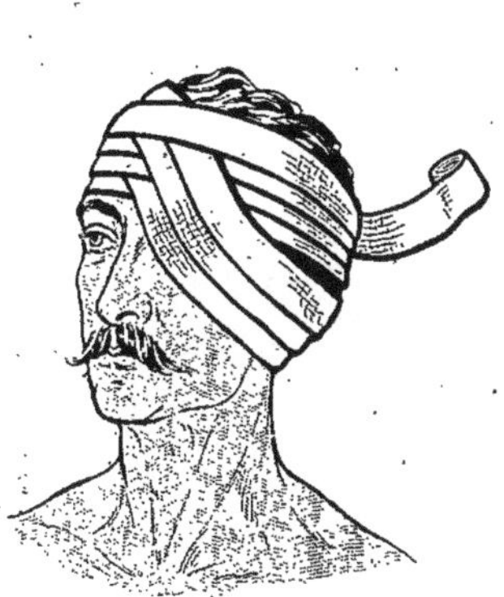

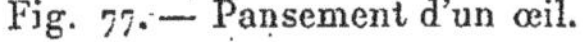

Fig. 77. — Pansement d'un œil.

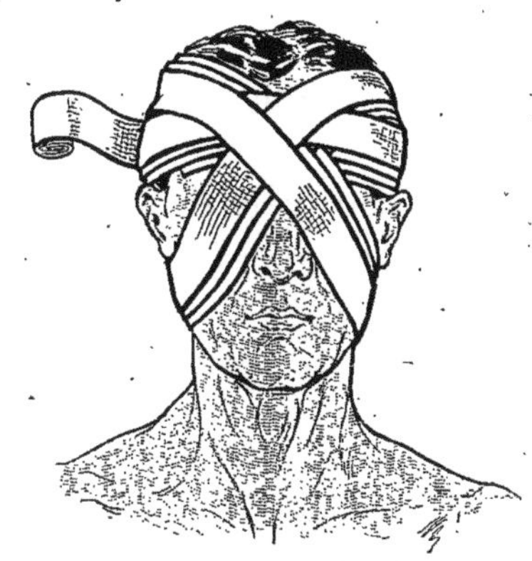

Fig. 78. — Pansement des deux yeux.

l'oreille et de là sur l'angle interne de l'œil, par-dessus les premières pièces de pansement; on gagne la bosse pariétale du côté opposé, puis on maintient ce jet oblique par un circulaire du front; on porte à nouveau la bande vers la nuque et on fait successivement des obliques analogues et les mêmes circulaires contentifs. On termine par un circulaire.

Pour maintenir un pansement sur les deux yeux on agit de même, on fait des tours circulaires autour de la tête et des jets obliques passant sous chaque lobule de l'oreille pour recouvrir les yeux (fig. 78).

Bien d'autres modes de pansement des anciens seraient intéressants à signaler, car ils sont parfaitement utilisables, telle est la fronde contentive du menton de Soranus.

Fronde contentive du menton de Soranus. — « Il faut couper la bande par les deux bouts, tellement que le milieu, duquel on comprend le menton, demeure entier : nous étendons les

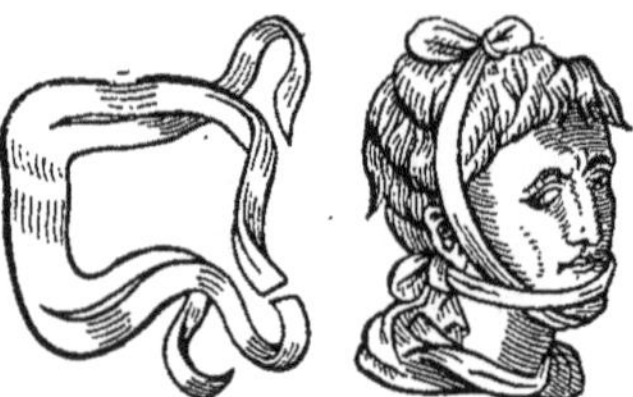

Fig. 79. — Fronde contentive du menton de Soranus.

parties inférieures droict par les joues entre le front et le bregma et tirons les supérieures de travers à l'occipice par le menton et les nouons ensemble. Et telle déligature est propre à ceux auxquels il faut bander le menton, » (Galien, *loc. cit.*, p. 992.)

La figure 80 montre une

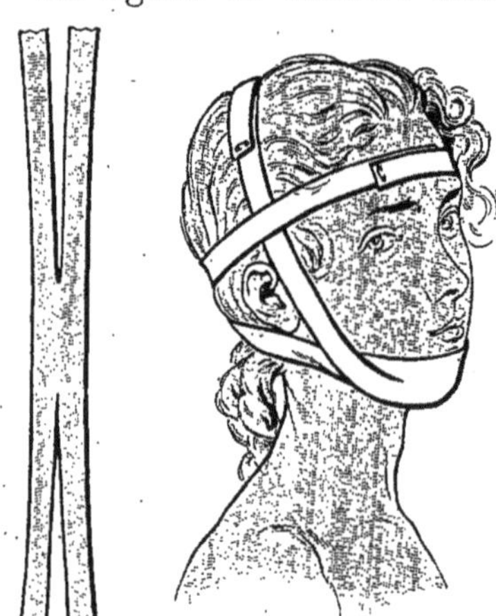

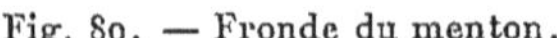

Fig. 80. — Fronde du menton.

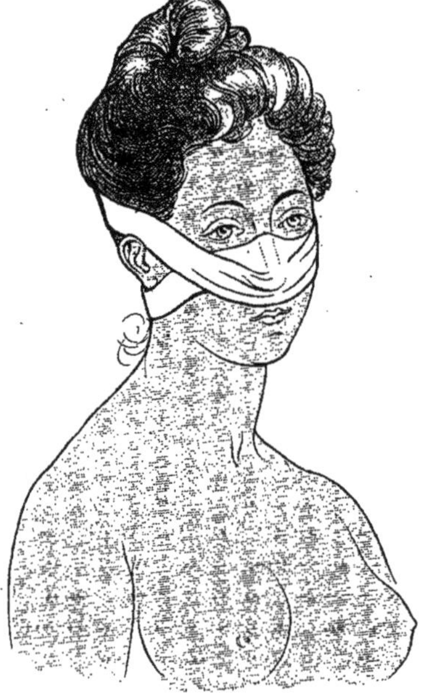

Fig. 81. — Fronde du nez.

manière un peu différente d'appliquer la fronde du menton, les chefs supérieurs sont croisés au niveau de l'occipital et ramenés sur le front; les chefs inférieurs sont ramenés au sommet de la tête et fixés l'un à l'autre comme dans la figure précédente.

Pour une plaie du nez on se servait de la *fronde du nez*, composée d'une pièce de toile en forme de rectangle très allongé qu'on incisait à ses deux extrémités jusqu'à deux ou trois travers de doigt de son milieu. On appliquait la partie médiane sur le nez, les chefs étaient ramenés et liés en arrière de la tête (fig. 81).

Michel Disdier[1] recommandait le T *double pour le nez*.

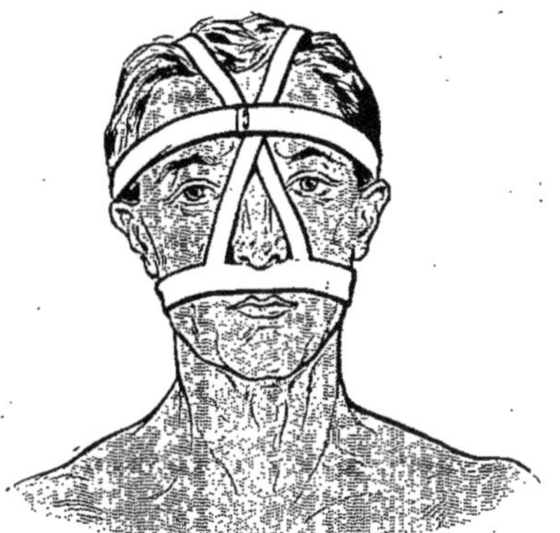

Fig. 82. — T double pour le nez.

Ce bandage bien peu usité de nos jours pourrait servir à maintenir un pansement de la lèvre supérieure ou de la racine du nez. Il se compose d'une bande principale et de deux bandelettes secondaires qui viennent se fixer l'une et l'autre à quelque distance du milieu de la bande principale; les bandelettes sont ramenées au sommet de la tête en s'entrecroisant au niveau de la racine du nez, les deux chefs de la bande principale se croisent à la nuque et viennent se réunir au niveau du front (fig. 82).

Pour les petites plaies de la face de même que pour les plaies de la main et des doigts, on peut, avec avantage, se

(1) François-Michel Disdier. Traité des bandages. A Paris, 1761. N° 30926 du *Catalogue de la Bibliothèque de l'École de Médecine de Paris*.

servir d'un agglutinatif quelconque : stérésol, traumaticine, taffetas d'Angleterre, collodion.

Stérésol. — Le stérésol est un vernis antiseptique dont la composition est due à F. Berlioz.

Gomme laque purifiée	270 grammes.
Benjoin purifié.	10 —
Baume de Tolu	10 —
Acide phénique cristallisé	100 —
Essence de cannelle de Chine	6 —
Saccharine.	6 —
Alcool	q.s. pour un litre.

En application sur les téguments il donne une pellicule jaunâtre adhérente.

Traumaticine. — La traumaticine est une solution de gutta-percha dans le chloroforme.

Gutta-percha	10 grammes.
Chloroforme	90 —

Appliquée au moyen d'un pinceau, la traumaticine, par dessiccation, donne une pellicule brune assez résistante.

Taffetas d'Angleterre. — Le taffetas d'Angleterre est une bande de taffetas noir, rose ou blanc, sur laquelle on a étendu la solution suivante :

Colle de poisson	50 grammes.
Eau.	400 —
Alcool à 60°.	400 —

Collodion. — Le collodion est une dissolution de fulmicoton dans un mélange d'alcool et d'éther; d'après le Codex il renferme :

Fulmicoton.	5 grammes.
Ether	75 —
Alcool à 95°	20 —

Le fulmicoton est du coton traité par un mélange d'acides azotique et sulfurique. L'acide azotique monohydraté ou mieux encore un mélange d'acide azotique et d'acide sulfurique en agissant sur la cellulose du coton, peut, suivant les conditions dans lesquelles l'expérience est réalisée, donner naissance aux composés suivants :

Cellulose	trinitrique	$C^{24}H^{17}O^{17}(AzO^{5})^{3}$
—	tétranitrique	$C^{24}H^{16}O^{16}(AzO^{5})^{4}$
—	pentanitrique	$C^{24}H^{15}O^{15}(AzO^{5})^{5}$.

Le dernier de ces composés porte généralement le nom de coton-poudre, fulmicoton ou pyroxyle [1].

Le collodion est un liquide épais, opalescent, ayant l'odeur de l'éther; il est inflammable et très volatil. Sa consistance permet de l'étendre au pinceau sur la peau où il s'évapore rapidement en produisant un enduit imperméable. Mais cet enduit, obtenu avec le collodion préparé comme il est indiqué plus haut, est rétractile et cassant. On lui donne de l'élasticité en y ajoutant de l'huile de ricin (Codex).

Ce liquide doit être conservé dans des flacons à large ouverture, munis de bouchons fermant hermétiquement, afin d'éviter la solidification du produit par volatilisation de l'éther.

On emploie aussi des collodions antiseptiques ainsi composés :

Collodion phéniqué

Acide phénique	5	grammes.
Collodion	95	—

Collodion au sublimé

Sublimé corrosif	5	grammes.
Collodion	95	—

Collodion salicylé

Extrait de cannabis indica	1	gramme.
Acide acétique cristallisé	2	—
Acide salicylique	10	—
Térébenthine	5	—
Collodion	82	—

Avec cette dernière préparation on utilise l'action de l'acide salicylique sur les parties épidermiques devenues cornées.

On peut incorporer également au collodion de l'iode et du tanin.

(1) H. LECOMTE. *Le coton*. Paris, 1900, p. 32.

Pansement des plaies des doigts ou de la main. — Pour maintenir un pansement compressif autour d'un doigt on a recours au *spiral du doigt*. La bande commence par quelques circulaires autour du poignet, descend sur le dos

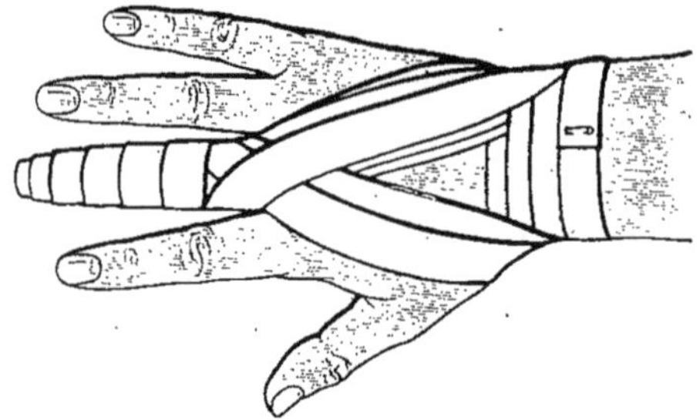

Fig. 83. — Spiral du doigt médius droit.

de la main jusqu'à la racine du doigt malade, puis descend en spirale jusqu'à l'extrémité du doigt. Arrivé à cette extrémité on commence à serrer plus fortement la bande et on remonte à la base du doigt, en tours plus ou moins rapprochés, pour de là gagner par le dos de la main le poignet où se fixera la bande.

Souvent on se contente d'enrouler la bande en spirale autour du doigt et de l'arrêter au niveau de la racine du doigt.

Quand on fait à chaque doigt un spiral relié au poignet

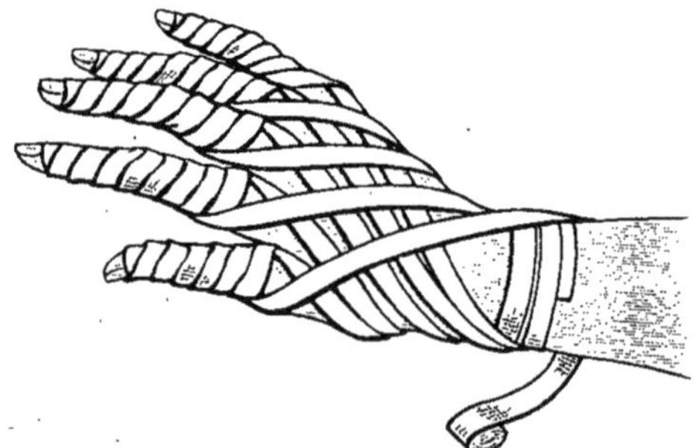

Fig. 84. — Gantelet de la main droite.

on obtient le bandage que les anciens auteurs nommaient *gantelet* (fig. 84).

Quand on veut maintenir sans compression un pansement autour d'un doigt, on se sert d'un *doigt de gant* taillé en pointe aux dépens de la face dorsale. A cette pointe on attache un ruban dont les deux chefs sont noués autour du

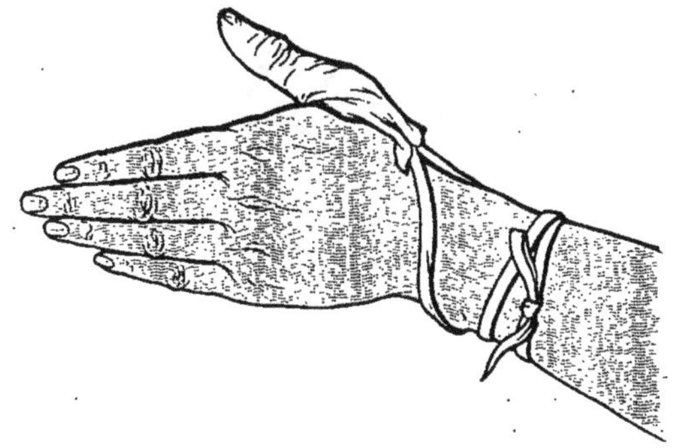

Fig. 85. — Le doigt de gant appliqué au pouce gauche.

poignet. Le doigt de gant convient très bien dans les derniers jours où un pansement du doigt est utile, alors que l'on veut protéger une cicatrice récente contre les contacts nuisibles. Pour une plaie fraîche du doigt, quand on a une hémorragie plus ou moins abondante à combattre, il est préférable d'employer le spiral du doigt.

Pour les plaies du doigt, on peut se servir également du *doigtier en caoutchouc* souple.

Pour les plaies de la main proprement dite, c'est-à-dire

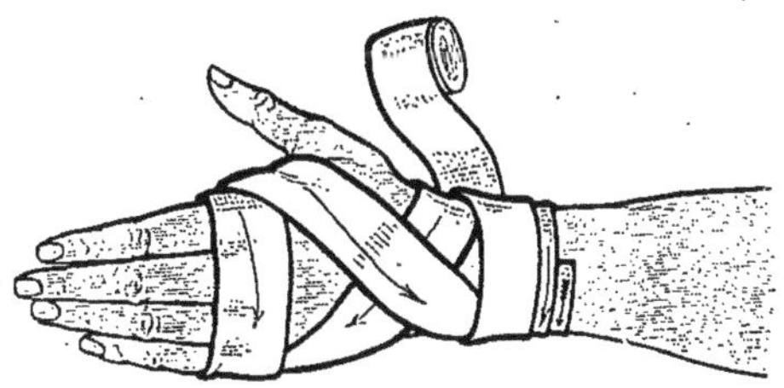

Fig. 86. — Huit postérieur de la main gauche.

pour les plaies de la région palmaire et dorsale du carpe et du métacarpe, on a recours au *huit de la main*, ce huit de la main est antérieur ou postérieur.

Dans le *huit postérieur* la bande commence par deux circulaires au poignet, se porte ensuite obliquement sur la face dorsale de la main jusque vers la base des doigts qu'elle entoure d'un circulaire laissant le pouce libre. La bande

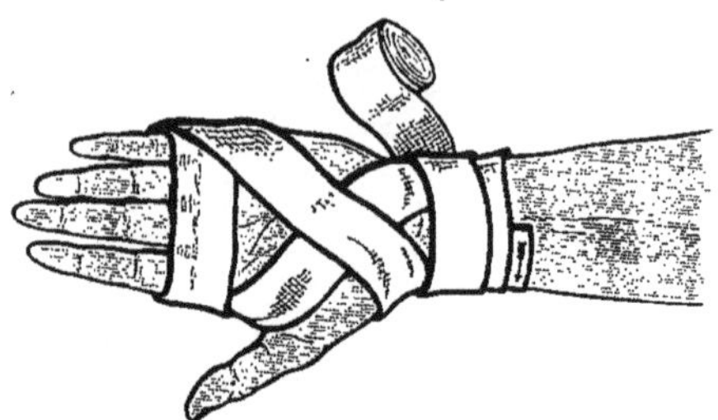

Fig. 87. — Huit antérieur de la main gauche.

revient ensuite vers le poignet en croisant le premier jet oblique ; autour du poignet elle fait un circulaire horizontal, puis redescend vers la main en recouvrant une partie

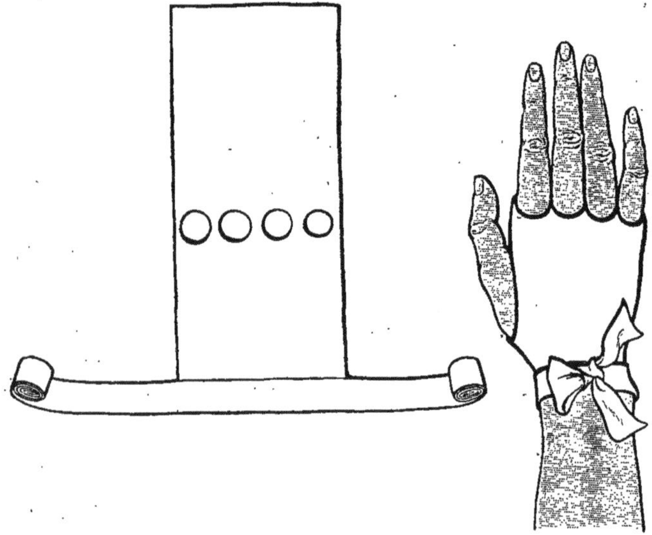

Fig. 88. — T perforé contentif de la main droite.

du premier jet oblique, et on continue ainsi jusqu'à ce que la main soit bien recouverte (voy. fig. 86).

Le même mode de pansement appliqué à la face antérieure

de l'avant-bras constitue le *huit antérieur* du poignet ou de la main (fig. 87).

Pour une plaie du dos de la main, en cas de besoin, le T perforé contentif est parfaitement utilisable. Une compresse rectangulaire, d'une largeur égale à celle de la main ou un peu supérieure, et d'une longueur de 25 centimètres, est cousue par un de ses bords terminaux à une bande transversale de 50 centimètres de longueur. Quatre trous pour les quatre derniers doigts y sont pratiqués à une distance convenable. La portion de la compresse destinée à recouvrir la paume de la main doit avoir plus de longueur que la portion destinée à recouvrir la face dorsale. Après avoir disposé convenablement les premières pièces de pansement sur la main, on engage dans les trous les doigts du patient. La bande et la portion de la compresse attenante restent sur la face dorsale. L'autre bout de la compresse revêt la face palmaire et on la fixe par les circulaires de la bande, dont les chefs, finalement, sont attachés l'un à l'autre au niveau de la face dorsale du poignet (fig. 88.)

Pansement des seins. — *Écharpe triangulaire de Mayor.* — Pour maintenir un pansement provisoire au devant d'un sein, on peut employer une écharpe triangulaire. La base du triangle est placée autour du thorax, les deux pointes correspondant à cette base sont attachées en arrière l'une à l'autre au moyen d'épingles ; le sommet du triangle est passé par-dessus l'épaule correspondante au sein malade, et est fixé aux chefs postérieurs à l'aide d'un morceau de bande (fig. 89).

Pansement compressif d'un sein. — Quand on veut exercer sur le sein une certaine compression il faut recourir à ce que les anciens appelaient le croisé contentif de la mamelle.

Après avoir placé les couches profondes du pansement et

une couche abondante d'ouate, on maintient d'une main les pièces du pansement tandis que de l'autre on enroule la bande. Supposons qu'il s'agisse du sein gauche ; on commence par quelques circulaires autour de la ceinture en allant du côté gauche de la malade au côté droit, puis arrivé sous le sein gauche, on remonte obliquement sur l'épaule droite ; on descend obliquement par derrière vers l'aisselle gauche, on

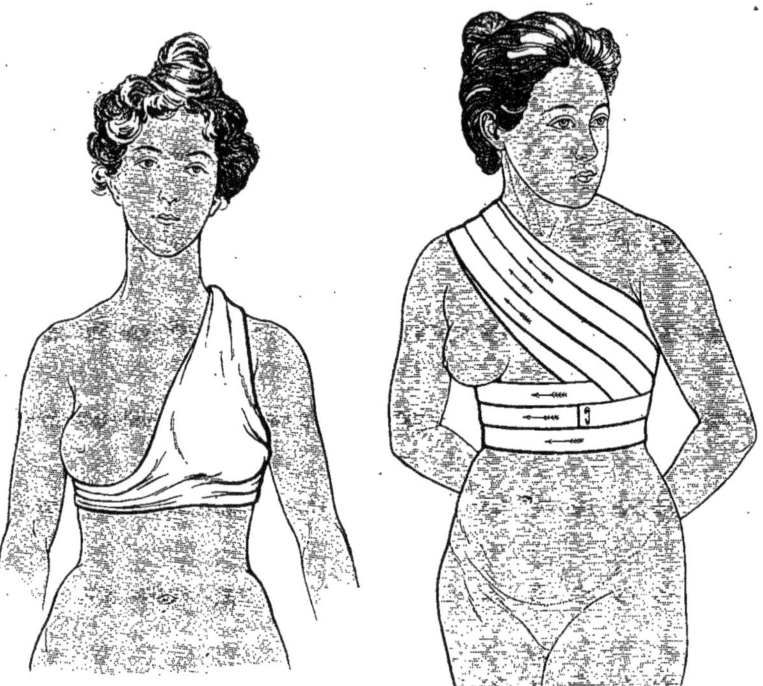

Fig. 89. — Echarpe triangulaire de Mayor.

Fig. 90. — Pansement compressif du sein gauche.

fait un circulaire horizontal en passant par-dessus le jet oblique pour le fixer ; arrivé sous le sein gauche, on fait un second oblique recouvrant les deux tiers du premier, puis un second circulaire. On continue par un troisième oblique maintenu par un troisième circulaire et ainsi de suite jusqu'à ce que le sein soit entièrement recouvert.

On peut par ce moyen exercer une compression très forte, mais il faut toujours avoir soin de relever la mamelle de bas en haut, dans le sens des flèches (fig. 90).

Pansement compressif des deux seins. — La manière de faire ce pansement des deux seins est la même que dans le pansement précédent ; il faut faire des circulaires entourant le thorax au-dessous des seins, des jets obliques passant sur l'épaule gauche et sur l'épaule droite.

On commence comme précédemment par des circulaires, on vient passer sur l'épaule gauche en jet oblique en relevant la mamelle droite, on fait un circulaire. Pour passer sur le sein gauche il y a une petite difficulté, car si on enroulait la bande toujours dans le même sens, l'oblique pour le sein gauche serait dirigé de haut en bas, et tendrait à faire descendre le sein au lieu de le faire remonter. Pour éviter cet inconvénient, autrefois on se servait de bandes roulées à deux globes ; il suffit d'intervertir le sens d'enroulement : après avoir fait un circulaire, on arrête la bande sur la ligne médiane puis on la fait revenir sur elle-même, on fait un nouveau circulaire, la bande qui allait de droite à gauche, va maintenant de gauche à droite, elle aborde le sein gauche par sa partie inférieure, remonte ce sein, gagne l'épaule droite, redescend, fait un circulaire, change de nouveau de sens pour venir aborder le sein droit et ainsi de suite ; alternativement on renverse

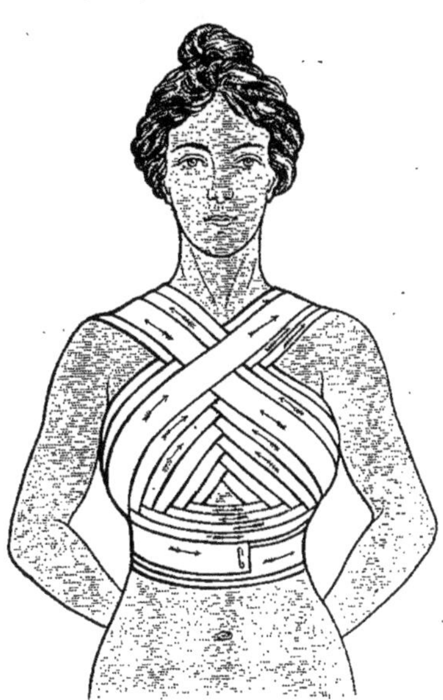

Fig. 91. — Pansement compressif des deux seins.

le sens d'enroulement de la bande pour que toujours les seins soient bien remontés (fig. 91).

Quelquefois le pansement a tendance à bâiller par en haut, on fait alors pour terminer un ou deux circulaires au-dessus des seins.

Pansement des plaies du dos et du thorax. — Un pansement d'une plaie de la région dorsale ou thoracique est

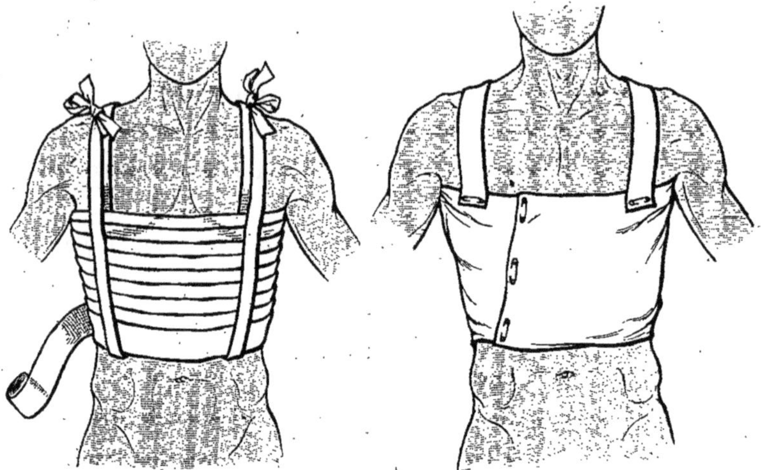

Fig. 92. — Lien de Sostratus.

Fig. 93. — Bandage de corps.

maintenu soit par un bandage de corps, soit par un spiral de la poitrine.

Le *spiral de la poitrine* était autrefois dénommé lien de Sostratus. Galien[1] recommandait, pour l'appliquer, de placer d'abord sur chaque épaule deux petites bandelettes de longueur égale que l'on laissait pendre verticalement en avant et en arrière. Par-dessus ces bandelettes on enroulait le spiral autour du thorax, on cousait les chefs de ces bandelettes aux circuits du spiral, ou si ces chefs étaient suffisamment longs on les ramenait sur les épaules et on les nouait en rosette (fig. 92).

(1) GALIEN. *Loc. cit.*, p. 998.

Plus souvent pour les plaies du dos ou du thorax on maintient le pansement à l'aide d'un bandage de corps. Le bandage de corps est une pièce de toile ou mieux de flanelle taillée en forme de rectangle allongé mesurant en général 75 de long sur 50 de large. On le fixe en avant par des épingles, et pour l'empêcher de glisser on le maintient par des bandelettes passant par-dessus les épaules (fig. 93.)

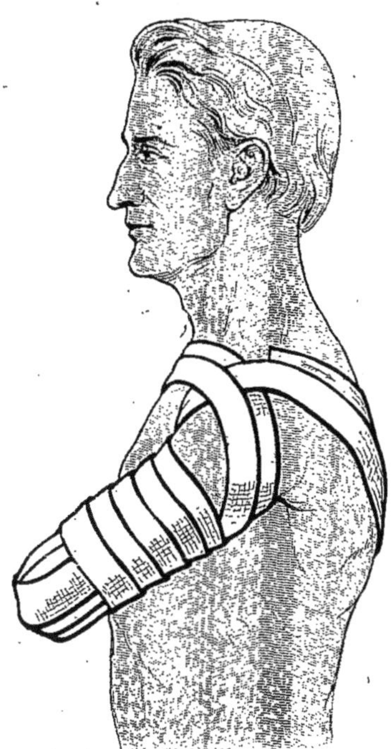

Fig. 94. — Pansement d'un moignon de bras.

Pansement d'un moignon du bras. — Pour les plaies de l'épaule et pour une amputation du bras il est nécessaire que le pansement passe à la fois autour du tronc et autour du bras. (fig. 94.)

Pansement d'une plaie de l'abdomen. — Pour les plaies de la paroi abdominale, pour la plaie consécutive à la laparotomie par exemple, on emploie le bandage de corps en flanelle. Par-dessus les couches profondes du pansement, on amoncelle une quantité considérable d'ouate qui permet de serrer fortement le pansement. Quand l'abdomen est bien comprimé le malade souffre moins.

Le bandage de corps est maintenu par des sous-cuisses.

Bandage pour le périnée. — Pour maintenir un pansement de la région anale et de la région périnéale chez l'homme, un pansement de l'anus, du périnée, de la vulve, chez la femme, on se sert du *bandage en* T.

Pour appliquer ce bandage, on portera le milieu de la bande postérieurement au-dessus du sacrum, pour venir, en faisant le tour du corps, en attacher les extrémités en avant, au niveau de la paroi antérieure de l'abdomen. Les bandelettes passeront sous le périnée et viendront se fixer à la

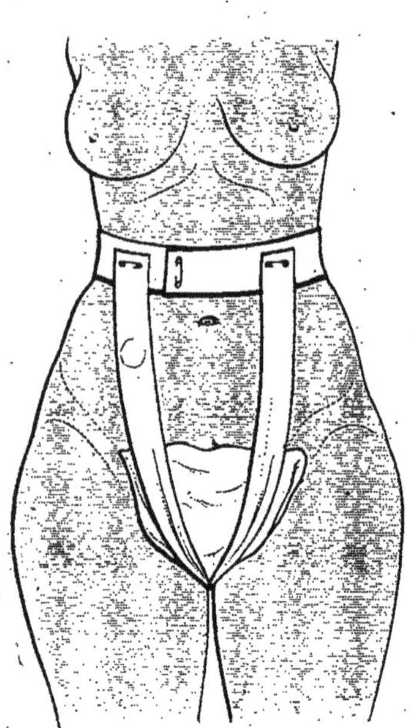

Fig. 95. — Triangle pelvien postérieur.

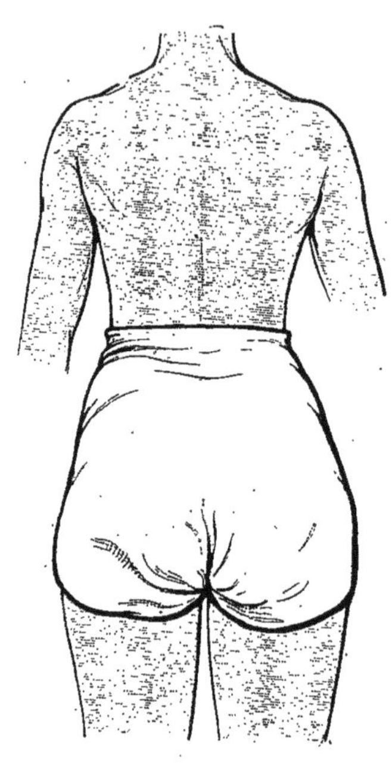

Fig. 99. — Bandage du périnée. Bandage en T.

bande circulaire, l'une à droite, l'autre à gauche de la ligne médiane (fig. 95.)

Pour les plaies des fesses il est souvent avantageux d'employer ce que Mayor dénomme le *triangle pelvien supérieur*. La base d'une écharpe triangulaire est placée derrière le sacrum, les chefs sont réunis au-devant du pubis, le sommet réfléchi entre les cuisses va se réunir aux deux chefs, devant le pubis (fig. 96.)

Pansement du scrotum. — Pour les plaies de la région

scrotale on utilise généralement le suspensoir. Galien recommande la ligature pour la bourse d'après Soranus [1]. E. Wickham décrit un mode de bandage du scrotum différent [2]. Le scrotum est enveloppé de plusieurs épaisseurs

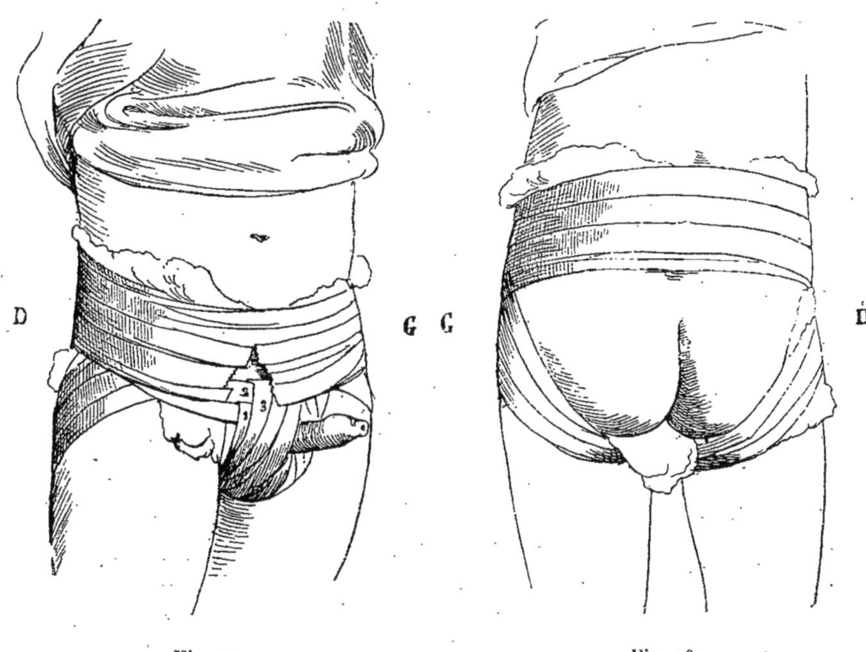

Fig. 97. Fig. 98.

d'ouate hydrophile, maintenu par un suspensoir à sous-cuisses et par-dessus le suspensoir on ajoute d'autres couches d'ouate garnissant le périnée et les épines iliaques. Le chirurgien prenant alors cinq ou six bandes de tarlatane ordinaire procède à la compression. Un aide est nécessaire.

Le chirurgien fait d'abord trois circulaires, il commence

---

[1] « De Soranus. *Lia lgature pour la bourse faite de trois chefs* : Il faut couldre une autre bande par le milieu avec le bout d'une bande à la figure d'un T et que la traverse ceint l'homme, laquelle aille droit à la bourse et faut la couper tant que le menbre soit receu et le bout lié à la céincture, afin qu'il soit accommodé aux maux de la bourse. » Galien, *loc. cit.*, p. 1019.

[2] E. Wickham. Bandage compressif du scrotum. *La France Médicale*, 1893, 3 février, n° 5.

l'application au niveau de l'épine iliaque antérieure et supérieure du côté droit, va rejoindre celle du côté gauche en passant sur la région sous-ombilicale et arrête sa troisième circulaire à l'épine iliaque et supérieure droite; de là la bande passe en arrière, suit le bord inférieur du muscle grand fessier toujours du côté droit (fig. 97), traverse en diagonale le périnée, remonte sur la face latérale gauche du scrotum et s'arrête au niveau de l'ombilic.

L'aide fait deux circulaires (fig. 97) recouvrant les trois premiers circulaires et la bande ascendante du chirurgien (fig. 97); le chirurgien porte ensuite sa bande, de nouveau, sur la face latérale gauche du scrotum de telle sorte que les circulaires de l'aide servent de point de réflexion pour la bande du chirurgien (fig. 97 et 98).

Cette bande comprime le scrotum, puis croise diagonalement le périnée antérieur pour suivre le bord inférieur du muscle grand fessier du côté droit et revenir à la hauteur de l'épine iliaque droite. La bande du chirurgien passe alors en avant sur les circulaires précédents, de même en arrière, et, après avoir atteint pour la seconde fois l'épine iliaque supérieure gauche, suit le bord inférieur du muscle grand fessier du même côté, croise diagonalement le périnée, remonte sur la face latérale droite du scrotum et ainsi de suite.

Ces diverses manœuvres du chirurgien et de l'aide sont recommencées jusqu'à ce que les bourses soient bien recouvertes et que la compression soit suffisante.

Pansement d'une plaie de l'aine. — Les pansements des plaies de la région inguinale sont maintenus par le *spica*; le spica est simple ou double suivant qu'une seule ou les deux aines sont recouvertes par les bandes.

On commence par faire deux ou trois tours de bande autour de la partie inférieure de l'abdomen, puis, au moment où l'on arrive au niveau de l'épine iliaque antérieure, on conduit la bande obliquement sur la partie externe, postérieure et interne de la cuisse et on la ramène à l'épine iliaque pour lui faire décrire un circulaire autour de la partie inférieure de l'abdomen, redescendre sur la cuisse, et ainsi de suite un plus ou moins grand nombre de fois suivant la dimension du pansement.

Le spica sert également pour les plaies de la cuisse, on le

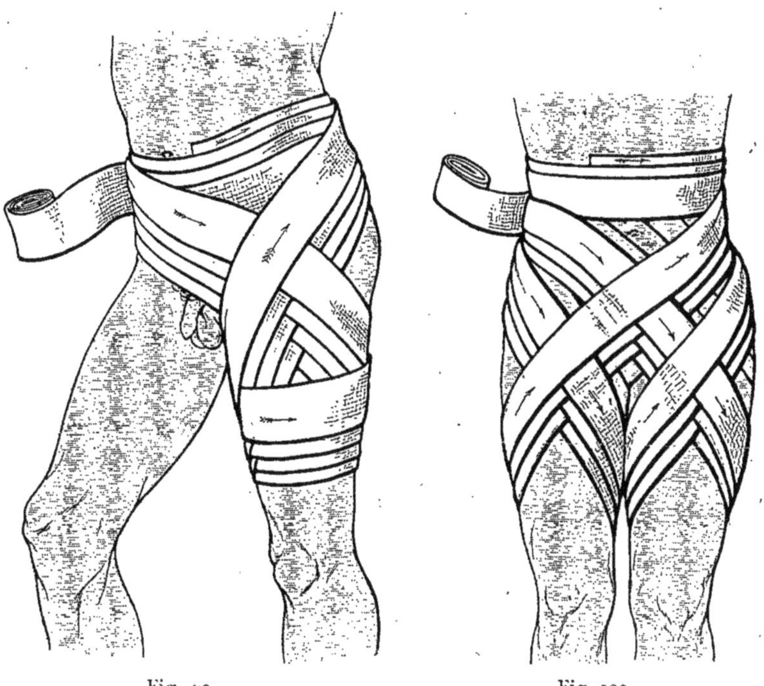

Fig. 99. Fig. 100.

complète alors en faisant quelques circulaires autour de la cuisse, avec la même bande (fig. 99.)

Le *spica double* de l'aine se fait d'après les mêmes principes, la bande fait deux ou trois circulaires autour de l'abdomen, arrivée au niveau de l'épine iliaque antérieure et supérieure droite, elle gagne la partie antérieure de la cuisse gauche en passant devant l'aine gauche, parcourt successivement la face externe, la face postérieure et la face interne de la cuisse gauche, revient à la partie antérieure et regagne le pourtour de l'abdomen par la crête iliaque gauche. Arrivée au niveau de l'épine iliaque antérieure et supérieure droite, elle descend alors sur cette cuisse droite, en passant devant l'aine droite, parcourt successivement la face interne, la face postérieure et la face externe de la cuisse droite, se porte au-devant du pli inguinal et revient faire un circulaire autour de l'abdomen au-dessus de la crête iliaque gauche. On continue jusqu'à ce que les deux aines soient recouvertes (fig. 100.)

Il va de soi qu'on peut intervertir le sens d'enroulement des bandes.

Pour l'application d'un spica, le malade couché plie les genoux et prend point d'appui sur les pieds et les épaules pour soulever son bassin au-dessus du plan du lit, les jambes étant légèrement écartées.

Si la position doit être maintenue longtemps on glissera sous le sacrum du malade un pelvi-support.

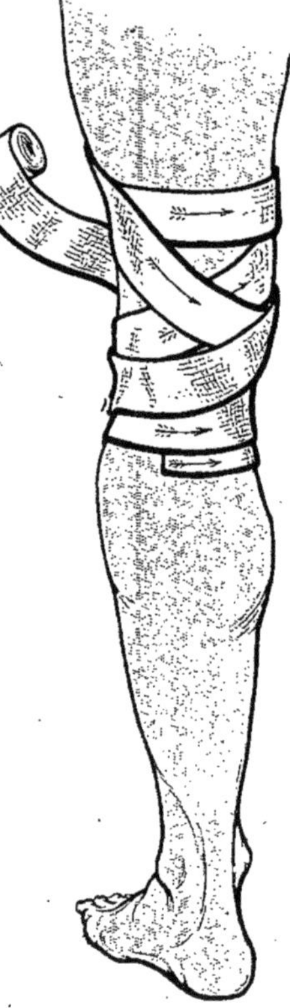

Fig. 101.

Pansement des plaies du genou. — Pour une plaie de la face antérieure ou de la face postérieure du genou, la disposition des bandes devra affecter le mode d'enroulement du *huit postérieur du genou.*

Le *huit postérieur du genou* commence par deux circulaires de la jambe, un peu au-dessous de l'articulation du genou. La bande passe obliquement sur le creux poplité, décrit un circulaire de la cuisse, après quoi elle descend, derrière l'articulation, vers la jambe en croisant le premier jet oblique ascendant. Elle fait ensuite le tour de la jambe et remonte vers la cuisse en suivant la direction du premier jet oblique. On continue ainsi jusqu'à l'entier épuisement de la jambe.

Pansement des plaies du pied. — Pour une plaie du pied, la disposition des tours de bande revêtira la disposition du *spiral contentif du pied*. On commence par des tours horizontaux au-dessus des malléoles, on descend ensuite la bande par-devant l'articulation tibio-tarsienne jusqu'à la base des orteils, et on remonte en faisant des renversés. Arrivé au-dessus de l'articulation, on remonte obliquement au-dessus des malléoles

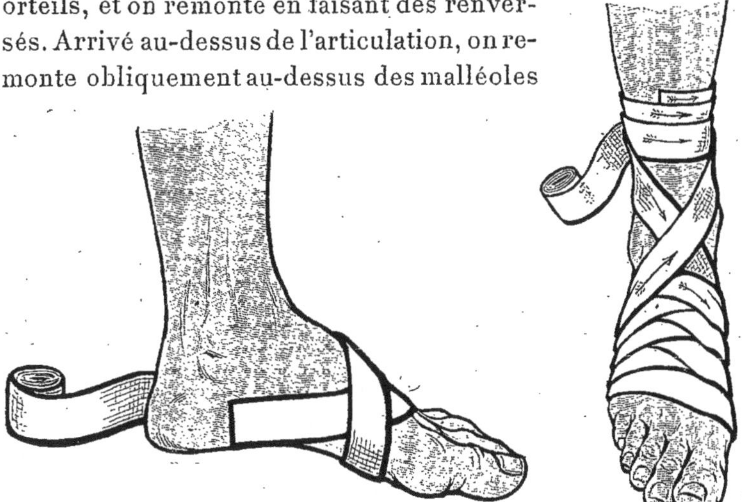

Fig. 102. — Manière de commencer l'enroulement d'une bande sur le pied.

Fig. 103. — Spiral contentif du pied.

où on termine la bande dès que l'application du pansement est suffisante. On peut commencer aussi par la racine des orteils comme sur la figure 102.

Renouvellement du pansement. — Le pansement aseptique moderne n'a pas besoin d'être renouvelé fréquemment. Après une opération telle que la cure radicale d'une hernie, on ne renouvelle le pansement que le jour où il faut enlever les fils. Dans certains cas même, on peut laisser le pansement en place jusqu'à guérison complète.

Les conditions qui exigent le renouvellement du pansement sont réalisées :

1° Quand le pansement est souillé de sérosité ou de pus, qu'il ne joue plus, par conséquent, son rôle absorbant et protecteur.

2° Quand la température du malade indique un danger d'infection.

Il est absolument inutile de changer un pansement pour contrôler l'état de la plaie si le malade ne souffre pas, si sa température ne dépasse pas 37°, si le pansement n'est pas traversé. Il faut le renouveler si le malade a de la fièvre, s'il accuse des douleurs vives, lancinantes dans la plaie, si on voit à la périphérie du pansement des traînées lymphangitiques.

Pour enlever le pansement avec douceur, sans imprimer de secousses au membre lésé, on coupe les bandes, on écarte les couches d'ouate; quand on arrive sur la gaze en rapport immédiat avec la plaie, on la trouve souvent collée à la plaie, il faut la détacher avec douceur en l'humectant avec de l'eau stérilisée tiède ou de l'*eau oxygénée*. On nettoie la plaie avec une spatule, on détache les croûtes périphériques ; s'il y a lieu, on remédie aux défauts de drainage.

Si la plaie présente un aspect blafard, on la touche avec un tampon imbibé de teinture d'iode ou de chlorure de zinc.

Si les bourgeons qui recouvrent la plaie sont exubérants et mous on les cautérise avec le crayon de nitrate d'argent.

On refait ensuite le pansement; le pansement sale sera jeté dans un récipient spécial; il sera brûlé de suite.

Teinture d'iode. — La teinture d'iode est une dissolution d'iode dans l'alcool à 90° renfermant 1 gramme d'iode pour 12 grammes d'alcool.

C'est un liquide rouge foncé, presque noir, d'odeur piquante provoquant le larmoiement, colorant les matières organiques en jaune.

On ne peut employer pour sa préparation que de l'alcool rectifié; car l'alcool contenant de l'acétone communique à la teinture d'iode des propriétés irritantes.

Lorsqu'on y ajoute de l'eau, la plus grande partie de l'iode est précipitée. Les solutions de sublimé donnent avec la teinture d'iode du chloroiodure de mercure et un abondant précipité d'iode libre.

Cette teinture s'altère rapidement; l'iode primitivement en solution entre en combinaison avec l'eau contenue dans l'alcool et donne de l'acide iodhydrique.

L'altération est plus rapide dans l'obscurité qu'en pleine lumière.

La teinture d'iode doit être conservée dans des flacons de verre bouchés à l'émeri.

NITRATE D'ARGENT. Az O^3 Ag. — Le nitrate ou azotate d'argent est cristallisé en lames incolores, anhydres, neutres au tournesol, solubles dans l'eau et dans 10 parties d'alcool, de densité 4,35.

Il est inaltérable à l'air et à la lumière en présence de matières organiques. Il fond à 200°. Il est toxique.

Ses solutions aqueuses doivent être neutres au tournesol et ne pas laisser de résidu à l'évaporation.

On emploie le nitrate d'argent soit en solutions aqueuses à des titres variables, soit sous forme de crayons que l'on obtient en coulant le nitrate d'argent fondu dans des lingotières en métal préalablement graissées. Ces crayons sont noirs, car une partie du sel a été réduite par la graisse dont on a enduit le moule. Les crayons blancs sont obtenus dans des moules saupoudrés de talc.

On prépare aussi des crayons d'aspect grisâtre, mais plus solides que les précédents, en ajoutant à l'azotate d'argent un dixième de salpêtre; ce sont les crayons dits mitigés.

Les solutions d'azotate d'argent doivent être préparées avec de l'eau distillée, car ce sel forme un précipité de chlorure d'argent, avec les chlorures contenus dans l'eau ordinaire. On les conserve dans des flacons bouchés à l'émeri.

Usage. — Le nitrate d'argent est surtout employé comme caustique.

Au contact de la peau, il détermine la formation d'un coagulum d'abord blanc, puis brunâtre, formé d'albuminate d'argent souvent mélangé de chlorure d'argent qui forme sur les plaies des plaques blanches empêchant le caustique de pénétrer dans les couches profondes de l'épiderme, ce qui fait que son action est très limitée. Ce corps est assez désagréable à manier, car il produit sur la peau et le linge des taches noires qu'on ne peut enlever qu'avec le cyanure de potassium ou l'un des liquides suivants A, B :

Formule A :

Iodure de potassium.	10	grammes.
Iode	2	—
Ammoniaque.	1	—
Eau.	100	—

On lavera d'abord avec ce liquide, puis avec de l'ammoniaque et enfin avec de l'eau;

Formule B :

Bichlorure de mercure.	5	grammes.
Chlorhydrate d'ammoniaque	5	—
Eau	40	—

Frotter les taches avec un chiffon imbibé de cette solution, puis laver à l'eau.

Chlorure de zinc. $ZnCl^2$. — Beurre de zinc. — Le chlorure de zinc est produit par l'action de l'acide chlorhydrique sur le zinc.

Ce sel est anhydre, il est difficilement cristallisable. Sa densité est 1,75. Il est fusible vers 250°. Le chlorure de zinç fondu se présente alors en masses blanches, onctueuses, volatiles au rouge. Comme tous les corps anhydres, il est très déliquescent, et par conséquent, très soluble dans l'eau et l'alcool.

Ses solutions doivent être préparées avec soin, car le chlorure de zinc sec et fondu renferme toujours de l'oxyde de zinc, sel peu soluble dans l'eau, surtout à chaud. Lorsqu'on fait une solution aqueuse de chlorure de zinc, il y a élévation de température et formation d'un précipité de cet oxychlorure qui se redissout en partie pendant le refroidissement. Alors seulement on filtre la liqueur. Il faut éviter ensuite d'y rajouter de l'eau, car il se reproduirait un nouveau précipité d'oxychlorure.

Les solutions de chlorure de zinc ne peuvent être faites qu'avec de l'eau distillée, car le carbonate de chaux contenu dans l'eau ordinaire précipite de grandes quantités d'oxychlorure, la liqueur devient alors acide et son emploi provoque de violentes douleurs.

On peut vérifier la pureté du chlorure de zinc ; ce sel, projeté sur des charbons ardents, doit se volatiliser sans dégager d'odeur alliacée.

II. — BANDAGE OUATÉ COMPRESSIF

Indications. — La compression de la totalité d'un des membres inférieurs est souvent employée dans les cas d'œdème variqueux, dans les cas d'épanchements dans l'articulation du genou.

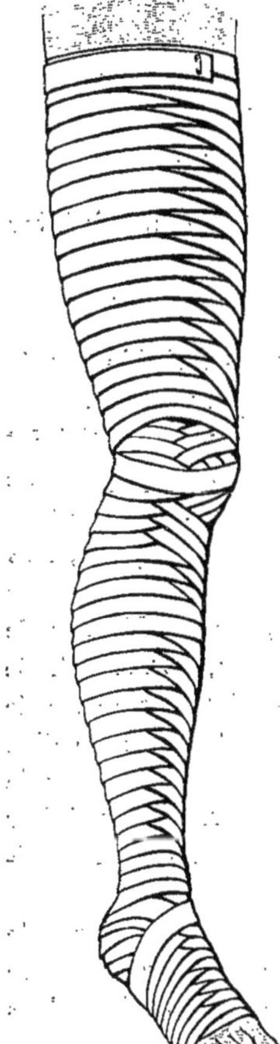

Fig. 104. — Bandage ouaté de la jambe.

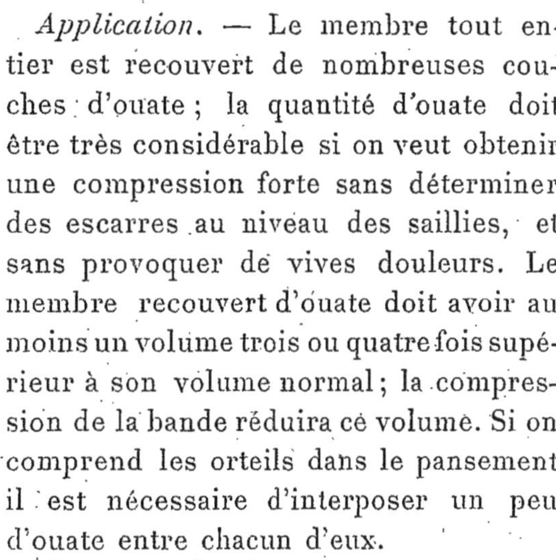

Application. — Le membre tout entier est recouvert de nombreuses couches d'ouate; la quantité d'ouate doit être très considérable si on veut obtenir une compression forte sans déterminer des escarres au niveau des saillies, et sans provoquer de vives douleurs. Le membre recouvert d'ouate doit avoir au moins un volume trois ou quatre fois supérieur à son volume normal; la compression de la bande réduira ce volume. Si on comprend les orteils dans le pansement il est nécessaire d'interposer un peu d'ouate entre chacun d'eux.

Le bandage ouaté compressif se dérange facilement si l'application de la bande n'a pas été faite très régulièrement. Cette application est assez difficile quand on la fait avec une bande de toile forte, ce qui est la méthode la meilleure.

On commence généralement l'enroulement de la bande vers la racine des orteils, on fait des tours circulaires interrompus par des renversés. Arrivé au cou-de-pied, on conduit la bande vers le sommet du talon, puis de nouveau sur le cou-de-pied, on repasse sous la plante en recouvrant, en avant du talon, le bord antérieur du tour de bande précédent. Gagnez alors obliquement le dessus de l'articulation tibiotarsienne, passez derrière le tendon d'Achille et recouvrez en arrière du talon, le bord postérieur de la bande. De ce point gagnez obliquement le cou-de-pied, passez circulairement sur la face plantaire et gagnez pour la quatrième fois le cou-de-pied afin d'y croiser le jet précédent. Du cou-de-pied, dirigez-vous sur la malléole interne, derrière le tendon d'Achille, passez d'arrière en avant et transversalement sous la malléole externe, sous la plante du pied, et remontez sur le cou-de-pied pour de là venir croiser d'avant en arrière sur le tendon d'Achille le jet précédent.

Au niveau du bas de la jambe, une fois le talon couvert, remontez par des circulaires avec renversés jusqu'au niveau du plateau tibial. Que votre compression soit suffisamment énergique ; faites autant que possible des renversés symétriquement placés.

Au niveau du genou, il faut que les tours de bande fassent autour des condyles du fémur et du plateau tibial des huits de chiffre se recouvrant successivement ; arrivé au niveau de la cuisse, on remonte jusqu'à la racine du membre en faisant des renversés et on termine par un circulaire.

Quand le bandage compressif est terminé, il faut maintenir le pied fortement élevé au-dessus du plan du lit au moyen de coussins, et on recouvre le tout d'un cerceau pour empêcher la gêne qu'apporterait le poids des couvertures.

III. — PANSEMENT A L'ALCOOL

Le pansement à l'alcool est employé depuis de nombreuses années dans les hôpitaux de Paris pour combattre les lymphangites, les panaris au début. Ce pansement était d'un emploi courant autrefois dans le service de Verneuil. Il donne des résultats excellents et amène en quelques heures ou quelques jours la disparition des lymphangites.

La technique du pansement à l'alcool est fort simple. Étant donné, par exemple, une lymphangite de l'avant-bras, consécutive à une piqûre septique d'un doigt, on procède de la façon suivante : on prend des compresses de gaze, on les trempe dans une cuvette contenant de l'alcool à 90-95° ; l'imbibition de la compresse doit être telle qu'en comprimant celle-ci légèrement avec la main, l'alcool ne coule pas de la compresse ; les compresses ainsi préparées sont appliquées directement sur la peau enflammée, de façon à recouvrir toute la région malade, et à empiéter de tous les côtés sur une étendue de 1 à 1 cent. 1/2, sur la peau encore saine qui entoure la traînée ou la plaque de lymphangite. Pardessus la couche de compresse, et en la dépassant de un centimètre environ, on met une couche d'ouate hydrophile, épaisse de un ou deux travers de doigt. Le tout est maintenu en place par plusieurs tours de bande souple. Le pansement est renouvelé toutes les douze heures ou toutes les vingt-quatre heures. Le plus souvent, au bout de vingt-quatre heures la lymphangite a disparu.

IV. — PANSEMENT A L'EAU OXYGÉNÉE

Lucas-Championnière[1] a obtenu d'excellents résultats de l'emploi de l'eau oxygénée pour lutter contre l'envahissement septique dans les cas de plaies par écrasement, de phlegmons diffus. Il l'emploie pour la purification du vagin avant les hystérectomies abdominales ou vaginales ; et en

[1] J. LUCAS-CHAMPIONNIÈRE. Valeur antiseptique de l'eau oxygénée. Son emploi dans les cas de chirurgie septique. Emploi pour la désinfection du champ opératoire, surtout en gynécologie. Son emploi en obstétrique. Son emploi dans la chirurgie qui n'a été précédée d'aucun accident septique. *Journal de médecine et de chirurgie pratiques*, 1898, 25 décembre, p. 929.

applications intra-utérines et vaginales après l'avortement.

Lejars (*Chirurgie d'urgence*), dans un cas d'écrasement de la jambe, a employé également avec succès l'eau oxygénée ; la plaie était lavée à l'eau oxygénée, pansée avec des compresses trempées dans l'eau oxygénée, enveloppée avec du taffetas gommé et une épaisse couche d'ouate.

Pour Thiriar l'eau oxygénée agit énergiquement contre les infections à microbes anaérobies, septicémie gazeuse surtout ; elle est à recommander contre les phlegmons.

Eau oxygénée. H^2O^2. — L'eau oxygénée est un liquide incolore, inodore, de saveur métallique désagréable ; sa réaction doit être neutre ou d'une acidité aussi faible que possible. L'eau oxygénée n'est pas une solution aqueuse d'oxygène, c'est un peroxyde d'hydrogène.

Lorsqu'elle est à son maximum de concentration, elle a une consistance sirupeuse ; sa densité est 1,452.

Elle ne se conserve bien que lorsqu'elle est concentrée à 50 ou 60 volumes et qu'elle contient un peu d'acide sulfurique. On dit qu'une addition d'une petite quantité d'éther aide beaucoup à sa conservation. On l'enferme alors dans des vases de verre, ou mieux, de grès placés à l'abri de la chaleur et de la lumière ; puis au moment de l'emploi, on la ramène au titre de 2 à 6 volumes.

V. — PANSEMENT A L'IODOFORME

Certaines ulcérations de la peau, le chancre mou en particulier, sont avantageusement traitées par des applications de poudre d'iodoforme. On saupoudre la plaie d'iodoforme, on ajoute ensuite par-dessus un peu de gaze stérilisée ou d'ouate hydrophile,

Iodoforme CHI^3. — Découvert par Sérullas, de Metz, en 1822, proposé pour l'usage interne par Bouchardat, en 1836, contre l'engorgement scrofuleux, le goitre et l'aménorrhée, l'iodoforme fut pour la première fois appliqué aux pansements par Righini d'Oleggio, qui,

(1) M. Thiriar. De l'emploi de l'oxygène en chirurgie (eau oxygénée et gaz oxygène). *Bulletin de l'Académie de médecine de Belgique*, 1899, t. XIII, p. 634.

en 1853, chercha à mettre en évidence son action antiseptique et analgésiante.

En 1867 l'iodoforme était conseillé par Lallier et Besnier contre les plaies blafardes à cicatrisation lente. En 1868, la thèse de Maillard relate les résultats obtenus par Fereol dans les cas de chancres mous et de syphilides.

L'iodoforme a été longtemps d'une grande vogue; il était placé parmi les meilleures substances antiseptiques.

Actuellement l'iodoforme est de moins en moins employé, sauf dans le traitement des chancres mous où il réussit admirablement.

L'iodoforme, cristallisé en prismes hexagonaux jaunes, est d'odeur vive et pénétrante. D = 2,05.

Il est insoluble dans l'eau, soluble dans 10 parties d'alcool à 90 froid, dans 12 parties d'alcool chaud, 6 parties d'éther, dans le chloroforme, le sulfure de carbone, les huiles et la vaseline. Toutes ces solutions sont décomposées par la lumière.

L'iodoforme est volatil au-dessus de 100 degrés, fond à 120, puis se décompose.

CHAPITRE IX

HÉMOSTASE

L'hémostase est l'arrêt de l'hémorragie[1].

L'hémorragie est l'écoulement de sang en dehors d'un vaisseau sanguin.

L'hémorragie peut être artérielle, veineuse ou capillaire, suivant la nature des vaisseaux lésés.

Hémorragie artérielle. — L'hémorragie artérielle est caractérisée par un jet de sang rouge rutilant, le jet est continu avec des saccades impulsives isochrones aux battements ventriculaires, la force de projection est variable suivant que l'artère est plus ou moins rapprochée du cœur; la compression entre la plaie et le cœur diminue ou arrête complètement l'hémorragie.

Hémorragie veineuse. — L'hémorragie veineuse est caractérisée par un écoulement de sang noir en nappe ou en un faible jet continu, dont la force augmente sous l'influence des efforts et de la contraction musculaire. L'écoulement cesse lorsqu'on comprime entre la plaie et les capillaires, il augmente lorsqu'on comprime entre la plaie et le cœur.

Hémorragie capillaire. — L'hémorragie capillaire est caractérisée par un écoulement de sang rouge en nappe et peu abondant.

Toute hémorragie qui ne s'arrête pas spontanément ou

---

[1] L'hémostase est dite *préventive* quand le chirurgien, avant une opération sur un membre, empêche l'afflux sanguin dans le membre par la compression, *provisoire* quand le chirurgien arrête momentanément à l'aide d'une pince le jet de sang d'un vaisseau sectionné, *définitive* quand le chirurgien oblitère définitivement le vaisseau.

qui n'est pas arrêtée par un moyen quelconque conduit le blessé à la mort.

Les hémorragies capillaires, les hémorragies veineuses, les hémorragies de petites artères peuvent s'arrêter spontanément.

Les hémorragies des artères et des veines de gros calibres ne s'arrêtent pas spontanément.

Les hémorragies des très grosses artères et des très grosses veines, artère et veine iliaques, jugulaires, carotides, peuvent amener la mort foudroyante.

La distinction entre les différentes sortes d'hémorragies : hémorragie artérielle, hémorragie veineuse et hémorragie capillaire, n'a pas un très gros intérêt au moment même de l'hémorragie. La question principale à se poser est de savoir si on est en présence d'une hémorragie par petits vaisseaux ou d'une hémorragie par gros vaisseaux. La réponse à cette question est ordinairement facile.

*
* *

L'*hémorragie par petits vaisseaux*, l'hémorragie capillaire sera, d'habitude, arrêtée par la simple compression exercée par un pansement et une bande modérément serrée ; c'est à cette variété d'hémorragie que peuvent être opposées les hémostatiques chimiques.

Hémostatiques chimiques. — L'hémostase naturelle se produisant par la coagulation spontanée du sang au niveau des plaies vasculaires, on s'est efforcé de renforcer ce processus en employant comme hémostatiques ou bien des substances vaso-constrictives qui rétrécissent la lumière du vaisseau béant et laissent à la coagulation spontanée le temps d'oblitérer l'ouverture, ergotine, par exemple ; ou bien des substances accélérant localement, au point lésé sur lequel on les met, la vitesse de la coagulation (perchlorure de fer, sels de calcium, gélatine, gélose).

L'emploi des hémostatiques vaso-contricteurs (ergotine, pyoctamine, extrait de capsules surrénales), présente des inconvénients :

1° Ces hémostatiques constituent des substances toxiques ;

2° Ils augmentent la pression artérielle, condition défavorable à l'hémostase si plusieurs vaisseaux sont malades ;

3° La vaso-constriction générale facilite l'infection de l'organisme.

L'emploi des hémostatiques vaso-constricteurs présente peu d'indications dans la petite chirurgie courante.

L'antipyrine $C^{11}H^{12}Az^{2}O$, en applications locales, est utilisable comme hémostatique dans l'épistaxis, les hémorragies capillaires en général. Elle agit en déterminant la constriction des vaisseaux et en même temps en produisant la coagulation du sang. La solution doit être au 1/5e.

Le perchlorure de fer est aujourd'hui à peu près complètement abandonné comme hémostatique local.

Perchlorure de fer. $Fe^{3}Cl^{2}$ — La solution de perchlorure de fer employée en médecine est un liquide rouge-fauve, d'odeur forte, de saveur astringente et faiblement acide. Sa densité est de 1,26 ; elle contient 27 p. 100 de chlorure ferrique anhydre.

La gélatine. — Les propriétés coagulantes de la gélatine ont été découvertes par Dastre et Floresco. Au cours de recherches sur les transformations subies par la gélatine dans l'économie, ces auteurs notèrent une coagulabilité anormale du sang après injection intra-veineuse de gélatine. Paul Carnot[1], le premier, utilisa les propriétés coagulantes de la gélatine pour l'hémostase locale ou générale.

Hémostase locale par la gélatine. — L'avantage de la gélatine comme hémostatique est d'une part que la gélatine est

[1] Paul Carnot. De l'hémostase par la gélatine. *La Presse Médicale*, 1897, 18 septembre, n° 77, p. 166.

un excellent coagulant, d'autre part qu'elle constitue une substance nutritive pour les cellules conjonctives qui, très rapidement, envahissent le caillot passif et l'organisent. On emploie une solution de gélatine dans l'eau ou mieux dans l'eau salée physiologique à 7 p. 1000. On peut également y joindre du chlorure de calcium qui est un bon coagulant superposant ses effets à ceux de la gélatine; Carnot[1] recommande la formule

Gélatine	50	grammes.
Chlorure de calcium.	10	—
Eau	1000	—

Ces solutions doivent être stérilisées par le passage deux fois à l'étuve à 100° pendant un quart d'heure, à deux jours d'intervalle; on doit éviter de porter la solution à une température de 115° car certaines gélatines ne se gélifient plus après passage à cette température.

Toute solution gélatinée non aseptique présente une végétation ou une liquéfaction rapide qui la fait facilement reconnaître.

Quand les solutions de gélatine conservent leur aspect normal, on peut être certain qu'elles sont restées stériles.

Mode d'emploi. — La solution gélatinée sera employée tiède à une température voisine du point de gélification, c'est-à-dire à une chaleur à peine supérieure à celle du corps humain. Pour une plaie cutanée de la main ou des doigts, par exemple, on verse simplement quelques gouttes de la solution rendue stérile, ou bien on laisse quelques instants en contact avec la plaie un tampon imbibé de cette solution.

Dans les cas où l'on agit sur un milieu septique, fosses nasales, vagin, rectum, la gélatine très facilement putrescible doit être antiseptisée. Pour cela, on additionne les

[1] Paul CARNOT. Indications et contre-indications de l'hémostase par la gélatine. *La Presse Médicale*, 1898, 10 novembre, n° 94, p. 295.

solutions de gélatine, de sublimé ou de quelques gouttes d'acide fluorhydrique, d'acide chlorhydrique.

Avec ces précautions, on peut employer la gélatine dans les épistaxis, les métrorragies [1], les hémorragies venant du rectum (lavement d'eau gélatinée à 5 p. 100).

Par contre les hémorragies venant de l'estomac et du tube digestif supérieur ne sont pas justiciables du traitement gélatiné, car la gélatine est transformée par le suc gastrique.

L'emploi de la gélatine en injection sous-cutanée ou intraveineuse pour augmenter la coagulabilité générale du sang a été essayée à plusieurs reprises. Cette méthode paraît maintenant abandonnée.

Hémostase par cautérisation. — Dans le cas de plaie suintant en nappe on peut obtenir l'hémostase en attouchant la plaie avec le thermocautère porté au rouge rouge. Il se forme une escarre qui amène l'hémostase. Ce procédé est inapplicable sur les gros vaisseaux.

*
* *

Quand un gros vaisseau est atteint, que l'hémorragie est abondante et périlleuse pour le blessé, c'est un devoir pour tout homme d'arrêter l'hémorragie sans nuire au blessé. On y parvient par la compression.

Hémostase par compression. — Une personne ignorante des choses de la médecine doit faire l'hémostase par la compression au-dessus de la plaie, ou par la compression dans la plaie même. S'il s'agit d'un membre, saisissez-le à la racine, à pleines mains, serrez de toutes vos forces, en même temps, ordonnez à un assistant de passer un lien, courroie, mouchoir, ceinture, autour de la racine du membre; avec ce lien circulaire serrez fortement, usez

[1] J.-A. Lachatre. De l'emploi de la gélatine dans les métrorragies. *Thèse*, Paris, 1898.

au besoin d'un morceau de bois, d'une tige quelconque pour former un garrot. L'hémostase provisoire étant assurée, on peut attendre l'arrivée d'un médecin. Il faut savoir cependant qu'un lien circulaire très serré autour d'un membre ne peut guère être laissé en place plus de deux heures, une plus longue constriction amènerait presque sûrement la gangrène du membre.

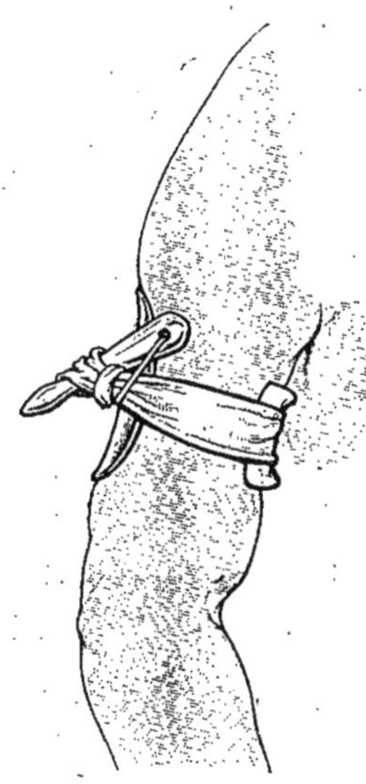

Fig. 105.
Garrot du bras.

S'il s'agit d'une plaie de poitrine, d'une plaie de l'abdomen, appliquez autour du corps, un bandage de corps aussi serré que possible avec une serviette, une sangle. Cette compression pourra être très utile au blessé; elle ne saurait, le plus souvent, lui être nuisible.

S'il s'agit d'une plaie du cou, d'une plaie de la racine d'un membre où la compression à distance, au-dessus de la plaie, est impossible, il faut avoir recours à la compression directe dans la plaie, avec la main, à l'aide d'un linge propre. Il est bon de se rappeler à ce moment qu'un linge « blanc de lessive » est à peu près aseptique; c'est le linge qu'il faut employer.

Quand l'*hémostase provisoire* est ainsi assurée, le médecin peut prendre le temps nécessaire et assurer l'*hémostase définitive* dans des conditions de propreté suffisantes.

Il faudra donc se munir d'instruments, de substances de pansement, de fils stérilisés.

Avec de l'eau propre (stérilisée par ébullition ou par adjonction de sublimé) on détergera la plaie des caillots sanguins ou des corps étrangers qu'elle peut renfermer, on agrandira l'ouverture si elle est trop petite pour donner un jour suffisant. Si on voit les vaisseaux lésés, on les pince entre les mors d'une pince à forcipressure ; sinon, on fait lâcher la compression et on pince le vaisseau qui saigne. A ce moment, on peut avoir recours à deux méthodes principales, la ligature ou la forcipressure à demeure[1].

Forcipressure. — La compression d'un vaisseau entre le pouce et l'index ou entre les mors d'une pince arrête l'hémorragie[2].

On donne au pincement instrumental le nom de *forcipressure*, du nom de l'instrument utilisé (*forceps, pince*).

Quand il s'agit de petits vaisseaux et que la pince à forcipressure est restée en place pendant quelques minutes, l'hémorragie est arrêtée d'une façon définitive, même après l'ablation de la pince. C'est ainsi, par exemple, qu'au cours d'une laparotomie, on place au début de l'opération des pinces à forcipressure sur les vaisseaux de la paroi abdominale ; quand à la fin de l'opération on enlève les pinces, l'hémorragie ne se renouvelle pas.

Quand il s'agit de vaisseaux de gros calibre, il est nécessaire, si on veut obtenir une hémostase définitive après l'ablation des pinces, de laisser les pinces à demeure pendant un temps assez long. C'est ainsi, par exemple, que pour des hystérectomies vaginales, on place de longues pinces à forcipressure (*pinces clamp*) sur les ligaments larges ; ces pinces sont retirées au bout de quarante-huit heures.

Passagère, la forcipressure constitue l'acte préparatoire de la ligature, la fixation du vaisseau que l'on va entourer

---

[1] La compression comme moyen d'hémostase est le procédé le plus ancien. On lit dans Dujardin (*Histoire de la Chirurgie*) l'anecdote suivante : « Alexandre le Grand, descendant de cheval, blessa par accident Lisimaque au front avec la pointe de sa lance. Voyant que rien ne pouvait arrêter le sang qui coulait de la plaie, il mit sur la tête de Lisimaque son diadème qui fit une compression si efficace que l'hémorragie cessa. »

[2] A. Verneuil. De la forcipressure (mémoire lu à la Société de Chirurgie). *Bulletins et Mémoires de la Société de Chirurgie de Paris*, 1875, p. 17, 1 273, 522, 646.

d'un fil; — *prolongée*, la forcipressure devient par elle-même un agent d'hémostase définitive.

C'est à Kœberlé, à Péan et à Verneuil qu'est due la vulgarisation de la forcipressure comme méthode d'hémostase.

Ligature. — La ligature est le procédé d'hémostase le plus simple, le meilleur; c'est un procédé fort ancien.

Règles à observer. — Tout fil, pourvu qu'il soit *aseptique* et assez solide, peut servir pour faire une ligature.

On se sert généralement de catgut, fil le meilleur parce qu'il est résorbable, de tendons de rennes, de fil de soie, de fil ordinaire de couturière.

Quand on doit pratiquer la ligature d'un vaisseau dans une plaie accidentelle, il faut, autant que possible, *lier les deux bouts* du vaisseau.

La ligature ne doit porter que sur le vaisseau lié, artère ou veine; il est mauvais de comprendre un nerf dans une ligature, la ligature d'un nerf peut être cause de douleurs.

Le lien constricteur de la ligature doit être *perpendiculaire à la direction* du vaisseau lésé et non pas oblique.

La grosseur du fil doit être proportionnée à la grosseur du vaisseau, les fils fins sont préférables pourvu qu'ils soient assez résistants.

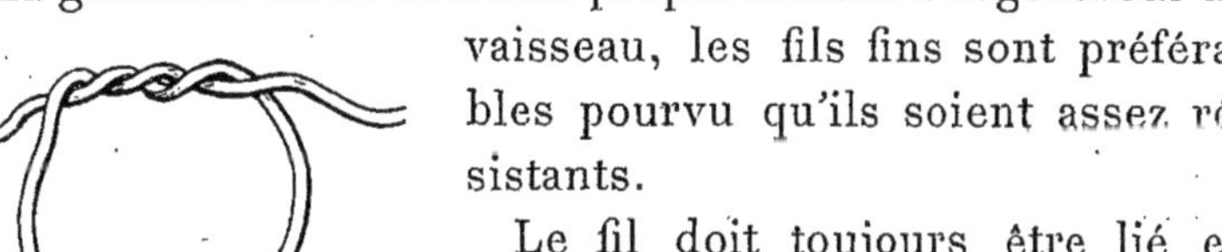

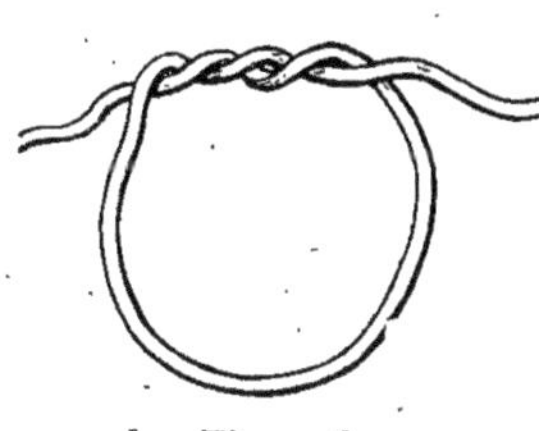

Fig. 106.
Nœud de chirurgien.

Le fil doit toujours être lié en deux nœuds superposés; quand il s'agit de catgut, le premier nœud doit être un *nœud de chirurgien*, le second nœud un nœud simple et il est souvent sage de faire un troisième nœud simple.

Les fils doivent être coupés près du nœud pour ne pas laisser de corps étrangers inutiles. Quand il s'agit de catgut il est prudent de ne pas couper trop près du nœud, dans la crainte que le fil ne se desserre.

Manuel opératoire. — Le vaisseau étant maintenu oblitéré par une pince à forcipressure, le fil à ligature est conduit

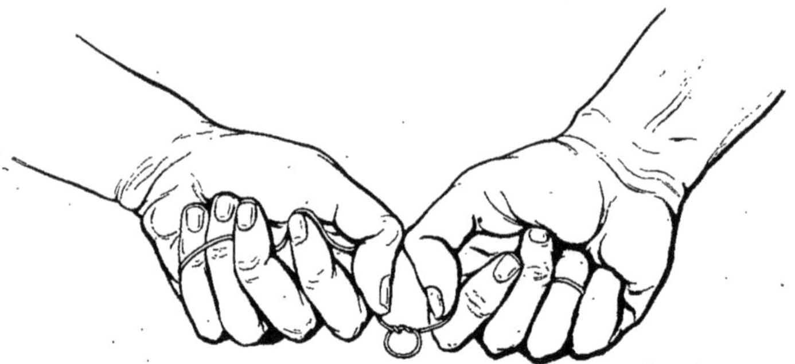

Fig. 107. — Manière de lier un vaisseau.

de façon à ce qu'il dépasse l'extrémité du mors de la pince et aille étreindre le pourtour même du vaisseau. Pour cela

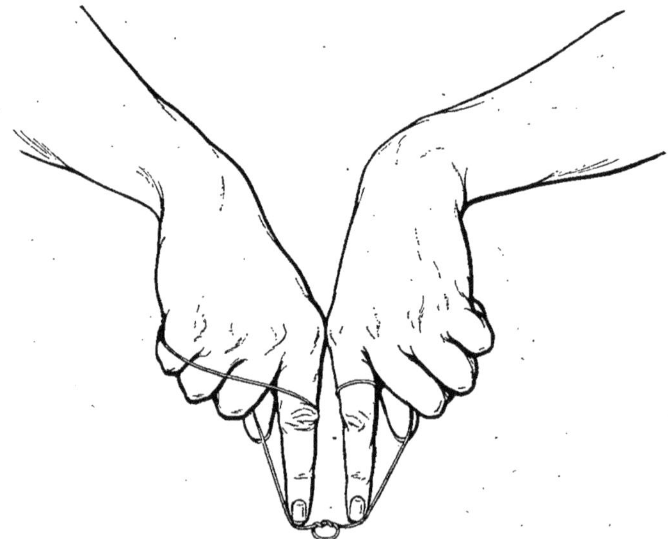

Fig. 108. — Manière de faire une ligature dans une plaie profonde.

le fil est jeté par-dessus la pince, et, pendant que le chirurgien conduit le fil, l'aide a soin de faire saillir l'extrémité de la pince. Après qu'on a passé à deux reprises l'un sur l'autre les chefs du fil, les extrémités du fil sont enroulées autour des doigts de chaque main, puis les deux pouces réunis dos à dos s'enfoncent comme un coin dans la plaie entre ces chefs assujettis par les doigts. Il suffit alors, pour bien serrer le nœud, d'écarter brusquement, par la flexion, les extrémités unguéales des pouces qui se touchent toujours et se fournissent réciproquement un point d'appui par leurs articulations phalangiennes (fig. 107).

On a de la sorte beaucoup de précision et on serre d'un petit coup sec, modéré, sans trembler, car les deux mains sont en contact (Farabeuf).

Quand on opère dans une plaie profonde on se sert des index agissant comme les pouces, mais on a ainsi moins de précision et moins de force (fig. 108).

Lorsque l'on craint que le fil à ligature ne glisse il est avantageux de passer le fil à l'aide d'une aiguille dans les tissus, au-dessous de l'artère, et de nouer ensuite.

Torsion. — La torsion des artères, comme moyen d'hémostase, paraît être très ancienne. (Lire à ce propos la thèse de Magon[1].)

Elle fut, suivant les époques, adoptée, abandonnée, remise en faveur, puis délaissée à nouveau. Actuellement, la torsion des artères est assez peu employée.

Tillaux[2], en 1876, l'étudia complètement devant la Société de Chirurgie; il reconnaissait plusieurs procédés de torsion : *torsion avec refoulement* et *torsion sans refoulement*, *torsion limitée* et *torsion non limitée*, *torsion complète* et *torsion incomplète*, *torsion médiate* et *torsion immédiate*.

Pour Tillaux, la torsion doit être complète et continuée

[1] L. Magon. De la torsion des artères. *Thèse*, Paris, 1875, n° 218.

[2] P. Tillaux. De la torsion des artères. *Bulletins et mémoires de la Société de chirurgie de Paris*, 1876, t. II, séance du 22 mars, p. 231.

jusqu'à ce que l'extrémité saisie entre les mors de la pince se détache.

Tillaux se servait, pour pratiquer la torsion, d'un modèle spécial de pince à verrou; il conseillait la manœuvre suivante : saisir entre les mors de la pince, obliquement, toute la largeur de l'artère isolée, puis imprimer à la pince des mouvements de circumduction de manière à tordre l'artère sur place sans exercer de traction, continuer le mouvement de torsion jusqu'à ce que l'extrémité saisie se détache.

Angiotripsie. — L'angiotripsie est un procédé d'hémostase qui consiste à écraser les tissus, d'une façon excessive, entre les mors d'une forte pince nommée angiotribe.

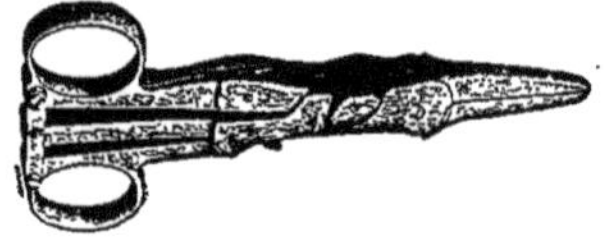

Fig. 109. — Pince à écrasement de Doyen.

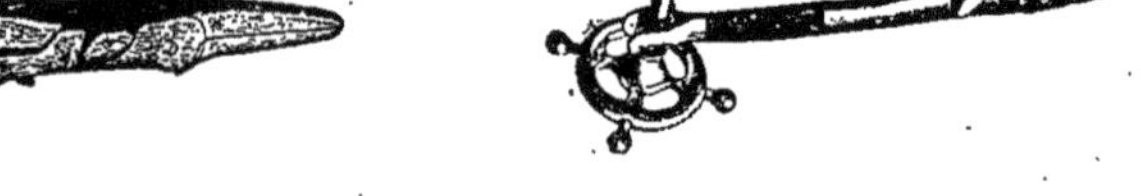

Fig. 110. — Angiotribe Tuffier.

Ces pinces à écrasement ne sont utilisables que pour les opérations chirurgicales proprement dites, on aura rarement à s'en servir pour la petite chirurgie d'urgence.

Appareil d'Esmarch. — L'appareil d'Esmarch[1] est destiné à arrêter complètement le cours du sang dans un membre pendant la durée d'une opération.

La compression circulaire autour de la racine du membre pour arrêter l'hémorragie au cours d'une opération était un moyen très anciennement connu. Esmarch a créé un dispositif excellent.

Son appareil consiste en une bande de tissu caoutchouté

---

[1] T. Esmarch. Ueber künstliche blutleere bei operationen, *Sammlung Klinische Vortræge*, n° 58. Leipzig, 1873. Traduit par Lambert. De l'ischémie artificielle dans les opérations *in Gazette hebdomadaire de médecine et de chirurgie*, 1874, 2 janvier, n° 1, p. 1.

qu'on enroule à partir de l'extrémité des orteils ou des doigts jusqu'à la partie supérieure de la cuisse ou du bras suivant le membre considéré. Cet enroulement doit être fait d'une façon régulière ; chaque nouveau tour de bande empiétant sur le tour de bande précédent, on arrive à chasser ainsi par cette compression uniforme tout le sang des vaisseaux du membre.

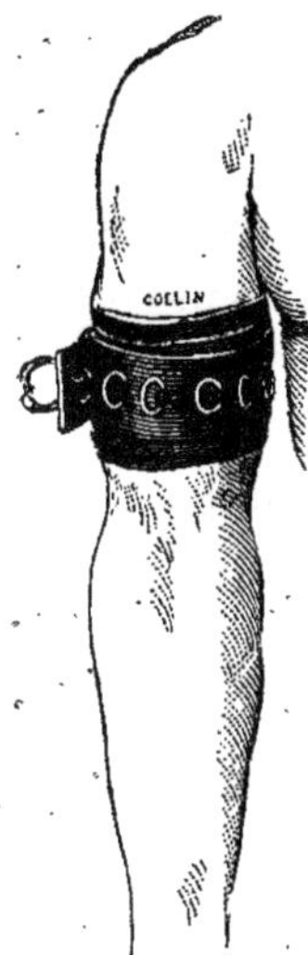

Fig. 111.
Bande élastique.

Au point où on veut cesser la constriction, on applique par-dessus le dernier tour de bande 4 ou 5 tours d'un gros tube de caoutchouc, ou d'une bande de caoutchouc que l'on tend très fortement et dont on réunit les deux extrémités à l'aide d'un crochet et d'une chaîne qui y sont fixés.

On déroule ensuite la bande caoutchoutée en commençant par la main ou le pied ; au niveau du tube de caoutchouc, si on ne peut retirer le dernier tour de la bande, on le laisse en place.

On voit alors qu'en aval du tube compresseur le membre a un aspect cadavérique, la peau est blanche, exsangue ; on peut disséquer sans être gêné par le sang. On lave les téguments et on opère.

L'opération terminée, on lie les vaisseaux que l'on voit béants, on desserre petit à petit le tube de caoutchouc, on lie les vaisseaux qui donnent encore, et on fait les sutures et les pansements.

S'il s'agit d'une opération peu importante ou dans laquelle aucun vaisseau important n'a été lésé, il est bon de faire les sutures et le pansement avant de desserrer le lien circulaire de caoutchouc.

Dès que le lien constricteur est enlevé, on voit la peau du membre rougir d'une façon prononcée et ne reprendre qu'au bout d'un moment sa coloration normale.

Esmarch recommande de ne pas se servir de la bande quand on opère sur un membre infiltré de liquides ichoreux ou de pus. L'application de la bande risquerait de refouler les matières infectantes dans le tissu cellulaire ou dans les vaisseaux lymphatiques situés au-dessus. Dans ce cas, on se contente de maintenir le membre élevé pendant quelques instants et d'appliquer ensuite le tube de caoutchouc.

Quand on opère sur un doigt ou un orteil on remplace la bande d'Esmarch par un simple tube de caoutchouc mince, un tube à drainage, par exemple.

Les catalogues de fabricants d'instruments de chirurgie contiennent divers modèles de bandes de caoutchouc ; ces modèles ne sont pas supérieurs à l'appareil classique d'Esmarch.

La bande en caoutchouc est plus facile à nettoyer que la bande d'Esmarch, en tissu caoutchouté, mais elle est moins solide et surtout moins durable.

L'électro-hémostase. — L'idée directrice de l'électro-hémostase est d'arrêter une hémorragie avec une pince et de comprimer entre les mors de l'instrument une partie du vaisseau voisin de la section, afin d'en expulser le sang autant que possible, puis d'arriver à la dessiccation complète des tissus saisis, par la chaleur développée par un courant électrique passant dans les mors de la pince. La température nécessaire à cette coction ou dessiccation est de 80 à 90°.

L'électro-hémostase paraît avoir été imaginée pour la première fois par un chirurgien américain, Skene, de Brooklyn.

Jacobs, de Bruxelles, a donné de cette méthode une bonne description dans la *Revue de gynécologie et chirurgie abdominale*[1].

---

[1] JACOBS. L'électro-hémostase. *Revue de gynécologie et de chirurgie abdominale*, 1899, n° 4, p. 721.

L'instrument employé est une pince à forcipressure. Cette pince a subi les transformations nécessaires pour le passage d'un courant électrique.

Le courant électrique est fourni par des piles ordinaires ou par le courant de la ville; de la source électrique à l'instrument, le courant est conduit par un câble flexible.

Soumis à cette électro-hémostase, l'extrémité d'une artère ou la petite masse de tissu saisie par la pince, ressemble à du parchemin, et le microscope ne peut y reconnaître les différents éléments constitutifs.

L'électro-hémostase est un procédé intéressant à connaître, ce n'est pas un procédé de petite chirurgie courante.

Suture artérielle et suture veineuse. — Les procédés que nous venons d'énumérer assurent l'hémostase en déterminant l'oblitération du vaisseau. Il existe cependant des cas où la conservation de la perméabilité du vaisseau est une condition indispensable pour la sauvegarde de la vie du malade ou pour l'intégrité d'un membre. Ces conditions se trouvent réunies dans les plaies produites sur les gros vaisseaux, soit par une blessure accidentelle, soit au cours d'une opération.

On peut dans ces cas avoir recours à la suture artérielle ou à la suture veineuse.

Murphy de Chicago[1] a fait une bonne étude de la suture artérielle et veineuse.

Technique de la suture artérielle. — Quatre cas sont à envisager :

1° Plaie longitudinale; 2° Blessures transversales ou irrégulières ne portant pas sur plus d'un tiers de la circonférence de l'artère; 3° Blessures transversales comprenant

[1] J.-B. Murphy, de Chicago. Résection artérielle et veineuse après blessure. Suture bout à bout. Résumé et traduction avec l'autorisation de l'auteur par Tardif. *L'Anjou médical*, 1897, décembre, n° 38, p. 689.

plus de la moitié de la circonférence de l'artère ; 4° Division complète et résection de l'artère n'excédant pas 15 millimètres.

Les points de technique à considérer sont : 1° Asepsie complète ; 2° Découverte du vaisseau avec le moins de dégât possible ; 3° Suppression momentanée du courant sanguin ; 4° Maintien du vaisseau pendant la suture ; 5° Rapprochement soigné des parois ; 6° Hémostase parfaite par compression après enlèvement des pinces ; 7° Toilette de la plaie.

Avant de procéder à la suture d'un vaisseau, on dénude avec soin le vaisseau. L'hémorragie est arrêtée à l'aide d'une pince à mors chaussés de caoutchouc, la pince est serrée juste assez pour empêcher l'hémorragie ; si on n'a pas de pince sous la main, on lie momentanément le vaisseau à l'aide d'un gros fil de soie médiocrement serré.

Pendant la durée de la suture, le vaisseau sera maintenu à l'aide de la petite pince à arrêt et à dents de souris dont se servent les oculistes ; la pince saisira la tunique externe de l'artère et jamais la tunique interne.

Le rapprochement des bords de la plaie du vaisseau sera obtenu à l'aide d'aiguilles d'oculistes, très aiguës et courbes, ou avec l'aiguille dite à batiste. Le fil le meilleur est le fil de soie très fin.

Quand il s'agit d'une ouverture latérale d'un vaisseau, on cherchera à placer des points séparés assez rapprochés, pénétrant le vaisseau à un millimètre du bord de la plaie, traversant la tunique externe et la tunique moyenne et respectant la tunique interne. Les fils seront *modérément serrés.*

Les sutures une fois placées, on enlève d'abord la pince à compression placée du côté périphérique ; s'il s'échappe un peu de sang par les points de suture, on maintient quelques instants une compression légère. Le sang s'arrête, on enlève la seconde pince, puis on suture autant que possible la gaine du vaisseau au-dessus de la ligne d'union.

Le champ opératoire est nettoyé ; on le draine avec une petite mèche de gaze qui ne restera pas en place plus de vingt-quatre heures.

Dans les cas où plus de la moitié du vaisseau est détruite, il n'est pas prudent de suturer bout à bout, il est préférable de réséquer la partie blessée et de réunir les deux bouts par *invagination*. Deux à trois fils, munis à chaque bout d'une aiguille, sont passés à travers le bout central, puis viennent traverser les deux tuniques externes du bout périphérique, à 8 ou 10 millimètres de la section du vaisseau, et sont ramenés dans le bout central. En liant ces fils on invagine le bout périphérique dans le bout central. Pour faciliter cette invagination, on peut faire une petite incision parallèle à l'axe longitudinal de l'artère invaginée, on referme cette incision par quelques points ne pénétrant que les deux tuniques extérieures de l'artère invaginée. La pression sanguine tend à appliquer encore davantage les parois l'une contre l'autre, favorisant ainsi la réunion définitive. Les interventions de ce genre ne peuvent réussir que sur des vaisseaux à calibre assez gros, elles exigent beaucoup de précautions et une main très soigneuse et très attentive.

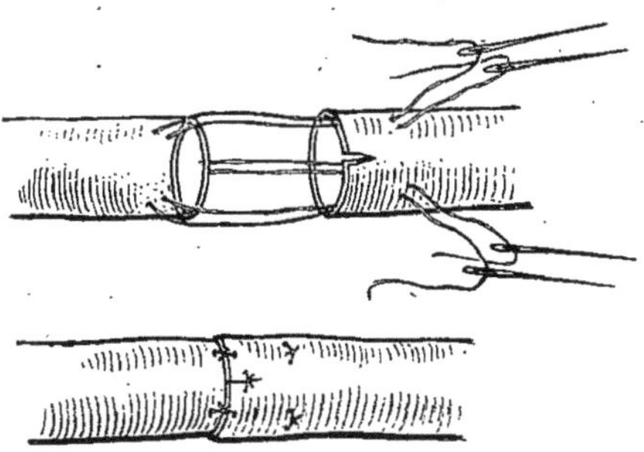

Fig. 112. — Suture artérielle invaginante (Murphy).

CHAPITRE X

SUTURES

Toutes les fois qu'on se trouve en présence d'une plaie fraîche à bords nets, il faut réunir les bords de cette plaie au moyen de sutures. Ne sont pas justiciables des sutures les plaies où la perte de substance est telle que les bords ne peuvent être rapprochés ; ne sont pas justiciables des sutures les plaies anfractueuses, à bords déchiquetés, et de vitalité douteuse : toute plaie anfractueuse, contuse, doit être pansée à plat.

Objets nécessaires. — Pour coudre il faut une aiguille et du fil. Les fils employés en chirurgie sont, nous l'avons vu,

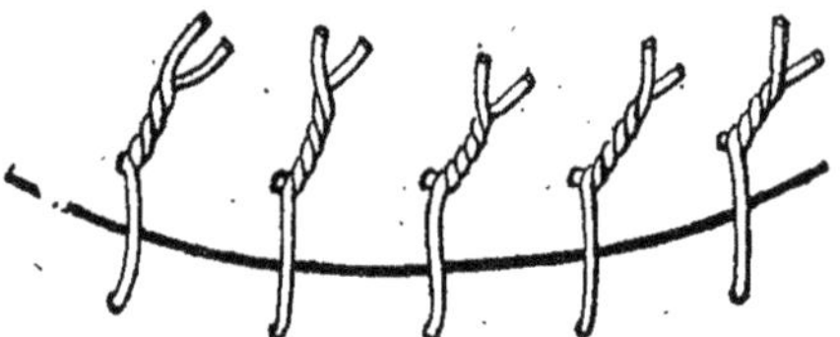

Fig. 113. — Suture avec des fils métalliques. Les extrémités des fils sont tordues l'une sur l'autre.

les fils de soie ou de lin, le catgut, les crins de Florence, les fils métalliques; on peut utiliser avec avantage le fil ordinaire de couturière.

L'aiguille a été longtemps l'aiguille ordinaire des pelletiers et des couturières, on fit des modèles droits et courbes; pour les utiliser le chirurgien les montait sur une pince.

Dans la seconde moitié du siècle qui vient de finir, l'ingéniosité des fabricants inventa un nombre considérable de modèles nouveaux d'aiguilles chirurgicales. Quand Reverdin préconisa son aiguille à manche fixe et à chas mobile il

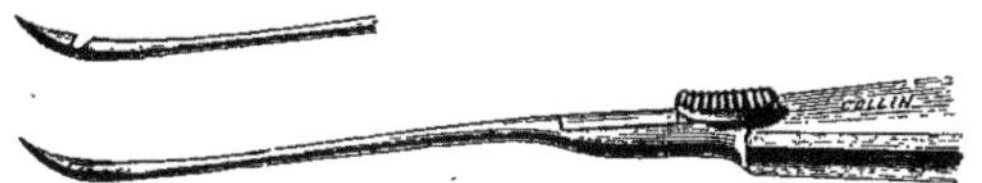

Fig. 114. — Aiguille Reverdin.

fut suivi avec enthousiasme ; l'aiguille de Reverdin fut adoptée par tous.

D'autres modèles furent créés, il est impossible de les citer tous.

Du reste, actuellement, une réaction se fait ; pour la chirurgie intestinale on revient aux primitives aiguilles à coudre, droites ou courbes. L'aiguille de Reverdin est moins employée ; beaucoup de chirurgiens ont adopté les aiguilles de Doyen, plus robustes et plus simples, mais un peu trop volumineuses pour certaines sutures.

Précautions à prendre.— Avant de commencer une suture il faut se munir de fils et d'instruments stérilisés : aiguilles et pinces à disséquer.

On procède au nettoyage de la plaie de façon à ce qu'il n'y reste ni caillots sanguins, ni corps étrangers, qu'il n'y ait aucun fragment de tissu, aucun peloton graisseux mal nourri susceptible de s'intercaler entre les lèvres de la plaie.

Manuel opératoire. — Supposons que nous soyons en présence d'une plaie nette et que nous la voulions suturer à points séparés à l'aide de l'aiguille de Reverdin. L'opérateur se place à droite du malade, un aide se place à gauche. Avec la pince à disséquer l'opérateur fixe la lèvre droite de la plaie ; à 5 millimètres de l'une des extrémités de la plaie, il enfonce l'aiguille fermée de dehors en dedans, à un centimètre environ de la berge de la plaie. L'aiguille traverse toute l'épaisseur des téguments et ressort à la face profonde de la peau; à ce moment la pince à disséquer va saisir la lèvre gauche de la plaie, l'aiguille traverse ce bord de dedans en dehors pour aller ressortir en un point symétrique à un centimètre de la berge de la plaie. Lorsque la peau est traversée, on tire à soi le bouton placé à l'union du manche et de l'aiguille, le chas est ouvert, l'aide y engage le fil, on pousse le bouton, le chas se referme, et on tire à soi l'aiguille. On saisit les chefs du fil entre le pouce et l'index de chaque main et on les noue par deux nœuds superposés, on coupe ensuite le surplus des fils. A un centimètre de ce premier point on place un second fil de la même manière que le précédent et on le noue de même.

Les fils doivent être serrés suffisamment pour assurer l'affrontement des lèvres de la plaie ; trop serrés, ils couperaient les tissus. L'aiguille doit traverser toute l'épaisseur des téguments. Il ne faut pas laisser de culs-de-sac, de clapiers, au-dessous de la ligne de suture.

Certains opérateurs passent d'abord tous les fils, au lieu

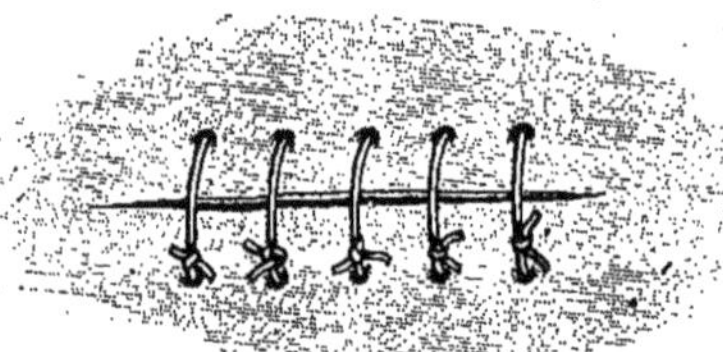

Fig. 115. — Suture à points séparés.

de les lier à mesure; une fois tous les fils passés, l'aide fait les ligatures pendant que le chirurgien réalise l'affrontement. Dans ce cas, dès qu'un fil est passé il faut en maintenir les chefs entre les mors d'une pince à forcipressure.

Les *nœuds des fils* doivent être placés non pas sur la ligne de suture mais à côté de cette ligne. Les fils doivent être placés *perpendiculairement à la ligne d'affrontement.*

Le *nombre* des points de suture doit être suffisant pour assurer un bon affrontement, il est inutile de multiplier les points. L'affrontement est bon quand dans toute l'étendue de la plaie les épidermes de chaque lèvre de la plaie sont en contact par leur bord.

La *distance* qui sépare le point d'entrée du fil du bord de la plaie est variable, suivant la nature des téguments et leur épaisseur; cette distance sera minime dans les plaies de la face, pourra dépasser un centimètre dans les plaies de l'abdomen.

Il n'est pas indispensable de commencer la suture par

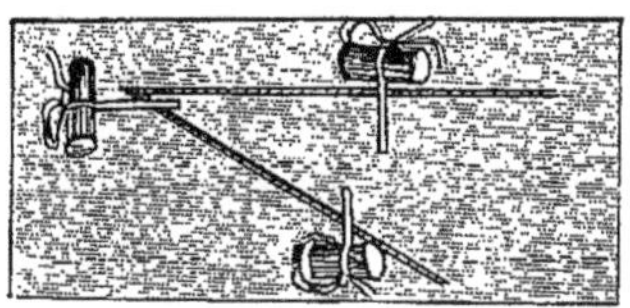

Fig. 116. — Suture d'une plaie angulaire. Grande Encyclopédie du XVIIIe siècle.

une des extrémités de la plaie, on peut, au contraire, commencer par le milieu de la plaie. Quand une plaie est angulaire il faut toujours placer le premier fil à l'angle de la plaie.

Quand on n'est pas sûr de l'asepsie de la plaie il est prudent de laisser un drain au point le plus déclive de la plaie.

Ablation des fils. — Quand on s'est trouvé en présence d'une plaie récente et fraîche, on laisse généralement la suture en place de six à huit jours; sur les téguments de la face, où la réunion est beaucoup plus précoce, on peut enlever tout ou partie des fils le troisième ou le quatrième jour. Laisser trop longtemps les fils en place c'est s'exposer à avoir une moins belle cicatrice, chaque fil s'incrustant dans les téguments et donnant naissance à des cicatrices transversales perpendiculaires à la cicatrice principale.

Pour enlever les fils, on soulève le fil à l'aide d'une pince, et au ras de la peau, au-dessous du nœud, on coupe le fil avec des ciseaux; on tire sur la partie correspondante au nœud pendant qu'avec la pince on appuie sur le bord de la plaie pour éviter les tiraillements.

Suture en surjet. — La suture en surjet se fait avec un seul fil conduit sans interruption d'un bout à l'autre de la plaie. Au bout initial on fait un nœud ordinaire, et,

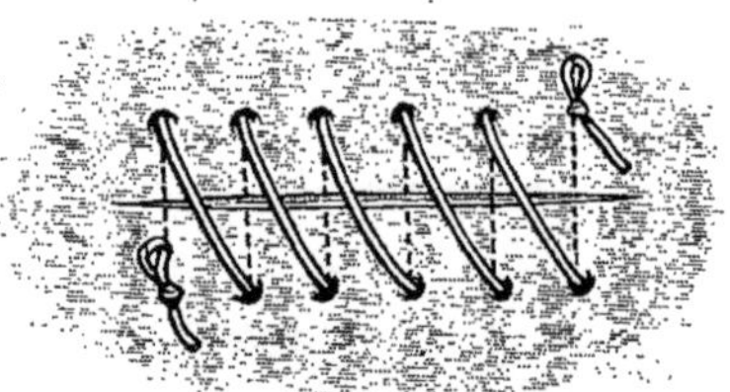

Fig. 117. — Suture en surjet arrêtée à ses deux extrémités par un nœud d'arrêt.

au bout terminal, on arrête soit en nouant l'extrémité du fil avec une anse, soit en faisant un nœud d'arrêt. En faisant le surjet on a soin, entre chaque point, de bien tirer sur le fil.

La suture en surjet est très employée pour les sutures intestinales et pour les plans profonds de la paroi abdomi-

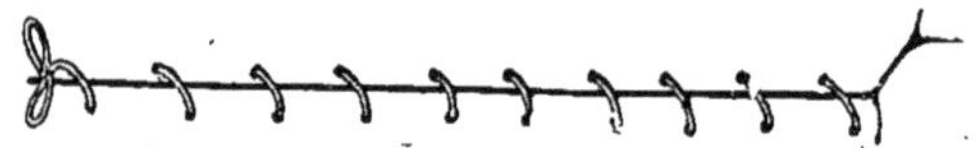

Fig. 118. — Suture en surjet.

nale après la laparotomie. Faite sur la peau de la face avec du fil fin et une aiguille fine (telle que l'aiguille employée par les oculistes), la suture en surjet donne des résultats excellents.

Suture de Celse. — Un procédé de suture attribué à Celse par Heister et décrit par Sédillot et Legouest[1] sous le

[1] Ch. Sédillot et L. Legouest. Traité de médecine opératoire. Bandages et appareils, Paris, 1870, 4e édition, p. 145.

nom de suture en surjet du pelletier, se fait avec un seul fil que l'on passe alternativement au-dessus et au-dessous de

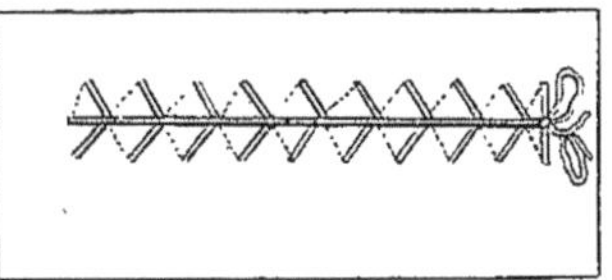

Fig. 119. — Suture de Celse d'après Heister.

chaque côté des lèvres de la plaie. L'affrontement réalisé par cette suture serait parfait si les jets de fil ne restaient entre les bords.

Suture intra-dermique. — S. Pozzi emploie très fréquemment un mode de suture qui se fait soit avec du catgut fin, soit avec de la soie fine, enfilés sur des aiguilles de Hagedorn petites et courbes.

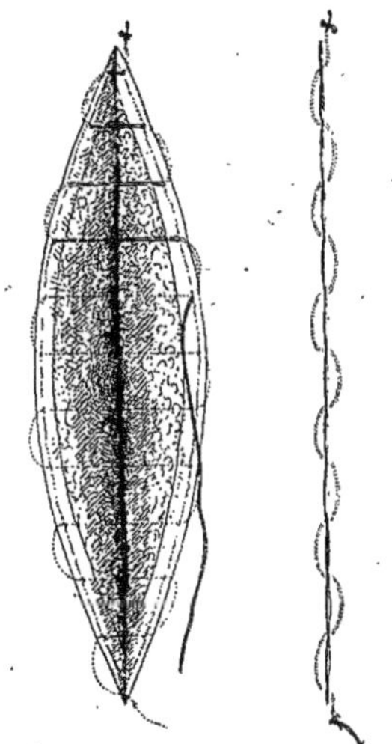

Fig. 120. — Suture intra-dermique (Juvara).

Pour pratiquer cette suture on tend et renverse légèrement, à tour de rôle, les deux lèvres de la plaie avec des pinces à disséquer. L'aiguille est enfoncée d'abord de dehors en dedans à un centimètre au-dessus de l'angle de la plaie, elle traverse toute l'épaisseur de la peau, ressort dans la plaie, entraînant avec elle le fil maintenu à l'autre extrémité par un nœud. Puis on fait pénétrer l'aiguille dans l'épaisseur du derme, parallèlement aux lèvres de la plaie. Après un trajet de 3 à 4 millimètres, l'aiguille sort et va du côté opposé piquer le second côté de la plaie au même niveau que le point de sortie sur l'autre lèvre, elle traverse le derme, ressort à 3 ou 4 millimètres plus bas, et ainsi de suite à droite et à gauche, traçant un zigzag jusqu'à la partie inférieure de la plaie. Arrivée à cette extrémité, l'aiguille perfore la peau de dedans en dehors et va ressortir à un centimètre au-dessous de l'angle inférieur de la plaie.

On serre de haut en bas la suture en tirant successivement sur chacune des anses du surjet, et on fait un nœud sur le bout inférieur du fil pour le fixer.

Quand tout est terminé, la plaie est réduite à la ligne d'incision et le fil est caché.

Au bout de sept à huit jours on enlève le fil en sectionnant au-dessous du nœud supérieur et en tirant sur le chef inférieur.

On obtient par cette suture des cicatrices presque invisibles.

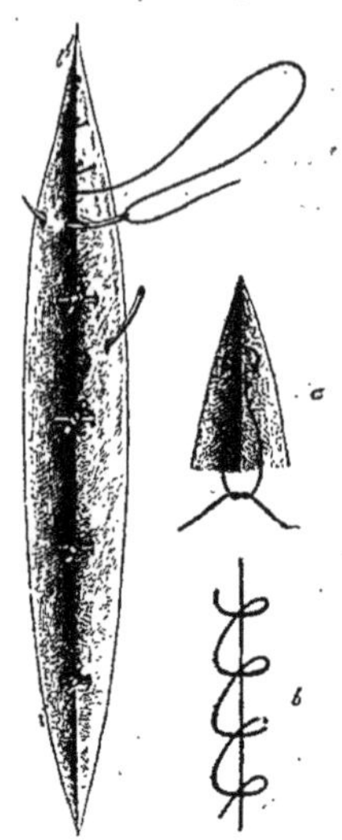

Fig. 121. — Suture intra-dermique ; manière de passer le fil par le procédé de Severeanu. — *a*, manière d'arrêter le long chef du fil à l'une des extrémités de la plaie; *b*, trajet en spirale suivi par le fil.

Suture intra-dermique à point transversal. — Severeanu, de Bukarest, a employé, depuis 1883, un mode un peu différent de suture intra-dermique (fig. 121).

C'est un simple surjet exécuté dans la profondeur de la plaie au lieu d'être fait à la périphérie (Juvara).

On commence à l'une des extrémités de la plaie. En fixant l'une des lèvres avec la pince à dents, on enfonce l'aiguille dans le derme, de la profondeur à la superficie ; l'aiguille sortira dans la tranche de la peau en prenant le derme sur une épaisseur de 2 à 3 millimètres ; vis-à-vis de l'orifice de sortie, on pique l'autre lèvre en enfonçant l'aiguille dans sa tranche et en la sortant sur sa face profonde.

La suture en zigzag (fig. 122). — Cette suture est due à Severeanu, de Bukarest.

Le fil dans cette suture parcourt un trajet en zigzag. Au

niveau de l'une des extrémités de la plaie, à 4 ou 5 millimètres de son bord, on pique une de ses lèvres ; on enfonce l'aiguille en la dirigeant, légèrement oblique, vers l'autre extrémité de la plaie. Après avoir traversé cette lèvre on pique l'autre de la profondeur à la superficie et on fait sortir l'aiguille à 4 ou 5 millimètres de son bord. On tire, on serre le fil et on arrête son extrémité. Par l'orifice que l'aiguille vient à peine de quitter, on l'y enfonce de nouveau en la dirigeant cette fois-ci obliquement dans un sens opposé à son premier trajet. Après qu'elle a traversé les deux lèvres de la plaie, on la fait ressortir à 4 ou 5 millimètres du bord de la lèvre en premier piquée, et à 10 ou 12 millimètres au-dessous de son premier point d'entrée. On serre le fil et on enfonce de nouveau l'aiguille par l'orifice qu'elle vient de quitter, en la dirigeant cette fois-ci parallèlement à son premier trajet[1].

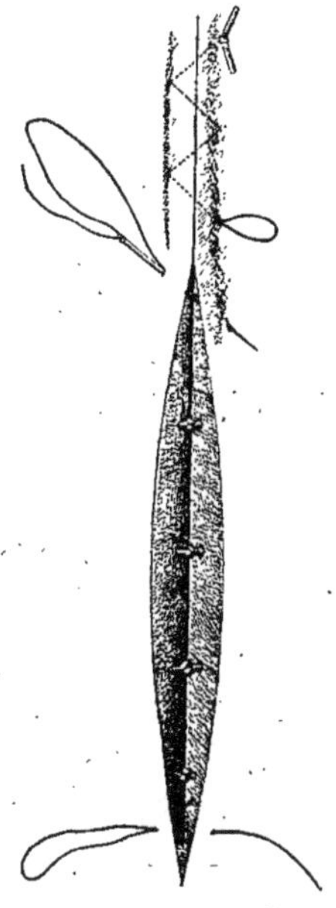

Fig. 122. — Suture à points cachés en zigzag; passage du fil. A l'extrémité inférieure de la plaie on voit la façon de procéder pour arrêter le fil en nouant l'anse de gauche avec le chef de droite.

Les deux lèvres traversées, l'aiguille est ressortie à 4 ou 5 millimètres du bord, et à 10 ou 12 millimètres du second orifice. On continue de la sorte sur toute la longueur de la plaie, et, arrivé à son extrémité, on arrête le fil en enfonçant l'aiguille transversalement et en retenant l'anse du fil; on noue cette anse avec l'extrémité du fil, de la manière que l'on emploie pour arrêter un surjet ordinaire. L'affrontement se fait suivant une ligne légèrement on-

[1] JUVARA. De la suture intra-dermique. *La Presse Médicale*, 1900, 3 octobre, n° 82, p. 240.

dulée et semée de chaque côté d'une série de petites piqûres alternantes. Ces piqûres guérissent sans laisser aucune trace.

Suture enchevillée. — La suture enchevillée se pratique comme la suture à points séparés, mais on charge les

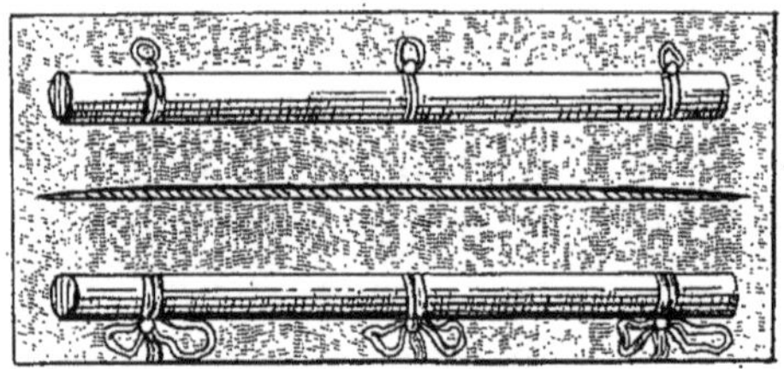

Fig. 123. — Suture enchevillée. Grande Encyclopédie du XVIIIe siècle.

aiguilles d'un fil double de telle sorte que sur un des bords de la plaie on a une anse et de l'autre deux fils séparés. Lorsque tous les points voulus sont placés, on glisse à travers toutes les anses placées du même côté et sur la même ligne un bout de sonde ou un rouleau de gaze, de l'autre côté on noue les fils sur un rouleau semblable et on peut serrer avec force sans risquer de couper les téguments.

Cette suture est décrite dans la Grande Encyclopédie du XVIIIe siècle (fig. 123). Certains auteurs la dénomment suture en capiton.

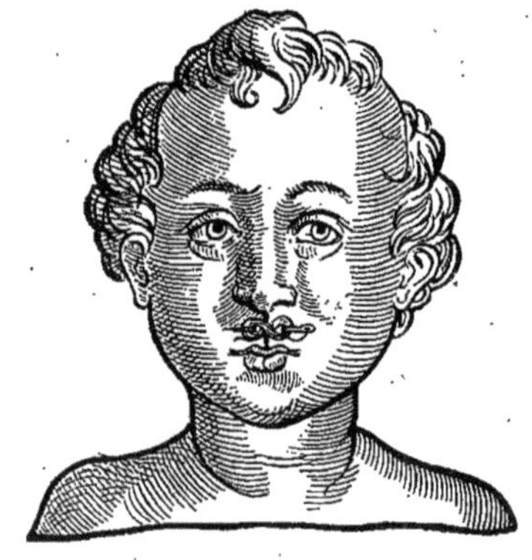

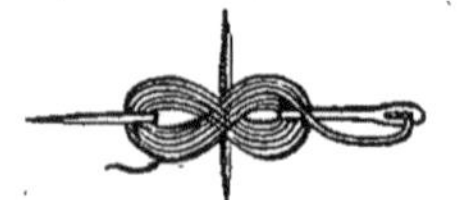

Fig. 124. — Suture entortillée d'Ambroise Paré.

Suture entortillée. — La suture entortillée est décrite dans Ambroise Paré.

Pour les plaies des lèvres et les becs-de-lièvre, ce chirurgien traversait les lèvres de la plaie avec une ou deux aiguilles et repliait le fil autour cinq ou six fois. La suture entortillée peut rendre des services à l'occasion, elle est de nos jours assez peu utilisée.

Sutures sèches. — Les sutures sèches ne sont pas à proprement parler des sutures, ce sont des modes spéciaux d'affrontement des plaies.

Ambroise Paré collait avec un emplâtre agglutinatif des pièces de toile de chaque côté de la plaie et les rapprochait l'un de l'autre par une couture[1].

Malgaigne et Lefort, dans leur traité, citent la suture sèche de Goyrand qui se rapproche beaucoup de la précé-

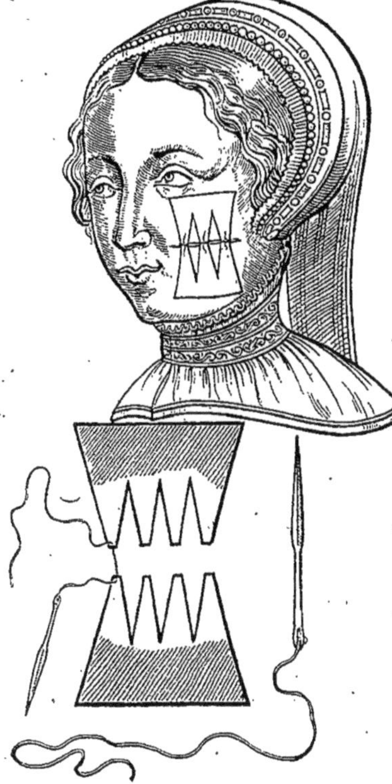

Fig. 125. — Suture sèche d'Ambroise Paré.

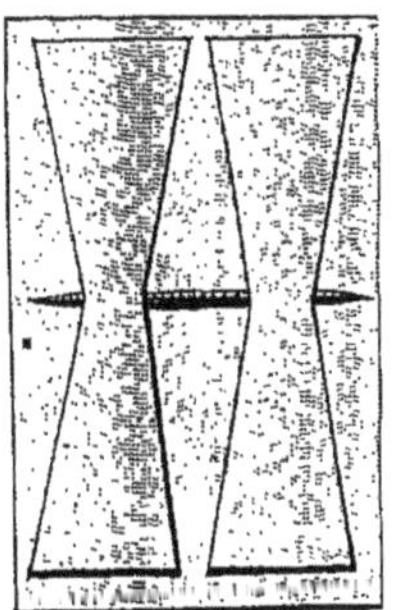

Fig. 126. — Suture sèche. Grande Encyclopédie.

dente. Cette suture sèche consiste à coller avec du collodion deux bandelettes de gaze parallèlement à la plaie, et à rapprocher ces bandelettes, et par conséquent les bords de la

[1] « Maintenans nous faut en brief parler des playes des joües. Si la playe a besoin de cousture, la faut faire seiche ; à fin que les cicatrices ne demeurent laides : car il y en a plusieurs qui craignent tel accident et principalement les belles damoiselles. » (Ambroise Paré, *loc. cit.*, p. 380.)

plaie, par d'autres bandelettes collées sur les précédentes et que l'on noue ensemble.

La suture sèche à bandes séparées, très anciennement connue, se réalise en rapprochant et en maintenant rapprochés les bords de la plaie par des bandelettes de linge rendues adhésives (fig. 126).

Serres-fines[1]. — Les serres-fines de Vidal de Cassis sont de petites pinces de fil métallique rendues susceptibles d'une constriction permanente, grâce à une torsion en ressort de leur partie moyenne. Il en existe de plusieurs dimensions [2].

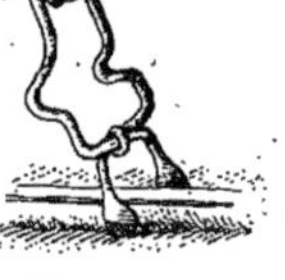
Fig. 127.

Pour les appliquer il suffit de comprimer entre les doigts les deux côtés de la serre-fine, pour forcer les crochets à se séparer, et on place ces crochets de chaque côté des lèvres de la plaie; par leur rapprochement ces crochets maintiennent en contact les surfaces cruentées; on les enlève le deuxième ou le troisième jour.

Les serres-fines sont encore utilisées aujourd'hui pour l'opération du phimosis chez les jeunes enfants.

Agrafes de Michel. — P. Michaux[3], à la séance du 16 mai 1900 de la Société de chirurgie, a préconisé un nouveau procédé de suture imaginé par Paul Michel et reposant sur l'emploi de sortes d'agrafes métalliques.

Quand le chirurgien est assisté d'un aide il peut placer les agrafes au moyen d'une pince à disséquer dont les mors

---

[1] Les Arabes, pour la suture du bec-de-lièvre, employaient un insecte, le scarite pyracmon; l'opérateur approchait la bestiole des lèvres de la plaie, l'insecte enfonçait ses mandibules dans les deux lambeaux de chair, l'opérateur décapitait l'animal et les mandibules restaient serrées. Telle serait l'origine des serres-fines.

[2] M. Vidal. Nouvelles applications des serres-fines. *Bulletin de la Société de chirurgie de Paris*, 1849. Séance du 5 décembre, p. 467.

[3] P. Michaux. Sur un nouveau procédé de suture cutanée par agrafage métallique. *Bulletins et Mémoires de la Société de Chirurgie de Paris*, 1900, mai, p. 561.

ont été légèrement excavés pour permettre de saisir, de mettre en place et de serrer la serre-fine (fig. 128).

L'aide maintenant les lèvres de la plaie affrontées, le chirurgien place les agrafes métalliques.

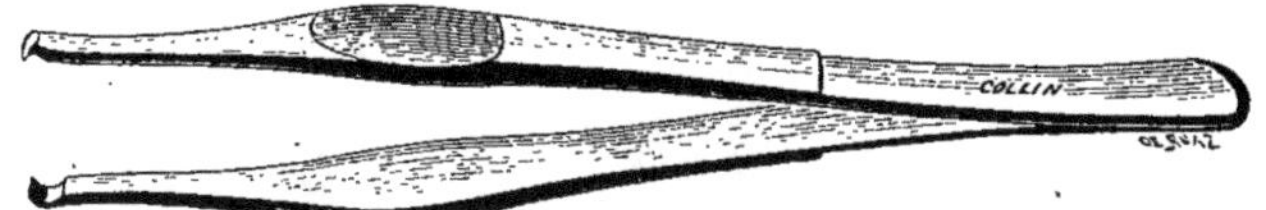

Fig. 128. — Pince pour l'application des agrafes.

Pour rendre plus rapide l'emploi de ce mode de suture, P. Michel a imaginé une pince-revolver qui permet l'application des serres-fines sans l'assistance d'aucune aide. Il a fait construire également un magasin qui, à l'aide de petits ressorts s'adapte à n'importe quelle pince à griffe.

Les agrafes sont laissées en place pendant six ou huit jours, on les enlève ensuite, soit en les coupant par le milieu, soit en les tirant avec deux pinces ou avec deux petits crochets spéciaux.

P. Michaux recommande ce procédé pour la suture des longues plaies : plaies résultant de la laparotomie, de la cure radicale des hernies, de l'ablation d'un sein. Il le déconseille pour les peaux épaisses (région plantaire, paume de la main), ou pour les peaux trop minces (scrotum, prépuce ou paupières).

Ce procédé est très rapide : pour poser 12 ou 15 points nécessaires pour la suture d'une plaie de laparotomie, il faut un temps ne dépassant pas une minute. La réunion de la plaie par ce procédé est parfaite, les cicatrices sont à peine visibles.

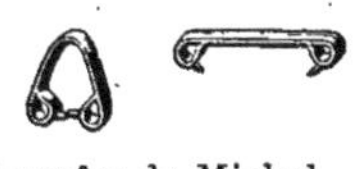

Agrafes de Michel.

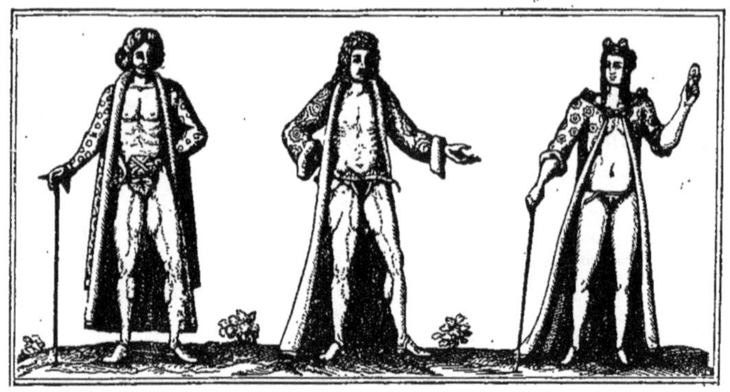

Fig. 129. — Figure extraite du livre de Nicolas de Blegny sur « l'Art de guérir les hernies », édition de 1688 [1].

CHAPITRE XI

I. — BANDAGES HERNIAIRES

Les bandages herniaires sont des appareils mécaniques qui, placés au-devant des orifices herniaires, sont destinés à empêcher la sortie de la hernie. Depuis la généralisation de la cure chirurgicale des hernies, les bandages herniaires ont perdu beaucoup de leur importance, néanmoins ils constituent encore le traitement palliatif le plus communément employé ; le bandage herniaire est un appareil de pis-aller, mais c'est un appareil utile.

Historique. — Dans l'antiquité, les bandages herniaires étaient constitués simplement par des bandes de toile, de formes diverses, maintenant une pelote au-devant de l'orifice herniaire.

Ce ne fut que beaucoup plus tard que l'on imagina les

[1] Ce cliché nous a été obligeamment prêté par MM. Rainal.

appareils métalliques, et c'est à Bernard de Gordon qu'on attribue la première ceinture rigide en fer, comme moyen de contention des hernies (1306). Cependant à l'exposition universelle de 1900, dans l'exposition rétrospective des instruments de chirurgie, on voyait figurer dans la vitrine des collections particulières un bandage herniaire en fer, attribué au VIIe siècle ; ce bandage appartient au musée de Bar-le-Duc, et fut trouvé dans le cimetière d'Euville. Le bandage élastique en acier fut inventé par Nicolas Lequin. Cet inventeur se trouva en lutte avec le chevalier de Blegny qui, onze ans plus tard, vulgarisa la découverte des ressorts d'acier dans son traité de *l'Art de guérir les hernies*. Tiphaine en 1761 appliqua l'idée de Lequin à la construction du bandage double et fixa chaque pelote sur un bandage à part.

En 1807, Salmon, mécanicien anglais, imagina le bandage anglais qui embrasse le côté du corps opposé à celui où existe la hernie. Ce bandage fut importé en France par M. Wickham.

Bandage français. — Le bandage français se compose d'un ressort en acier embrassant la demi-circonférence du

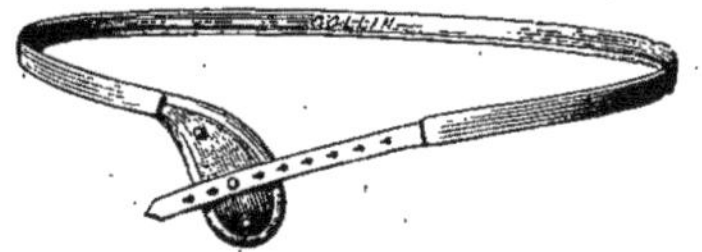

Fig. 130. — Bandage inguinal droit.

bassin répondant à la hernie, se moulant sur les contours de cette demi-circonférence et se terminant d'un côté par une *pelote* que son élasticité maintient appliquée sur l'orifice herniaire, de l'autre par une *courroie* qui, contournant le côté opposé du corps, vient se fixer à la pelote (fig. 130).

[1] Pour la question de l'historique des bandages, consulter : J.-F. Malgaigne, Leçons cliniques sur les hernies, Paris, 1841.

Le ressort français est une lame d'acier trempé, courbé non seulement sur le plat, mais aussi sur les bords et tordu sur l'axe, de façon que cette lame d'acier épouse complètement la forme du bassin, que le point d'appui postérieur du ressort sur la région rachidienne soit plus élevé que le point d'application de la pelote, que le bord inférieur de la pelote soit porté plus en arrière que son bord supérieur. La longueur du ressort est généralement calculée pour avoir les dimensions de la demi-circonférence du corps.

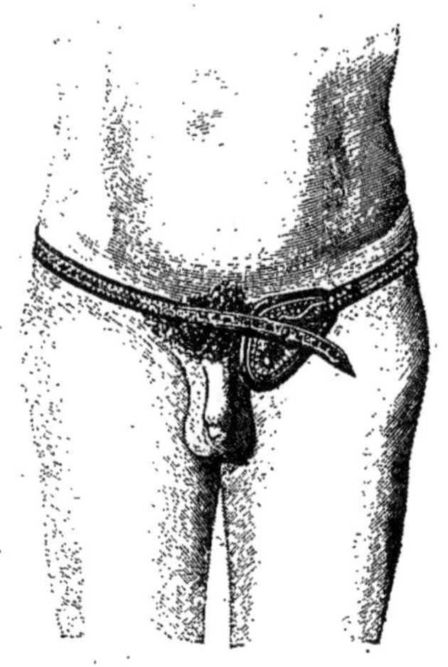

Fig. 131. — Bandage français inguinal gauche appliqué.

La force du ressort doit être suffisante pour maintenir la hernie ; mais ne doit pas déterminer une pression intolérable.

La *pelote* est constituée par une lame métallique, l'écusson, sur lequel est rivée l'extrémité antérieure du ressort, et sur laquelle vient se fixer la courroie d'attache. Du côté de la peau l'écusson est rembourré par une masse molle en rapport avec la peau et composée soit de laine et de crin, soit de lames superposées de molleton et de laine enveloppées d'une toile solide recouverte de peau.

On a construit également des pelotes dures en caoutchouc durci, en émail, en buis, en ivoire, en aluminium, des pelotes présentant des ressorts dans leur épaisseur, etc. ; les pelotes dures ou compliquées sont peu utilisées, en France du moins.

La forme de la pelote est très variable, ovalaire, elliptique, ronde. Il en est de triangulaires dites à bec de corbin ; cette variété de pelote est généralement bombée en son milieu. Certaines pelotes sont échancrées en croissant ou en fer à cheval pour épargner quelque organe, le testicule en ectopie, par exemple.

La face profonde de la pelote est plus épaisse au centre qu'à la circonférence, elle doit présenter un relief suffisant pour que la partie du ressort qui s'y rattache ne repose pas sur les téguments. La pelote doit être assez large pour recouvrir la totalité de l'orifice herniaire et dépasser ses bords en tous sens.

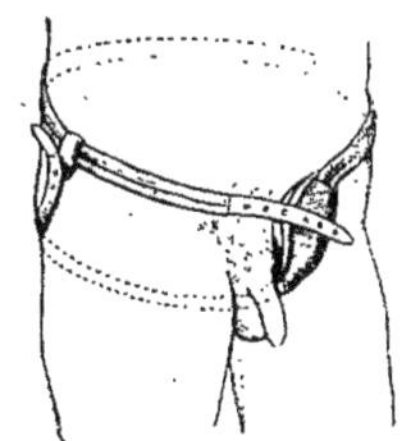

Fig. 132. — Bandage à bec de corbin avec sous-cuisse.

Courroie. — Le ressort se continue par une courroie ou patte percée de trous qui vient se fixer à un bouton situé sur la pelote.

Sous-cuisses. — Souvent, on ajoute un sous-cuisse qui a pour but d'empêcher le bandage de remonter. Dans les bandages dont la pelote est triangulaire, à bec de corbin, le sous-cuisse partant de la pointe que présente la pelote, croise obliquement la ligne médiane au périnée pour venir se rattacher sur le côté opposé au bandage (fig. 132).

Bandage double. — Pour les hernies doubles, le bandage français se compose de deux pelotes supportées par deux

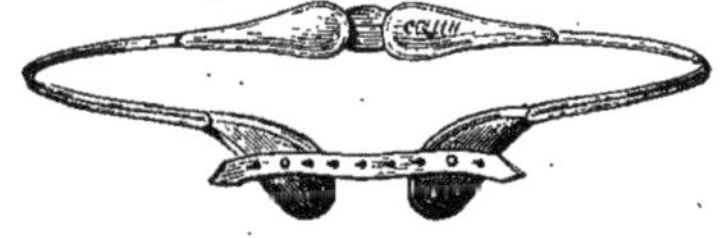

Fig. 133. — Bandage double.

ressorts qui viennent aboutir à un coussin dorsal sur lequel reposent les extrémités postérieures réunies par une patte.

Bandage anglais[1]. — Le bandage anglais se compose d'un ressort embrassant la demi-circonférence du corps opposée

[1] Lire : WICKHAM. *Le bandage anglais*. Paris, 1900.

au côté où siège la hernie, et terminé à chacune de ses extrémités par une pelote (fig. 134 et 135).

La pelote postérieure prend point d'appui sur la région vertébrale, la pelote antérieure appuie sur l'orifice herniaire.

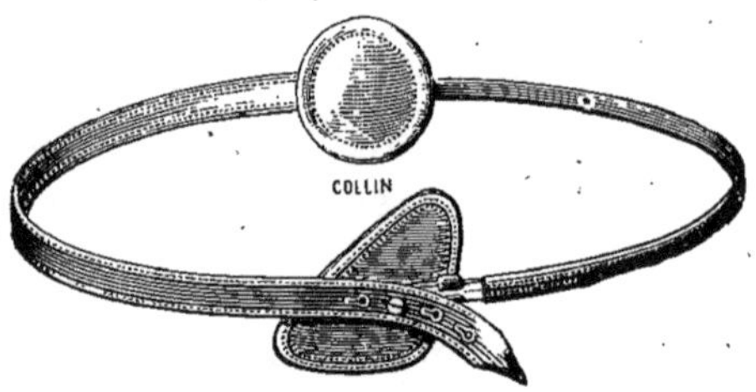

Fig. 134. — Bandage inguinal anglais.

Ces pelotes sont mobiles en tous sens sur les extrémités du ressort.

Le ressort du bandage anglais ne présente qu'une courbure sur le plat, il n'a pas besoin d'être modelé sur les con-

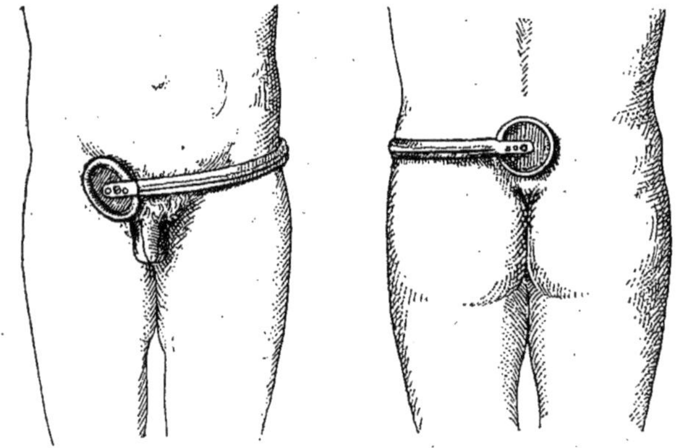

Fig. 135. — Bandage anglais appliqué sur une hernie inguinale droite.

tours du bassin. Il agit à la façon d'une pince, ne touche le patient que par ses deux pelotes et ne prend aucun point d'appui autour du tronc, qui n'est même pas en contact avec lui.

Le bandage anglais convient surtout pour les hernies inguinales. La pelote du bandage anglais se déplace moins dans les mouvements du membre inférieur que celle du bandage français.

Bandage pour hernie crurale. — Le bandage pour hernie crurale est un bandage français. La partie antérieure du ressort s'incurve fortement en bas pour permettre à la pelote de maintenir la région crurale. Le sous-cuisse part du collet de la pelote et fait le tour de dehors en dedans de la racine de la cuisse.

En raison de la mobilité de la cuisse sur le bassin, on peut difficilement compter sur une exacte contention des hernies crurales ; aussi, ne saurait-on trop conseiller la cure opératoire aux malades atteints de hernie crurale.

Bandage pour hernie ombilicale de l'adulte. — Le bandage pour hernie ombilicale de l'adulte consiste en un ressort embrassant la moitié du corps se terminant d'un côté par une large plaque ronde ou ovale, au centre de laquelle est une demi-sphère destinée à s'appliquer sur l'ouverture ombilicale ; et de l'autre côté par une ou deux courroies qui viennent se fixer à la partie antérieure de la plaque.

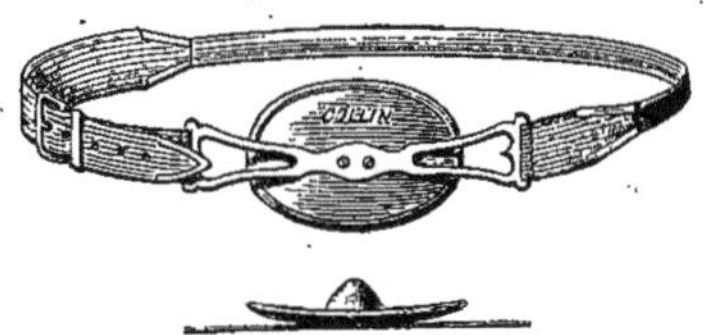

Fig. 136. — Bandage ombilical.

On fait également volontiers usage du bandage de Dolbeau, dans lequel la pelote, au lieu d'adhérer à un ressort en demi-cercle, est fixée à une lame fenêtrée d'acier qu'elle déborde à droite et à gauche. Aux extrémités de ce ressort est fixée une sangle qui fait le tour de la ceinture. Chez les femmes obèses ou chez les personnes à parois abdominales flasques et tombantes, il est difficile de faire tenir un bandage. Dans ces cas et dans les cas de grosses hernies incoercibles, il est parfois préférable de soutenir la hernie simplement au moyen de plaques maintenues par des ceintures et des courroies. Toutefois ces appareils sont fort incommodes et presque toujours insuffisants et, quand il n'y aura aucune contre-indication dans l'état général, l'opération est à conseiller.

Application des bandages. — Le médecin ne doit pas s'en remettre exclusivement aux bandagistes pour déterminer le bandage qui convient à un cas déterminé. Il doit spécifier la forme, les dimensions de la pelote, et surtout quand le bandage a été choisi ou fait sur mesure, le médecin doit en vérifier le fonctionnement. Pour appliquer un bandage, le malade étant couché, la hernie est réduite, un doigt oblitère l'anneau pendant que l'on place en arrière du malade la partie postérieure du bandage; puis on assujettit la pelote sur l'orifice herniaire. On fixe alors la courroie et les sous-cuisses. On ordonne au sujet de se lever, de tousser, de marcher, de s'accroupir, et pendant ces divers actes on s'assure que la pelote reste bien en place et que la hernie ne s'échappe pas au-dessous d'elle. Les essais doivent être répétés au bout de quelque temps pour constater que le malade sait bien placer son bandage et que ce bandage maintient bien la hernie.

Le malade, sauf certaines circonstances, ne porte pas son bandage la nuit, il l'applique le matin au lever en étant encore dans la position horizontale.

Il est bon de faire envelopper la pelote du bandage d'un linge fin que l'on changera de temps en temps, cette précaution a pour but de s'opposer à ce que le bandage ne soit sali par la sueur. Le malade devra des soins minutieux aux téguments en rapport avec le bandage.

Chez les sujets obèses, à ventre proéminent, le sous-cuisse n'est pas nécessaire, il est indispensable chez les individus à ventre plat. Chez les obèses la pelote a une tendance à descendre, on a conseillé dans certains cas de soutenir le bandage au moyen d'une bande passant au-dessus de l'épaule.

Inconvénients du port de bandage. — Les premiers jours, le bandage occasionne de la gêne, mais si le bandage est bien fait le malade ne tarde pas à s'y habituer.

Les véritables douleurs tiennent à une défectuosité de l'appareil et le bandagiste devra y remédier.

Presque tous les hernieux présentent au niveau des points de contact du bandage une coloration brunâtre de la peau ; mais un hernieux qui veille à la propreté n'aura ni eczéma ni excoriation.

Les ulcérations et les escarres que l'on a parfois observées tiennent à des bandages mal faits.

Dès qu'il surviendra un de ces accidents sous le bandage on devra l'enlever, le faire modifier par le bandagiste et le malade gardera le lit pendant quelques jours.

*
* *

Bandage herniaire chez les enfants. — Chez l'enfant les hernies peuvent guérir par le port d'un bandage bien fait, gardé jour et nuit, mais la cure radicale des hernies chez les enfants est si facile et si efficace qu'il est bien préférable de recourir à l'intervention chirurgicale.

Bandage inguinal. — Pour les hernies inguinales pendant le cours de la première enfance on prescrira le port d'un bandage. Chez le nouveau-né, il n'y a guère que le petit bandage en caoutchouc insufflé, disposé en fer à cheval, qui ne soit pas trop mal supporté (fig. 137).

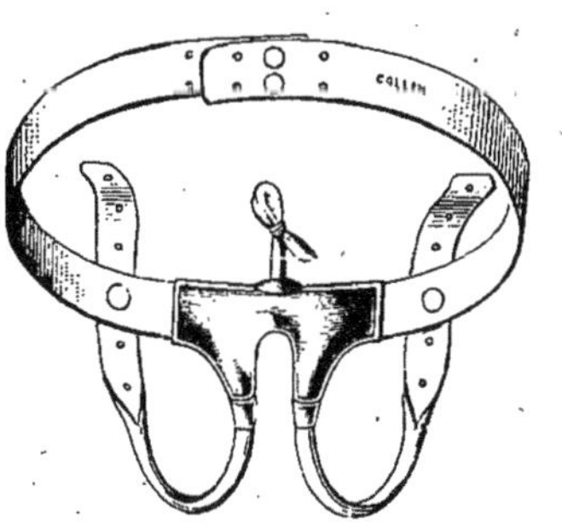

Fig. 137. — Bandage de nouveau-né.

Vers l'âge d'un an, l'enfant pourra être muni d'un bandage à pelote anglais ou français. Il sera bon d'appliquer un bandage bilatéral, car ce bandage tient mieux, et il est fréquent que la hernie soit bilatérale.

Ce bandage doit être enveloppé d'une étoffe imperméable et on veillera attentivement aux soins de propreté.

Au-dessous de deux ans la cure radicale n'est indiquée qu'en cas d'étranglement, car on a affaire à un enfant malpropre dont le pansement post-opératoire est exposé à des souillures continuelles.

Passé la première enfance, lorsque l'enfant sera devenu propre, on pourra ou bien conseiller la continuation du port du bandage ou bien proposer aux parents la cure radicale.

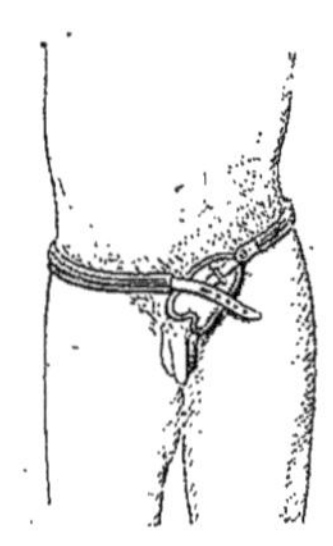

Fig. 138. — Bandage pour ectopie testiculaire.

L'ectopie testiculaire est chez le nouveau-né une contre-indication absolue au port d'un bandage, on laissera la hernie aux ressources de la nature.

Chez l'enfant plus âgé, si le testicule descend avec la hernie, mais qu'on puisse l'isoler de celle-ci, on cherchera à le retenir au dehors pendant qu'on maintiendra la hernie réduite par l'application d'une pelote à fourche ; si le testicule ne peut être maintenu au dehors, isolé de la hernie, on ne mettra pas de bandage.

Hernie crurale. — La hernie crurale est exceptionuelle chez l'enfant; elle est peu justiciable des bandages qui tiennent difficilement.

Hernie ombilicale. — La hernie ombilicale est extrêmement fréquente chez les enfants au-dessous d'un an, après quoi elle devient rare, elle est exceptionnelle chez les enfants au-dessus de 6 ans.

Abandonnée à elle-même elle guérit presque toujours.

Le meilleur bandage chez le nouveau-né consiste à mettre sur l'anneau, après réduction de la hernie, un tampon d'ouate maintenu par une bande de flanelle faisant deux fois le tour du corps. Cet appareil simple ne se déplace pas facilement, du reste, la mère peut l'arranger à nouveau toutes les fois qu'il s'est déplacé.

Un appareil assez utilisé est la ceinture en caoutchouc avec pelote de caoutchouc.

Chez les enfants plus âgés, on pourra recourir aux bandages à ressort.

On a préconisé divers appareils formés d'une petite pelote maintenue sur le nombril par un agglutinatif.

II. — CEINTURES

Les ceintures sont des appareils entourant l'abdomen et destinés à remédier soit à un relâchement des parois de l'abdomen, soit à une déviation d'un organe abdominal. Le nombre de ces ceintures est extrêmement considérable. Nous mentionnerons simplement les plus usitées.

On s'est occupé de trouver des ceintures pour soutenir la paroi abdominale chez les femmes à paroi grasse ou relâchée

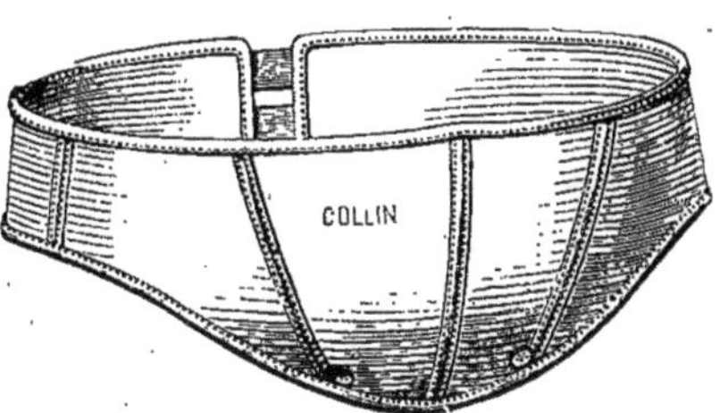

Fig. 139. — Ceinture abdominale.

par suite de grossesses répétées, ou par suite d'une laparotomie antérieure ; pour soutenir le poids d'un utérus gravide ou pour maintenir une tumeur abdominale inopérable.

On a créé de nombreux modèles, faits en coutil, en tissu élastique, en peau de chamois. Ces ceintures se composent d'une partie pleine embrassant l'abdomen et maintenue en arrière par des courroies à boucles ou lacées sur les côtés. Des sous-cuisses sont souvent utiles pour empêcher ces ceintures de remonter.

On a imaginé également des ceintures avec pelote pour maintenir en place un organe dévié.

L'un de nous a fait construire une ceinture pour mainte-

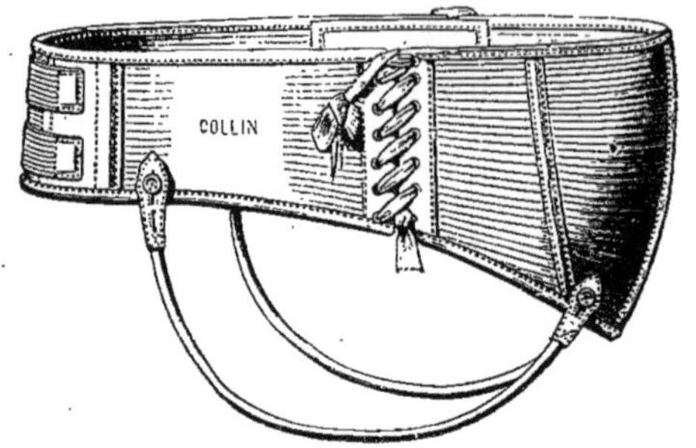

Fig. 140. — Ceinture abdominale avec sous-cuisse.

nir le rein mobile. Cet appareil consiste en un ressort muni d'une pelote et soutenu par une ceinture élastique. La cour-

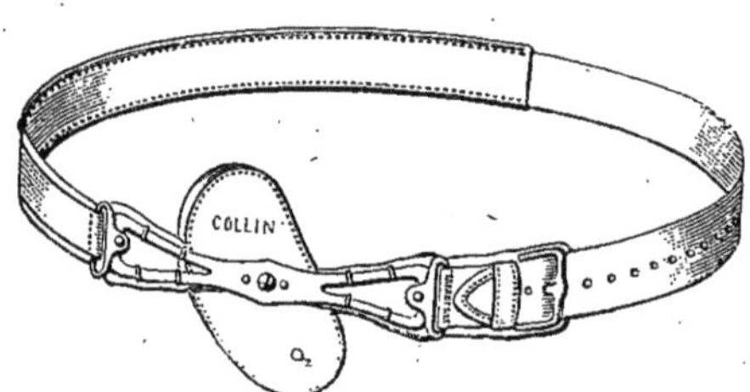

Fig. 141. — Ceinture Tuffier pour rein mobile.

bure, l'inclinaison, la forme de la pelote, sont variées suivant les sujets.

Sangle de Glénard. — Glénard[1], sous la dénomination de *sangle pelvienne*, a inventé et vulgarisé une ceinture très simple, applicable à tous les cas d'entéroptose et en particulier aux ventres maigres et excavés qu'on rencontre si fréquemment dans l'*entéroptose*.

---

[1] Lire : A. Monteuuis. *Les déséquilibrés du ventre. L'Entéroptose ou maladie de Glénard*. Paris, 1897, p. 160.

Cette ceinture se compose d'une bande droite de tissu

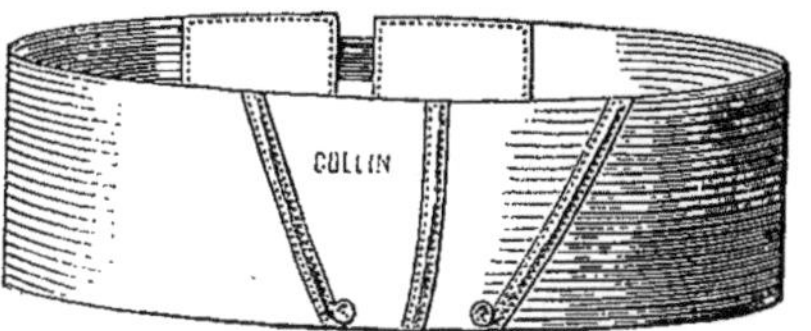

Fig. 142. — Sangle de Glénard.

élastique, qui se termine en arrière, d'un côté, par deux bandelettes de tissu élastique, de l'autre côté par des boucles.

Ceinture antiptosique de F. Jayle. — La ceinture antiptosique de F. Jayle offre les particularités suivantes :

Sur sa partie médiane et antérieure, au niveau de la région hypogastrique, se trouvent une série de ressorts flexibles, ajustés entre eux, concaves en avant, et dont l'effet est de refouler en haut et en dedans la paroi abdominale; au-dessus de ces ressorts est disposée une bande en tissu élastique de hauteur variable. Le tissu étant extensible, il n'y a jamais aucune gêne après le repas.

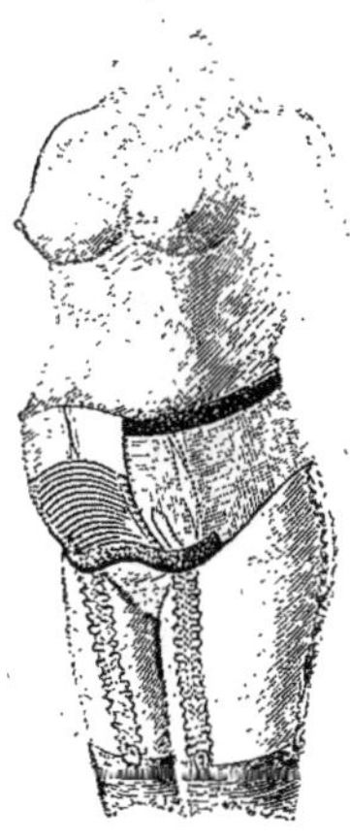

Fig. 143. — Ceinture de F. Jayle.

Les parties latérales de la ceinture sont en tissu inextensible, ce qui donne plus de solidité et de consistance. Les ceintures élastiques dans leur totalité ont en effet l'inconvénient de se replier à la longue sur elles-mêmes et de se transformer en une sorte de corde;

Les sous-cuisses sont remplacés par une double paire de jarretelles (antérieure et postérieure).

Par cette ceinture antiptosique la région hypogastrique est parfaitement contenue et le port d'un corset ordinaire ne gêne en rien la malade.

Cette ceinture convient dans les cas d'entéroptose, de

hernie ombilicale, etc. Elle peut être employée avec avantage à la suite des opérations sur l'abdomen.

III. — BAS ÉLASTIQUES. — SUSPENSOIRS

Les bas élastiques sont des bas fabriqués avec un mélange de caoutchouc et de soie ou de coton. Ils sont employés surtout dans les cas de varices. Exerçant une pression régulière de bas en haut, ils compensent pour ainsi dire par leur élasticité, l'élasticité qui a disparu des parois veineuses.

Le bas élastique doit s'étendre depuis la région tarsienne jusqu'au niveau de la partie supérieure de la jambe, en laissant libres les orteils et le talon ; si les varices remontent plus haut, le bas élastique devra comprendre le genou et même remonter jusqu'à la région inguinale. Dans ce cas, il est bon d'adapter à la partie supérieure du bas une jarretelle se fixant au corset ou au caleçon. — Ces bas avec cuissards sont souvent employés chez les femmes enceintes atteintes de varices.

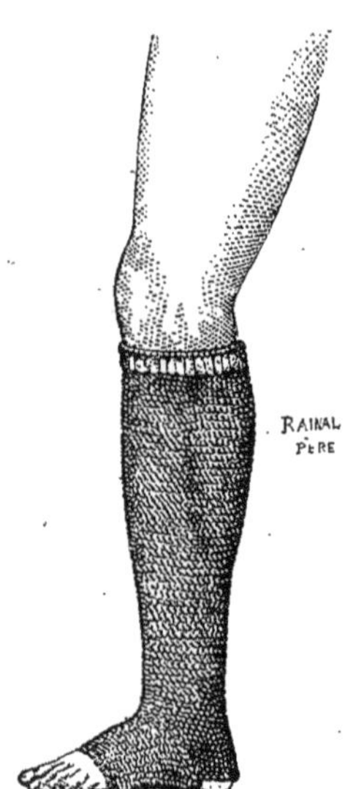

Fig. 144. — Bas élastique.

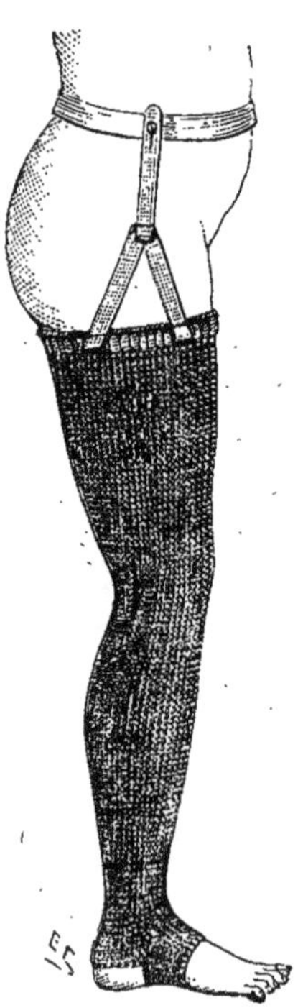

Fig. 145. — Bas élastique avec cuissard.

Dans les convalescences d'arthrite du genou ou d'entorse, on emploie souvent des genouillères élastiques ; elles ne devront pas être trop serrées : si elles comprimaient les muscles, elles seraient plus nuisibles qu'utiles.

Le malade qui porte des bas à varices doit les retirer pour la nuit, et avant de les remettre le matin au lit il se lavera soigneusement la jambe; les bas élastiques salis sont souvent le point de départ d'excoriations ou d'éruptions.

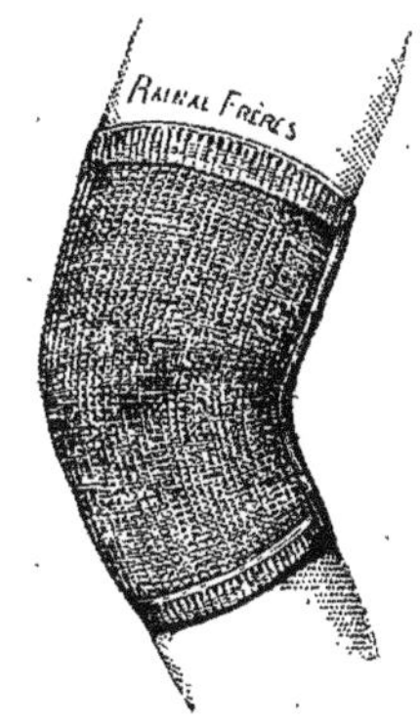

Fig. 146.
Genouillère élastique.

A la longue, les bas élastiques sont sujets à perdre leur élasticité, aussi certains auteurs conseillent de leur substituer le port d'une bande de flanelle ou de crépon Velpeau que l'on enroule méthodiquement chaque jour autour de la jambe, en commençant par le pied pour s'arrêter au jarret.

On a fabriqué également des bandes de tissu élastique qui s'enroulent autour de la jambe, ce qui permet de graduer la pression. Jusqu'ici ce dernier système n'a pu détrôner le bas élastique dans le traitement palliatif des varices.

*
* *

Suspensoirs. — Le suspensoir des bourses est une petite

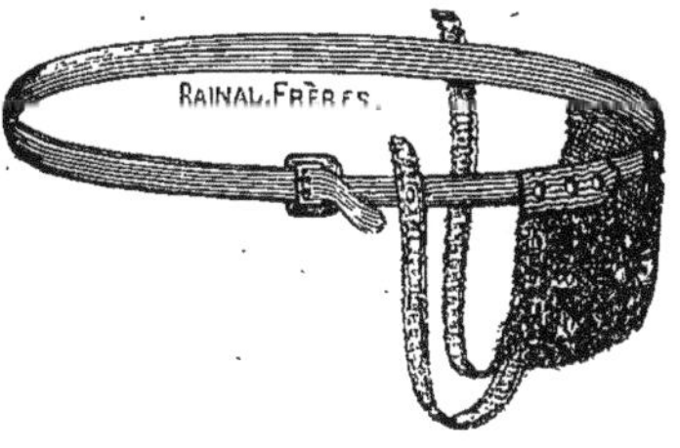

Fig. 147. — Suspensoir en tricot.

pochette en tricot de coton ou de soie destinée à contenir le scrotum.

Cette petite poche, à sa partie supérieure, laisse libre passage à la verge et vient se fixer à une ceinture. De la partie inférieure de la poche partent deux sous-cuisses qui viennent se fixer aux bords latéraux de la ceinture.

On emploie les suspensoirs surtout en cas de *varicocèle*, d'*orchite* et au cours de la *blennorrhagie aiguë*.

IV. — PESSAIRES

Les pessaires sont des instruments qui, placés à demeure dans le vagin, ont pour but de lutter contre les déplacements de l'utérus.

L'emploi du pessaire remonte à une très haute antiquité.

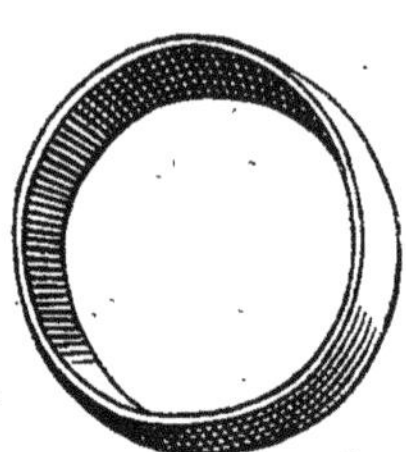

Fig. 148. — Pessaire annulaire de Scultet.

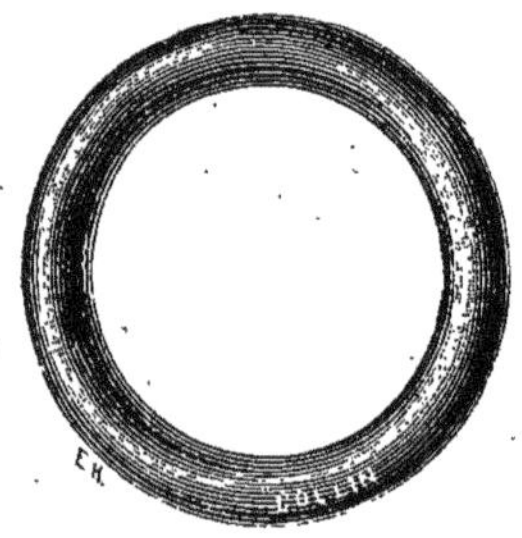

Fig. 149. Pessaire de Dumontpallier.

Soranus mentionne l'emploi de la grenade comme pessaire. Ætius, Oribase mentionnent l'usage de balles de laine[1].

On trouve figurés des pessaires dans les œuvres de Scultet et de Paré.

Les variétés de pessaires sont extrêmement nombreuses.

Pessaire de Dumontpallier. — Le pessaire le plus connu est celui de Dumontpallier, formé d'un anneau de caoutchouc élastique dont l'armature intérieure est formée de fils de cuivre ou de lamelles d'acier.

---

[1] Mc-Kay. *History of Ancient Gynecology*. London, 1901, Chapter XXI.

Mise en place du pessaire. — La femme, après avoir vidé sa vessie, se place dans le décubitus dorsal, la tête basse, les cuisses écartées l'une de l'autre, et légèrement fléchies sur le bassin. L'anneau du pessaire bien lubrifié, de glycérolé d'amidon par exemple, est saisi entre le pouce et l'index, et se trouve ainsi allongé. Le chirurgien placé à droite de la malade introduit ce pessaire à plat, en suivant la voie vaginale postérieure jusqu'à ce qu'il soit arrivé en arrière du col.

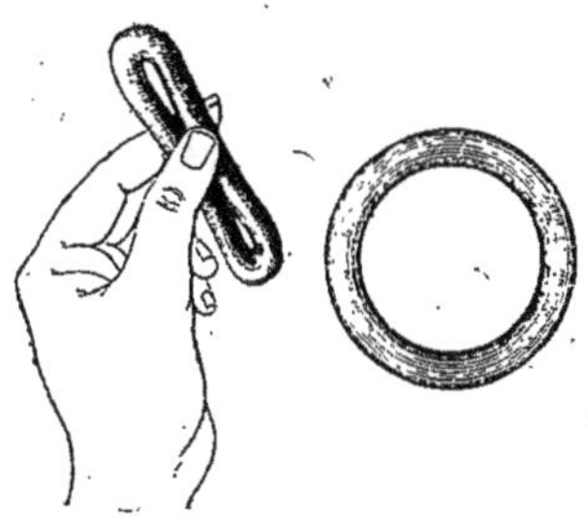

Fig. 150. — Manière de saisir le pessaire.

Il refoule alors le bord inférieur de l'anneau vers le cul-de-sac antérieur, l'autre bord restant dans le cul-de-sac postérieur, de façon à ce que le col de l'utérus reste bien dans l'orifice de l'anneau comme le doigt dans une bague.

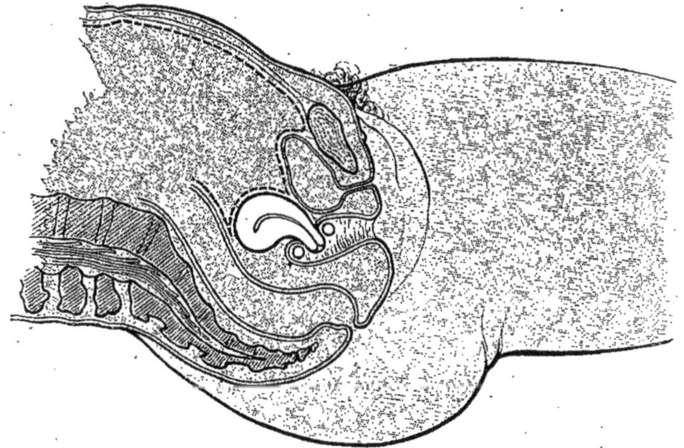

Fig. 151. — Coupe du bassin passant par la ligne médiane; on voit la section de l'utérus et du pessaire annulaire.

Le pessaire de Dumontpallier agit en distendant les culs-de-sac du vagin qui ainsi tendus fixent le col utérin.

Un pessaire qui ne blesse pas la malade peut sans inconvénient être laissé en place pendant deux ou trois mois, il ne met obstacle ni au coït ni à la fécondation. On le retirera de temps à autre pour le nettoyer et on le remettra si, au bout de quelques jours passés sans pessaire, le besoin s'en fait sentir.

Pour enlever le pessaire on l'accroche avec l'index introduit dans le vagin et on l'amène peu à peu au dehors.

Pessaire de Hodge. — Pour les rétrodéviations utérines, on se sert volontiers du pessaire de Hodge en caoutchouc durci ou en aluminium. Citons également le pessaire de Gaillard-Thomas, le pessaire de Schultze.

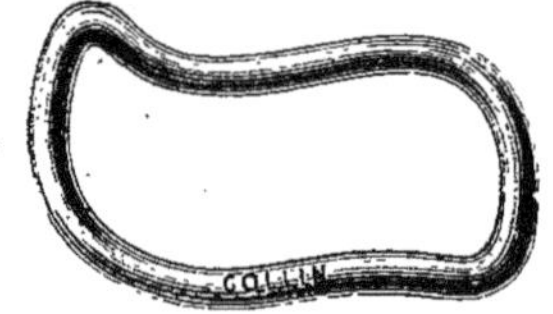

Fig. 152. — Pessaire de Hodge.

Pour introduire un pessaire de Hodge, la malade étant dans le décubitus latéral, on réduit d'abord manuellement la déviation,

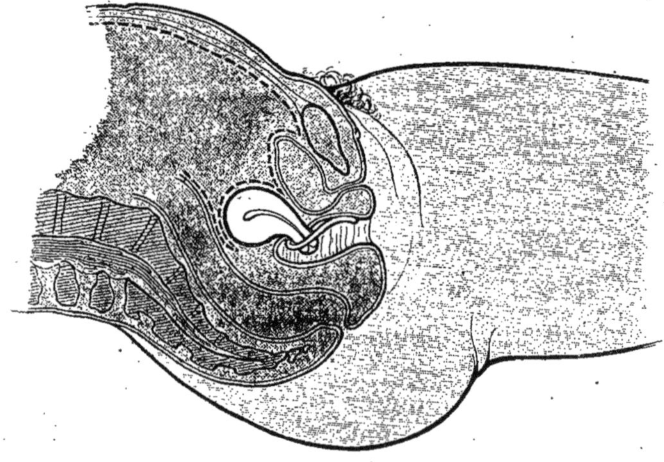

Fig. 153. — Pessaire de Hodge en place ; on voit la coupe de l'utérus et le pessaire embrassant le col.

puis on introduit l'instrument à plat le long d'une des faces latérales du vagin. Dès que le pessaire est arrivé dans le fond du vagin, on le fait glisser en arrière pour qu'il embrasse le col dans la partie supérieure et on appuie sur la partie antérieure du pessaire, de façon à ce que le pessaire ait une direction oblique en bas et en avant.

Dans les prolapsus accentués, les pessaires ne donnent pas toujours une amélioration bien appréciable. On essaiera

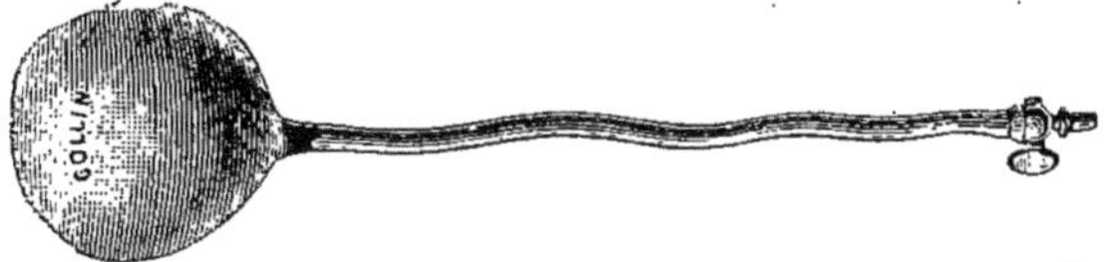

Fig. 154. — Pessaire à air de Gariel.

les pessaires de Dumontpallier, le pessaire de Hodge : ce sont des palliatifs en attendant une opération curative, auxquels on pourra joindre comme adjuvant la pelote périnéale.

Le pessaire Gariel à air est également indiqué[1]. Le pessaire de Gariel est une sorte de petit ballon de caoutchouc muni d'un tube à insufflation. On introduit le ballon vide dans le vagin, on le gonfle à l'aide d'un insufflateur, on ferme le robinet. La distension du ballon distend les parois vaginales et s'oppose à la descente de l'utérus.

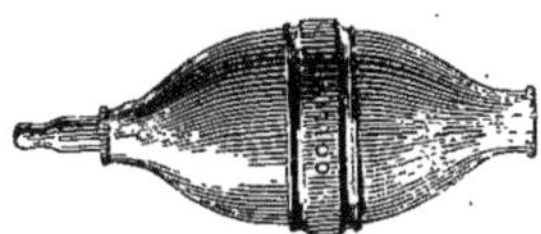

Fig. 155. — Poire à air pour gonfler le pessaire Gariel.

Précautions à prendre. Toute malade assujettie au port d'un pessaire devra prendre des soins de propreté minutieux du vagin. Avec des soins on ne verra survenir ni ulcérations, ni ces accidents de fistules du côté du rectum ou de la vessie dont on signale de temps à autre des exemples. Ces accidents ne surviennent qu'au bout d'un temps très long, ils sont dus à la négligence de la malade ou du médecin.

TROISIÈME PARTIE

INJECTIONS SOUS-CUTANÉES. — SAIGNÉE

CHAPITRE XII

I. — INJECTIONS HYPODERMIQUES

La seringue de Pravaz est devenue un instrument médical de première nécessité. Tout médecin la possède, elle, ou plus exactement, une de ses nombreuses dérivées.

L'emploi de la seringue à injections hypodermiques est la méthode de choix pour l'administration d'un très grand nombre de médicaments, auxquels elle assure une absorption rapide et sûre, un dosage exact, tout en respectant l'intégrité du fonctionnement stomacal ; son emploi est une méthode de nécessité pour certaines médications telles que sérums thérapeutiques, sucs organiques.

Accidents. — Il ne faudrait pas croire que la méthode hypodermique soit absolument sans inconvénients. Si les accidents déterminés par la seringue à injections sont rares, ils ne sont cependant pas exceptionnels ; ils ont même été, dans quelques cas, mortels. C'est ainsi que, dans la *Gazette des Hôpitaux* de 1893, page 325, est signalé un cas de mort subite survenue dix minutes après une injection sous-cutanée de morphine. D'autre part, à la suite d'injections de sels de mercure, on a observé assez fréquemment des phénomènes pulmonaires plus ou moins graves qu'on attribue à des embolies capillaires dues à la pénétration directe du contenu de la seringue dans une veine ; on a même signalé plusieurs cas de mort subite à la suite d'injections de calomel.

Abcès. — En général, les injections sous-cutanées, de solutions aqueuses surtout, sont bien tolérées ; le liquide se résorbe rapidement et les leucocytes arrivent facilement à bout des germes introduits accidentellement, avant que ces microbes aient eu le temps de pulluler et d'infecter l'organisme. Parfois, on voit survenir des accidents infectieux : soit que par sa nature le liquide ait été peu résorbable ou nocif pour le tissu cellulaire, soit que les germes introduits aient présenté une virulence exceptionnelle, soit que les tissus du malade se soient trouvés dans un état d'affaiblissement organique. La présence de cicatrices d'abcès sur les téguments des cuisses ou du ventre d'un malade est considérée comme un indice de morphinomanie ; on trouve souvent de nombreux abcès chez les cancéreux, dont les douleurs sont calmées par l'administration de la morphine. Ces abcès consécutifs aux injections sous-cutanées sont d'ordinaire bénins. Leur formation détermine de la douleur, une zone d'empâtement et de lymphangite autour du lieu de la piqûre ; une collection se forme ; spontanément ou chirurgicalement, elle est évacuée ; au bout de quelques jours, tout rentre dans l'ordre.

Les infections peuvent cependant acquérir, dans certains cas, une haute gravité. Schimmelbusch cite plusieurs cas d'infections mortelles consécutives à une injection sous-cutanée : un interne, après avoir pratiqué une injection de morphine à un malade atteint d'érysipèle, se sert de la même seringue imparfaitement nettoyée pour pratiquer la même injection à quatre tabétiques ; deux jours plus tard, les quatre tabétiques sont frappés à leur tour d'érysipèle grave et trois d'entre eux succombent ; deux typhisés, à l'hôpital de la Charité, à Berlin, reçoivent chacun une injection de teinture de musc faite avec la même seringue ; tous les deux succombent à un œdème purulent dont le point d'origine se trouvait à l'endroit de la piqûre. Sans atteindre cette gravité exceptionnelle, des phlegmons à symptômes généraux menaçants, localement très étendus, ne sont pas rares chez les morphinomanes.

A la suite des injections de sels mercuriels, on a vu parfois se produire de petites nodosités du volume d'une noisette. Ce nodule disparaît en général au bout de quelques jours ou de quelques semaines.

Escarres. — Quand on fait trop superficiellement une piqûre d'éther ou de solution irritante, on peut voir survenir une plaque noire de sphacèle. Cette escarre est longue à guérir et dès qu'on s'aperçoit de sa formation, on devra la recouvrir d'un pansement pour éviter qu'il ne se développe autour d'elle des poussées de lymphangite.

Douleurs. — La douleur provoquée par une injection d'un centimètre cube d'une solution de morphine ou de caféine est d'ordinaire nulle ou minime ; il n'y a pas lieu de s'en préoccuper.

A la suite des injections de substances plus ou moins irritantes, éther, sels solubles de mercure, la douleur fait rarement défaut. Beaucoup de malades, par exemple, ne peuvent ni se coucher, ni s'asseoir sur le côté où l'injection a été faite et se plaignent même d'irradiations névralgiques le long de la cuisse et de la jambe. Il est sage de prévenir d'avance les malades traités par les injections mercurielles de la possibilité de ces douleurs qui le plus souvent sont passagères, ne persistant généralement pas au delà de la première journée.

Les injections de quinine sont quelquefois très douloureuses, de suite après l'opération ; puis, la douleur se calme pour persister localement, à un degré supportable, pendant un temps parfois très long.

Quant aux injections de sels insolubles de mercure, elles déterminent fréquemment des douleurs telles qu'elles entraînent pendant quelques jours une véritable impotence. Il y a, du reste, à ce point de vue, des réactions individuelles très différentes, dont on ne saisit pas la cause.

Rupture de l'aiguille. — La rupture de l'aiguille dans les téguments est un accident qui peut arriver au cours des injections hypodermiques ; cet accident n'a pas grande gravité. Toutes les fois que l'intervention sera possible et facile, on pratiquera l'extraction du fragment d'aiguille : dans le cas contraire, il n'y a pas grand inconvénient à le laisser sous la peau.

Précautions. — Les accidents de la méthode hypodermique sont faciles à éviter et on devrait avoir toujours présentes à l'esprit un certain nombre de précautions à prendre au cours des injections.

La *rupture de l'aiguille* dans les téguments ne se produira pas si on emploie des aiguilles de bonne qualité. A ce point de vue, l'emploi des aiguilles en platine iridié est bien préférable à l'emploi des aiguilles d'acier; les premières sont inaltérables, les secondes, s'oxydant facilement, deviennent rapidement fragiles.

Les *escarres* seront évitées, les *douleurs* atténuées, si on choisit un endroit du corps pauvre en filets nerveux, riche en tissu cellulaire, et si on enfonce profondément l'aiguille.

Les *précautions contre l'embolie* sont faciles. On se garantira contre ces accidents si on a soin d'enfoncer d'abord l'aiguille séparée de la seringue et de n'y adapter la seringue que si aucun écoulement de sang ne se produit. Généralement, si l'aiguille pénètre dans une veine, quelques gouttes de sang viennent sourdre au niveau de l'ajutage, il faut alors la retirer et ponctionner ailleurs.

Cette précaution a paru à certains auteurs insuffisante. Hartung a mis à nu chez des lapins une veine crurale et introduit une aiguille de Pravaz dans le vaisseau ; à la suite de cette piqûre, il ne sortit aucune goutte de sang ; le sang pénétrait bien dans la canule, mais la pression était insuffisante pour le faire couler (Renault, *Presse Médicale*, 1899, p. 362). De Lavarenne conseille, après avoir enfoncé l'ai-

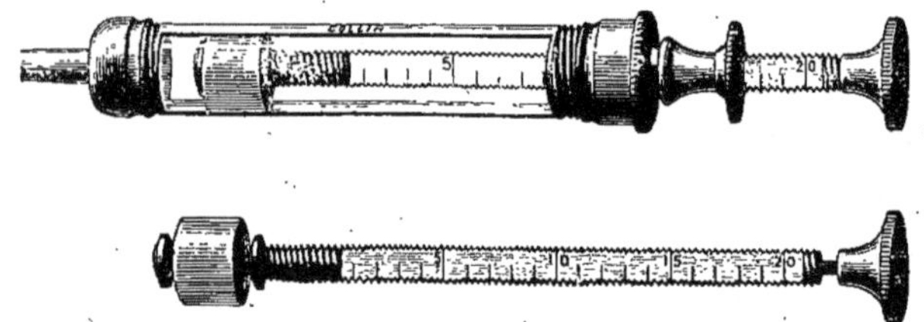

Fig. 156. — Seringue stérilisable, modèle Colin.

guille, d'aspirer avec la seringue ; si la pointe de l'aiguille est dans un vaisseau, du sang apparaîtra dans le corps de pompe ; si rien ne vient, on peut injecter sans crainte. Il peut être nécessaire parfois de faire plusieurs aspirations, avant de voir sourdre le sang.

Ces précautions sont de mise surtout pour les injections huileuses ou les injections de sels mercuriels.

Les *accidents infectieux* ne se produiront pas si on prend quelques *précautions d'asepsie.* A moins que la peau du malade soit particulièrement malpropre, le danger d'infection, par les germes qu'entraînerait l'aiguille traversant les téguments, paraît assez aléatoire. Il n'est donc pas toujours indispensable de laver la peau du malade avant de pratiquer une injection sous-cutanée ; mais c'est une précaution recommandable.

De même il n'est pas indispensable que l'opérateur se lave les mains. On ne doit toucher l'aiguille que par son ajutage qui ne pénètre pas le tégument.

Les précautions indispensables sont : la désinfection rigoureuse de la seringue et de son aiguille et l'emploi de solutions aseptiques.

Instruments. Seringues. — Toutes les seringues dont on se sert actuellement pour les injections hypodermiques

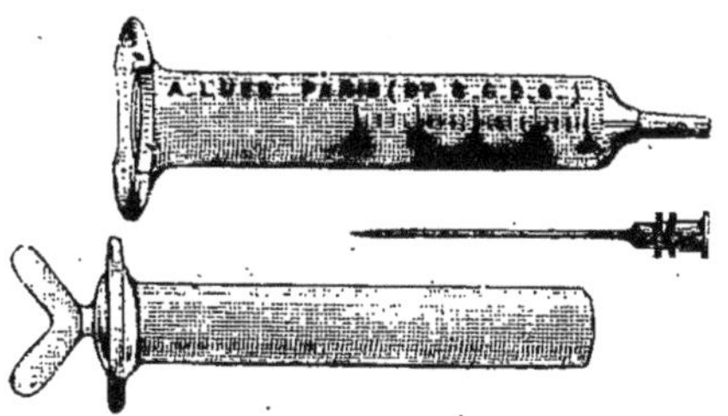

Fig. 157. — Seringue dite de « Luër » à piston et corps en verre[1].

dérivent de la seringue de Pravaz. Elles sont construites dans le but de pouvoir supporter la stérilisation ; il en existe de nombreux modèles; une des seringues les plus remarquables est la seringue toute en verre de Luër; le piston lui-même en verre (fig. 156 et 157).

Chevretin et Lematte préfèrent à l'emploi de la seringue, l'emploi de tubes hypodermiques sur lesquels on adapte d'un

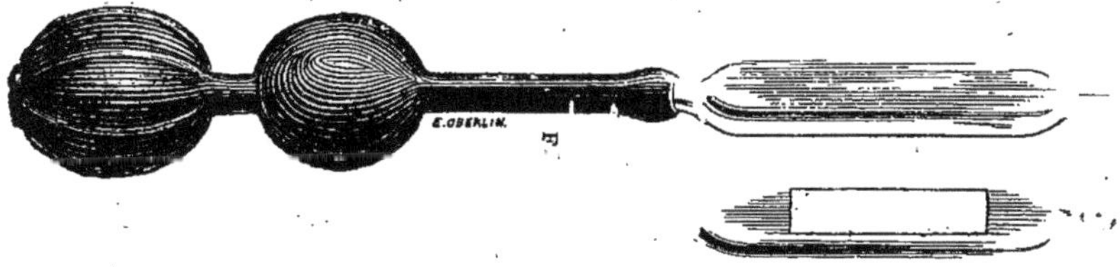

Fig. 158. — Tubes et soufflerie de Chevretin et Lematte.

côté l'aiguille, de l'autre côté une petite soufflerie en caoutchouc (fig. 158).

A la Société de thérapeutique, G. Bardet a fait, au nom de

[1] Cette seringue a été copiée et démarquée à l'étranger.

M. Palliard, la présentation d'un appareil destiné à l'injection directe du liquide stérilisé contenu dans des ampoules. Cet appareil est fondé sur le même principe que l'appareil de Chevretin et Lematte. Au lieu de la soufflerie de caoutchouc, on emploie une petite pompe métallique.

Aiguille. — L'aiguille qui termine la seringue est en acier le plus généralement ; mais pour avoir des aiguilles que l'on puisse passer à la flamme sans les détériorer et sans risquer les cassures au cours de l'injection, il faut prendre, nous l'avons dit, des aiguilles en platine iridié.

L'asepsie des seringues et des aiguilles est facile à réaliser ; l'ébullition dans l'eau *simple* est suffisante.

Il faut se garder, sauf nécessité, d'utiliser la même seringue successivement pour les injections hypodermiques et pour les ponctions exploratrices de liquides septiques.

Solutions. — Schimmelbusch et Hohl, à la clinique de von Bergmann, ont fait des recherches sur le degré d'asepsie de diverses solutions destinées à être injectées. Ils ont vu que la solution de pilocarpine à 1 p. 100 contenait des germes en quantité innombrable ; la solution ordinaire d'ergotine en renfermait environ 10 000 par centimètre cube ; la même abondance de germes se décelait dans les solutions d'atropine à 1 p. 100, de chlorhydrate de morphine à 1 p. 100, de cocaïne à 1 p. 100. Ces auteurs ont retrouvé des bactéries, rares il est vrai, jusque dans la glycérine iodoformée à 10 p. 100, dans l'huile camphrée à 1 p. 10.

Pour serrer de plus près la question, Schimmelbusch a voulu voir si des germes pathogènes conservaient leur vitalité dans les solutions sus-nommées. Il prit des cultures de microcoques du pus et en mélangea de petites quantités avec les solutions préalablement stérilisées. Or, il vit que si certaines solutions, les solutions de quinine à 10 et 20 p. 100, les solutions de caféine à 20 p. 100, les solutions d'antipyrine à 50 p. 100, tuaient rapidement les staphylocoques, ces mêmes microbes se retrouvaient, par milliers, après huit jours, dans la cocaïne à 1 p. 100, et que leur nombre s'accroissait facilement dans les solutions d'atropine à 1 p. 100 et de morphine à 1 p. 100.

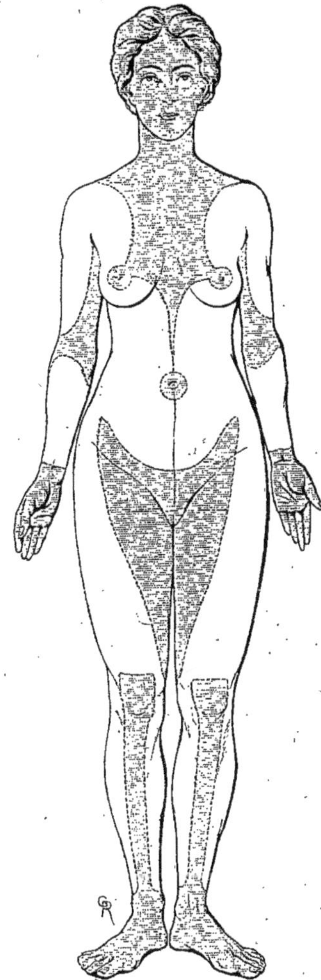

Fig. 159. — *Vue antérieure du corps.*

Les parties ombrées indiquent les régions où on ne doit pas pratiquer d'injections hypodermiques, sauf indications spéciales.

Récemment, Hallion et Carrion ont pu obtenir des cultures microbiennes abondantes dans du bouillon contenant près de 2 p. 100 de chlorhydrate de cocaïne (Hallion, communication orale). Cependant on considère que la cocaïne a une action paralysante sur les organismes inférieurs.

Ces recherches de laboratoire prouvent que les solutions communément employées peuvent renfermer des bactéries; la stérilisation de ces solutions est donc nécessaire.

Parmi les solutions le plus souvent employées, nous citerons simplement les solutions de caféine, de morphine, de cocaïne.

Solution de caféine à 1 p. 20

Caféine.	0 gr. 50
Benzoate de soude . . .	2 gr. »
Eau stérilisée. Q. s. pour	10 c. c.

Un centimètre cube de cette solution contient 25 centigrammes de caféine.

Le Codex indique la technique suivante pour la stérilisation de cette solution : interposez un fil entre le goulot et le bouchon pour prévenir l'adhérence et permettre la sortie de l'air ; placez le flacon dans l'eau froide jusqu'à la naissance du col, puis portez l'eau à l'ébullition, que vous maintiendrez pendant un quart d'heure ; laissez refroidir et fermez ensuite exactement le flacon.

Solution de cocaïne à 2 p. 100.

Chlorhydrate de cocaïne	2 gr.
Eau distillée	100 gr.

Hallion et Carrion obtiennent une stérilisation parfaite, sans aucun risque d'altération, en procédant de la façon suivante : on dissout, dans de l'eau distillée stérilisée, le chlorhydrate de cocaïne, suivant la proportion voulue, et on répartit la solution dans des ampoules stérilisées. Ces ampoules sont chauffées au bain-marie à la température de 70 degrés pendant deux heures ; la fixité de cette température est assurée par un régulateur approprié. La même opération est répétée à deux autres reprises, pendant le même temps, les deux jours suivants. L'examen bactériologique a prouvé que la stérilisation est absolue dans ces conditions, et d'autre part l'épreuve physiologique, d'accord avec les réactions chimiques, démontre que le sel de cocaïne n'a subi aucune altération.

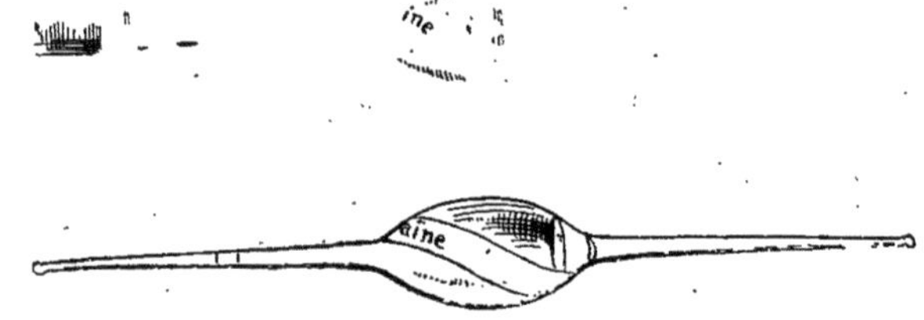

Fig. 160. — Manière de puiser le liquide injectable dans une ampoule.

Roux conseille de filtrer simplement les solutions de cocaïne au moyen d'une bougie spéciale contenue dans un tube stérilisé (Tuffier, *Presse Médicale*, 1901, 20 février, p. 82).

On peut également stériliser la solution de cocaïne, à l'autoclave en tube scellé à la lampe. C'est le procédé le plus simple et le meilleur.

Solution de morphine à 1 p. 50

Chlorhydrate de morphine		1 gr.
Eau distillée stérilisée	Q. s. pour	50 c. c.

Un centimètre cube de cette solution contient 2 centigrammes de chlorhydrate de morphine.

Solution de morphine à 1 p. 100.

Chlorhydrate de morphine		1 gr.
Eau distillée stérilisée	Q. s. pour	100 c. c.

Un centimètre cube de cette solution contient un centigramme de chlorhydrate de morphine.

Ce mode de préparation des solutions de morphine est

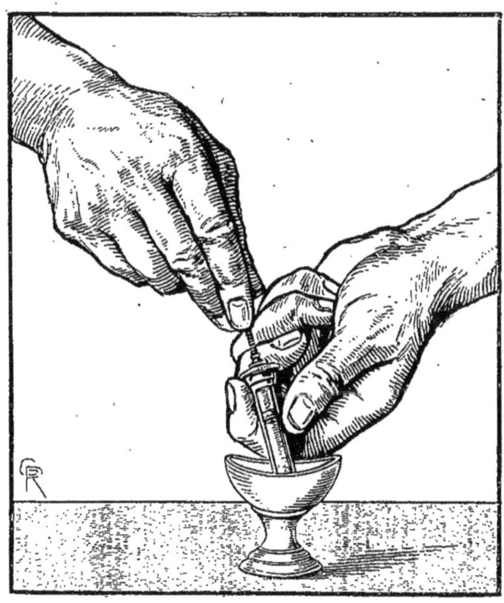

Fig. 161. — Manière de puiser une solution versée dans un récipient stérilisé.

généralement considéré comme donnant une sécurité suffisante au point de vue de l'asepsie. Hallion et Carrion recommandent, pour la stérilisation des solutions de morphine, l'emploi de la méthode de Tyndall, comme pour la stérilisation de la cocaïne.

Toute solution devra être puisée dans un petit récipient stérilisé par l'ébullition où on versera la quantité nécessaire. Actuellement le commerce vend volontiers les liquides injectables en ampoules scellées à la lampe, on brise les

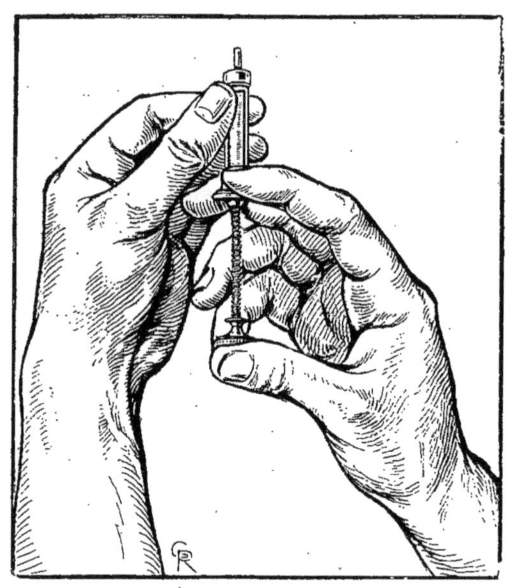

Fig. 162. — Manière d'expulser les bulles d'air contenues dans une seringue ; la main gauche maintient la seringue verticale, la main droite pousse le piston.

extrémités effilées de ces ampoules et on verse le contenu dans le petit récipient stérilisé. On peut également puiser directement le liquide dans l'ampoule (fig. 160 et 161).

Il faut se garder de puiser directement dans un flacon avec la même seringue non désinfectée qui a déjà servi à une piqûre.

Manuel opératoire. — La seringue stérilisée est remplie par aspiration d'une solution aseptique ; on chasse les bulles d'air que peut contenir la seringue en mettant l'instrument perpendiculairement le piston en bas et en poussant légèrement le piston jusqu'à ce que les bulles d'air soient sorties (fig. 162).

On choisit alors le point d'injection. Les *points d'élection pour les piqûres* sont ceux où les vaisseaux et les nerfs sont peu nombreux et où le tissu cellulaire est très abondant. La fossette rétro-trochantérienne, ou bien la partie supérieure de la fesse, au-dessus d'une ligne horizontale passant à 3 centimètres plus haut que le grand trochanter, est la région de choix pour les injections de sels mercuriels. La paroi abdominale antéro-latérale est la région choisie pour les injections de sérum antidiphtérique. La fosse sus-épineuse, la région thoracique latérale, la face externe de la cuisse sont les points d'élection pour les injections de solutions salines physiologiques. Le côté externe de l'avant-bras est le point où sont pratiquées le plus volontiers les injections de morphine.

A moins d'indications spéciales, on respectera le trajet

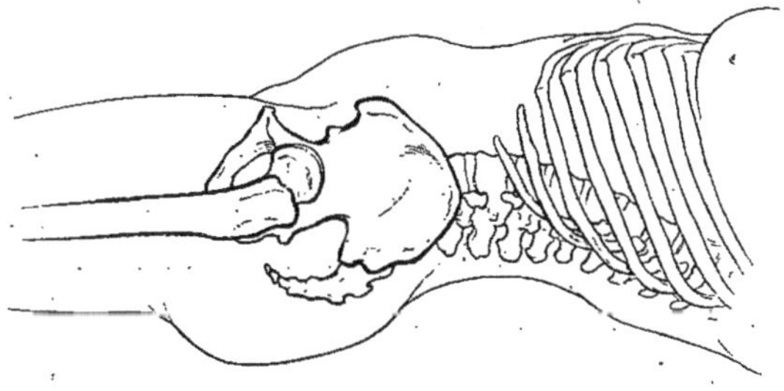

Fig. 163. — Rapport du squelette avec les téguments.

des gros vaisseaux artériels ou veineux. *La tête et le cou, la face interne du bras, la région du coude, les mains, les mamelons, les organes génitaux, le périnée, la face antéro-interne de la cuisse, le creux poplité, les pieds,* sont, à moins d'indications spéciales, évités pour les injections hypodermiques (fig. 159).

Le bon sens indiquera les motifs forçant à enfreindre ces règles.

On recommande généralement de ne pas multiplier outre mesure, à intervalles rapprochés, les injections dans le

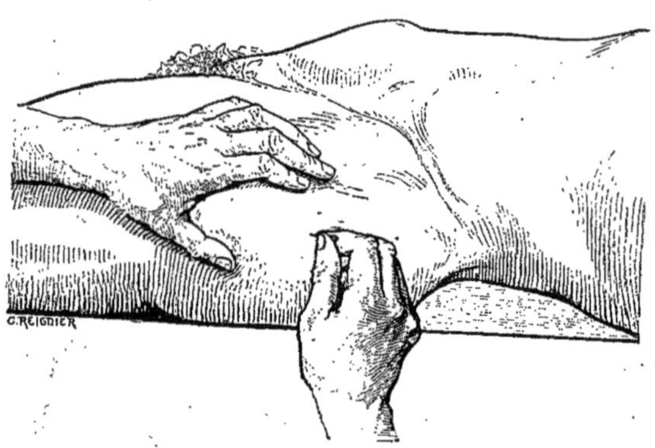

Fig. 164. — *Injections profondes* (de sels mercuriels par exemple). L'aiguille est enfoncée seule perpendiculairement à la peau. C'est la meilleure technique des injections sous-cutanées.

même point du corps. On doit mettre, entre chaque piqûre,

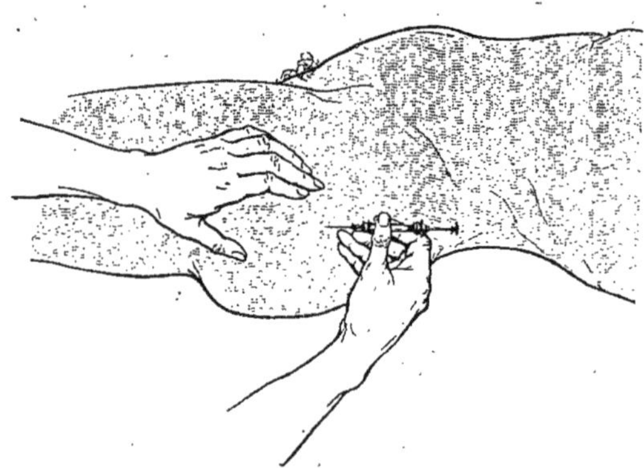

Fig. 165. — *Injections hypodermiques.* L'aiguille est enfoncée obliquement au niveau de la fossette rétro-trochantérienne; l'aiguille n'est pas séparée de la seringue; la main repose sur le trochanter et tend les téguments.

un certain intervalle de temps, suivant d'ailleurs les nécessités du traitement.

Pour pratiquer l'injection, on fait un gros pli à la peau

avec le pouce et l'index de la main gauche, et à la base de ce pli on enfonce rapidement l'aiguille. Dès que le derme est traversé, — on s'aperçoit de ce fait par la sensation d'une résistance vaincue — on adapte la seringue à l'aiguille, on pousse doucement le piston de manière à chasser lentement le liquide dans le tissu cellulaire sous-cutané.

Quand il s'agit de liquides huileux ou irritants, il faut enfoncer l'aiguille seule, non adaptée à la seringue, *perpendiculairement* à la peau, jusqu'à la garde, traversant ainsi la couche cellulo-adipeuse et pénétrant jusqu'aux muscles. Pour les injections mercurielles on fera bien de se munir d'une aiguille plus longue que les aiguilles ordinaires, de 4 à 5 centimètres de longueur, de façon à ce que le liquide soit injecté très profondément, en plein muscle; cette longueur de l'aiguille est surtout importante chez les femmes et chez les hommes à pannicules graisseux épais.

Quand la seringue est vidée, on retire l'aiguille un peu obliquement et d'un seul coup rapide. Il est le plus souvent inutile de recouvrir le point piqué d'une couche de collodion ou d'un pansement; la petite plaie se referme d'elle-même.

Le liquide injecté détermine sous la peau une petite tuméfaction, une boule qui se dissipe rapidement.

Après chaque injection, on doit laver la seringue avec un peu d'eau bouillie et introduire un fil d'argent ou un crin de Florence dans la lumière de l'aiguille.

Après l'injection huileuse, un bon procédé de nettoyage consiste à passer la seringue à l'alcool, puis à l'éther.

II. — INJECTIONS DE BLEU DE MÉTHYLÈNE POUR LA RECHERCHE DE LA PERMÉABILITÉ RENALE

Les substances qui, après introduction dans l'organisme, passent dans les urines, s'éliminent moins bien quand les reins sont malades. Achard et Castaigne[1] ont proposé l'emploi du bleu de méthylène pour se rendre compte des fonctions du rein.

On injecte dans le tissu cellulaire une solution de bleu de méthylène et on examine la façon dont ce bleu est éliminé[2].

Le rein n'élimine pas toutes les substances indistinctement suivant le même mode, en sorte que l'épreuve faite avec une substance déterminée n'indique pas rigoureusement comment passent les autres; toutefois par la constatation de la perméabilité du rein par rapport au bleu de méthylène on peut juger suffisamment de la perméabilité générale du rein; on a une approximation, mais une approximation utilisable[3].

On trouvera l'historique et l'exposé de cette question dans le rapport de Achard au treizième Congrès international des sciences médicales et dans la thèse de Castaigne[4].

Solution. — Le bleu de méthylène doit être dissous dans l'eau stérilisée et conservée dans un flacon stérilisé.

Bleu de méthylène.	1	gramme
Eau stérilisée	20	—

Une seringue de Pravaz, de 1 centimètre cube, renferme 5 centigrammes, dose convenable pour l'épreuve.

Quand on a des doutes sur la nature du bleu il faut l'examiner au spectroscope en solution très diluée; on observe une bande noire d'absorption dans le rouge; en

---

[1] ACHARD et CASTAIGNE. L'exploration clinique des fonctions rénales, *Monographie de l'Œuvre médico-chirurgicale*. Paris, Masson, édit.

[2] CH. ACHARD. Diagnostic de l'insuffisance rénale. *La Semaine Médicale*. 1900, 25 juillet, p. 247.

[3] MILIAN. Recherches de la perméabilité rénale par le bleu de méthylène. *La Presse Médicale*, 1899, 25 janvier, nº 7.

[4] CASTAIGNE. Epreuve du bleu de méthylène et perméabilité rénale. *Thèse* Paris, 1900.

solution moins diluée on observe une deuxième raie dans l'orangé.

Il est nécessaire qu'il s'agisse bien du bleu de méthylène indemne de toute impureté.

Technique de l'injection. — Après nettoyage soigné de la peau, l'injection est faite avec une seringue de Pravaz stérile, à la dose de 1 centimètre cube du liquide, c'est-à-dire 5 centigrammes de bleu de méthylène. L'aiguille doit être profondément enfoncée jusque dans l'épaisseur des muscles. L'injection ne doit pas être faite superficiellement.

L'injection de bleu de méthylène n'est pas douloureuse. Elle ne produit pas d'abcès.

Au cours de ces manipulations, l'opérateur se bleuit fatalement les doigts. On enlève très facilement la matière colorante en frottant les taches avec la pulpe d'un citron, ou encore en imprégnant les mains d'une solution de permanganate de potasse qu'on décolore ensuite avec une solution de bisulfite de soude.

Récolte des urines. — Le malade doit vider sa vessie au moment même où l'on vient de pratiquer l'injection de bleu. On le fait ensuite uriner dans des verres séparés : tous les quarts d'heure pendant la première heure ; toutes les demi-heures jusqu'à la troisième ; puis, toutes les deux heures. Pendant la nuit, il pourra suffire de ne recueillir l'urine que toutes les quatre ou cinq heures. On continue ainsi pendant plusieurs jours, tant que le malade urine bleu.

Il est nécessaire de marquer sur le pied de chaque verre l'heure de l'émission, sinon on s'expose à des confusions.

Il est bon de faire le relevé de ces expériences tous les jours et non à la fin de l'épreuve ; on se trompe en effet très facilement de date sur une semblable quantité de verres, et, de plus, les colorations de l'urine s'altèrent rapidement. Au bout de quelques heures, en effet, les urines, surtout celles qui sont alcalines primitivement ou secondairement, se décolorent ou ne présentent que quelques nuages bleuâtres. Il est vrai qu'il est facile de régénérer la couleur en agitant vivement à l'air libre, avec une baguette de verre, les urines ainsi décolorées.

Dans certains cas le bleu s'élimine sous forme d'un composé incolore qui, par suite, échappe au premier examen et qu'on nomme *chromogène*. On régénère facilement le bleu en faisant bouillir l'urine dans un tube à essai après avoir ajouté une goutte d'acide acétique.

Toutes ces précautions prises, il faut noter : 1° le moment d'apparition du bleu ; 2° les intermittences d'élimination, s'il y en a ; 3° la durée de l'élimination.

Renseignements fournis par l'épreuve du bleu de méthylène. — Chez le *sujet sain*, le bleu fait son apparition dans l'urine au bout d'une demi-heure. La coloration en est d'abord faible, plutôt verdâtre, elle se fonce de plus en plus, pour atteindre son maximum d'intensité vers la troisième ou quatrième heure. Elle reste à ce niveau pendant quelques heures, puis décroît progressivement. La disparition complète s'effectue en quarante heures environ.

Chaque fois que ce cycle éliminatoire sera troublé d'une manière appréciable, on pourra affirmer que la perméabilité rénale est défectueuse.

Quand la durée d'élimination est abrégée, que le bleu passe rapidement et en grande quantité dans les urines, il y a excès de perméabilité du rein ; ce serait un symptôme des néphrites épithéliales.

III. — INJECTIONS SOUS-CUTANÉES DE SOLUTIONS SALINES

Certains auteurs dénomment sérothérapie artificielle, lavage du sang, hématocatharsie, l'injection sous-cutanée ou intra-veineuse de solutions salines.

Cette méthode thérapeutique a pris depuis quelques années une place importante en médecine aussi bien qu'en chirurgie.

Solutions. — Les solutions salines les plus employées répondent aux formules suivantes :

Chlorure de sodium pur.	5	grammes.
Sulfate de soude cristallisé pur. . . .	10	—
Eau distillée stérilisée.	1000	—

C'est la formule de G. Hayem.

Ou encore

Chlorure de sodium.	7 gr. 50
Eau distillée stérilisée.	1000 grammes.

Au moment d'être utilisés, ces liquides devront être portés à une température de 30 à 38°.

Appareils nécessaires. — On a construit un nombre considérable d'appareils destinés aux injections hypodermiques de sérum ; beaucoup de ces appareils sont très bons.

La seringue de Roux, l'appareil de Potain peuvent être utilisés.

Le meilleur appareil sera constitué par un bock ou un entonnoir de verre, un tube de caoutchouc, une aiguille fine. Dans ce cas l'injection sera pratiquée sans autre pression que la pression résultant d'une différence de niveau, en élevant le réservoir à 1 mètre ou 1^{m},50 du plan du lit. Le poids de la colonne d'eau suffit pour refouler le liquide dans le tissu cellulaire sous-cutané.

Tout appareil destiné à une injection sous-cutanée devra être stérilisé.

M. G. Hayem, qui a contribué beaucoup à la vulgarisation de l'emploi des injections salines, préconise l'emploi d'un appareil très pratique, dû à MM. Hallion et Carrion (p. 235, fig. 173.)

Cet appareil comprend les pièces suivantes : 1° une ampoule de verre disposée de manière à être aisément suspendue à une hauteur convenable ; 2° un tube de caoutchouc de 2 mètres de long, adapté à une effilure inférieure de cette ampoule ; 3° une aiguille de platine terminant le tube de caoutchouc et stérilisée dans un tube à essai ; 4° une pince à vis placée sur le tuyau et permettant d'en faire varier à volonté le débit.

L'ampoule est fermée à sa partie supérieure par un « bouchon-robinet » ; le bouchon est constitué par un bouchon de caoutchouc dont la tubulure centrale reçoit un tube de verre coudé, capable de pivoter sur son axe. En lui faisant exécuter ce mouvement de pivot, on peut à volonté intercepter ou établir une communication entre le contenu de l'ampoule et l'air extérieur. Le tube de verre contient une bourre d'ouate destinée à filtrer l'air. Au moyen du bouchon robinet, on peut, sans risques de contamination, fractionner le contenu de l'appareil en plusieurs injections successives.

Pour que le liquide s'écoule de l'ampoule de verre, on suspend d'habitude l'appareil à la hauteur déterminée, mais on pourrait également adapter une poire de caoutchouc au tube du bouchon-robinet et injecter le liquide par insufflation.

Régions à choisir. — Dans quelle région devra-t-on faire l'injection hypodermique de sérum ? Il suffit que le lieu d'élection réponde à certaines indications, telles que abondance de tissu cellulaire sous-cutané, accès facile pour l'opérateur.

Toutefois, on choisit de préférence, soit la région trochantérienne et la face antéro-externe de la cuisse, soit la paroi abdominale et la partie latérale du tronc, ou enfin la face interne du creux axillaire. Dans toutes ces zones le tissu cellulaire sous-jacent est particulièrement abondant.

Précautions à prendre. — Le malade est couché. La région de son corps choisie pour l'injection est lavée à l'eau chaude et au savon, puis à l'alcool.

Quelques compresses stérilisées limitent le champ opératoire.

La solution saline stérilisée est versée dans le bock stérilisé ; le liquide coule par l'aiguille de manière à chasser l'air ; on pince le tube de caoutchouc entre les doigts ou entre le mors d'un instrument apte à cet usage. Le bock est élevé au point voulu.

Manuel opératoire. — L'opérateur, tenant de la main gauche un pli de peau entre le pouce et l'index, de la main droite enfonce profondément sous la peau, l'aiguille fixée au tube de caoutchouc.

Le liquide s'écoule dans le tissu cellulaire et ne tarde pas à former une tuméfaction manifeste, « une boule ».

On laisse ainsi les choses en état pendant que le liquide s'écoule lentement ; on peut placer sur la région des compresses chaudes.

Lorsque la quantité fixée a pénétré dans le tissu cellulaire, on arrête l'opération en fixant le tube de caoutchouc en même temps qu'on tire obliquement l'aiguille.

L'orifice d'entrée et de sortie de l'aiguille s'oblitère d'ordinaire spontanément sans qu'il soit nécessaire de le couvrir de collodion.

Accidents. — Cette petite opération fort simple en elle-même ne s'accompagne jamais d'accidents si elle est faite avec une rigueur scientifique suffisante.

Les *accidents infectieux* qui peuvent survenir à la suite de ces injections sont dus à l'oubli des précautions aseptiques.

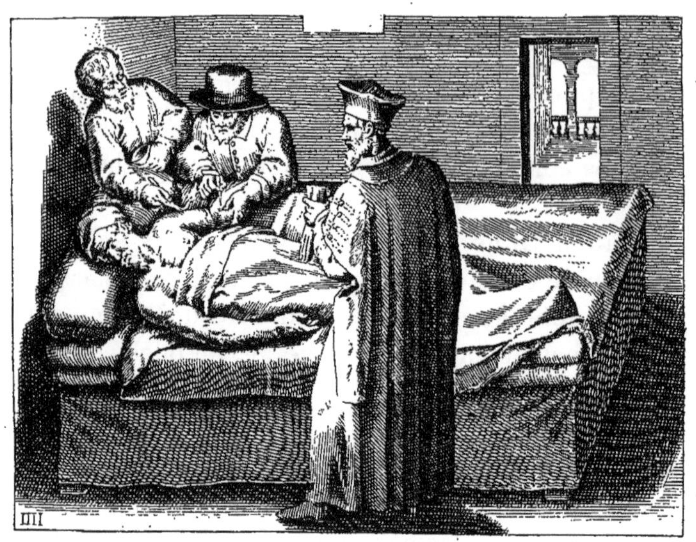

Fig. 166. — Saignée du coude, d'après Piacentino.
On voit le médecin tenant ses gants à la main donnant ses ordres au chirurgien-inciseur.

CHAPITRE XIII

I. — SAIGNÉE

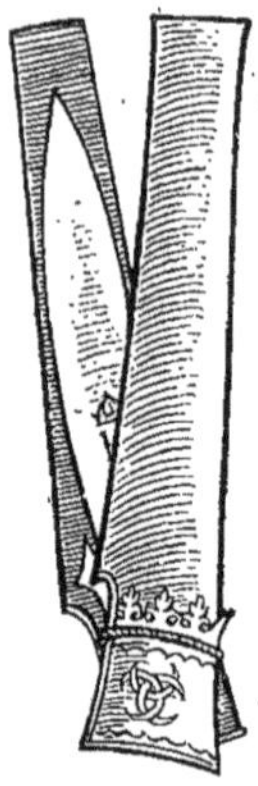

Fig. 167. Lancette d'Ambroise Paré.

La saignée est une opération qui a pour but de soustraire à la circulation générale une quantité plus ou moins considérable de sang.

La saignée est *locale* quand on veut diminuer la congestion sanguine d'un point donné en ouvrant les capillaires ou les petits vaisseaux des téguments (ventouses scarifiées, par exemple).

La saignée est *générale* quand on veut diminuer la masse du sang. Les anciens décrivaient deux variétés de saignée générale, l'*artériotomie* ou ouverture des artères; la *phlébo-*

tomie, ouverture des veines; l'artériotomie est abandonnée.

Indications de la saignée. — La saignée est bien déchue de son ancienne renommée; beaucoup d'étudiants en médecine terminent leurs études sans avoir vu pratiquer une seule phlébotomie.

La saignée est pourtant un moyen thérapeutique à conserver; en soustrayant une certaine quantité de sang à la circulation générale elle peut venir en aide à l'action du cœur surchargé par un excès de pression, ou bien elle peut délivrer momentanément l'organisme d'un excès de substances toxiques accumulées dans le sang.

G. Hayem a fait à la section de thérapeutique du XIIIe Congrès international de médecine, Paris, 1900, un rapport très complet sur les indications de la saignée. D'après lui, les cas dans lesquels la saignée est indiquée sont, d'une manière générale, ceux où la vie est mise en danger immédiat, soit par *troubles de la circulation*, soit par *toxémie*.

Les principales conditions dans lesquelles l'indication de la saignée est nette sont les suivantes :

Œdème aigu du poumon, particulièrement dans les maladies des gros vaisseaux et des reins;

Certains cas de pneumonie à forme œdémateuse ou simplement congestive;

Certains troubles mécaniques de la circulation par maladie du cœur ou des gros vaisseaux : particulièrement en cas d'*hypertension artérielle*, mais aussi, parfois, avec *asystolie* évidente;

Formes congestives et hémorragiques de la néphrite aiguë;

Congestion cérébrale et hémorragie au début, chez les malades ayant de l'hypertension artérielle;

Urémie aiguë ou récente;

Éclampsie puerpérale;

Empoisonnement du sang par certains gaz, notamment par l'oxyde de carbone.

Dans toutes les autres conditions pathologiques, notamment dans la *chlorose*, les indications de la saignée sont discutables.

Choix de la veine. — On peut pratiquer la saignée sur une veine quelconque du corps, pourvu que cette veine soit assez volumineuse pour donner issue à une quantité notable de sang. Généralement la saignée consiste dans l'ouverture d'une veine du pli du coude ; le plus souvent on saigne la veine céphalique.

Les veines de cette région sont en effet superficielles, facilement dilatables sous l'influence de la contraction des muscles de l'avant-bras et sous l'influence de la compression circulaire exercée au niveau du bras. La peau de la région est fine et, grâce à sa transparence, laisse facilement apercevoir les veines qu'elle recouvre.

Soins préliminaires. — Le malade doit être assis ou couché, le dos et la tête reposant sur des oreillers (fig. 166).

Le chirurgien choisit le bras dont les veines ont le plus de volume ou lui paraissent plus propices, de préférence le bras gauche.

Pour rendre les veines saillantes et forcer le sang à en jaillir au moment de l'ouverture, il faut *arrêter la circulation* veineuse au-dessus du lieu de la blessure, tout en permettant au sang artériel d'arriver à l'avant-bras. Dans ce but, on applique, à deux ou trois travers de doigt du point que l'on va saigner, un bandage circulaire ; ce bandage était fait autrefois avec une bande de laine rouge qui servait pour toutes les saignées ; on se sert actuellement d'une bande quelconque, assez longue pour faire trois fois et demie environ le tour du bras.

Le chirurgien saisissant cette bande entre ses mains écartées, applique à plat la partie moyenne sur le tiers inférieur du bras au niveau du biceps ; en exerçant une légère pression sur les téguments, il va croiser les deux extrémités de la bande en arrière du bras, les ramène en avant et les fixe au côté externe du bras par un nœud simple, en rosette, dont l'anse est en haut et dont les extrémités dirigées en bas permettent à une simple traction de relâcher la bande. La striction doit être assez forte pour faire gonfler les veines, mais elle ne doit pas être exagérée au point d'arrêter l'afflux du sang artériel et de faire manquer le pouls au poignet.

Objets nécessaires. — Pour pratiquer la saignée, il faut réunir les instruments, un vase pour recevoir le sang, des bandes, des matériaux de pansement, des alèzes, etc.

Instruments. — Autrefois, pour pratiquer la saignée, on se servait de lancettes que l'on nommait à grain d'orge, à grain d'avoine ou à langue de serpent, selon que la pointe était plus ou moins aiguë. La lancette était formée d'une lame à deux tranchants comprise entre deux valves mobiles. Ces instruments sont encore communément employés. A défaut de lancettes, on peut parfaitement se servir d'un bistouri ordinaire. Il sera bon de se munir de quelques pinces à forcipressure, de ciseaux, en somme des instruments de la trousse de petite chirurgie.

Vase pour recevoir le sang. — Le vase pour recevoir le sang, la palette, encore en usage dans les hôpitaux, est une sorte de casserole plate en étain, assez grande pour recevoir 500 grammes de sang et graduée par des lignes circulaires permettant d'apprécier la quantité de sang épanché au dehors. Les anciens donnaient souvent beaucoup de luxe au plat à saignée.

Bande constrictive du bras. — On fera une bande à ligature excellente en coupant un morceau de bande de toile ou de gaze d'une longueur de $1^{m},50$.

Matériaux de pansement. — Les matériaux de pansement comprendront quelques compresses de gaze stérilisée, de la ouate hydrophile, une bande de gaze, de l'eau stérilisée ou bouillie, de l'alcool, du savon pour laver les téguments du malade et les mains de l'opérateur.

Alèzes. — Des alèzes ou des serviettes seront requises pour garantir le lit ou les vêtements du malade contre l'inondation sanguine possible.

Manuel opératoire. — Supposons qu'il s'agisse d'une saignée sur le bras gauche, le chirurgien place le bras du malade dans l'extension ; il frictionne la peau de bas en haut pour faire affluer le sang dans la veine. De la main gauche, il empoigne le membre dans le point correspondant aux veines du pli du bras, de manière à tendre la peau du coude et à maintenir, à l'aide du pouce, le sang dans la veine qui va être saignée. De la main droite il saisit le talon de la lancette entre le pouce et l'index fléchis ; les autres doigts prennent un point d'appui sur le membre : à ce moment la pointe de la lancette est enfoncée doucement jusqu'au vaisseau, — *mouvement de ponction.* — Si l'ouverture n'est pas assez grande, la lancette est relevée et retirée en coupant — *mouvement d'élévation.*

Quand la veine est superficielle et qu'on utilise la lancette à grain d'orge la ponction suffit.

On s'est demandé s'il fallait ouvrir les veines en travers, en long ou obliquement; la question n'a pas grande importance, l'incision plus ou moins oblique est la plus simple et la meilleure.

De la veine ouverte le sang jaillit en arcade dans le bassin disposé à cet effet. Le sang est d'abord lancé avec force, mais bientôt le jet diminue au fur et à mesure que les veines se vident. On place alors un objet quelconque, une bande roulée, par exemple, dans la main du malade, et on lui recommande de la serrer par saccades. Cette manœuvre favorise la sortie du sang. Quand on juge la quantité suffisante, — 60 grammes à 500 grammes en général — on place une compresse stérilisée sur la plaie et on la maintient avec le pouce gauche pendant qu'un aide dénoue la bande qui suspendait la circulation veineuse; on ajoute d'autres compresses, une couche d'ouate hydrophile autour du bras, on ploie l'avant-bras à angle droit sur le bras et on termine le pansement par des tours de bande légèrement compressifs.

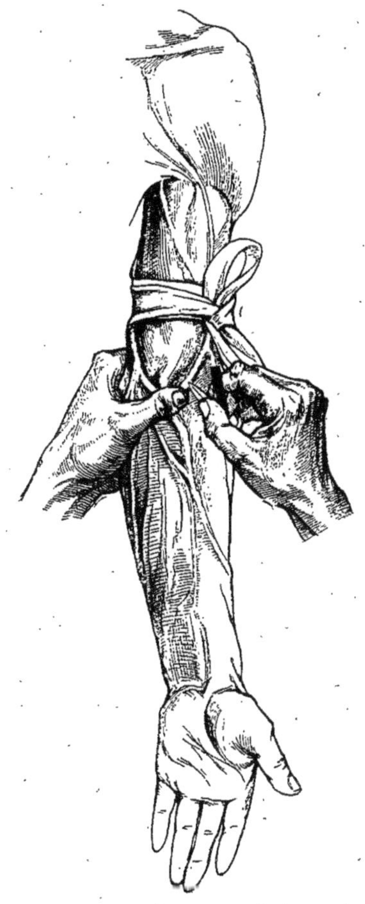

Fig. 168. — Saignée au pli du coude. Saignée de la veine médiane céphalique.

Le pouce gauche fixe la veine que va ponctionner la lancette tenue entre le pouce et l'index de la main droite.

Difficultés de la saignée. — Chez les adultes et les personnes âgées dont le tissu cellulaire superficiel n'est pas chargé de graisse, les veines sont très apparentes, très faciles à inciser; chez les femmes et chez tous les individus dont l'embonpoint est considérable, il est quelquefois impossible d'apercevoir le trajet d'une veine. On prescrit au malade de rouler et de compresser dans sa main un objet arrondi pour que la contraction musculaire fasse refluer le sang des veines profondes dans les veines superficielles et on maintient la ligature appliquée longtemps, une demi-heure, une heure. On a conseillé de faire plonger le bras dans de l'eau chaude, ce qui a l'inconvénient de faire rougir la peau, rougeur qui masquerait les vaisseaux; on a recommandé de pratiquer des frictions sur la face antérieure de l'avant-bras. On essaiera également de constater par le toucher la présence des veines. Si ces moyens échouent, on cherchera une veine superficielle ailleurs qu'au pli du coude, à l'avant-bras ou au pied.

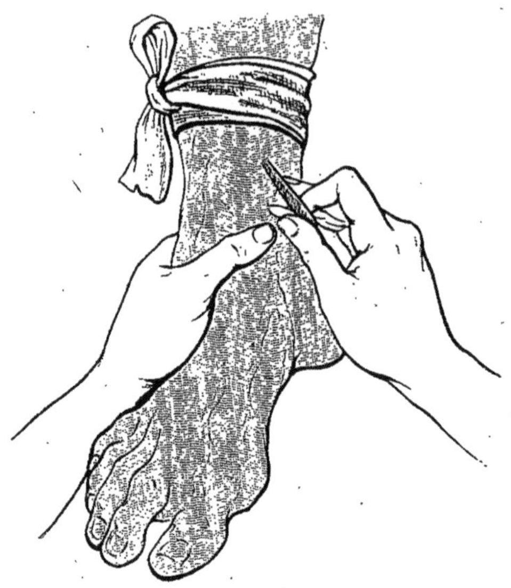

Fig. 169. — Saignée de la veine saphène interne.

Accidents de la saignée. — Deux sortes d'accidents peuvent survenir au cours ou après une saignée : des accidents locaux, des accidents généraux; les uns et les autres ont perdu beaucoup de leur gravité, le médecin le moins au courant des choses de la chirurgie ne saurait à notre époque s'en émouvoir beaucoup.

Accidents généraux. — Les accidents généraux sont la *syncope* et les *vomissements*. Les *vomissements* ne surviennent guère que chez les personnes pusillanimes, ils sont rares.

La *syncope* peut reconnaître deux causes principales : 1° au début de la saignée, c'est l'émotion, la vue du sang qui font pâlir la face du malade et peuvent lui faire perdre connaissance ; il ne faut pas s'en inquiéter, mettre le patient dans le décubitus horizontal, continuer la saignée et quand on aura obtenu la quantité de sang qu'on voulait tirer, on

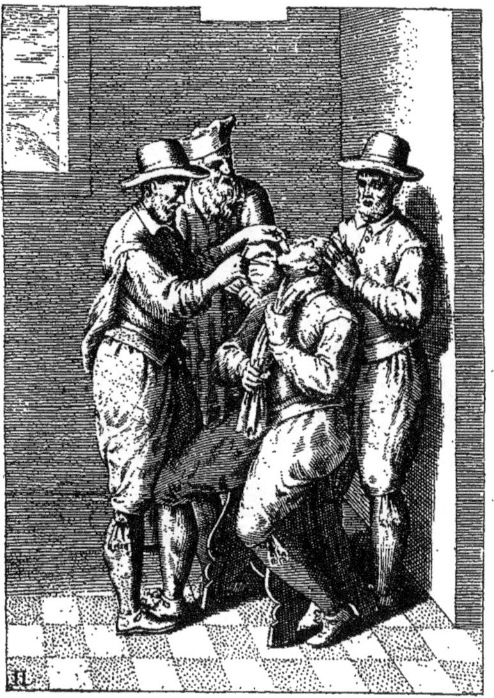

Fig. 170. — Saignée de la ranine d'après Piacentino.

s'occupera de ranimer le patient par des flagellations d'eau froide, ou les excitants usuels ; — 2° au cours de la saignée, la syncope peut survenir par suite de l'issue d'une quantité de sang trop considérable, il faut alors arrêter l'hémorragie en plaçant sur la veine une pince à forcipressure, et ranimer le malade ; au besoin, on pourrait dans ce cas se servir de la veine ouverte pour faire une injection intra-veineuse de solutions salines.

Accidents locaux. — *Saignée blanche.* — Quelquefois la veine n'est pas atteinte, l'instrument mal dirigé n'a pas ouvert la veine ; la saignée est dite « blanche » ; il faut alors inciser de nouveau le vaisseau ou choisir une autre veine.

Écoulement peu abondant. — Dans certains cas, au moment

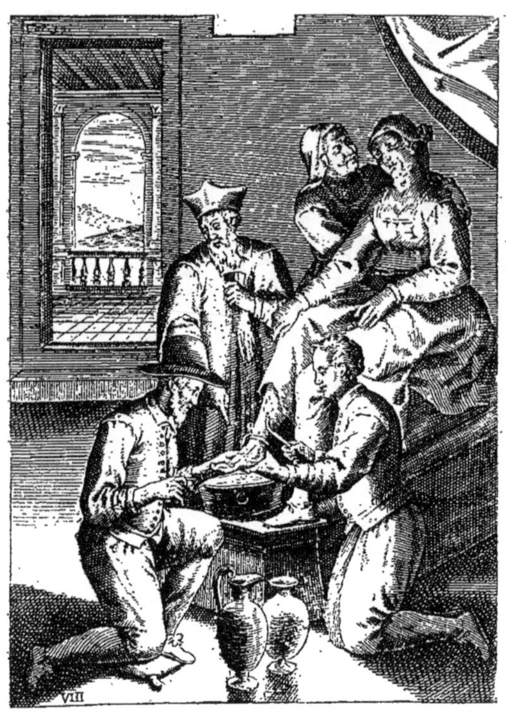

Fig. 171. — Saignée du pied, d'après Piaccntino.

de l'incision, il y a eu un écoulement de sang, et cet écoulement s'est arrêté. Le peu d'abondance de l'écoulement peut tenir à diverses causes, soit à ce que le bandage circulaire placé au-dessus de la saignée n'exerce pas une compression assez forte : il faut resserrer le bandage, — soit à ce que la bande comprime l'artère : il faut alors desserrer la bande, — soit à ce que la plaie de la veine est trop étroite : il faut alors l'agrandir, — soit à ce que de petits lobules de graisse se sont interposés entre les lèvres de la plaie, et font obstacle à l'écoulement du sang : il faut enlever ces bourrelets graisseux avec une pince, — soit à ce que le parallélisme de la plaie de la peau et de la plaie de la veine est détruit : il faut alors avec le pouce attirer la peau en divers sens jusqu'à ce que le parallélisme soit rétabli.

Thrombus. — Le thrombus est une infiltration sanguine du tissu conjonctif résultant ordinairement du défaut de parallélisme entre l'ouverture de la veine et la plaie des téguments. Si ce thrombus gêne l'écoulement de sang, il faut placer une pince à forcipressure sur la veine et ouvrir mieux une autre veine. L'infiltration sanguine disparaîtra d'elle-même les jours suivants.

Piqûre d'un nerf. — La piqûre d'un nerf est un petit accident qui cause une douleur très vive au moment de l'opération, douleur qui peut persister après l'opération ; cette douleur sera calmée par une injection sous-cutanée de morphine.

Blessure de l'artère humérale. — La blessure de l'artère humérale survenait autrefois quand les saignées étaient confiées à des aides sans aucune expérience ; actuellement, cette faute ne paraît plus commune. Si par hasard cet accident survenait, au moment où le bistouri atteindrait l'artère, un jet de sang rouge rutilant s'élancerait par saccades, contrastant avec la couleur noirâtre du sang veineux habituel. Sans s'émouvoir, le chirurgien n'aurait alors qu'à laisser couler la quantité de sang qu'il désire soustraire à la circulation, puis il appliquerait sur le vaisseau qui saigne une pince à forcipressure qu'il remplacerait par une ligature ; il terminerait par le pansement ordinaire. Cet accident n'aurait pas de suite fâcheuse.

Phlébite, lymphangite. — La phlébite, la lymphangite, les

accidents inflammatoires étaient autrefois fréquents après les saignées. « A la suite de saignée, disaient encore en 1870, Sédillot et Legouest, la phlébite ou l'inflammation des veines fait périr chaque année un assez grand nombre

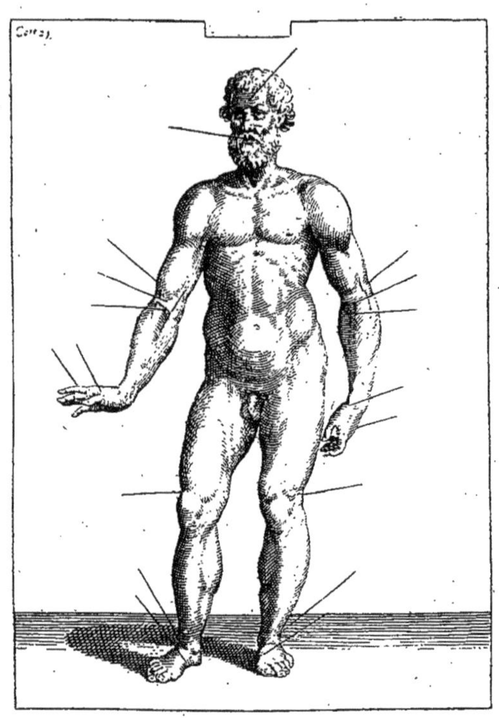

Fig. 172. — Dessin montrant les régions où les anciens pratiquaient la saignée.

de malades. » De nos jours ces accidents n'existent plus, l'asepsie les a supprimés.

*
* *

Les anciens décrivaient encore la *saignée de la langue*, la *saignée de la main*, la *saignée de l'épaule*, la *saignée du cou*, la *saignée du pied*. De nos jours, on pratique si rarement la saignée que ces différentes sortes de saignées tombent dans l'oubli (fig. 170, 171 et 172).

Il n'y aurait du reste aucun inconvénient à pratiquer la saignée du pied et à ouvrir la veine saphène interne au niveau des malléoles, ou n'importe quelle autre veine superficielle du cou-de-pied. On emploierait les mêmes règles que pour la saignée du bras [1].

II. — INJECTIONS INTRA-VEINEUSES DE SOLUTIONS SALINES [2]

Les injections intra-veineuses de sérum artificiel doivent être réservées pour les cas d'extrême urgence, quand il faut agir vite, par exemple dans les cas d'anémie suraiguë, de syncope, quand il faut relever brusquement et à tout prix la pression sanguine.

Indications. — Les indications principales des injections salines intra-veineuses, sont d'après Hayem :

1° Le traitement de l'*algidité et du collapsus cholériques;*

2° Le traitement de l'*anémie aiguë post-hémorragique.*

La solution que l'on injectera sera la même que pour l'injection sous-cutanée.

Chlorure de sodium.	5 gr.
Sulfate de soude.	10 gr.
Eau	1 litre.

On se rappellera qu'il est facile de la préparer soi-même extemporairement : deux cuillerées à café de sel fin dans un litre d'eau filtrée sur du coton, puis bouillie, donneront un sérum suffisant.

---

[1] PIETRO PAOLO MAGNI PIACENTINO. *Discorsi sopra il modo di sanguinare,* in Roma, 1613.

[2] Lire : TUFFIER et DUJARIER. Des injections intra-veineuses de solutions physiologiques. *Gazette hebdomadaire de Médecine et de Chirurgie,* 1896, 22 nov., p 1119.

Choix de la veine. — Une des veines du pli du coude ou la saphène interne remplissent toutes les conditions voulues. Chez les sujets maigres, la saphène est particulièrement indiquée, sa position sur un plan osseux, résistant, en rendant la découverte facile.

Instruments et appareils nécessaires. — Un bock laveur muni d'une aiguille de l'appareil Potain remplit tous les desiderata.

Un excellent appareil est l'appareil de Hallion et Carrion. A son défaut, un flacon fermé d'un bouchon où pénètrent deux tubes de verre, l'un pour le passage de l'air, l'autre pour l'écoulement du sérum, un tube de caoutchouc et une aiguille complètent l'appareil. L'aiguille sera ou bien une fine aiguille mousse de l'appareil Potain, ou bien les canules en verre à bout olivaire préconisées par Landouzy[1]. Le tout sera plongé dans un récipient contenant une solution bouillante de carbonate de soude. On aura encore à sa disposition un bistouri droit, une paire de ciseaux pointus, une sonde cannelée, une aiguille à suture, des fils à ligature et à suture, le tout

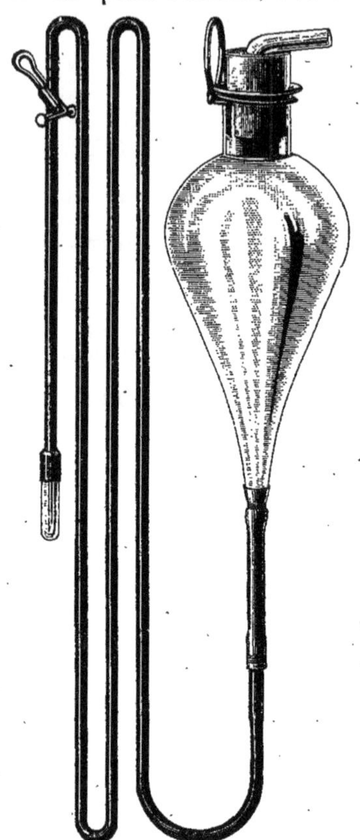

Fig. 173. — Appareil Hallion et Carrion. Cet appareil est applicable à l'injection sous-cutanée de sérum ; seule l'aiguille varie.

[1] LANDOUZY. *Les Sérothérapies*. Paris, 1898, p. 445.

soigneusement stérilisé. Une seringue de Pravaz et une solution de cocaïne, avec du coton hydrophile, des compresses et une bande compléteront les objets nécessaires.

Un certain nombre de précautions sont à prendre : le sérum doit être porté à la température de 38 à 39° au moment d'être injecté; l'appareil (tube et aiguille) seront purgés d'air avec soin, pour cela, il suffira de laisser couler quelques instants le sérum avant de faire l'injection; il sera même prudent de ne pas arrêter le jet en introduisant l'aiguille dans la veine.

On procédera enfin à l'asepsie du champ opératoire, c'est là un point important, on évitera ainsi des complications graves. Après avoir brossé et savonné la peau, l'on fera un lavage à l'alcool ou à l'éther, puis un dernier lavage avec une solution de sublimé. On protégera alors le champ opératoire au moyen de compresses stérilisées.

Manuel opératoire. — L'opération proprement dite comprend deux modes opératoires :

Le premier, réservé aux gens habiles et exercés, consiste à enfoncer directement une aiguille dans la veine à travers les téguments ; l'opérateur, fixant et comprimant le bout central de la veine de la main gauche, fera pénétrer l'aiguille dans la veine, puis l'abaissera de façon à l'amener à être parallèle à la direction du vaisseau. Ce mode opératoire peut être infidèle : il peut arriver que le vaisseau glisse et se dérobe à l'aiguille, ou bien que celle-ci le traverse de part en part.

Le second mode opératoire est plus long, mais plus sûr. Il comprend plusieurs temps :

a. *Dissection et mise à nu de la veine.*

b. *Ouverture de la veine.*

c. *Pénétration de l'aiguille dans la veine.*

Après avoir, au besoin, anesthésié la région par l'injection de quelques gouttes de cocaïne ou une pulvérisation au chlorure d'éthyle, on incise la peau parallèlement à la veine, pendant qu'un aide exerce une constriction à la partie moyenne du bras de manière à faire saillir le vaisseau.

La dissection de la veine se fera comme à l'amphithéâtre.

Il faut faire l'incision un peu en dehors ou en dedans de la veine, on aura ainsi une occlusion naturelle du vaisseau lorsqu'on procédera au pansement, les plaies tégumentaires et les plaies des vaisseaux ne se trouvant pas en face

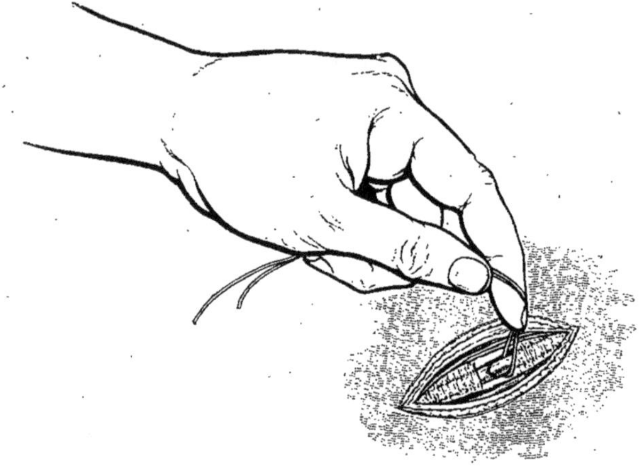

Fig. 174. — Manière de soulever la veine avec un fil passé au-dessous du vaisseau. La paroi antérieure de la veine a été sectionnée en V.

l'une de l'autre. L'incision tégumentaire, de 2 à 3 centimètres de long, sera toujours parallèle au vaisseau, on en pourra ainsi découvrir un plus long segment, ce qui sera utile si on multiplie les injections.

La veine étant découverte, on la dénude, on passe sous elle une sonde cannelée ou un fil à ligature. Soulevant alors la veine avec le fil, on fait au vaisseau une petite incision transversale avec le ciseau ou le bistouri ; on a ainsi une petite oreille dont la base adhérente est située du côté de la racine du membre. Puis on introduit rapidement l'aiguille dans la veine ainsi ouverte en allant de la périphérie au centre. On appuie le doigt sur la veine, de manière à fixer l'aiguille et à la maintenir dans l'axe du vaisseau. Le récipient est maintenu 75 centimètres ou 1 m. 50 au-dessus du plan du lit. L'injection étant terminée (elle ne devra jamais dépasser deux litres en une seule séance), on retirera l'aiguille et on appliquera un pansement aseptique compressif.

Deux cas se présentent : ou l'on compte renouveler l'injection, ou l'on ne renouvellera pas l'injection.

Dans le premier cas, on rapproche simplement les lèvres de la plaie et on la recouvre d'un pansement aseptique, elle ne se cicatrisera que lentement, et le soir ou le lendemain même on pourra facilement introduire à nouveau le trocart dans la veine en ayant soin de le faire pénétrer plus profondément que la première fois, ou bien on pourra ouvrir un point plus élevé de la veine. Dans le second cas, on peut lier la veine ouverte et faire un point de suture sur la peau.

Accidents et complications. — Les accidents sont peu fréquents, ils consistent en la section possible d'un filet nerveux, la section complète du vaisseau, accidents peu graves. Si la vitesse d'injection est trop grande, le malade pourra avoir de la dyspnée, de l'angoisse; il suffira dans ce cas de ralentir ou d'arrêter pour un temps l'écoulement du sérum.

Un accident à éviter consiste en la pénétration dans la circulation d'une bulle d'air et par suite la formation d'une embolie gazeuse. Il sera facile de l'éviter en purgeant avec soin tout l'appareil d'air et en faisant même pénétrer l'aiguille de la canule dans la veine sans arrêter l'écoulement du liquide.

QUATRIÈME PARTIE

ANESTHÉSIE

CHAPITRE XIV

ANESTHÉSIE GÉNÉRALE

Le chloroforme, l'éther, le bromure d'éthyle sont les trois principaux anesthésiques généraux. Ils avaient été précédés par le protoxyde d'azote.

HISTORIQUE. — « Déjà, du temps d'Hippocrate, on se servait de l'ivresse produite par les narcotiques, tels que le pavot, la morelle, la mandragore, la ciguë, la jusquiame, pour atténuer la douleur dans les opérations chirurgicales; et, d'après un ouvrage publié en chinois au IIIe siècle, les chirurgiens de l'Extrême-Orient auraient utilisé une préparation de chanvre dans l'application des moxas, de l'acupuncture et même dans les amputations.

« Pendant tout le moyen âge et jusqu'au commencement de ce siècle, on voit les opérateurs employer de temps à autre des breuvages somnifères. Quelques-uns recommandaient un procédé qui paraît avoir été emprunté aux sorciers, lesquels, d'après le célèbre compositeur Del Rio, fabriquaient des onguents de sucs narcotiques, ayant la propriété « d'endormir et d'assoupir le sentiment ».

. . . .

. . . .

« Des pratiques, mais d'un autre ordre, semblent également avoir été employées dès la plus haute antiquité, dans le même but. C'est ainsi que, du temps d'Aristote, on savait déjà que la compression des vaisseaux du cou peut amener la perte de la sensibilité et du mouvement sans asphyxie. Avant de pratiquer la circoncision, les Assyriens comprimaient le cou des enfants par une ligature. » R. DUBOIS [1].

I. — PROTOXYDE D'AZOTE

C'est la découverte des propriétés du protoxyde d'azote qui ouvre l'histoire de l'anesthésie. Les premiers essais d'administration de ce gaz à l'homme sont dus à Beddoes et à son préparateur Humphry Davy : ces essais furent exécutés en 1790 (V. Dastre [2]).

En 1844, le dentiste américain Horace Wells retrouva la propriété du protoxyde d'azote d'éteindre la sensibilité, propriété aperçue au commencement du siècle par Davy. Le protoxyde d'azote jouit longtemps d'une grande popularité : du mois de février 1864 au mois de mai 1877, c'est-à-dire dans une période de treize ans, 97 429 personnes ont été insensibilisées dans le seul établissement de Colton à New-York.

Le protoxyde d'azote est aujourd'hui abandonné en chirurgie courante car les inhalations de ce gaz donnent une insensibilité qui ne dure que quelques secondes et qui ne peut être prolongée sans dangers d'asphyxie. Les dentistes l'utilisent.

II. — CHLOROFORME

Le chloroforme répond à la formule $CHCl^3$. Il a été découvert en 1731 par Soubeyran.

---

[1] R. DUBOIS. *Anesthésie physiologique et ses applications.* Paris, 1894, p. 1.

[2] A. DASTRE. *Les Anesthésiques. Physiologie et applications chirurgicales.* Paris, 1890, p. 163.

Qualités que doit réunir un bon chloroforme anesthésique. — 1° Il doit bouillir à 60° 8. Ses vapeurs ne sont pas inflammables. D. 1,49 à + 17°.

2° Il doit posséder une odeur nullement âcre ni suffocante ; par évaporation sur une feuille de papier blanc, ce dernier doit rester parfaitement sec et incolore.

3° Il ne doit ni rougir ni décolorer le papier tournesol (absence d'acide chlorhydrique, de chlore, d'éther chloroxycarbonique).

4° Le nitrate d'argent ne doit pas être précipité à froid (absence de chlorure), ni réduit à chaud (absence de formiates ou dérivés aldéhydiques).

5° Agité avec de l'acide sulfurique concentré, il ne doit pas le colorer (absence de dérivés chlorés).

Caractères pratiques de contrôle de pureté du chloroforme. — Dans la pratique on doit attacher une grande importance :

A l'odeur de chloroforme ;

A sa neutralité vis-à-vis du papier tournesol ;

A l'absence de précipité par l'action du nitrate d'argent ;

A l'état de conservation de son bouchon quand il est dans un flacon bouché de liège ; le bouchon de liège doit être en bon état et non se désagréger ce qui arrive quand le chloroforme a subi quelque altération (composés chlorés).

Altération du chloroforme. — Le chloroforme s'altère sous l'influence simultanée de l'air humide et de la lumière. Le phénomène fondamental a pour point de départ l'oxydation du produit.

Conservation du chloroforme. — Le chloroforme doit être mis en petits flacons ou mieux encore en ampoules scellées au chalumeau que l'on conserve à l'obscurité.

Les expériences de Regnault ont montré qu'une trace d'alcool éthylique pur suffit pour empêcher ou du moins retarder l'altération du chloroforme pendant une durée assez longue. Néanmoins, dans la pratique, tout chloroforme qui aura subi l'action de l'air et de la lumière, devra par précaution, avant d'être employé, mis en contact avec du *carbonate de potasse pur et sec* qui a le double but de dessécher le chloroforme et de détruire les composés acides ou chlorés qui ont pu prendre naissance dans l'anesthésique en question.

Le mode d'administration du chloroforme le plus employé dans les hôpitaux de Paris est la chloroformisation à doses faibles et continues.

Ce procédé a été signalé pour la première fois par

L. Labbé, en 1881, à l'Académie de médecine. On trouvera une excellente description de cette méthode et de son historique dans un article de Marcel Baudoin dans la *Gazette des Hôpitaux*[1].

Objets nécessaires. — Au cours de l'opération les objets nécessaires au chloroformisateur devront être mis sur une petite table spéciale à portée de sa main.

Chloroforme. — Il faut toujours avoir à sa disposition deux ou trois flacons de chloroforme de 40 à 50 grammes.

Avec la méthode de chloroformisation à doses continues, il suffit ordinairement d'une trentaine de grammes de chloroforme pour une anesthésie d'une heure, mais il faut toujours avoir plusieurs flacons, pour ne pas rester, en cas d'accident arrivant au flacon, à court de chloroforme avant la fin de l'opération.

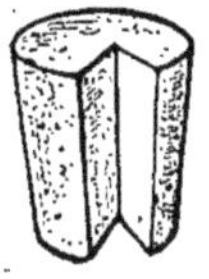

Fig. 175. Bouchon avec encoche.

Il ne faut jamais se servir de chloroforme qui a pu rester exposé à l'air dans un flacon débouché.

Le flacon qui contient le chloroforme doit être débouché, au moment de s'en servir et bouché avec un stilligoutte qui permettra de ne le verser que goutte à goutte sur la compresse; à défaut de stilligoutte on peut faire avec le couteau une légère encoche au bouchon (fig. 175).

Dans le commerce on trouve le chloroforme vendu en tubes de verre jaune scellés à la lampe; c'est un excellent moyen de conservation du chloroforme.

Il faut se méfier du chloroforme conservé dans de grands flacons en vidange.

La conservation dans des ampoules scellées à la lampe est une garantie. Ces ampoules ne devront pas contenir plus de la quantité de chloroforme nécessaire pour une anesthésie.

Elles sont d'ordinaire de 30 cmc.

[1] Marcel Baudoin. Un nouveau mode d'anesthésie : de la chloroformisation à doses faibles et continues. *Gazette des hôpitaux*, 1890, 7 juin, n° 65, p. 593, et 14 juin, n° 68, p. 622.

Compresse. — Pour administrer le chloroforme on peut employer un des différents masques que l'ingéniosité des chirurgiens et des fabricants a créés en si grand nombre.

Le plus simple est de se servir d'un mouchoir ou d'une compresse pliée de façon à ce que ses dimensions soient

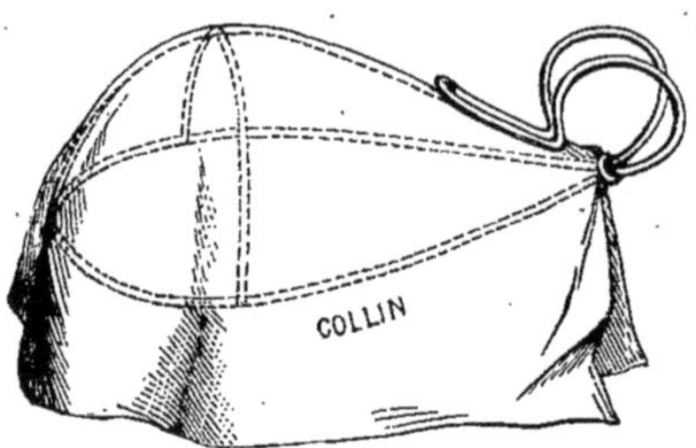

Fig. 176. — Masque à chloroformisation.

suffisantes pour couvrir à la fois le nez et la bouche du patient. Trop grande, elle empêcherait le chloroformisateur d'inspecter la face et les yeux.

Cette compresse devra être en toile non empesée et de trame peu serrée, de manière à ce que l'air puisse la traverser.

Pour les opérations qui se pratiquent sur la tête, le chloroformisateur devra se servir de compresses stérilisées.

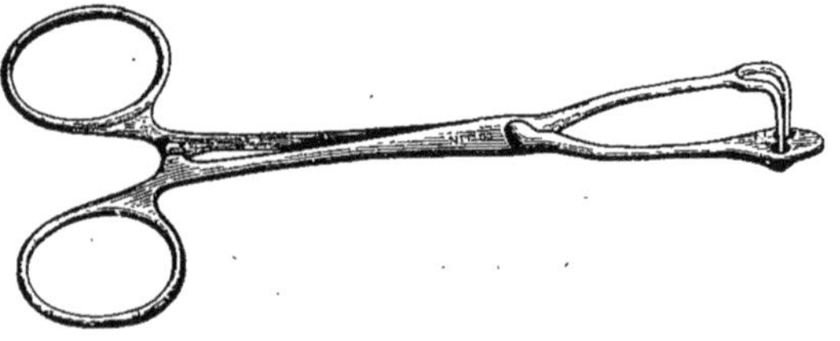

Fig. 177. — Pince à langue de Berger.

Pince à langue. — Par précaution il faut toujours que le chloroformisateur ait près de lui une pince destinée à saisir la langue et à l'attirer au dehors

On se sert actuellement de la pince à langue dite de Berger; c'est une pince analogue à une pince à forcipressure présentant sur un de ses mors deux pointes fines et sur l'autre mors épais et large deux orifices destinés à loger les pointes. On ne doit se servir de cette pince qu'au cas où elle est indispensable, car elle laisse au patient une vive douleur à la langue. On ne l'emploiera donc que si l'anesthésie devient irrégulière, ou si, dès le début de l'anesthésie, malgré la propulsion de la mâchoire inférieure, la langue a une tendance à retomber en arrière, ce qui est exceptionnel.

Ouvre-bouche. — En même temps qu'une pince à langue le chloroformisateur doit avoir à sa disposition un ouvre-bouche qui permettra d'ouvrir la bouche du patient en cas de contracture des masséters. Il faut que les mors de l'ouvre-bouche soient disposés pour être facilement introduits entre les dents serrées.

Vaseline. Cold cream. — La compresse reposant sur le bout du nez du patient, il est à craindre que l'action irritante du chloroforme ne détermine des brûlures légères chez les personnes à peau fine (femmes, enfants). Il est utile chez ces personnes, aussi bien à l'hôpital qu'en ville, d'enduire légèrement de vaseline, de cold cream ou de glycérolé d'amidon le nez, le menton et les lèvres. Le chloroformisateur aura donc soin de se munir d'une certaine quantité d'une de ces substances.

Tampons montés. — Il est bon de se munir de tampons d'ouate ou de gaze montés sur des pinces pour déterger la bouche et le pharynx des mucosités qui pourraient les encombrer. Ces tampons montés servent beaucoup plus rarement pendant la chloroformisation que pendant l'éthérisation.

Serviettes. — Au cas où le malade vomirait au début, au

cours, ou à la fin de la chloroformisation, il est bon de se munir de serviettes pour éponger et nettoyer la bouche du patient.

Machine électrique. Ballons d'oxygène. Seringue à injections. — Si l'on tient à s'entourer de toutes les précautions possibles, on pourra se munir de ballons d'oxygène et d'un appareil électrique d'induction, l'appareil de Chardin au bichromate de potasse, par exemple, pour faradisation des nerfs phréniques en cas de syncope, d'une seringue à injections hypodermiques, voire même des instruments et des canules à trachéotomie.

Précautions à prendre pour l'anesthésie. — *Du côté du malade.* — Le malade aura naturellement, au moment où l'opération a été décidée, été examiné complètement : *l'état des poumons*, *du cœur*, *des artères et du pouls sera bien établi;* il y a deux affections cardiaques dont il faut se défier : la dégénérescence graisseuse du cœur et l'insuffisance aortique. Le rétrécissement aortique et les lésions mitrales sont moins dangereuses.

Au moment d'endormir un malade, on s'assurera avec soin de *l'absence d'appareil dentaire* dans la bouche, tout appareil de ce genre devra être retiré avant l'anesthésie.

Chez les femmes on devra veiller à ce que les cheveux ne soient pas pendants, mais solidement disposés sur le sommet de la tête, pour que, s'il survient des vomissements, les cheveux ne soient pas souillés.

Le malade doit être à *jeun.*

Le malade qui doit être soumis aux inhalations doit être *débarrassé de tous les liens capables de gêner la respiration ou la circulation*, tels que cravate, brides de bonnet, cordons de jupons, ceinture de pantalon, etc.

Les mains seront maintenues à la hauteur du cou par un lien attachant les deux poignets et passant derrière le cou.

Local où est commencée l'anesthésie. — En général, pour ne pas effrayer le malade par les préparatifs de l'opération, il vaut mieux ne pas l'anesthésier dans la salle d'opérations. A l'hôpital, il y a généralement une pièce attenant à la salle d'opérations, dite salle d'anesthésie ; en ville, on endort le malade dans son lit, puis on le transporte ensuite dans la pièce d'opération, et, une fois tout terminé, on le rapporte endormi dans son lit.

Aide. — Le chloroformisateur ne doit jamais être seul dans la pièce où l'on endort un malade ; il doit toujours avoir avec lui un aide pour maintenir le malade s'il y a une période d'excitation et pour porter aide s'il survient un accident.

Position du malade. — On ne doit pas chloroformer un malade assis; celui-ci doit être dans le décubitus dorsal,

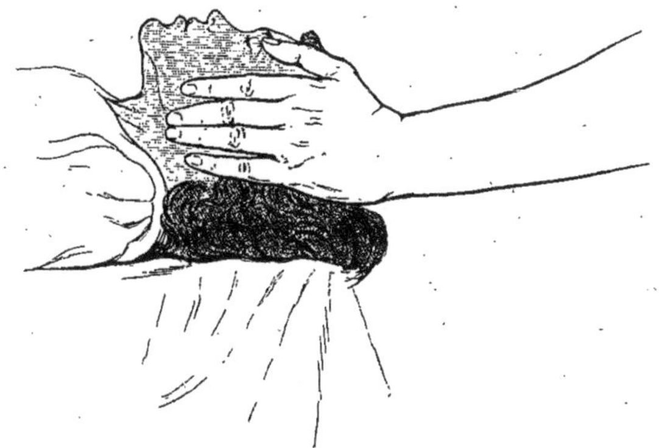

Fig. 178. — Manière de propulser le maxillaire inférieur.

la tête au même niveau ou plus basse que les jambes et le tronc.

Il ne faut pas que, pendant l'anesthésie, des aides négligents prennent point d'appui sur le thorax ou l'abdomen du malade.

Position du chloroformisateur. — Le chloroformisateur se

placera de préférence derrière la tête du lit ou de la table d'opérations.

Ainsi placé, le chloroformisateur pourra facilement maintenir la tête du malade et la compresse, surveiller la figure et les yeux de l'opéré ; d'autre part, il ne gênera pas l'opérateur et ses aides.

S'il s'agit d'une opération sur le crâne ou la face, le chloroformisateur variera sa position suivant les cas.

Silence du chloroformisateur. — Avant de commencer l'administration du chloroforme, le chloroformisateur doit, en quelques mots, rassurer son patient, l'avertir de ce qu'il va ressentir pendant les premières minutes de l'anesthésie, lui recommander de rester bien immobile, de respirer franchement, naturellement. Ceci fait, dès que la compresse humectée de chloroforme a été approchée de la face du patient, le chloroformisateur doit garder jusqu'à la fin de la chloroformisation un silence absolu. Il doit s'abstenir de questions oiseuses et ne pas répondre au malade, si ce dernier l'interroge. Les discours avec le malade retardent l'anesthésie. De même pendant l'opération, le chloroformisateur doit garder toute son attention pour son malade, ne pas détourner cette attention sur les phases de l'opération, et surtout ne pas faire la causette avec les assistants.

Beaucoup d'alertes sont dues, uniquement dues, à l'inattention du chloroformisateur.

Attention et *silence* sont les deux principales lois du chloroformisateur.

Technique de l'administration. — Tout étant prêt, le malade et le chloroformisateur étant en bonne position, celui-ci saisit la compresse et verse au milieu trois ou quatre gouttes de chloroforme, l'approche du nez du patient pour l'habituer à l'odeur, puis l'applique sur les narines et la bouche. Sa main droite dispose la compresse de telle sorte que son bord supérieur ait le milieu placé sur le dos du nez et que les parties latérales soient rabattues sur les ailes du nez, d'un côté par le pouce, de l'autre par l'index. L'autre main, restée libre, propulse en avant le maxillaire inférieur (fig. 178). Il faut, à ce moment, avoir les yeux fixés sur le visage du malade, car une syncope, une syncope mortelle, peut se produire dès les premières inhalations.

Au bout d'un quart de minute environ, les 4 à 5 gouttes de chloroforme sont évaporées, on en verse de nouveau au milieu de la compresse sans l'enlever, ni la changer de place, puis, brusquement, on la retourne et on la réapplique très vite de la même façon. Une demi-minute après on refait la manœuvre, en versant chaque fois 4 à 6 gouttes de chloroforme sur la compresse.

Au début les malades se plaignent parfois qu'on les étouffe; il ne faut pas leur donner d'explications, mais continuer en leur disant de respirer naturellement et largement.

Si le malade cherche à se débarrasser de la compresse avec les mains, il faut lui faire maintenir les bras par un aide. L'aide agira *doucement* pour maintenir les membres; en agissant *brusquement* il provoquerait des réactions facheuses de défense et de lutte. Au moment où l'anesthésie devient complète, il se produit parfois des régurgitations; il ne faut pas pour cela enlever la compresse pour laisser arriver l'air, car le malade vomirait; il faut au contraire appliquer plus étroitement la compresse et donner quelques gouttes de chloroforme de plus.

Au bout de quelques minutes, huit à dix, l'anesthésie est complète; on peut alors faire transporter le malade dans la salle d'opérations.

Période d'anesthésie complète. — L'anesthésie étant obtenue, il faut en général donner moins de chloroforme; il suffit de déposer toutes les minutes 3 à 4 gouttes de chloroforme et retourner ensuite la compresse. Si l'on veut que l'opéré ne se réveille pas, il ne faut pas cesser de maintenir l'anesthésique au-devant des narines et de la bouche.

Période de réveil. — L'opération finie, le pansement commencé, on cesse l'administration du chloroforme et le malade est reporté dans son lit, où on le place la tête basse, sans oreiller. Généralement, avec le procédé des doses faibles et continues, le réveil a lieu assez vite, le réveil est complet au bout de dix à vingt minutes. On peut, pour hâter ce réveil, flageller légèrement la figure de l'opéré avec une compresse humectée d'eau froide, ou lui adresser quelques mots.

On dispose sous sa tête et autour de lui des compresses ou des serviettes pour qu'il ne soit pas souillé si des vomissements viennent à se produire. On laisse jusqu'au réveil un élève ou une infirmière pour surveiller le sommeil et parer aux accidents de vomissement.

Le malade, pour éviter les vomissements, ne devra prendre, dans la journée ni boissons ni aliments. Il se lavera la bouche et la gorge, à l'eau de Vichy ou à l'eau alcaline.

A quoi reconnaît-on qu'un malade est anesthésié ? — Pour constater l'anesthésie du malade, on recherche la sensibilité de la conjonctive et de la cornée; si cette sensibilité n'existe pas, on soulève le bras du malade pour constater si, oui ou non, le malade est en résolution musculaire, le bras soulevé doit retomber absolument inerte ; on presse sur la face interne des cuisses, le réflexe des adducteurs étant un de ceux qui disparaissent le plus tardivement. On conseille chez l'homme la recherche du réflexe crémastérien; les frôlements ou les pincements provoquent l'ascension réflexe du testicule sous l'action de la contraction du crémaster.

Phénomènes à surveiller au cours de la chloroformisation.

Respiration. — 1° La respiration doit être surveillée avec une attention minutieuse; car il est admis que dans la majorité des cas mortels de chloroformisation la respiration s'arrête avant le cœur. Mais il existe des cas de syncope cardiaque primitive.

Il faut donc constamment regarder le va-et-vient de la paroi abdominale, ou le soulèvement rythmique du thorax; cette constatation visuelle est ordinairement facile, même si le thorax ou l'abdomen sont couverts de compresses. Si l'on ne voit pas, ou si l'œil se fatigue d'une attention aussi continue, il faut écouter la respiration du malade, en mettant l'oreille près de la compresse, ou simplement en plaçant le dos de la main au-dessus de la compresse, on sent l'air à chaque expiration.

Un arrêt de la respiration n'est pas toujours l'indice d'un danger, souvent il s'agit d'un début de réveil, ou d'une tendance au vomissement. Il faut, dans ce cas, constater l'état de la face, si les lèvres sont rosées et le facies bon, verser quelques gouttes de chloroforme. Cet arrêt de respiration, dû à une contraction du diaphragme, n'est pas de longue durée. Certains chloroformisateurs cherchent à le faire cesser en frictionnant très légèrement le thorax. Cette pratique est le plus souvent inutile ; en tout cas, il ne faut pas que ce léger effleurage soit transformé en chiquenaudes vigoureuses, ou en véritables coups sur le creux épigastrique ou sur le thorax : de telles interventions seraient plus dangereuses qu'utiles. Quand l'arrêt de la respiration coïncide avec la pâleur de la face, ou, au contraire, avec la cyanose des lèvres, il est signe de danger et il faut, sans tarder une seconde, recourir à la respiration artificielle. Si l'air ne pénètre pas, on devra penser à un obstacle dans le larynx.

Etat de la face. — L'état de la face est, par ordre d'importance, le second phénomène à observer.

Normalement, il existe des modifications assez appréciables de la coloration. Au début, les lèvres sont rosées, puis quand l'anesthésie dure depuis un certain temps, la pâleur survient, mais peu prononcée.

Voit-on, au contraire, le visage devenir tout d'un coup blême, blafard, c'est que la respiration, peut-être le pouls, vient de s'arrêter ; sans perdre une seconde, il faut essayer de rétablir la respiration. Le malade est en extrême danger.

Quand la face devient violacée, asphyxique, il faut également cesser la chloroformisation, mais le danger est moindre. Dans ce cas, il faut, avant de recourir à la respiration artificielle qui interrompt momentanément l'opération, saisir la langue du malade et l'attirer au dehors, en exerçant sur elle au besoin quelques tractions rythmées. L'aspect violacé de la face est d'un pronostic beaucoup moins grave que la pâleur subite.

État du pouls. — La constatation de l'état du pouls pendant la chloroformisation est moins importante que la surveillance de la respiration.

Normalement, l'anesthésie modifie les caractères du pouls. Au début, l'émotion le rend fort et rapide, parfois irrégulier ; pendant l'opération, il est d'ordinaire régulier et calme ; l'opération, et partant l'anesthésie, se prolonge-t-elle, il devient petit et plus rapide. Si tout d'un coup il devient irrégulier et rapide, c'est qu'il y a menace d'asphyxie, mais déjà l'inspection de la face aura dévoilé cette menace.

Le pouls s'arrête-t-il, c'est qu'il y a syncope cardiaque, syncope très grave, mais en général l'arrêt de la respiration aurait prévenu le chloroformisateur attentif.

Examen de l'œil. — L'examen de l'œil comprend l'étude de l'état de la sensibilité de la conjonctive, l'étude de l'état de la pupille.

L'anesthésie de la conjonctive lorsque l'on touche du doigt le globe de l'œil est un signe d'anesthésie. Il est de règle de la chercher ; quand elle n'existe pas, c'est que le malade ne dort pas; l'existence de cette anesthésie ne prouve pas d'une façon absolue que le malade soit endormi parfaitement; c'est cependant un bon signe que le chloroformisateur ne saurait négliger. Pendant une anesthésie bien menée, la cornée doit toujours rester insensible.

L'état de la pupille a également de l'intérêt. Au début de l'anesthésie, la pupille se dilate, puis survient une contraction plus ou moins prononcée.

Si la pupille, étant contractée, se dilate brusquement, c'est un signe d'une haute gravité; c'est l'indice de l'apnée dont il faut se garer.

Incidents. — La *toux* survient fréquemment au début de l'anesthésie par irritation des voies aériennes supérieures, elle cesse dès que l'anesthésie commence.

Les *vomissements* sont très fréquents au début et au cours de l'anesthésie. Le meilleur moyen pour les faire disparaître consiste à verser davantage de chloroforme sur la compresse.

Chez les enfants les premiers stades de l'anesthésie s'accompagnent d'une *émission involontaire d'urine*, il suffit d'être prévenu de la possibilité de cet accident pour y parer le cas échéant.

III. — ÉTHER

L'éther pur, anhydre, a une odeur suave, une saveur fraîche et aromatique, il doit marquer 65° Baumé à + 15, sa densité est de 0,7154 à + 20. Il ne doit pas bleuir si on lui ajoute du sulfate de cuivre anhydre et blanc ; il ne doit pas se colorer en rouge brun par le phénate de potasse.

L'éther comme anesthésique a été employé pour la première fois par Long d'Athènes en 1842, puis par Morton, en 1846.

L'éther éthylique a pour formule $C^4H^{10}O$.

L'administration de l'éther est plus facile que l'administration du chloroforme.

A la rigueur, on peut administrer l'éther à l'aide d'une simple compresse, mais il est préférable d'avoir recours à un *masque* spécial. Le masque généralement employé est composé d'un bâti en fil de fer, recouvert d'un imperméable et au fond duquel ont été disposées plusieurs rondelles de flanelle superposées.

C'est sur cette flanelle que l'éther est versé.

On se munira comme pour la chloroformisation d'une pince à langue et de tampons montés. Les précautions à prendre sont les mêmes que pour l'administration du chloroforme.

Mode d'administration. — Le malade étant couché, on lui met sur les yeux une compresse de toile destinée à protéger les globes oculaires contre les vapeurs d'éther, toujours un peu irritantes.

Au fond du masque, sur le tampon de flanelle, on verse 15 à 20 grammes d'éther et on approche doucement le

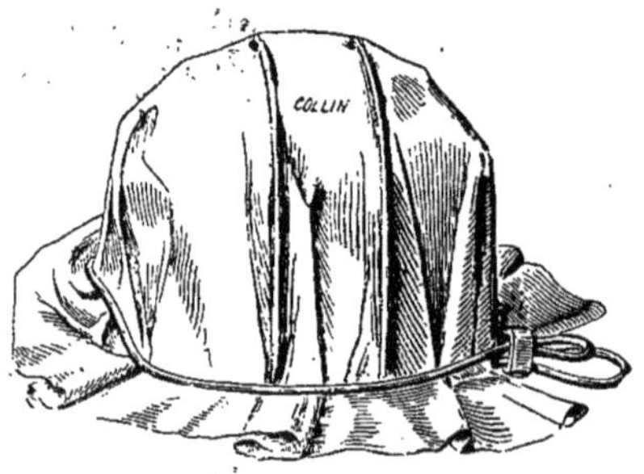

Fig. 179. — Masque pour éthérisation.

masque du visage du patient. Dès que le malade s'est habitué à l'odeur de l'éther, on verse dans le masque 30 ou 40 grammes d'éther et on applique exactement le masque sur le visage. Le masque sera maintenu jusqu'à la fin de l'opération.

L'anesthésie sera obtenue rapidement et il n'y aura plus besoin de verser beaucoup d'éther pour maintenir longtemps l'anesthésie. Il suffit le plus souvent d'une centaine de grammes d'éther pour obtenir une anesthésie complète pendant la durée d'une opération.

La méthode qui consiste à verser l'éther « à la chopine », suivant l'expression de Roux, est une mauvaise méthode.

Précautions à prendre. — L'anesthésie par l'éther s'accompagne souvent d'un ronflement sonore. Une grande quantité de mucosités bronchiques sont sécrétées et peuvent devenir une gêne de la respiration. Il faut de temps à autre surveiller l'état de la face; si le malade devient trop *violacé*, il est nécessaire de lui enlever le masque et de le laisser respirer l'air pur. La congestion bleuâtre de la face disparaît bientôt. On rabat alors le masque sans attendre que le malade se réveille.

Il est utile d'éponger, de temps à autre, à l'aide d'un tampon monté, le *mucus bronchique* dans le pharynx, cette tâche n'est pas toujours facile, en raison de la difficulté à ouvrir la bouche. On peut se contenter de passer un linge fin entre les arcades dentaires et la face interne des joues. Souvent, au début de l'éthérisation, le malade est en proie à des *quintes de toux;* cette toux, due à l'action irritante de l'éther sur la muqueuse bronchique, cesse dès que la narcose est complète; il n'y a pas lieu de s'en inquiéter.

Le précepte de *faire sentir au malade l'odeur* de l'éther et de l'habituer progressivement mais rapidement à tolérer le masque est très important; si on applique d'emblée, avec brusquerie, le masque sur le visage, le malade a une sensation d'étouffement extrêmement pénible, il se débat, ce qui amène une sorte de lutte absolument inutile et souvent ridicule.

Inconvénients et contre-indications de l'éther.

1° Les inhalations d'éther déterminent de la congestion de la face, de la cyanose.

2° L'éther produit une hypersécrétion salivaire et trachéo-bronchique.

3° L'éther est très inflammable.

4° Son emploi nécessite l'usage d'un masque spécial.

5° L'éther est souvent suivi d'accidents de congestion pulmonaire parfois très graves.

L'éther est contre-indiqué :

Dans les opérations de chirurgie portant sur le crâne, la face et le cou;

Dans les opérations où l'on doit employer le thermo-cautère ou le galvano-cautère;

Chez les malades atteints d'une affection chronique des bronches et des poumons : asthme, emphysème, tuberculose.

L'inflammabilité de l'éther peut être une cause de danger ; un flacon d'éther débouché peut prendre feu à une certaine distance du corps en ignition. Dans sa thèse, J. Roux signale plusieurs faits de brûlures plus ou moins graves de l'opéré ou des aides au cours d'opérations sous anesthésie par l'éther; au cours de ces opérations on avait eu recours à l'emploi du thermo-cautère Paquelin. Les brûlures chez les opérés siégeaient surtout à la face et au cou; elles ont toutes été sans très grande gravité.

J. Roux[1] signale surtout une observation d'opération pour ostéo-arthrite du genou droit où la cautérisation au thermo-cautère enflamma les vapeurs d'éther :

« MM. Poncet, Gros et Augagneur s'entretenaient d'accidents arrivés en pareil cas et des mesures à prendre pour les éviter.

Quelques pointes de feu venaient d'être appliquées sur l'articulation malade, lorsque tout à coup l'appartement fut en feu et le chirurgien enveloppé d'une flamme intense.

Rapidement revenu d'une telle surprise, on se précipita sur les couvertures, le lit étant tout en feu, et au même instant l'aide, qui prati-

[1] J. Roux. Etude sur l'embrasement des vapeurs d'éther et sur les dangers de l'anesthésie par cet agent dans certaines opérations. *Thèse de Lyon*, 1879, n° 18.

quait l'anesthésie, arrachait le bonnet d'éther tout en flamme, le jetait au loin, tandis que l'autre, prenant la malade à bras le corps, l'arrachait du lit embrasé. Tout ceci se passa en quelques secondes.

L'incendie était allumé, l'éther avait mis le feu au parquet et à la boiserie, la taie d'oreiller, les couvertures et le matelas lui-même étaient en feu.

M. le Dr Gros, qui donnait l'éther, eut les mains complètement brûlées, etc.

Quant à la malade, par un hasard particulier, elle ne présenta qu'une brûlure au premier degré au bord des deux narines, les cheveux avaient été roussis, etc.

Avantages de l'éther sur le chloroforme.

1° L'éther déprimerait moins le cœur que le chloroforme.

2° L'éther exposerait moins au shock post-opératoire.

3° Les vomissements seraient moins fréquents après l'administration de l'éther.

4° L'éther est plus faible à administrer que le chloroforme, on peut confier l'administration de l'éther à une personne peu exercée, ce qui est très utile en cas de chirurgie d'urgence.

5° L'éther expose moins que le chloroforme à la syncope primitive, à l'alerte blanche du début. Les accidents qui se produisent pendant l'éthérisation sont surtout des accidents d'asphyxie contre lesquels on a plus de moyens d'action.

Dans le travail de Thorp, on trouve citées plusieurs statistiques comparées, de cas de chloroformisation et de cas d'éthérisation. Julliard cite 524 507 chloroformisations avec 161 morts, soit 1 mort sur 3 258 chloroformisations et 314 748 éthérisations avec 21 morts, soit 1 mort sur 14 987 éthérisations. Landau compte 686 886 chloroformisations avec 170 morts, ce qui donne une proportion de un mort sur 3 700 et 300 157 éthrisations avec 18 morts, ce qui fait un mort sur 16 500. Poncet, de Lyon, compte 9 morts sur 29 000 éthérisations.

IV. — BROMURE D'ÉTHYLE

Le bromure d'éthyle, ou éther bromhydrique, découvert par Sérullas en 1828, a pour formule C^2H^5Br.

Le bromure d'éthyle est un liquide incolore, d'odeur douce, éthérée, sa densité est 1,47.

Il bout à 38°,5. Il est soluble dans l'alcool et l'éther, insoluble dans l'eau.

Ses vapeurs sont peu inflammables; il brûle avec une flamme verdâtre.

Le bromure d'éthyle est préparé de deux façons : 1° en distillant un mélange de brome, d'alcool absolu et de phosphore; 2° en décomposant l'alcool éthylique par l'acide sulfurique pur en présence du bromure de potassium et en distillant ensuite sur l'huile d'amandes douces. La seconde préparation est la meilleure.

Le bromure d'éthyle s'altère facilement; sous l'influence de la lumière, de l'humidité, du contact de l'air, il prend une coloration jaunâtre et devient impropre à l'anesthésie.

Le bromure d'éthyle est vendu dans des flacons colorés, scellés à la lampe.

Il ne faut pas se servir du bromure d'éthyle préparé depuis longtemps.

Le bromure d'éthyle, qui a une odeur alliacée, est un produit impur qui renferme de l'hydrogène phosphoré.

Le bromule d'éthyle ne doit pas être confondu avec le bromure d'éthylène $C^2H^4Br^2$, liquide très toxique.

Action physiologique. — Le bromure d'éthyle est un vaso-dilatateur; il occasionne un peu de cyanose de la face; on peut, avec cet agent, sans crainte de syncopes, anesthésier et opérer les malades assis, position très commode pour les opérations sur la gorge, l'ablation des végétations adénoïdes, par exemple.

Le bromure d'éthyle est surtout un excellent analgésique; il agit sur le cerveau avec une rapidité extrême et il ne paralyse que plus tard le centre médullaire; il n'amène pas de phase d'excitation et n'expose pas à l'éventualité du réflexe laryngien; avec lui, pas de syncope initiale. Souvent le malade ne dort pas, au vrai sens du mot, il peut encore faire des mouvements, avoir toutes les apparences de la sensibilité, mais il ne sent pas et ne réagit pas.

Après l'anesthésie, pendant un jour, deux jours même, l'haleine du malade a une odeur alliacée, ce qui montre que le bromure d'éthyle s'élimine par le poumon, mais d'une façon relativement lente.

Indications et contre-indications de l'anesthésie par le bromure d'éthyle. — Le bromure d'éthyle est l'anesthésique de choix pour les opérations de courte durée chez les enfants de deux à seize ans : incision d'abcès, ténotomie, redressement forcé d'une jointure déviée, ablation de végétations adénoïdes.

Au-dessous de deux ans, le chloroforme est tellement bien toléré, qu'il n'y a aucun avantage à se servir de bromure d'éthyle.

Chez l'adulte, le bromure d'éthyle laisse parfois à sa suite une phase d'excitation ennuyeuse; il se trouve moins bien toléré que chez l'enfant, et produit difficilement l'anesthésie s'il s'agit d'un alcoolique, d'une hystérique ou d'un névropathe.

Les affections graves du cœur, des poumons et des reins contre-indiquent l'emploi de bromure d'éthyle.

Le bromure d'éthyle n'offre d'avantages que pour les opérations courtes. Pour les opérations de longue durée, l'éther ou le chloroforme sont préférables.

Le bromure d'éthyle a causé des accidents mortels, très rares du reste [1].

Règles de l'anesthésie. — M. Lermoyez pose les règles suivantes :

1° *Ne pas confondre le bromure d'éthyle avec le bromure d'éthylène.*

2° *N'employer que du bromure d'éthyle pur et fraîchement préparé.*

3° *Administrer le bromure d'éthyle en masse.*

---

[1] S. Duplay. Rapport sur un cas de mort par le bromure d'éthyle, communiqué à l'Académie par Suarez de Mendoza (d'Angers). *Bulletin de l'Académie de médecine*, 1894. Séance du 19 juin, p. 620.

4° *Ne pas prolonger l'administration au delà d'une minute.*

5° *Ne faire au plus que deux reprises.*

Mode d'administration du bromure d'éthyle. — *Précautions préliminaires.* — Comme pour l'anesthésie par le chloroforme, on enduira de vaseline les lèvres, le menton et le nez du patient, les dents artificielles seront enlevées de la bouche; aucun vêtement ne devra comprimer le cou, le thorax ou l'abdomen. Il n'est pas indispensable que le malade soit à jeun, mais c'est pourtant préférable.

On se munira d'un masque en forme de coquille, formé par un bâti en fil de fer garni de flanelle, et de dimensions telles qu'il emprisonne exactement le nez et la bouche du patient en laissant libres les yeux.

Le malade sera assis ou couché (le décubitus horizontal n'est pas du tout nécessaire). S'il s'agit d'un enfant, on le fera solidement maintenir.

Technique de l'anesthésie. — Tout étant prêt, on verse tout d'abord quelques gouttes de bromure d'éthyle sur le masque pour habituer le patient à l'odeur, puis, au bout de deux ou trois secondes, on applique bien le masque et on administre d'un seul coup toute la quantité d'anesthésique nécessaire ; 5 à 10 grammes chez l'enfant, 10 à 20 grammes chez l'adulte, sont des doses à ne pas dépasser (Lermoyez).

Dès l'application hermétique du masque, le patient étouffe et se débat; instinctivement il se retient de respirer, mais bientôt, vaincu par le besoin d'air, il fait deux ou trois inspirations qui le calment, vers la huitième ou dixième inspiration, il commence à dormir. « Vingt à quarante secondes suffisent pour obtenir le sommeil, suivant le degré de nervosité et surtout d'anxiété du patient. En tout cas, *sous peine d'accidents*, il faut commencer à opérer une minute au plus après le début de l'éthylisation. A ce moment, on enlève le masque *et on ne le remet plus* jusqu'à la fin de l'opération.

Dès la première inhalation, la face devient rouge, vultueuse; elle se congestionne, mais ne *doit pas se cyanoser*. Les yeux demeurent ouverts, hagards, fixes, et parfois se convulsent en haut et en dedans. Rapidement arrive la *phase de résolution musculaire;* la main lâche l'objet qu'elle tenait, le bras soulevé retombe inerte, la tête se laisse mouvoir passivement. Le malade ne résiste plus, l'anesthésie et l'inconscience sont complètes : c'est la période où il faut opérer.

Si on laisse, par mégarde, le masque quelques secondes de plus, la *phase de contracture* arrive; elle est gênante, car elle détermine un trismus énergique qui interdit aux instruments l'accès du pharynx; elle peut être dangereuse si la glotte se ferme : l'asphyxie est le danger qui menace surtout les éthylisés. Quand, au cours d'une ablation de végétations adénoïdes, par exemple, on voit se produire la contracture des mâchoires, il n'y a qu'à attendre que le malade, se réveillant peu à peu, repasse par la phase de résolution ; mais le plus souvent, alors, le réveil revient si vite qu'on n'a pas le temps d'opérer : tout est à recommencer.

Le réveil arrive ordinairement au bout d'une à deux minutes : il est presque toujours calme. Le malade ouvre lentement les yeux, regarde autour de lui d'un air étonné, ne se rappelant pas ce qui s'est passé; il ne dort plus, mais il est encore dans cet état de demi-inconscience où les enfants les plus indociles se laissent aisément manier, et qu'on peut, encore s'il est nécessaire, utiliser pour achever l'opération ou faire un pansement douloureux. Bientôt cet état d'hébétude se dissipe; le malade se lève, titube pendant quelques pas, puis s'affermit sur ses jambes, et peut regagner seul son lit ou même retourner à pied chez lui. Il n'éprouve aucun malaise consécutif, il n'a pas de mal de tête, il ne vomit pas. (Lermoyez.)

V. — MOYENS DE COMBATTRE LES ACCIDENTS IMMÉDIATS DE L'ANESTHÉSIE GÉNÉRALE

En présence d'une syncope, d'une alerte chloroformique, la première chose à faire est de garder le sang-froid, qualité indispensable pour tout chirurgien. Trop souvent on assiste à la scène suivante : la respiration du malade vient de s'arrêter, le chloroformisateur est frappé de terreur; au lieu de saisir le pouls et de s'assurer qu'il bat encore, il se met incontinent à flageller le visage du patient, à lui administrer de formidables claques sur le thorax, l'abdomen, le cou, sans se préoccuper de respecter l'asepsie du champ opératoire et sans se demander si ces mouvements désordonnés présentent une utilité quelconque. Veut-il pratiquer des tractions de la langue, il saisit la langue de n'importe quelle manière, la tire avec une force exagérée et une précipitation excessive, saisit les bras pour exercer des mouvements respiratoires : leur précipitation rend ces mouvements complètement inefficaces.

Il est indispensable de garder le sang-froid et d'envisager simplement les cas qui peuvent se présenter.

1er cas. *La respiration du malade est arrêtée, la face est congestionnée et bleuâtre, le pouls est bon.*

Il suffit alors souvent d'enlever le masque et de relever plus énergiquement la mâchoire, ou d'attirer doucement la langue avec la pince pour que la respiration du malade se rétablisse immédiatement.

2e cas. *La respiration du malade est arrêtée, le pouls est petit, la face est violacée;* enlevez le masque, attirez la langue au dehors et commencez méthodiquement les tractions rythmées de la langue.

3e cas. *La respiration est arrêtée, on ne sent plus le pouls, la face est livide.* Le danger est très grand ; attirez la langue au dehors, pratiquez sans tarder la respiration artificielle.

Tractions rythmées de la langue — Pour exercer les tractions rythmées de la langue, il faut saisir d'une façon solide l'extrémité de la langue.

Cette prise, en l'absence d'instruments appropriés, peut être faite simplement avec les doigts munis d'une compresse.

On peut, à la rigueur, passer, au moyen d'une aiguille sté-

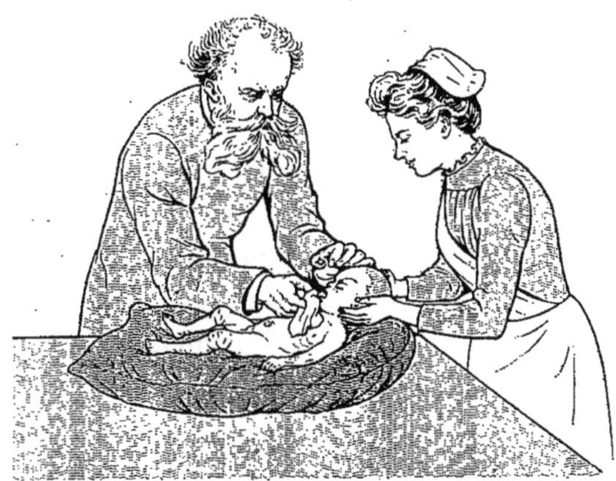

Fig. 180. — Laborde pratiquant sur un nouveau-né les tractions rythmées de la langue (imité d'une figure du Traité de Laborde).

rilisée, un fil de grosse soie plate et stérilisée dans la langue un peu avant l'insertion antérieure, en nouant l'extrémité de ces fils on forme une anse avec laquelle la langue sera commodément attirée.

La meilleure prise est effectuée avec la pince à langue, dont le modèle courant est la pince bien connue de P. Berger (fig. 177.)

Pour ce qui est de la technique des tractions rythmées de la langue, nous citerons les paroles de M. Laborde :

« Saisir solidement le corps de la langue (tiers antérieur) entre le pouce et l'index, avec un linge quelconque, ou le mouchoir qu'on a dans sa poche, ou même avec les doigts nus, et exercer sur elle de quinze à vingt fois par minute, de *fortes tractions, réitérées, successives, rythmées*, suivies de relâchement, en imitant les mouvements rythmiques de la respiration elle-même.

« Pendant les tractions, il importe de sentir que l'on tire bien sur la racine de la langue qui s'y prête, par son élasticité et sa passivité, surtout dans le cas de la mort apparente.

« Lorsqu'on commence à sentir une certaine résistance, c'est que la fonction respiratoire se rétablit et que la vie revient : il se fait alors, habituellement, un ou plusieurs mouvements de déglutition, bientôt suivis d'une inspiration bruyante, que j'appelle le *hoquet inspirateur*, premier signe de la *reviviscence*.

« Si, au moment de saisir la langue, les mâchoires sont encore contractées et les dents serrées, les écarter, en forçant avec ses doigts, si c'est possible, ou avec un corps résistant quelconque : morceau de bois, manche de couteau, bouchon, dos de cuiller ou de fourchette, extrémité d'une canne, etc.

. . . .

« Il est d'une importance capitale de continuer les tractions avec persistance, sans se lasser et se décourager, durant un temps assez long, le résultat pouvant encore être obtenu après une demi-heure, une heure et plus, de l'emploi ininterrompu du procédé; l'on peut, en ce cas, se relayer, si l'on est plusieurs auprès du cadavre[1]. »

Respiration artificielle. — Pour pratiquer la respiration artificielle on place le malade la tête basse, on tire la langue hors de la bouche avec la pince à langue, le chloroformisateur se place au bout de la table, derrière la tête, saisit les bras du malade au niveau du coude, si c'est possible, au niveau

---

[1] J.-V. LABORDE. Les tractions rythmées de la langue. Moyen rationnel et le plus puissant de ranimer la fonction respiratoire et la vie. Paris, 1897, 11e édition, p. 181.

de l'avant-bras, si la région du coude est trop volumineuse pour permettre une bonne prise ; il ramène les bras sur le

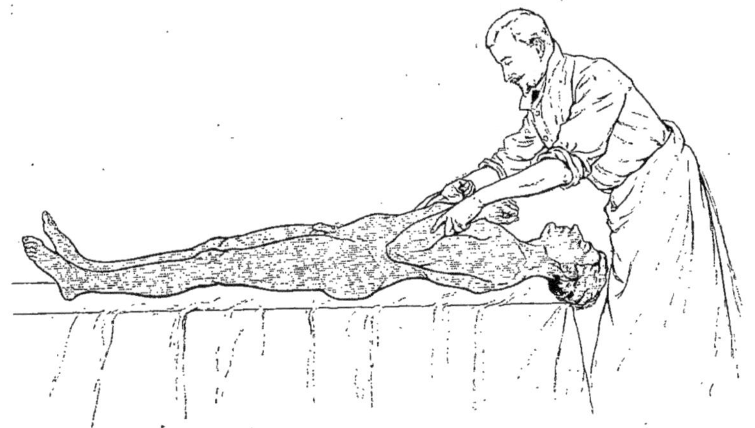

Fig. 181. — Respiration artificielle, 1er temps. Le chirurgien ramène les bras contre le thorax.

thorax qu'il presse avec vigueur, puis, *sans précipitation, avec force, avec ampleur*, il élève les bras de chaque côté de

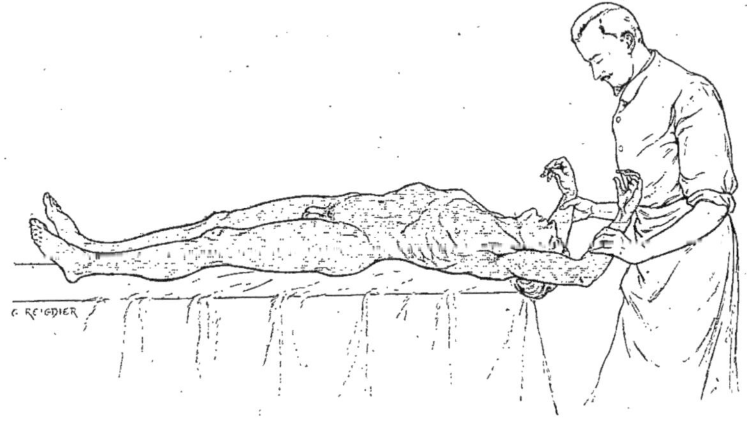

Fig. 182. — Respiration artificielle, 2e temps. Le chirurgien élève le bras du patient de chaque côté de la tête.

a tête, attend deux secondes, puis ramène les bras sur les côtés du thorax qu'il presse avec vigueur et continue ainsi lentement, vigoureusement, posément, de manière à effectuer une vingtaine de mouvements d'inspiration et d'expiration par minute.

On ne saurait trop recommander au chloroformisateur de ne pas perdre son sang-froid, ici, plus qu'en toute autre chose, la précipitation, l'effarement sont dangereux ; perdre quelques secondes ou quelques minutes à faire des mouvements précipités et par suite inefficaces c'est vouer à la mort certaine le malade en état de syncope.

Le plus souvent, surtout s'il s'agit d'une « alerte bleue », la respiration revient, le chloroformisateur cependant ne s'arrêtera pas dès l'apparition du premier mouvement respiratoire, il continuera jusqu'au rétablissement complet d'une respiration régulière.

Quand on manque de vigueur ou quand on a la bonne fortune d'avoir un aide expérimenté, il est bon, au moment où l'on ramène les bras vers le thorax, de faire presser par les mains de l'aide sur le côté du thorax.

Respiration artificielle, tractions rythmées de la langue, tels sont les deux principaux procédés de combattre les accidents dus au chloroforme.

Ces mouvements seront continués longtemps, une heure et même plus. Il ne faut pas perdre patience. Si le pouls bat, le malade reviendra à la vie.

Faradisation. — La faradisation est un moyen de déterminer artificiellement la respiration. On se munira d'électrodes, petites, bien imbibées d'eau salée ; on placera une des électrodes au côté gauche du cou. « Le point d'élection pour l'excitation du nerf phrénique est celui où il croise le scalène. On poussera avec fermeté l'électrode en refoulant vers la ligne médiane le bord interne du sterno-cléido-mastoïdien. La seconde électrode sera appliquée vers le sixième ou le septième espace intercostal *droit*. Le courant doit passer seulement pendant le temps de l'inspiration que l'on aidera en soulevant les côtes avec la main. Lorsque le diaphragme s'abaissera, on facilitera l'expiration par une légère pression sur le thorax; avec un courant modéré, on obtiendra des soulèvements du diaphragme doux et rythmiques ; un courant fort aurait le grave inconvénient de le fixer dans un état spasmodique.

Comme générateur de courants induits on emploie souvent l'appareil Chardin.

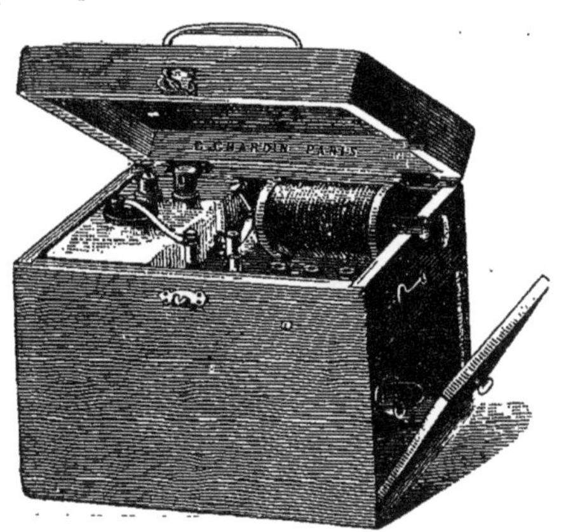

Fig. 183. — Appareil Chardin.

Trachéotomie. — La trachéotomie est un moyen à employer dans les cas graves, elle est indispensable quand on suppose une obstruction pharyngienne ou laryngienne.

Lavements stimulants. — R. Dubois conseille les lavements stimulants suivant la formule suivante :

Eau tiède	150 gr.
Essence de térébenthine	30 gr.
Jaune d'œuf	n° 1

La marge de l'anus et le rectum sont des points où les réflexes persistent longtemps.

Moyens accessoires. — Les *inhalations d'oxygène* sont un excellent moyen adjuvant de la respiration artificielle.

Les *frictions sèches*, les *applications d'eau chaude*, les *enveloppements par des couvertures chaudes*, les *injections hypodermiques d'éther ou de caféine*, les *injections sous-cutanées de solutions salines* sont des moyens que l'on peut employer concurremment avec la respiration artificielle.

Si tout échoue, on est en droit d'essayer *la malaxation directe du cœur*, dont les physiologistes disent grand bien.

VI. — ACCIDENTS TARDIFS

Des accidents graves et même mortels surviennent parfois au bout d'un temps assez long *après le réveil* de l'anesthésie générale.

On a observé le *refroidissement persistant* s'accompagnant de *lipothymies* et d'un *état adynamique* pouvant se terminer par la mort. La pathogénie de ces accidents est peu connue.

On a signalé des *vomissements incoercibles*.

La *toux persistante* n'est pas rare à la suite de l'administration de l'éther.

L'*albuminurie* n'est pas exceptionnelle à la suite de l'administration du chloroforme, on a signalé également la *glycosurie*. Des *attaques d'hystérie* peuvent survenir dans les moments qui suivent le réveil.

Congestion pulmonaire. — La congestion pulmonaire est fréquente à la suite de l'administration de l'éther. Les accidents pulmonaires, d'après Roux[1], s'observeraient « surtout en hiver lorsque les malades quittent une salle d'opération très chaude, où ils ont reçu trop libéralement l'éther à la chopine par des aides inexpérimentés, pour passer dans des corridors refroidis et rentrer dans des salles à température normale ».

---

[1] Roux (de Lausane). De la Gastro-entérostomie. Étude basée sur les opérations pratiquées du 21 juin 1888 au 1er septembre 1896. *Revue de Gynécologie et de chirurgie abdominale*, 1897, n° 31, p. 81.

Paralysies. — Les paralysies consécutives à l'anesthésie générale sont assez rares [1]. Ces paralysies sont le plus souvent des paralysies périphériques et, particulièrement, des paralysies du plexus brachial. On attribue généralement ces paralysies à une compression exercée sur un des nerfs du plexus brachial par une mauvaise position du malade pendant la narcose. On a signalé également des paralysies d'origine centrale. Si on a soin de bien placer le malade, d'éviter que ses bras soient comprimés, on évitera presque toujours les accidents paralytiques.

VII. — AUTRES PROCÉDÉS D'ANESTHÉSIE

Anesthésie par l'emploi combiné de l'alcool et du chloroforme. — E. Quinquaud présenta, en 1883, à la Société de biologie un procédé permettant l'anesthésie chez les animaux par l'emploi de solutions titrées d'alcool et de chloroforme.

P. Lambert[2] chercha à appliquer ce procédé chez l'homme, et réunit douze observations d'anesthésie. Dans sa thèse il trace l'historique de la question et décrit l'appareil de Quinquaud.

Anesthésie par l'emploi du chloral et de la morphine. — Une méthode anesthésique préconisée par Trélat et étudiée par Choquet dans sa thèse, consistait à administrer au malade [3], en deux fois, à un quart d'heure d'intervalle, une potion contenant de l'hydrate de chloral (5 à 6 gr.) et du sirop de morphine (20 à 40 grammes).

Dans quelques cas d'opérations courtes, l'anesthésie incomplète obtenue par l'emploi de la potion était suffi-

---

[1] M. ANGELESCO. Accidents post-anesthésiques. *La Presse Médicale*, 1885, p. 233.

[2] P. LAMBERT. Etude sur un nouveau procédé de chloroformisation par les solutions titrées. *Thèse*, Paris, 1884, n° 249.

[3] E. CHOQUET. De l'emploi du chloral comme agent d'anesthésie chirurgicale. *Thèse*, Paris, 1880, n° 128.

sante; dans les autres cas, on administrait en plus les inhalations de chloroforme.

Anesthésie par l'emploi combiné du chloral et du chloroforme. — *Procédé de Forné (1874).* — On fait prendre au sujet de 2 à 5 grammes de chloral par les voies digestives, et, au bout d'une heure, tandis qu'il est plongé dans le sommeil chloralique, on administre le chloroforme par inhalations, selon la méthode ordinaire, en se servant d'un cornet sans diaphragme et tapissé de molleton sur sa face interne.

Les résultats de Forné ont été communiqués par Lannelongue [1] à la Société de chirurgie, le 18 novembre 1874.

Anesthésie par l'action combinée de la morphine et du chloroforme. — Beaucoup d'auteurs ont publié des faits dans lesquels on a fait précéder les inhalations chloroformiques d'une injection hypodermique de chlorhydrate de morphine. Cette méthode a été bien étudiée par H. de Brinon, dans sa thèse ; il en fait remonter l'idée à Cl. Bernard et les premières applications à Nussbaum, et à Guilbert de Saint-Brieuc.

L'intervalle entre la piqûre de morphine et le début des inhalations est, dans les cas de H. Brinon [2], en moyenne d'un quart d'heure, et la dose de morphine a été le plus souvent de 1 centigramme.

Cet auteur aurait remarqué la diminution, ou même la suppression de la période d'excitation; la moindre fréquence

---

Anesthésie par le rectum. — PIROGOFF en 1847 tenta de déterminer l'anesthésie par l'introduction de vapeurs d'éther dans le rectum. Pour cette administration on coiffe un flacon d'éther d'un tube de caoutchouc, qu'on introduit dans le rectum, et on place le flacon dans l'eau à 50° ; l'éther se vaporise et les vapeurs pénètrent dans le rectum.

---

[1] LANNELONGUE. Rapport verbal sur un travail de M. Forné intitulé : Contribution à l'anesthésie chirurgicale. *Bulletin de la Société de chirurgie de Paris*, 1874, 18 novembre, p. 619.

[2] H. DE BRINON. Recherches sur l'anesthésie chirurgicale obtenue par l'action combinée de la morphine et du chloroforme. *Thèse*, Paris, 1878, n° 154.

des vomissements; la diminution de la quantité de chloroforme employé pour produire l'anesthésie.

VIII. — CHLORURE D'ÉTHYLE

L'anesthésie générale par le chlorure d'éthyle est un mode d'anesthésie employé depuis peu de temps. A. Malherbe[1] en a donné une bonne description au Congrès Français de chirurgie, octobre 1901.

Le chlorure d'éthyle (C^2H^5Cl). Kelène ou chelène est un liquide incolore, d'odeur éthérée qui bout à 10° et se volatilise à la chaleur de la main.

Avantages. — Pour Malherbe le chlorure d'éthyle présente comme anesthésique général de sérieux avantages :

1° La narcose complète est obtenue dans un temps rapide. Parfois même cette rapidité est extraordinaire : quelques malades sont sidérés en dix secondes. En général vingt-cinq ou quarante secondes suffisent pour que l'anesthésie soit produite.

2° Il n'est pas besoin d'employer de fortes doses pour obtenir l'anesthésie. 2 et 4 grammes constituent la quantité de chlorure nécessaire, quantité bien inférieure à celle qu'il faut utiliser pour la narcose avec le bromure.

3° Beaucoup de malades ne présentent aucune coloration des téguments. Quelques-uns cependant ont une légère congestion de la face et des conjonctives.

4° L'agitation est moindre que celle provoquée par le bromure d'éthyle. Certains malades exécutent bien quelques mouvements de défense, c'est seulement dans les premières

---

[1] Lire : A. MALHERBE. Nouveau procédé pour l'anesthésie générale par le chlorure d'éthyle. *Le Bulletin Médical,* 1901, 26 octobre, n° 75, p. 912.

P. DEROQUE. Le chlorure d'éthyle anesthésique général. *La Revue Médicale de Normandie.* 1902, 25 février, n° 4, p. 63.

secondes de l'application de la compresse. Beaucoup restent tout à fait calmes.

5° Les malades s'endorment généralement sans présenter de contracture : si parfois il en existe un peu, ce qui est extrêmement rare, elle est incomplète et cède immédiatement. En tout cas, il n'y a pas de trismus, comme cela est si fréquent avec le bromure d'éthyle.

6° Les vomissements sont rares, à la suite de l'inhalation du chlorure seul. Dans les anesthésies mixtes (chlorure suivi de chloroforme), les vomissements ont presque toujours fait défaut, et quand il y en a eu, ils se sont montrés peu fréquents et peu abondants.

7° Le réveil est, en général, très rapide ; il a lieu au bout de trois ou quatre minutes. Le retour à la conscience se fait plus facilement qu'avec le bromure ; il n'y a pas cet état d'hébétude qu'on observe si souvent avec ce dernier anesthésique.

Les malades qui ont été endormis au chlorure d'éthyle seul, peuvent, au réveil, se lever et marcher immédiatement sans aucun danger de syncope.

8° Enfin le chlorure d'éthyle présente encore, comme dernier avantage, de ne pas donner aux patients cette odeur particulière, alliacée, de l'haleine, que provoque l'élimination du bromure pendant quarante-huit heures.

Administration du chlorure d'éthyle. — L'administration du chlorure d'éthyle n'exige pas d'appareils spéciaux. Malherbe utilise une simple compresse pliée en quatre épaisseurs. Cette compresse tapisse l'intérieur de la main droite fortement creusée, de façon à éviter une trop grande surface d'évaporation, on dirige dans le creux de la compresse le jet de deux tubes de chlorure d'éthyle, tubes qui servent ordinairement à l'anesthésie locale.

Le malade étant couché dans le décubitus dorsal, on applique la compresse, toujours disposée en cornet et recouverte par la face palmaire de la main droite, sur le nez et la bouche du patient, en l'invitant à faire des inspirations profondes. De la main gauche on maintient la tête et la mâchoire inférieure.

Il est absolument nécessaire de ne pas laisser respirer d'air.

Lorsque les malades font de grandes inspirations ou lorsqu'ils poussent des cris, comme cela arrive chez les enfants, ils sont parfois sidérés avec une rapidité étonnante : dix à quinze secondes.

Il arrive que certains malades retiennent leur respiration pendant quelques secondes ; il suffit alors de soulever légèrement, puis de réappliquer la compresse, pour voir les malades immédiatement faire une inspiration profonde, suivie d'autres inspirations régulières, et, en une vingtaine de secondes, l'anesthésie est complète, sans qu'il soit nécessaire de recourir jamais à d'autres quantités de liquide.

La narcose complète est caractérisée par la *résolution musculaire*, puis par le *rythme respiratoire* qui est *régulier* et s'accompagne quelquefois d'un léger ronflement.

Enfin, la main qui recouvre la compresse éprouve la *sensation d'une évaporation froide* qui, chassée par l'expiration, vient passer entre les espaces interdigitaux.

La face reste, la plupart du temps, normale, parfois elle se congestionne légèrement, en même temps que les conjonctives s'injectent. La pupille est un peu dilatée et les yeux, insensibles au toucher, se convulsent souvent en haut.

Quand on soulève un des membres et qu'on l'abandonne, il retombe inerte ; le malade est dans la résolution musculaire. A ce moment on peut commencer l'opération.

Si l'opération est longue, pour éviter le réveil, il faut verser de nouveau sur la compresse, de la même façon que la première fois, une nouvelle quantité de chlorure d'éthyle (2 grammes environ), et même une troisième et une quatrième fois, si cela est nécessaire. En espaçant ainsi les doses toutes les cinq minutes, on atteint à peine 15 grammes de liquide et on a largement le temps de pratiquer un grand nombre d'opérations de courte durée.

Lorsqu'il s'agit d'opérations devant durer un certain temps, dès que le malade est dans la résolution, on peut remplacer la compresse de chlorure par une autre compresse, sur laquelle on a versé du chloroforme, et on continue ensuite la narcose au chloroforme par le procédé de petites doses sans air.

Indications. — Derocque pense que cet anesthésique peut rendre service dans les petites opérations telles que : uréthrotomie interne, ouverture de panaris, de bubons, extirpation de chalazions, ténotomies, etc.

IX. — ANESTHÉSIE EN CHIRURGIE EXPÉRIMENTALE

Anesthésie chez le chien. — Le chien supporte très mal les inhalations chloroformiques.

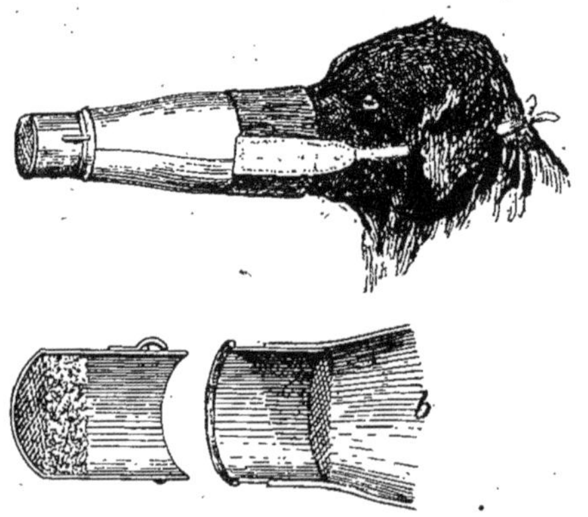

Fig. 184. — Cornet muselière pour l'anesthésie du chien, La muselière que l'on attache à la tête du chien est surmontée d'une boîte mobile où est fixée une éponge imbibée de chloroforme (Dubois).

En physiologie opératoire et en chirurgie expérimentale on emploie pour anesthésier les chiens la méthode de

Dastre et Morat, qui consiste en l'emploi combiné de l'atropine, de la morphine et du chloroforme.

Dix minutes avant l'opération, on introduit sous la peau de l'animal, en injection, une solution contenant par centimètre cube :

2 centigrammes de chlorhydrate de morphine.
2 milligrammes de sulfate d'atropine.

On injecte un demi-centimètre cube par kilogramme du poids de l'animal, c'est-à-dire 5 centimètres cubes si le chien pèse 10 kilogrammes, 10 centimètres cubes s'il pèse 20 kilogrammes. En d'autres termes, on injecte par kilogramme d'animal 1 centigramme de chlorhydrate de morphine et 1 milligramme de sulfate d'atropine. Puis on fait respirer le chloroforme ; 2 ou 3 grammes de chloroforme suffisent pour une anesthésie parfaite de deux heures de durée, avec résolution complète sans agitation et sans danger.

Cette méthode a été employée en chirurgie humaine par Aubert, de Lyon, et des chirurgiens lyonnais.

Anesthésie du chat. — Pour anesthésier les chats on les enferme dans un bocal d'une contenance de 10 à 15 litres ; les vapeurs de chloroforme sont fournies par une éponge imbibée de chloroforme et fixée à la face inférieure du couvercle.

L'insensibilité survient en deux minutes environ ; on peut alors retirer l'animal de la cloche et continuer l'anesthésie avec une compresse.

CHAPITRE XV

I. — RACHICOCAINISATION

La rachicocaïnisation [1] est une méthode d'anesthésie qui a marqué sa place entre l'anesthésie générale et l'anesthésie locale : la méthode est entrée dans la pratique ; sa technique opératoire est aujourd'hui réglée dans ses grandes lignes [2].

Notions anatomiques — La portion du sac arachnoïdien, vide de moelle, ne contenant que les nerfs de la queue de cheval, s'étend normalement de la deuxième vertèbre lombaire à

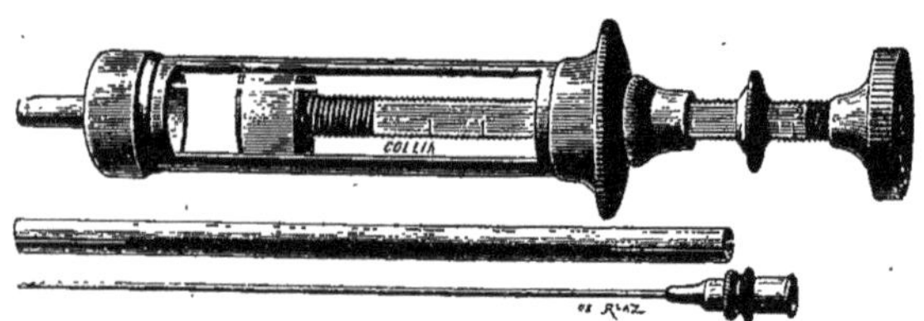

Fig. 185. — Seringue Collin. (La seringue de Luër, signalée plus haut, est préférable). Aiguille de Tuffier pour la rachicocaïnisation avec son étui protecteur.

la deuxième vertèbre sacrée ; c'est dans toute la hauteur du canal rachidien comprise entre ces deux points extrêmes que peut se faire la ponction de ce sac ; aussi les différents

[1] Le terme de rachicocaïnisation est admis de tous, pourtant il ne précise pas suffisamment le mode d'anesthésie qu'il désigne, savoir « l'anesthésie par injection de chlorhydrate de cocaïne dans le sac arachnoïdien lombaire ».

[2] P. Desfosses et J. Dumont. Technique de la rachicocaïnisation. *La Presse Médicale*, 1901, n° 90, p. 268.

espaces intervertébraux qui donnent accès dans la partie inférieure du canal lombaire ont-ils été abordés tour à tour. Il est préférable, pour éviter à coup sûr la blessure de la moelle, surtout chez les enfants, où elle descend assez bas, de ne pas ponctionner entre la deuxième et la troisième lombaire. Les espaces sous-jacents sont tous également abor-

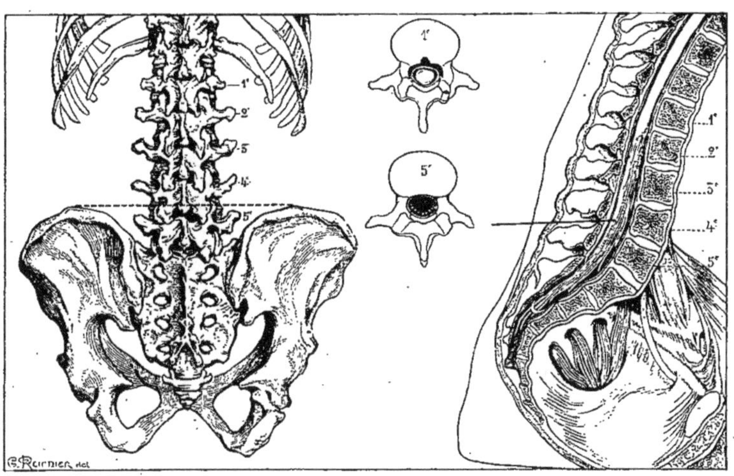

Fig. 186. — Schémas de la région lombaire

Sur le schéma de gauche, on voit les repères osseux : une ligne horizontale, passant par les crêtes iliaques, coupe la colonne vertébrale au niveau de l'apophyse épineuse de la 4e vertèbre lombaire. — Le schéma de droite montre que le cône médullaire terminal s'arrête au niveau de la 2e vertèbre lombaire, et que le cul-de-sac arachnoïdien descend jusqu'à la 2e vertèbre sacrée : c'est entre ces points que doit se faire la ponction ; le trait noir indique son lieu d'élection. — Entre ces deux schémas on voit la 1re vertèbre lombaire et la 5e lombaire; au niveau de la 1re lombaire le canal rachidien contient la moelle; au niveau de la 5e lombaire il ne contient que les nerfs de la queue de cheval.

dables. Nous préférons l'espace compris entre la quatrième et la cinquième vertèbre lombaire, *à cause du repérage plus facile et pour ainsi dire mathématique de cette région* ; la plupart des chirurgiens ont accepté cette manière de voir.

Une ligne transversale réunissant le sommet des deux crêtes iliaques coupe la colonne vertébrale juste au niveau de l'apophyse de la quatrième vertèbre lombaire. L'index gauche du chirurgien repère exactement cette apophyse, suit sa crête de haut en bas jusqu'à son angle inférieur :

immédiatement au-dessous se trouve le quatrième espace intervertébral lombaire ; c'est là qu'il faut ponctionner (fig. 186).

A ce niveau, une aiguille pénétrant horizontalement d'avant en arrière rencontre successivement la peau, le tissu cellulaire sous-cutané, l'aponévrose lombaire, les muscles de la

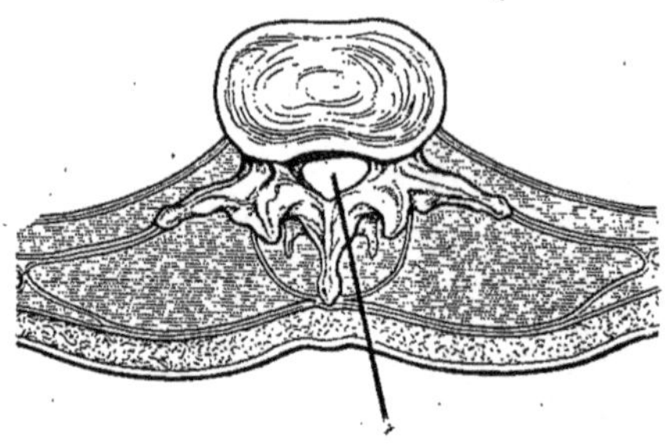

Fig. 187. — Coupe de la région lombaire passant par le 4e espace intervertébral. Le trait noir indique la direction que doit suivre l'aiguille.

masse sacro-lombaire, les ligaments jaunes intervertébraux, les méninges : dure-mère et arachnoïde (fig. 187).

L'épaisseur des parties molles est très variable, suivant que le sujet est plus ou moins musclé ou plus ou moins gras.

Instrumentation. — Une seringue de Pravaz, une aiguille sont les seuls instruments nécessaires. La *seringue* sera d'un modèle quelconque : seringue de Collin, seringue de Luër, seringue de Debove, peu importe, pourvu qu'elle soit stérilisable. Nous employons le plus volontiers la seringue de Luër, à corps et à piston de verre, dont la stérilisation est des plus faciles, et dont le fonctionnement est toujours parfait (fig. 157, p. 208).

Seule, l'aiguille doit réunir des qualités toutes spéciales : elle doit être suffisamment *longue* pour traverser aisément les plans qui séparent la peau de l'espace sous-arachnoïdien et dont l'épaisseur est variable suivant les sujets; assez *solide* et assez *malléable* à la fois pour ne pas se tordre ou se briser, si, par aventure, elle rencontre un os; avoir enfin un *biseau assez court* pour qu'on soit sûr, au moment de la ponction, que l'orifice de l'aiguille se trouve tout entier dans le sac arachnoïdien. L'aiguille construite sur ces données est une aiguille en platine iridié, de 8 centimètres de long, de 1 millimètre de diamètre extérieur, de 6 dixièmes de millimètre de diamètre intérieur, à biseau à la fois court et très piquant (fig. 185).

L'aiguille et la seringue seront stérilisées par le passage à l'autoclave ou simplement par ébullition dans l'eau pure au moment même où l'on devra s'en servir[1].

Solution anesthésique. — Les succédanés de la cocaïne (eucaïne, tropocaïne) ont été essayés. Le *chlorhydrate de cocaïne en solution aqueuse* est actuellement presque exclusivement employé.

On a beaucoup discuté sur le *titre de la solution* à utiliser, les uns préférant des solutions concentrées qui produiraient des effets analgésiques plus constants et plus durables, les autres affirmant que des solutions faibles, plus facilement diffusibles dans le liquide céphalo-rachidien, sont susceptibles d'amener une anesthésie plus étendue. Nous croyons cependant que la *solution à 2 p. 100* donne tous les effets qu'on est en droit d'attendre de la rachicocaïnisation.

La *stérilisation des solutions* de cocaïne sera obtenue par la tyndalisation, le chauffage à l'autoclave à 125°, la filtration à la bougie Chamberland ou même par la simple dissolution du sel dans de l'eau distillée et bouillie ; tous ces procédés sont également bons et assurent une sécurité parfaite au double point de vue de l'asepsie et de l'intégrité de composition du produit à injecter.

Le commerce livre d'ailleurs aujourd'hui des solutions parfaitement titrées et stérilisées qui offrent toutes les garanties désirables ; ces solutions sont enfermées dans des am-

---

[1] L'addition de carbonate de soude à l'eau amènerait la décomposition et la précipitation du chlorhydrate de cocaïne au moment du remplissage de la seringue.

poules de verre fermées à la lampe, d'une contenance de 1 à 2 centimètres cubes, qui peuvent être conservées à peu près indéfiniment. Pour s'en servir, au moment de l'opération, il suffit d'ouvrir d'un trait de lime l'une des extrémités effilées de l'ampoule, — préalablement chauffée au bain-marie pour élever sa température au voisinage de 40° — et d'aspirer ensuite directement avec la seringue munie de son aiguille la quantité de solution nécessaire. L'aiguille est ensuite détachée pour faire la ponction ; la seringue remplie et bien purgée d'air, est replacée dans le plateau aux instruments ou confiée à un aide qui la gardera jusqu'au moment de l'injection.

Préparatifs de la rachicocaïnisation. — Le malade est amené directement dans la salle d'opération ; on le fait asseoir sur le bord d'une table, la région lombaire est lavée et aseptisée avec le plus grand soin, suivant les procédés ordinaires : brossage au savon, lavage à l'alcool d'abord, à l'eau stérilisée ensuite.

Manuel opératoire de la rachicocaïnisation. — Le manuel opératoire de la rachicocaïnisation comprend deux temps : la ponction et l'injection.

PONCTION. — Tout étant prêt pour l'opération, le malade, préparé comme nous l'avons dit, est assis sur la table d'opération, le tronc dans la rectitude, les cuisses légèrement écartées et les deux bras portés en avant [1].

A ce moment le chirurgien se place à la gauche du sujet, saisit l'aiguille comme une plume à écrire, entre le

[1] La ponction dans le décubitus latéral ne doit plus être réservée qu'au cas où il est impossible de placer et de maintenir le malade dans la position assise. Dans ce cas, le malade, rapproché autant que possible du bord du lit, sera couché sur le côté droit ou gauche, la tête légèrement soulevée par un coussin, les cuisses fortement fléchies sur le bassin et les jambes fléchies sur les cuisses, de façon à obtenir un écartement maximum des lames vertébrales. Dans cette position la ponction est beaucoup moins facile que dans la position assise.

pouce, l'index et le médius de la main droite : il commande au malade de faire « gros dos » (pour obtenir le maximum d'écartement des lames vertébrales), de ne pas se redresser au moment de la piqûre, puis il enfonce son aiguille tout contre le bord radial de l'index qui repère l'apophyse épi-

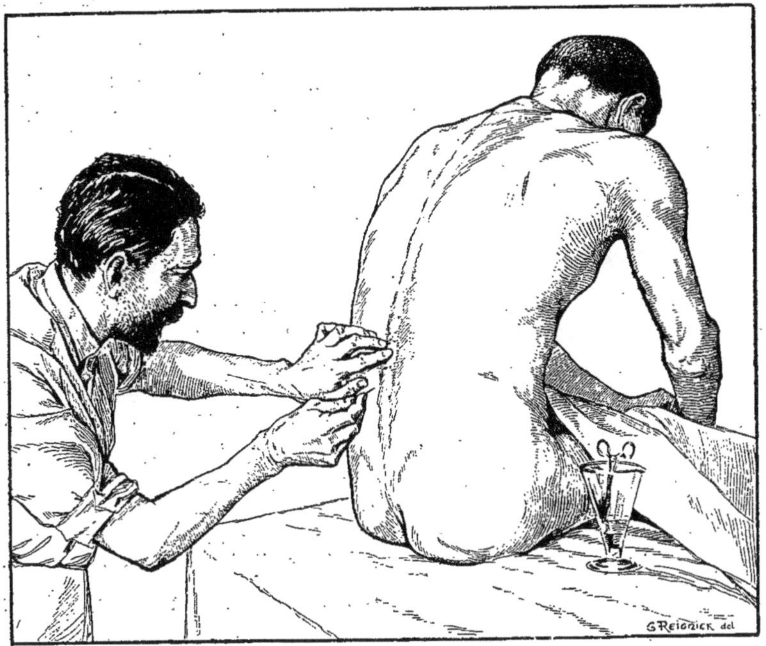

Fig. 188. — L'index gauche du chirurgien repère l'apophyse épineuse de la 4e vertèbre lombaire ; la main droite, tenant l'aiguille comme une plume à écrire, s'apprête à ponctionner au lieu d'élection. — Sur la table, à côté du malade, est placé un verre contenant du collodion et un tampon monté sur une pince.

neuse[1]. La peau est piquée rapidement, mais ensuite l'aiguille est enfoncée lentement, progressivement, sans à-coups; elle est dirigée horizontalement et légèrement en dedans[2].

---

[1] L'anesthésie préalable des téguments n'est ni nécessaire ni utile.

[2] La figure 186 explique la raison de cette direction à donner à l'aiguille, qui autrement risquerait d'aller butter contre les lames vertébrales ou les apophyses articulaires. La ponction pourrait se faire sur la ligne médiane, immédiatement au-dessous de l'index qui repère l'apophyse (Guinard), mais le ligament interépineux, déjà très épais et résistant chez l'adulte, peut se trouver altéré, voire même ossifié chez le vieillard, en sorte qu'il vaut mieux ponctionner sur ses côtés.

Après avoir cheminé sans obstacle à travers la peau et la couche musculo-aponévrotique, surtout si le sujet ne se contracte pas, elle arrive au niveau des ligaments jaunes ; là, elle rencontre une certaine résistance qui se transmet aussitôt à la main du chirurgien. Il suffit d'accentuer alors légè-

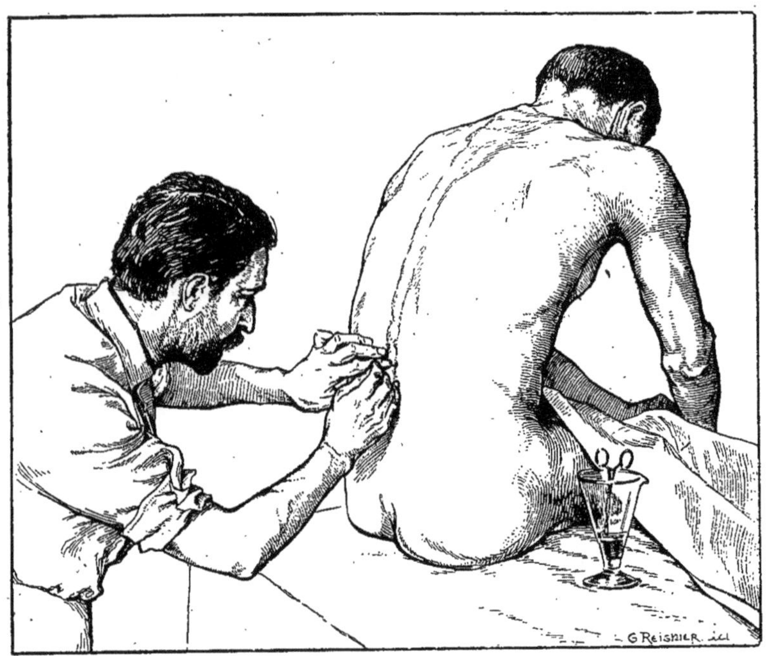

Fig. 189. — L'aiguille a traversé la peau ; la main droite du chirurgien, prenant point d'appui sur la région lombaire, enfonce progressivement l'aiguille.

rement la pression, pour sentir cette résistance faire défaut : l'aiguille a pénétré presque simultanément dans le canal rachidien et dans le sac arachnoïdien. Immédiatement, on voit sourdre à son extrémité libre un liquide clair, jaunâtre, qui sort tantôt goutte à goutte, tantôt par saccades : c'est le liquide céphalo-rachidien. Cette issue du liquide céphalo-rachidien est le seul signe qui permette d'affirmer que la pointe de l'aiguille plonge dans l'espace sous-arachnoïdien. Tant que le chirurgien n'a pas constaté ce signe, il ne doit pas procéder à l'injection de la solution cocaïnée.

Incidents de la ponction. — Le plus ordinairement, la ponction faite suivant les règles que nous venons d'indiquer, s'effectue sans incident, et est suivie d'un plein succès. Cependant, il n'en est pas toujours ainsi.

On a signalé des cas où la ponction a *échoué* sans qu'il ait

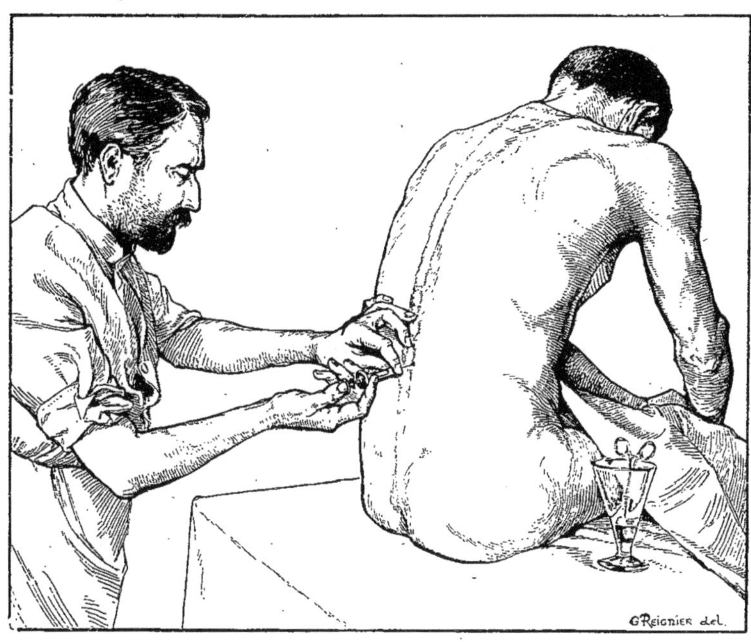

Fig. 190. — La main gauche du chirurgien maintient l'embout de l'aiguille, la main droite pousse le piston de la seringue avec le pouce, le corps de la seringue étant fixé entre l'index et le médius.

été possible d'incriminer ni l'opérateur, ni la méthode. Dans ces cas, ou bien l'aiguille s'est trouvée arrêtée par une *imbrication scoliotique des lames vertébrales*, une *exostose lamellaire*, ou une *ossification des ligaments jaunes*, qui a empêché sa pénétration dans le canal vertébral; ou bien cette pénétration a pu se faire, les doigts ont nettement perçu le ressaut de la seconde étape, celle des ligaments jaunes, suivie d'un brusque manque de résistance; mais malgré des tentatives répétées, la ponction est restée « blanche » : il s'agit peut-être alors d'*anomalies anatomiques* de la moelle ou de ses enveloppes, le cul-de-sac dural et avec lui le confluent sous-arachnoïdien pouvant se terminer beaucoup plus haut qu'à l'état normal.

Mais la plupart des ponctions blanches ne sont qu'un incident transitoire dû à l'*obstruction de la lumière de l'aiguille* par des débris de tissu, de caillots sanguins, ou même par les filets nerveux flottant dans le liquide céphalo-rachidien. Dans ce dernier cas, un léger retrait de la canule réussit parfois à amener l'issue du liquide. Si cela ne suffit pas, une simple aspiration à l'aide de la seringue ou, au contraire, l'injection de quelques gouttes d'eau stérilisée rétablit la perméabilité de l'aiguille. C'est pour prévenir ce petit incident de la ponction que certains opérateurs prennent le soin de laisser dans la lumière de l'aiguille le fil de métal qui y a été placé avant la stérilisation et que l'on retire seulement un peu pour dégager la pointe. Le fil est enlevé définitivement au moment où l'aiguille a pénétré dans le sac arachnoïdien.

Parfois, la ponction faite, au lieu de voir sourdre le liquide céphalo-rachidien, c'est du *sang pur* qui s'écoule goutte à goutte par l'embout de l'aiguille. Il ne faut pas s'effrayer de ce fait : il est rare qu'après quelques secondes le sang ne finisse par s'éclaircir pour faire place au liquide céphalo-rachidien qui apparaîtra d'abord teinté en rose pour reprendre ensuite sa limpidité normale. Ce n'est que dans les cas où la petite hémorragie persisterait qu'il faudrait retirer définitivement l'aiguille et tenter une nouvelle ponction. Ce petit contre temps est dû fort probablement à la blessure de veinules intra-dure-mériennes.

Il est enfin un dernier incident auquel il faut s'attendre : au moment de la dernière étape de la ponction, certains malades accusent parfois des *crampes* plus ou moins douloureuses dans une cuisse ou dans les deux cuisses. Ces crampes ne doivent pas alarmer l'opérateur et l'engager à retirer l'aiguille : elles sont causées par le tiraillement ou la compression de quelque filet nerveux de la queue de cheval, et il est rare qu'elles persistent après l'intervention.

Injection. — La ponction a réussi, le liquide céphalo-rachidien s'écoule par l'aiguille. Le moment est venu de pratiquer l'injection.

Et d'abord, faut-il ou non laisser échapper une certaine quantité de liquide ? Certains auteurs ont prétendu qu'il importait de soustraire à la masse du liquide céphalo-rachidien une quantité équivalente à celle de la solution cocaïnée qu'on se propose d'injecter, dans le but de conserver à l'intérieur du sac arachnoïdien cérébro-spinal une tension à peu près égale à la normale. Nous appuyant sur ce fait que c'est surtout dans les cas de soustraction abondante de ce liquide qu'on a noté des troubles nerveux plus ou moins accentués (voyez l'expérience de Bier sur lui-même), nous inclinerions à penser qu'il est préférable d'arrêter l'écoulement du liquide aussitôt que sa nature a été reconnue. Il suffit pour cela d'obturer l'embout de l'aiguille avec la pulpe du pouce de la main gauche, l'aiguille elle-même étant maintenue fixe entre l'index et le médius de cette même main.

L'opérateur, saisissant alors le corps de la seringue entre l'index et le médius de la main droite, le pouce appuyant sur la tête du piston, adapte la seringue à l'embout de l'aiguille que fixe déjà la main gauche.

L'injection doit être poussée lentement, de façon à n'être complète qu'en une minute environ. On a ainsi l'espoir d'empêcher la diffusion brusque de la solution toxique vers les régions élevées de la moelle, et surtout vers le bulbe. C'est au contraire cette diffusion rapide que recherche Chaput qui, par l'injection brusque de doses élevées de cocaïne pratiquées dans le décubitus latéral, prétend arriver à pousser la solution analgésique jusqu'au contact des racines nerveuses supérieures.

Quelle est la *dose de cocaïne* qu'il convient d'injecter ? Il semble bien acquis, aujourd'hui, qu'une dose de 1 à 2 centigrammes de cocaïne est largement suffisante pour assurer, dans la plupart des cas, une analgésie superficielle et profonde de toute la partie sous-diaphragmatique du corps. En fait, il est rare qu'on ait été obligé de dépasser la dose de 2 centigrammes ; souvent une dose égale ou même inférieure à 1 centigramme a suffi.

Ces doses répondent respectivement à 2 et à 1 centimètres cubes de la solution à 1 p. 100, à 1 ou à un demi-centimètre cube de la solution à 2 p. 100. L'augmentation de la dose injectée n'entraîne d'ailleurs pas, au moins d'une façon constante, une augmentation parallèle dans l'étendue ni dans la durée de l'anesthésie ; et nous croyons que les résultats obtenus par M. Chaput, c'est-à-dire la généralisation complète de l'anesthésie dans certains cas, tiennent moins à la dose injectée (4 centigrammes) qu'à la vitesse avec laquelle l'injection a été poussée.

L'injection finie, on retire brusquement l'aiguille, on obture l'orifice avec du collodion et on place le malade dans la position chirurgicale. On a pris soin de noter la minute précise où l'injection a été terminée ; il ne reste plus qu'à attendre que les premiers signes de l'anesthésie se manifestent. On emploie ce temps à préparer le malade pour l'opération : savonnage, brossage, asepsie du champ opératoire. On couvre les yeux du patient d'une compresse ou d'un masque, afin de soustraire à sa vue les préparatifs et, plus tard, les différents temps de l'opération qu'il subira. On le rassure sur les résultats de cette opération, on le prévient des quelques malaises qu'il va ressentir, on l'interroge sur les sensations qu'il éprouve.

Bientôt, en effet, après un laps de temps qui varie de quatre à dix minutes, le malade accuse des picotements, des fourmillements, de l'engourdissement, une sensation de froid dans les pieds, puis dans les jambes, parfois dans la totalité des membres inférieurs : c'est l'anesthésie qui commence ;

dans quelques minutes elle sera complète. Peu à peu, la sensibilité à la douleur disparaît, progressant de l'extrémité distale des membres inférieurs vers leur racine et gagnant rapidement le périnée, le bassin, les lombes, la région sous-ombilicale de l'abdomen. L'opérateur, pendant ce temps, a exploré à plusieurs reprises, de la pointe ou du tranchant de son bistouri, la sensibilité de la région sur laquelle il va intervenir : dès qu'il la juge suffisamment abolie, il commence l'acte opératoire.

Dans certains cas, rares il est vrai, l'anesthésie ne se produit pas malgré une technique irréprochable ; dans d'autres, plus fréquents, elle est incomplète. La seule chose à faire, en pareil cas, c'est ou de recourir à l'anesthésie générale ou de remettre aux jours suivants une nouvelle tentative de rachicocaïnisation.

Accidents de la rachicocaïnisation. — Des accidents peuvent survenir au cours ou à la suite de l'analgésie rachicocaïnique. Ces accidents, de fréquence et de gravité très variables, sont incontestablement le résultat d'une action toxique exercée par la cocaïne sur le bulbe rachidien. *Au cours de l'anesthésie*, on note le plus souvent un malaise général avec pâleur de la face, sueurs froides, anxiété respiratoire, tremblement des membres ; le pouls est fréquent, la pupille dilatée ; le malade a des nausées, parfois des vomissements glaireux. — *Après l'anesthésie*, la céphalée constitue le phénomène le plus constant : elle est précoce ou tardive, légère ou gravative ; elle peut ne durer que quelques heures ou persister pendant des journées ; les vomissements sont plus rares, mais parfois des plus tenaces ; enfin, on note quelquefois, le soir ou même le lendemain de l'opération, une élévation de température passagère qui peut néanmoins atteindre jusqu'à 40°. — Tous ces accidents, quoique pénibles pour le malade, sont en somme bénins et ne méritent guère une thérapeutique spéciale, d'autant plus que les différentes médications qu'on a proposées jusqu'ici contre eux se sont montrées toujours à peu près inefficaces. Il ne faut donc pas s'en inquiéter outre mesure. L'administration d'un peu de café ou de thé, dans les cas plus sérieux une injection d'éther ou de caféine, suffiront le plus souvent à remonter le malade. Après l'opération, le point essentiel est d'assurer autour du malade le calme et le silence le plus absolus[1].

Mais que faire en présence de ces accidents foudroyants, presque toujours mortels, qu'on a signalés (Prouff, Legueu) au cours ou à la suite de l'anesthésie ? Comme ces accidents sont manifestement le résultat d'une action inhibitoire de la cocaïne sur le bulbe, il n'y a qu'un moyen de sauver les malades, c'est de recourir immédiatement à la respiration artificielle. Elle a toujours permis (Tuffier et Hallion) de rappeler à la vie les animaux dont le bulbe avait été cocaïnisé directement. Ces manœuvres devront être longtemps prolongées, pendant une heure et plus, on leur adjoindra, s'il le faut, des piqûres d'éther et de caféine, des injections sous-cutanées ou intra-veineuses de sérum artificiel qui contribueront peut-être à assurer le succès.

---

[1] Tout récemment, au dernier Congrès français de chirurgie, M. Guinard a communiqué une modification qu'il a apportée à la technique de la rachicocaïnisation dans le but de réduire au minimum les accidents de la méthode : céphalée, hyperthermie, état syncopal, etc. Des expériences cliniques lui ayant démontré que c'était l'eau des solutions injectées qui était, pour la plus grande partie, cause de ces accidents, M. Guinard s'est dit qu'il fallait supprimer cette eau comme véhicule de la cocaïne, et, pour la remplacer, il a choisi le liquide céphalo-rachidien de l'opéré lui-même. Au moment de la ponction, il recueille 60 à 80 gouttes de ce liquide dans un petit récipient quelconque stérilisé ; pendant que le liquide s'écoule, un compte-gouttes laisse tomber 6 à 7 gouttes d'une solution concentrée de cocaïne à 1 centigramme par 2 gouttes d'eau. Il aspire alors le tout avec la seringue, et il pousse lentement l'injection par l'aiguille. M. Guinard a fait actuellement plus de 70 opérations avec cette technique, sans avoir un seul accident postcocaïnique.

Il est plus simple, après avoir introduit dans la seringue le nombre de gouttes de solution cocaïnée nécessaire, d'y aspirer ensuite directement, par l'aiguille enfoncée dans le sac arachnoïdien, le liquide céphalo-rachidien, puis, le mélange ainsi fait, de réintégrer immédiatement le tout dans le canal sous-arachnoïdien. C'est la technique que nous employons volontiers maintenant.

II. — LA PONCTION LOMBAIRE EN MÉDECINE

En médecine, la ponction lombaire seule est souvent employée dans un but thérapeutique ou dans un but diagnostic [1].

1° **Au point de vue thérapeutique, par évacuation.** — La ponction lombaire peut être utile chez certains malades atteints d'hydrocéphalie chronique, de méningite avec crises épileptiformes, d'urémie convulsive; elle peut alors aider à la diminution ou même à la résorption de l'œdème cérébral qu'il est légitime de considérer comme la cause de ces accidents.

En diminuant la pression du liquide céphalo-rachidien, la ponction lombaire peut avoir une action favorable sur diverses manifestations cérébrales ou méningées, telles que la céphalalgie, les vomissements, le délire. Les troubles de la vision, l'amblyopie consécutive à de l'hydropisie ventriculaire et à de l'œdème de la base, peuvent rétrocéder, au moins pour un temps.

La céphalée de la période secondaire de la syphilis a pu être rapidement améliorée par la ponction lombaire.

2° **Au point de vue thérapeutique, par les injections sous-arachnoïdiennes consécutives.** — Il a été démontré qu'il est possible d'injecter directement des solutions liquides chez l'homme dans la cavité sous-arachnoïdienne, après ponction lombaire, suivie ou non de l'évacuation de l'humeur céphalo-rachidienne.

De petites doses de solutions légèrement bromurées ont été inoculées chez des épileptiques à grandes crises très fréquentes (Gasne et Sicard). Elles ont été bien supportées par les malades, mais n'ont amené qu'une amélioration passagère.

---

[1] Voir à ce sujet A. SICARD. La ponction lombaire. *La Presse Médicale*, 1899, 6 décembre, n° 97, p. 333.
Consulter les *Bulletins de la Société Médicale des Hôpitaux*, 1901 et 1902.

Il en a été de même pour les injections de solutions très légèrement cocaïnisées qui ont produit, chez des tabétiques, un amendement de douleurs rebelles.

3° **Au point de vue diagnostique.** — La ponction lombaire est, dans l'étude du diagnostic des *méningites*, un moyen de diagnostic précieux. Pour la cytologie du liquide céphalo-rachidien, consulter les Bulletins de la Société Médicale des Hôpitaux 1902.

Dans les *traumatismes crâniens*, dans les *céphalées de la syphilis* elle rend les plus grands services (Tuffier et Milian, Widal).

Contre-indications de la ponction lombaire. — Il n'existe pas de contre-indications absolues quand on sait être prudent. Il suffit de modérer la vitesse d'écoulement et de n'évacuer que de petites quantités de liquide céphalo-rachidien pour opérer en toute sécurité.

Ces règles doivent être scrupuleusement observées toutes les fois que le clinicien soupçonne l'existence d'une néoplasie cérébrale et surtout d'une tumeur à siège basal cérébelleux, protubérantiel ou bulbo-protubérantiel; dans ces cas, la décompression trop brusque peut produire des accidents graves.

III. — PONCTION LOMBAIRE CHEZ L'ANIMAL

Chez le chien, la ponction doit être faite au niveau de l'espace sacro-lombaire, facile à trouver au niveau des dernières vertèbres lombaires. Mais le plus souvent, huit fois sur dix, le cul-de-sac dural fuit devant le trocart et la ponction reste blanche. Il faut, pour augmenter les chances de succès, allonger et fixer autant que possible l'axe nerveux spinal. On obtient cette fixation relative par la courbure exagérée de la colonne vertébrale, que l'on provoque sous le sommeil anesthésique.

Chez le lapin, la ponction lombaire faite au moyen d'une

aiguille de Pravaz, ramène assez souvent quelques gouttes de liquide céphalo-rachidien. Souvent ce liquide est teinté de sang. L'animal, au cours de l'opération, doit être maintenu dans la station verticale (Sicard).

VI. — LES INJECTIONS ÉPIDURALES

Sicard et en même temps Cathelin[1] ont décrit séparément une méthode d'injections rachidiennes, les injections extradurales, ou plus exactement épidurales, pratiquées par la voie sacrée.

Cette méthode consiste dans l'injection de solutions médicamenteuses dans le canal sacré.

Notions anatomiques. — *Canal sacré.* — Dans ses derniers centimètres inférieurs, le canal sacré a un calibre antéro-postérieur de 8 à 10 millimètres, et transversal de 15 à 18 millimètres. Il contient les nerfs de la queue de cheval, et de la graisse[2].

La distance qui sépare l'extrémité inférieure du cône dural du point d'élection de la ponction, est de 7 centimètres environ.

Il est impossible de léser avec l'aiguille le cône dure-mérien.

Comme points de repère on prend d'ordinaire les trois tubercules du V renversé limitant l'hiatus sacro-coccygien. Cet hiatus permet de pénétrer dans le canal sacré. L'un de ces tubercules, le médian supérieur, termine la crête sacrée ; les deux autres, inférieurs, constituent de chaque côté de la

---

[1] F. Cathelin. La ponction du canal sacré et la méthode épidurale. *La Presse Médicale*, 1901, 15 juin, n° 48.

M. Brocard. Les injections épidurales par la méthode de Sicard. *La Presse Médicale*, 1901, 19 juin, n° 49, p. 286.

M. Brocard. L'Analgésie médicale par la voie épidurale (Méthode de Sicard). *Thèse*, Paris, 1901.

[2] Lire : Chipault. Notes anatomiques sur le contenu du canal sacré. *Revue de Neurologie*, 1894.

ligne médiane l'extrémité renflée des cornes inférieures du sacrum (fig. 191); ces trois tubercules limitent la zone accessible à la ponction.

Un deuxième point de repère peut être fourni par la distance qui sépare la ligne bituberculeuse (unissant les deux tubercules inférieurs, repères essentiels) de la pointe du

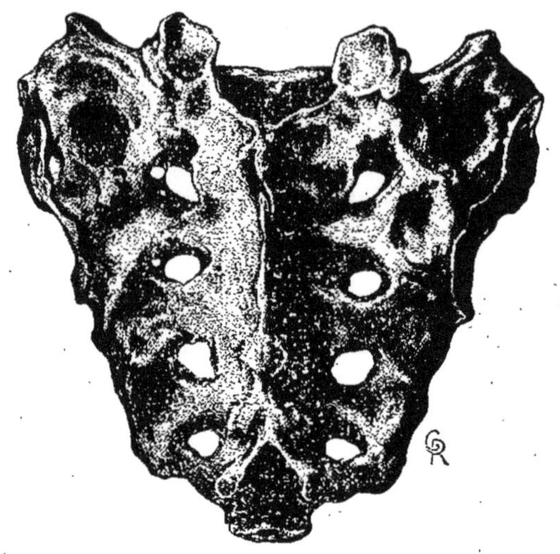

Fig. 191. — Face postérieure du sacrum montrant le V sacré et les repères osseux.

coccyx, toujours facilement perceptible dans la rainure interfessière; cette distance est en moyenne de 7 centimètres.

Lieu d'élection de la ponction. — La ponction doit être faite au milieu de l'espace triangulaire limité par le Λ, c'est-à-dire un peu *au-dessus* de la ligne bituberculeuse.

Technique opératoire. — La technique opératoire concerne : le choix de la substance active, celui de l'instrument, la position du malade, l'acte opératoire lui-même.

1° *La substance active*[1]. — On emploie la solution aqueuse

[1] On peut utiliser les anesthésiques succédanés de la cocaïne : eucaïne, tropacocaïne, etc.

de chlorhydrate de cocaïne au 1/200, ou au 1/100 à la dose de 2 centigrammes. Cette solution devra être stérilisée.

Colleville[1] a employé le gaïacol orthoformé suivant la formule suivante :

Gaïacol cristallisé	6 grammes.
Orthoforme	0,50
Acide benzoïque	0,365
Huile d'amandes douces stérilisée à 120°	q. s. p. 60 c. c

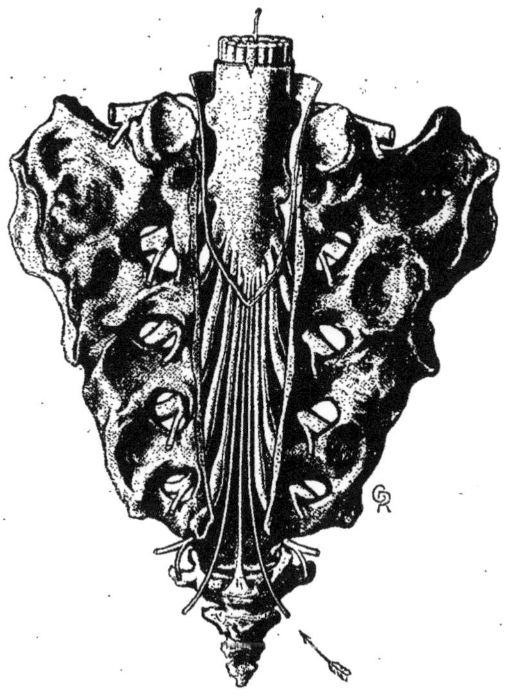

Fig. 192. — On voit le contenu du canal sacré et la distance de la dure-mère aux tubercules inférieurs.

Aiguille. — Cathelin se munit d'une aiguille spéciale longue de 6 centimètres, d'un diamètre de 7 dixièmes de millimètre, et d'un biseau de 3 millimètres.

On peut parfaitement se servir de l'aiguille de Tuffier pour

[1] COLLEVILLE. Sur un cas de névralgie sacro-lombaire traité par des injections épidurales de gaïacol orthoformé. *Union médicale du Nord-Est*, 1901, 30 mai.

la ponction sous-arachnoïdienne, voire même d'une simple aiguille de Pravaz, qu'on pousserait alors à fond.

3° *Position du sujet.* — On a décrit trois positions à faire prendre au malade :

a) Sicard faisait coucher son patient dans le décubitus latéral du côté malade ; les jambes étaient fléchies sur les

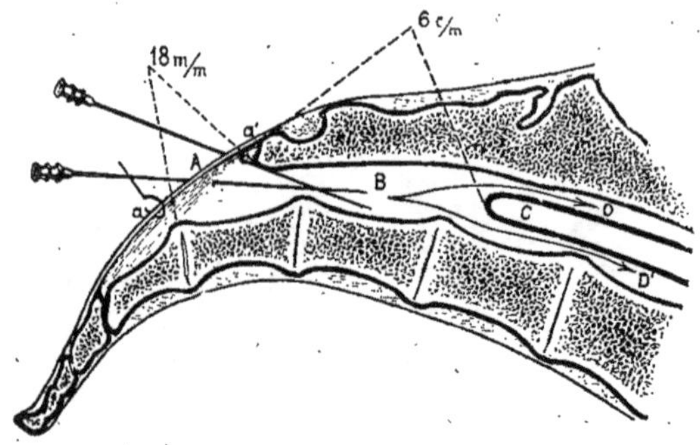

Fig. 193. — *aa'*, distance entre le tubercule médian supérieur et les deux tubercules latéraux. — *a' c*, distance entre le tubercule médian et le cône dural. — Aiguille supérieure, mauvais lieu d'élection de la piqûre, l'instrument venant butter contre le plancher. — Aiguille inférieure, bonne implantation au milieu de l'aire aponévrotique.

cuisses, elles-mêmes fléchies sur le bassin ; le malade avait les genoux rapprochés du menton, il était placé « en chien de fusil ».

b) Cathelin met le malade en position génu-pectorale.

c) Chipault pense que la position déclive, dite de Trendelenburg, facilite la pénétration du liquide jusque dans les régions supérieures du rachis.

4° *Recherche des points de repère.* — Chez les gens maigres, on peut, à la simple inspection de la région sacrée, voir dessinée sous les téguments, l'échancrure osseuse sous la forme d'un méplat losangique dont la pointe inférieure se continue dans le pli interfessier.

L'exploration digitale est la meilleure méthode d'investigation pour repérer la zone abordable ; à un travers de doigt de l'origine du pli interfessier, par une exploration perpendiculaire à la direction générale de la colonne, l'index va à la recherche des tubercules sacrés inférieurs, généralement faciles à sentir. Entre les deux, existe une dépression : c'est là, et un peu au-dessus, qu'il faudra piquer.

5° *Acte opératoire.* — Après asepsie des mains de l'opérateur et du champ opératoire par lavage à l'alcool et au savon il faut ponctionner.

Rapidement, du doigt stérile, on s'assure de nouveau du point d'élection.

A ce niveau on peut produire l'anesthésie superficielle, par un jet de chlorure d'éthyle ou par un simple tampon d'ouate imbibé d'éther.

Alors, saisissant l'aiguille entre le pouce et l'index de la main droite, fixant la peau mobile de la main gauche, l'opérateur pique bien sur la ligne médiane d'arrière en avant. La direction générale est donnée par le pli interfessier ; quant à l'obliquité à donner à l'instrument, elle varie avec les sujets : en général, il faut qu'on puisse interposer le doigt entre la canule et les téguments. L'aiguille dans la bonne voie est pousssée doucement, s'enfonce d'elle-même, « on a la sensation très nette de perforer le ligament qu'on crève comme une peau de tambour » (Cathelin); la main sent très nettement que l'instrument est engainé par le fourreau osseux[1].

Sicard enfonce de un à deux centimètres environ ; Chipault, de quatre à cinq centimètres ; Cathelin, de trois à cinq centimètres.

Après implantation de l'aiguille, on ajuste la seringue et on pousse doucement le liquide. A la fin on retire vivement l'aiguille.

---

[1] F. CATHELIN. Méthode des injections épidurales par le procédé du canal sacré. *Société de biologie*, 1901, 27 avril, n° 16.

CHIPAULT. Sur la rachicocaïnisation sous-arachnoïdienne et épidurale. *Société de biologie*, 1901, 1er juin, n° 20.

On attend quelques minutes avant de faire lever le malade.

Incidents. — L'opération est en général des plus simples; cependant, il est quelquefois des difficultés. Elles proviennent soit du sujet, soit de l'opérateur.

1° *Du sujet.* — Chez les sujets gras, en particulier, chez certaines femmes obèses, les repères osseux sont très difficilement perçus.

Brocard conseille d'user d'un artifice : prenant la pointe du coccyx comme repère, on compte 7 centimètres environ ; en piquant au niveau du 7e centimètre, on arrive à peu près sûrement dans l'espace.

2° *De l'opérateur.* — 1° On a une tendance à piquer trop bas ou trop haut ; trop bas on est arrêté par le coccyx ; trop haut, on butte contre le toit du canal sacré.

2° Ou bien la direction donnée à l'aiguille, régulièrement implantée d'ailleurs, est trop perpendiculaire, et alors on éraille le périoste du plancher ; ou bien elle est trop parallèle à la peau, dans ce cas on a fait une injection hypodermique.

Résultats cliniques[1] — 1° *Phénomènes qui accompagnent l'injection.* — Dans la plupart des cas, les malades éprouvent « un engourdissement qui remonte dans les reins ou s'étend dans la fesse ». Cette sensation locale peut s'accompagner de fourmillements pouvant descendre jusqu'aux orteils.

2° *Phénomènes qui suivent l'injection.* — Le malade accuse une sensation de meurtrissure à la région lombaire, assez

---

[1] WIDAL. Traitement des douleurs intercostales par la méthode d'analgésie épidurale de Sicard. *Soc. méd. des hôp.*, 1901, 10 mai.

SOUQUES. Analgésie épidurale de Sicard. *Soc. méd. des hôp.*, 1901, 10 mai.

LAPORTE. Du traitement de la sciatique par les injections de cocaïne intra et extra-durales. Thèse, Paris, 1901.

accusée, surtout après la première injection. Cette sensation apparaît trois ou quatre heures après la piqûre, persiste jusqu'au soir, et va s'atténuant de plus en plus. Le lendemain au réveil, le malade ne s'aperçoit plus de rien.

Le résultat immédiat de l'intervention est la sédation de la douleur. Le malade, aussitôt levé, accuse très rapidement, parfois instantanément, un soulagement complet. Le soulagement survient généralement dans les deux à cinq minutes qui suivent la pénétration du liquide.

L'analgésie dure en moyenne de deux à trois jours, puis les douleurs peuvent réapparaître, mais souvent moins fortes après chaque injection. On peut parfois obtenir une amélioration progressive allant jusqu'à la guérison.

Indications de la méthode. — Jusqu'ici on n'a employé cette méthode que pour calmer les douleurs. Elle a donné déjà, comme palliative, des succès cliniques dans les cas de douleurs névralgiques des membres inférieurs, dans les sciatiques, dans le lumbago, dans les névralgies intercostales, dans les douleurs fulgurantes des tabétiques, et même dans les crises gastriques.

Au point de vue chirurgical, elle est à tenter dans les cas de cancers douloureux inopérables du rectum, dans les fissures hémorroïdaires, et dans les affections articulaires douloureuses des membres inférieurs (tumeur blanche ; arthrite sèche).

Au point de vue médical, Cathelin considère que la voie sacrée doit être regardée comme une voie d'absorption médicamenteuse générale. Cette voie pourrait être employée pour la plupart des médicaments solubles administrés par les voies buccale, rectale et sous-cutanée.

CHAPITRE XVI

ANESTHÉSIE LOCALE

Les procédés d'anesthésie locale ont pour but de rendre insensible une partie limitée du corps.

Indications. — L'anesthésie locale est indiquée dans le cas où on veut pratiquer une opération de courte durée sur un champ opératoire limité, dans le cas où l'anesthésie générale présente des dangers pour la vie du malade.

L'anesthésie locale est employée également dans un *but thérapeutique* dans certaines affections douloureuses.

I. — COMPRESSION

La compression est le plus ancien de tous les procédés employés pour supprimer la douleur.

Dans les opérations sur les membres, les anciens chirurgiens avaient remarqué que la compression circulaire très énergique à la racine du membre atténuait, en grande partie, la sensibilité. L'anesthésie par compression seule n'a plus guère qu'un intérêt historique. Dans les interventions sur les doigts et les orteils la compression circulaire avec un lien de caoutchouc à la racine du doigt, outre l'avantage d'amener l'ischémie du segment du membre, facilite beaucoup l'action des autres anesthésiques locaux.

II. — ANESTHÉSIE PAR RÉFRIGÉRATION

C'est une observation commune que le froid très vif engourdit les extrémités des membres et les rend incapables de recueillir les impressions de tact et de douleur.

Indications. — L'anesthésie par réfrigération est employée journellement pour les opérations très simples et de courte durée : ablation d'un ongle incarné, ablation d'une loupe, d'un petit kyste sébacé, ouverture d'un abcès superficiel.

Les réfrigérants n'agissent que superficiellement, dès que la peau a été traversée on retrouve la sensibilité dans les parties profondes.

Glace et sel marin. — Le mélange de glace pilée et de sel marin est un mélange assez commode pour pratiquer l'anesthésie.

Le mélange sera le suivant : deux parties de glace, une partie de sel — ou encore : glace et sel marin parties égales, chlorhydrate d'ammoniaque un cinquième. — On mélange bien intimement la glace et le sel, on place le mélange dans un sac de tarlatane ou de gaze et on applique directement sur les téguments.

La peau blanchit, durcit et devient insensible.

Le procédé est assez souvent employé pour l'ablation des ongles incarnés. Il a l'inconvénient de déterminer après l'opération, quand le sang revient à l'orteil, une sensation très douloureuse analogue à celle de l'onglée.

ANESTHÉSIE PAR RÉFRIGÉRATION DUE A L'ÉVAPORATION DE LIQUIDES VOLATILS

La réfrigération due à l'évaporation de l'éther et des liquides volatils constitue un procédé usuel d'anesthésie locale.

Ether. — L'éther est pulvérisé à l'aide d'un appareil spécial, appareil à soufflerie. En pressant sur la poire de la soufflerie on chasse un courant d'air qui vient comprimer l'éther et le faire sortir en un jet de fines gouttelettes. On promène ce jet sur la surface à anesthésier ; la peau, au bout d'une minute, devient insensible.

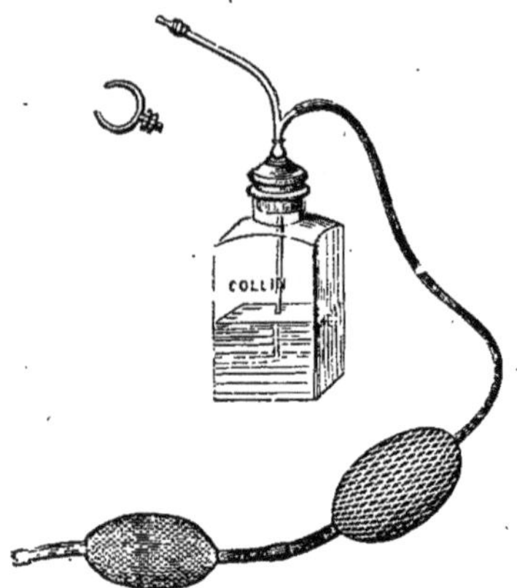

Fig. 194. — Appareil à soufflerie.

Bisulfure de carbone. — Le bisulfure de carbone CS^2 est un liquide incolore, très mobile et très réfringent. Son odeur rappelle celle du chloroforme. Le sulfure de carbone du commerce doit son odeur repoussante à ce fait qu'il renferme une assez forte proportion d'hydrogène sulfuré. Le bisulfure de carbone se vaporise très rapidement à l'air en produisant un froid intense. Le bisulfure de carbone n'est guère employé.

Chlorure d'éthyle. — Le chlorure d'éthyle est aujourd'hui préféré à l'éther pour l'anesthésie locale.

C'est un liquide incolore, d'une odeur éthérée, bouillant à 10°.

On le trouve dans le commerce enfermé dans des tubes à fermeture métallique vissée.

Pour se servir du tube, on enlève le bouchon, on saisit le

tube à pleine main. Le contact de la main échauffe le contenu du tube, la vapeur de chlorure d'éthyle s'échappe par un minime orifice et on peut diriger ce jet mince sur la région à anesthésier, en maintenant le tube à une certaine distance.

Les téguments blanchissent, durcissent, on peut alors pratiquer l'opération.

Chlorure de méthyle. — Le chlorure de méthyle peut servir également d'anesthésique local, mais, en raison des dimensions des récipients qui le contiennent, on préfère généralement le chlorure d'éthyle, plus maniable.

Bailly[1], au lieu de diriger directement sur la peau le jet de chlorure de méthyle, le projette sur des tampons d'ouate de volumes variés, et il localise ainsi facilement la réfrigération sur un point donné ; ou bien il trempe soit le tampon tenu par une pince, soit un pinceau, dans le chlorure de méthyle liquéfié. Le meilleur tampon pour le chlorure de méthyle est un tampon formé, au centre, de deux tiers d'ouate sèche et, à la périphérie, d'un tiers de bourre de soie, revêtue d'une enveloppe de gaze de soie. En maintenant le tampon pendant trois, quatre, cinq secondes en contact avec la peau, on voit se former une tache blanche, le tégument se durcit, prend une consistance rappelant celle du cuir ou du parchemin et se creuse en cupule : ce sont les signes de l'anesthésie complète.

Cette anesthésie locale est suffisante pour les petites opérations de courte durée : ponction d'abcès, incisions de la peau, cautérisations ignées.

L'auteur donne à la pince munie d'un tampon le nom de *stype*, et à l'opération, le nom de *stypage*.

Galippe[2] signale l'emploi du chlorure de méthyle en solu-

[1] Dr Bailly (de Chambly). Sur un nouveau procédé de réfrigération locale par le chlorure de méthyle (rapport par Emile Vidal). *Bulletin de l'Académie de médecine*, Paris, 1888, 31 janvier, p. 139.

[2] V. Galippe. Note sur une nouvelle application du chlorure de méthyle liquéfié comme anesthésique local (ouverture d'un pli cacheté, déposé le 27 mars

tion éthérée; en projetant le chlorure de méthyle dans l'éther on obtient une véritable solution dont la température varie entre — 40° C. et — 45°. Le liquide ne revient à o qu'après deux heures et demie dans un verre à expériences. Mais quand on n'a qu'une seule opération à faire on peut, dit Galippe, se contenter de recueillir le chlorure de méthyle dans un verre conique et d'y plonger des bâtonnets portant à leur extrémité une petite balle de coton que l'on applique sur la partie à anesthésier. Galippe employait ce procédé pour l'extraction des dents.

III. — ANESTHÉSIE PAR LA COCAINE

La cocaïne constitue le meilleur anesthésique local.

De temps immémorial les indigènes mâcheurs de coca de l'Amérique du Sud avaient noté l'*insensibilisation* de la langue produite par les feuilles de coca. L'origine des *applications chirurgicales* de la cocaïne se retrouve dans l'observation de S.-P. Percy qui, en 1857, avait constaté que le chlorhydrate de cocaïne possédait la propriété d'émousser et de paralyser la sensibilité de la langue, et dans la découverte faite en 1884 par K. Koller, de Vienne, de l'action insensibilisatrice exercée par cette substance sur la conjonctive oculaire et sur la cornée.

Pour Dastre[1], théoriquement, la cocaïne est un *anesthésique général ;* elle doit être rangée plus ou moins près des anesthésiques généraux; elle possède l'attribut des véritables anesthésiques, qui est d'exercer une action universelle sur le protoplasma vivant. (La cocaïne suspend la vie des levures, arrête le mouvement des infusoires, des larves.)

La cocaïne est un alcaloïde extrait des feuilles de coca.

1886). *Comptes rendus hebdomadaires des séances et mémoires de la Société de Biologie*, 1888, 4 février, p. 115.

[1] A. Dastre. Article Cocaine, *Dictionnaire de physiologie*, par Charles Richet, Paris, 1909.

L'érythroxylon coca est un arbuste haut de 2 à 3 mètres, originaire de l'Amérique du Sud, du Pérou et de la Bolivie. Sa culture se fait en grand au Pérou et en Bolivie ; la production annuelle, en ces pays, est de 25 millions de kilogrammes de feuilles.

La cocaïne répond à la formule $C^{17} H^{21} AzO^{4}$. On la considère comme l'éther méthylique de l'acide benzoyl-ecgonine.

L'anesthésie par la cocaine est intermédiaire à l'anesthésie générale et à l'anesthésie locale.

Le sel de cocaïne le plus employé est le chlorhydrate de cocaïne, qui répond à la formule $C^{17} H^{21} AzO^{4} HCl$.

L'analgésie cocaïnique réside dans une action spéciale exercée par la cocaïne sur les terminaisons nerveuses sensitives.

La cocaïne détermine une vaso-constriction.

Doses à employer. — Pour Dastre, dans les cas authentiques de mort par la cocaïne, la quantité d'alcaloïde employée a toujours été supérieure à 22 centigrammes.

La solution de cocaïne est d'autant plus active qu'on l'emploie plus chaude.

Les solutions aqueuses de cocaïne commencent à s'altérer au bout de trois ou quatre jours. Si la substance n'a pas été cristallisée soigneusement elle peut retenir des homologues de la cocaïne, tels que le cinnamyl-cocaïne ou l'isatropropyl-cocaïne, qui existent normalement dans les feuilles de coca, et qui exercent des actions particulières sur les diverses fonctions de l'organisme. Lorsque la solution de chlorhydrate de cocaïne est franchement acide, les propriétés anesthésiques sont atténuées ou font défaut.

Le mode d'emploi des solutions de cocaïne est un emploi local, il peut se diviser en trois grands procédés : celui des *instillations*, celui des *badigeonnages*, celui des *injections dermiques* ou *hypodermiques*.

Contre-indications. — L'anesthésie locale par la cocaïne est contre-indiquée chez les cardiaques hyposytoliques, les albuminuriques, les cachectiques, les vieillards artério-scléreux, les enfants.

Zones dangereuses. — L'analgésie locale par la cocaïne est plus dangereuse à la tête, à la face. La cocaïne appliquée sur la muqueuse nasale amène facilement des accidents ; l'anesthésie du larynx et du pharynx est mieux tolérée. (Lermoyez.)

Instillations. — Le procédé des instillations est surtout applicable à la chirurgie oculaire. On se sert d'une solution de chlorhydrate de cocaïne à 1 p. 100 ou à 3 p. 100, et on en instille 7 à 8 gouttes dans le cul-de-sac conjonctival. Sous l'influence de ces instillations on obtient une anesthésie de la conjonctive et de la cornée qui commence en général de huit à quinze minutes après la première instillation et qui est capable de durer pendant une dizaine de minutes environ. Cette analgésie s'accompagne d'une dilatation pupillaire assez marquée, d'une dilatation de la fente palpébrale par écartement des paupières, de plus la cornée prend un aspect terne.

Si les besoins de l'intervention l'exigent, on peut entretenir l'anesthésie en renouvelant les instillations.

Badigeonnages. — Le procédé des badigeonnages est surtout employé pour les muqueuses, on se sert de solutions assez concentrées, 1/50 ou 1/20, on l'applique en divers points de l'économie :

Dans le pharynx. — On promène un tampon imbibé de cocaïne dans l'arrière-gorge, au niveau du voile du palais, des amygdales, quand on veut anesthésier le fond de la gorge pour examiner le naso-pharynx, passer le tube de Debove, pour enlever les amygdales, etc.

On conseille également pour obtenir ces résultats de pulvériser une solution de cocaïne à 1/20 sur la face buccale du voile du palais avec un pulvérisateur spécial.

Au niveau du larynx. — Le simple badigeonnage est d'ordinaire suffisant pour permettre les explorations.

Au niveau de l'anus. — La cocaïne calme les douleurs de la fissure anale.

Le badigeonnage des muqueuses ne produit le plus souvent qu'une simple diminution de la sensibilité et non pas une anesthésie absolue.

Cette insensibilisation est cependant suffisante pour les petites interventions.

Injections interstitielles. — Pour les opérations sur les doigts et les orteils l'emploi de la cocaïne donne d'excellents résultats.

On serre la base du doigt avec un tube de caoutchouc (drain ou sonde), puis on injecte en différents points, autour du champ d'opération, quelques gouttes d'une solution de cocaïne à 1 p. 100. Huit minutes après l'injection on peut faire n'importe quelle opération aussi tranquillement que si le malade était endormi. Chez les adultes il ne faut pas dépasser 5 centigrammes, chez les enfants au-dessous de dix ans la dose est de 1 centigramme.

Il est bon de laisser saigner quelque peu la plaie avant de faire le pansement, afin de permettre l'élimination de la cocaïne retenue.

Procédé de P. Reclus. — Le liquide, dans le procédé de Reclus, est injecté *dans le derme* et non dans le tissu cellulaire où il pourrait se diffuser. L'injection doit être *traçante*, le piston de la seringue est poussé en même temps que l'aiguille s'enfonce dans les tissus, on évite ainsi la pénétration de la solution dans une veine. Sous l'influence de l'injection on voit apparaître une ligne blanchâtre d'anémie; sur la limite de cette ligne on injecte une nouvelle quantité, de manière à tracer sur la peau la ligne même que doit suivre le bistouri, l'anesthésie forme le long de cette ligne une zone d'un centimètre environ de largeur.

On attendra cinq à six minutes avant d'inciser.

Précautions à prendre. — Le malade doit être en position horizontale pendant l'opération et doit rester étendu quelque temps après l'intervention. La cocaïne doit être pure. Les solutions de cocaïne employées en injections doivent être stérilisées.

Accidents de l'anesthésie cocaïnique. — Les accidents d'intoxication par la cocaïne ne sont pas exceptionnels à la suite des injections de cocaïne. Ces accidents se produisent principalement à la suite d'injections faites dans des points voisins du système nerveux central. Ils débutent généralement très vite. Les symptômes d'intoxication par la cocaïne peuvent être groupés sous trois périodes : 1° *période d'agitation;* 2° *période de constriction vasculaire;* 3° *période de collapsus*. Dans la première phase on observe de la sécheresse du pharynx, des nausées, des vertiges s'accompagnant de loquacité, d'excitation, ce sont les symptômes de l'ivresse. La seconde phase est caractérisée par la pâleur des mains et de la face, la petitesse du pouls, des convulsions toniques ou cloniques. La troisième période se caractérise par le collapsus et le refroidissement, elle peut être terminée par une syncope mortelle.

L'intoxication cocaïnique peut déterminer des *symptômes consécutifs* assez persistants, céphalée, troubles intellectuels, anorexie, faiblesse musculaire. Certains malades deviennent cocaïnomanes.

Les accidents tiennent le plus souvent aux injections de cocaïne, ils varient également avec les prédispositions individuelles.

Traitement des accidents cocaïniques. — Quand le malade

éprouve des lipothymies, des vertiges, il faut immédiatement le coucher la tête basse, lui faire parvenir de l'air frais sur le visage, lui faire prendre une tasse de café fort ou un peu d'eau-de-vie, pratiquer des injections hypodermiques de caféine et d'éther.

Quand les accidents sont graves, leur rapidité d'évolution est souvent telle que le chirurgien se trouve à peu près désarmé. On conseille les inhalations de cinq ou six gouttes de nitrite d'amyle, l'injection sous-cutanée de trois gouttes d'une solution alcoolique de trinitrine à 1/100, l'injection de 3 à 4 centigrammes de chlorhydrate de morphine. Contre les accidents tétaniques du côté du diaphragme on préconise les inhalations de chloroforme. Si les mouvements respiratoires s'arrêtent il faut recourir avec patience et ténacité à la respiration artificielle.

*
* *

Il existe un grand nombre de substances chimiques pouvant déterminer l'anesthésie locale en injections hypodermiques. On en trouvera une bonne description dans la thèse de Legrand.

Nirvanine. — La nirvanine est un anesthésique découvert par Einhorn et Heinz. C'est le chlorhydrate de l'éther para-amido-oxybenzo-méthylique du diéthylglycocolle.

Holocaïne. — L'holocaïne a été découverte en 1897 par M. Taubert. C'est une amidine qui a pour formule $C^{18}H^{22}Az^{2}O^{2}$. Elle résulte de la combinaison qui se fait avec élimination d'une molécule d'eau, entre la phénacétine et la paraphénéthydine.

Orthoforme. — L'orthoforme est l'éther méthylique de l'acide para-amido-métaoxy-benzoïque.

L'orthoforme a été découvert, en 1898, par Einhorn et Heinz, de Munich.

Il se présente sous la forme d'une poudre cristalline, d'un blanc grisâtre, légèrement insipide, inodore, peu soluble dans l'eau, soluble dans l'alcool, l'éther.

L'orthoforme est presque uniquement employé comme topique.

EUCAÏNE α. — L'eucaïne α est le chlorhydrate de l'éther méthylbenzoyl-tetraméthyl-y-oxypipéridine-carbonique. C'est une poudre blanche soluble dans l'eau. Son action est comparable à celle de la cocaïne.

L'eucaïne provoque le ralentissement du pouls et l'hyperémie tandis que la cocaïne détermine une accélération du pouls et de l'ischémie.

On l'a employée en solution à 1/100 en applications locales et en injections.

Chlorhydrate d'eucaïne α.	1 gr.
Eau distillée stérilisée	100

L'eucaïne hyperémie les tissus de sorte que le champ opératoire se trouve couvert d'une nappe sanguine, l'analgésie est moins complète et sa durée est plus courte, sa toxicité est aussi grande que celle de la cocaïne.

EUCAÏNE β. — L'eucaïne β est le chlorhydrate de la benzoylvinyldiacétonéalkamine. Cette substance a une grande analogie avec l'eucaïne α et avec la cocaïne [1].

IV. — ANESTHÉSIE LOCALE PAR LE CHLORURE D'ÉTHYLE COCAINÉ

M. Bardet a remarqué qu'il était facile de produire une anesthésie *durable* et complète, en pulvérisant du chlorure d'éthyle sur une surface préalablement badigeonnée avec une solution aqueuse concentrée de cocaïne.

De là l'idée qu'il eut de se servir de solutions de cocaïne dans le chlorure d'éthyle pour obtenir l'anesthésie locale. Il présenta ce procédé à la Société de Thérapeutique, le 13 janvier 1899.

Le médicament. — Le chlorhydrate de cocaïne en solution dans le chlorure d'éthyle dans les proportions de 1, 2, 3, 4 ou 5 p. 100 est contenu dans des tubes identiques à ceux de chlorure d'éthyle.

---

[1] A. LEGRAND. L'anesthésie locale en chirurgie générale. *Thèse*, Paris, 1899.

Cette solution n'est pas destinée à utiliser la réfrigération due à l'évaporation du chlorure d'éthyle ; celui-ci agit seulement comme véhicule : il dégraisse la peau, pénètre les couches cellulaires superficielles, et dépose dans leurs interstices la cocaïne qu'il renferme.

C'est la cocaïne qui produit l'anesthésie, et, dès lors, celle-ci n'est obtenue qu'au bout de quelques minutes.

On n'a pas à redouter l'emploi de la cautérisation ignée avec ce mode d'anesthésie, comme avec le chlorure d'éthyle, inflammable, puisqu'on ne commence l'opération qu'au moment où le chlorure d'éthyle est évaporé.

Mode d'emploi. — Le chlorure d'éthyle cocaïné peut être employé de deux façons différentes : en application ou en pulvérisation.

L'*application* se fait en imbibant un tampon d'ouate avec la solution, et en laissant à demeure ce tampon humide sur la région à anesthésier. Ce procédé est surtout recommandable quand la région à traiter n'est pas directement accessible, et que la pulvérisation ferait courir le risque d'anesthésier les surfaces voisines et non les champs opératoires.

Au contraire, la pulvérisation se recommande pour les surfaces très accessibles. On la pratique comme la pulvérisation de chlorure d'éthyle ordinaire : on dirige le jet directement sur le point à anesthésier, le tube étant placé à une distance de 20 à 30 centimètres.

Qu'il s'agisse d'application ou de pulvérisation, l'anesthésie n'est obtenue qu'au bout de cinq à six minutes. Le patient est averti de l'apparition de celle-ci par une sensation d'engourdissement au niveau des points touchés.

Indications. — MM. Bardet, Bolognesi et Touchard, inventeurs et vulgarisateurs de la méthode, préconisent surtout ce procédé d'anesthésie locale pour l'anesthésie des muqueuses, de la muqueuse buccale en particulier.

Dans la *cavité buccale*, il sera possible, par ce procédé, d'extraire sans douleur les chicots, les racines de dents cariées, les dents abcédées, d'ouvrir des abcès, exciser le capuchon muqueux de la dent de sagesse, d'extirper des épulis. Les muqueuses de *l'anus*, du *gland*, de la *vulve*, pourront être aussi anesthésiées de la même façon, lorsqu'il s'agira d'y pratiquer de petites opérations telles que : cautérisation de végétations, excision de fistules, etc. La *peau* pourra aussi être insensibilisée par le chlorure d'éthyle cocaïné dans une multitude de cas : incision d'abcès, de furoncles, de panaris, injection intra-veineuse de sérum artificiel, cautérisation de lupus, ablation de loupes, verrues, molluscum, etc.

V. — TRAITEMENT DE LA NÉVRALGIE SCIATIQUE PAR LES PULVÉRISATIONS DE CHLORURE DE MÉTHYLE

Depuis la publication de Debove[1] à la Société médicale des hôpitaux de Paris le traitement de la névralgie sciatique par les pulvérisations de chlorure de méthyle est devenu classique, ces pulvérisations procurent aux malades un soulagement durable.

Le malade se couche sur le ventre ou sur le côté, mettant à nu la région fessière et la cuisse atteinte.

Le jet de chlorure de méthyle est dirigé sur la peau de la face postérieure de la cuisse et de la jambe et sur la ligne médiane dans toute l'étendue des régions douloureuses, depuis le sacrum jusqu'à la cheville. La peau devient blanche et dure, elle se couvre de givre. Le malade accuse une sensation douloureuse de brûlure. Rapidement, dès qu'on cesse la pulvérisation, le givre disparaît, la peau se décongèle et rougit.

---

[1] DEBOVE. Du traitement de la névralgie sciatique par la congélation. *Bulletin et mémoires de la Société médicale des hôpitaux*. Paris, 1884, 8 août, p. 315.

Pour aider à la réaction il est bon de frictionner vigoureusement avec un linge rude toute la région anesthésiée. Les jours suivants la peau garde une coloration brune persistante.

Quand on pousse trop loin la pulvérisation on peut voir survenir les jours suivants une *escarre* de la peau. Aussi certains médecins préfèrent recourir au stypage suivant la méthode de Bailly. (p. 300).

ANESTHÉSIE LOCALE PAR LES COURANTS DE HAUTE FRÉQUENCE

Les expériences du professeur d'Arsonval sur les propriétés physiologiques des courants de haute fréquence et de haute intensité lui avaient permis d'anesthésier la peau. Régnier et Didsbury [1] ont utilisé ce procédé d'analgésie en chirurgie dentaire dans le but : 1° de pratiquer sans douleur l'extraction des dents, le curettage de la dentine d'une carie ou d'un canal dentaire ; 2° d'ouvrir le sinus maxillaire, d'enlever un épulis, etc.

L'appareil auquel ils se sont arrêtés est celui de M. d'Arsonval, construit par Gaiffe. Il comprend essentiellement une bobine de 30 centimètres d'étincelle, avec interrupteur Contremoulin et condensateur à pétrole, relié à un résonateur Oudin. L'électrode correspondante à la dent est constituée par un moulage en *stent* de la région à anesthésier ; ce moulage est revêtu, à l'intérieur, de poudre métallique et d'une mince feuille d'étain ; cette feuille d'étain est enduite d'une couche de pâte d'amiante humide destinée à absorber la chaleur produite par le courant. Le courant est alors conduit dans ce moule. Un galvanomètre, placé sur la partie du circuit qui joint le résonateur à l'électrode, indique, pendant toute la durée de la séance, l'intensité du courant.

Le courant ne fait qu'analgésir localement. Il n'y a pas d'anesthésie générale ; le patient a la sensation du contact, il a l'impression qu'on ébranle sa dent et qu'on la lui enlève.

Billenkin utilise avec succès les courants de haute fréquence pour obtenir l'anesthésie dans l'opération de l'ablation des hémorroïdes. (Académie des Sciences, 1902, 17 mars.)

---

[1] L.-R. Régnier et H. Didsbury. Sur un nouveau procédé d'analgésie des dents à l'aide de l'électricité. *Le Bulletin Médical*, 1902, 12 février, p. 143.

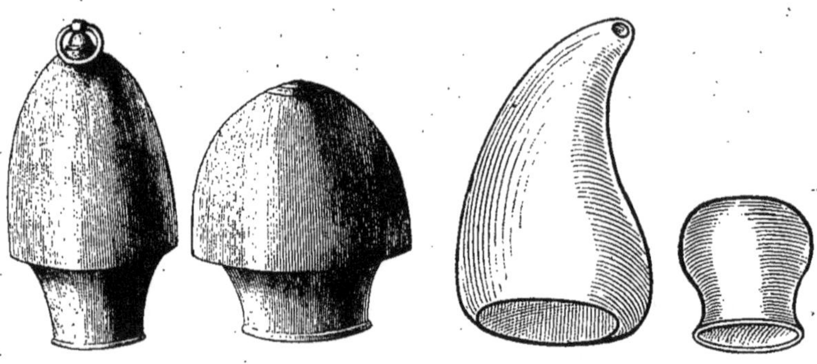

Fig. 195. — Ventouses en bronze trouvées à Herculanum.

Fig. 196. Ventouses d'Ambroise Paré.

CINQUIÈME PARTIE

PETITE CHIRURGIE GÉNÉRALE

CHAPITRE XVII

VENTOUSES

On donne le nom de ventouses à des vases destinés à être appliqués sur les téguments pour y déterminer de la congestion dans toute la zone qu'ils recouvrent; pour que ce résultat soit obtenu, l'air doit être raréfié dans l'intérieur du vase.

Les vases à ventouses sont des sortes de cloches dont l'ouverture est plus étroite que le fond et où l'on fait un vide relatif par la combustion d'une substance inflammable. Ces vases sont en verre.

Quand la ventouse est appliquée directement sur les téguments sains, elle est dite *sèche* (ventouse sèche). Quand l'application des ventouses a été précédée d'incisions, de scarifications sur les parties destinées à recevoir cette application, la ventouse est dite *scarifiée*.

Pour raréfier l'air dans la ventouse, on peut placer l'ouverture du verre à ventouse sur la flamme d'une lampe à alcool, ou bien jeter au fond de la ventouse un petit morceau de papier, un flocon d'ouate, des filaments de charpie imbibés d'alcool et que l'on enflamme.

L'application des ventouses est une méthode thérapeutique probablement aussi vieille que la médecine elle-même[1].

Le premier moyen d'application des ventouses paraît avoir été l'utilisation d'une corne de bœuf percée à son sommet. La partie évasée était appliquée sur les téguments, et par la pointe perforée l'opérateur aspirait l'air avec la bouche. Dans les œuvres d'Ambroise Paré[2] on trouve figurées des ventouses de ce genre sous le nom de : « cornets qui attirent sans feu, mais par le bénéfice de la bouche en retirant son haleine » (fig. 196 A). Dans l'antiquité grecque et romaine, on se servait de ventouses comme de nos jours (fig. 195).

L'ingéniosité des médecins et des fabricants a multiplié singulièrement les appareils et les méthodes; mais en somme, l'idée directrice est toujours la même : faire

---

[1] « Les anciens employaient couramment les ventouses. Ils se servaient primitivement de cornes de bœuf et de certaines courges (cucurbita lagenaria). C'est même par le nom de ce végétal que les Latins et les Grecs désignaient les ventouses.

« Un nombre assez considérable de ventouses de verre des époques antiques sont parvenues jusqu'à nous. Mais les ventouses de bronze qui existent aujourd'hui dans les collections sont en très petit nombre.

« Le British Museum en possède une, trouvée à Corfou. On en voit une autre découverte à Tanagra, au musée de la Société archéologique de l'Ecole Polytechnique d'Athènes.

« Le Musée de Naples en possède quatorze provenant d'Herculanum et de Pompéi. » (Hamonic.)

[2] Ambroise Paré. conseiller et premier chirurgien du Roy. Ses *Œuvres*, corrigées et augmentées par luy mesme, peu auparavant son décès. Divisées en vingt-neuf livres. Sixiesme édition, à Paris, 1607. Dix-Septième livre, p. 652 et 653.

le vide dans un vase à embouchure relativement étroite que l'on applique sur les téguments (fig. 197 et 198).

Manière d'appliquer les ventouses. — Dans les hôpitaux de Paris, un grand nombre d'infirmiers emploient journellement une méthode d'application des ventouses très pratique et très simple.

Cette méthode nécessite un nombre fort restreint de

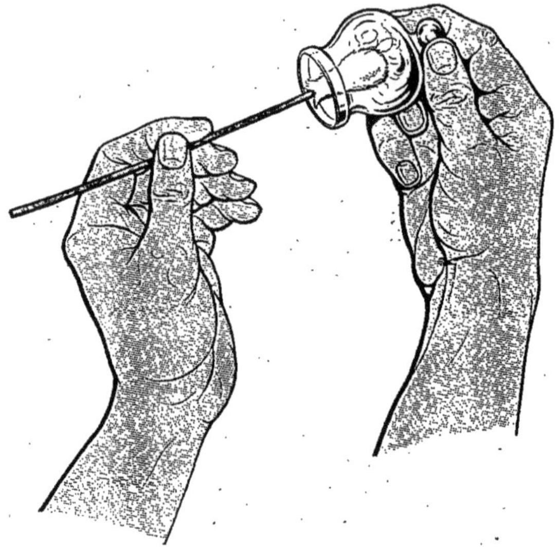

Fig. 197. — Manière de faire le vide dans une ventouse à l'aide d'un pinceau enflammé.

substances et d'objets : une tige mince de bois ou de métal, quelques filaments d'étoupe, de linge ou d'ouate, quelques grammes d'alcool ou d'essence minérale, des verres à ventouses et « s'il advient qu'on ne trouvait des ventouses on se peut aider d'un verre ou goblet, ou d'un petit pot de terre ».

L'ouate ou l'étoupe, placée au bout de la baguette, trempée dans l'alcool et enflammée donne une sorte de torche minuscule. Cette torche sera coiffée pendant quelques secondes de la ventouse ou du récipient dans lequel on veut faire le vide. La combustion de l'alcool raréfie l'air du récipient. La ventouse aussitôt appliquée sur la peau détermine une élévation rapide des téguments dans l'intérieur du vase.

Si le pinceau inflammable est de faibles dimensions, les bords du récipient ne seront pas échauffés ; le patient ne sera pas brûlé par eux comme il l'est parfois lorsque sont mis en usage des moyens plus compliqués et d'une application plus difficile.

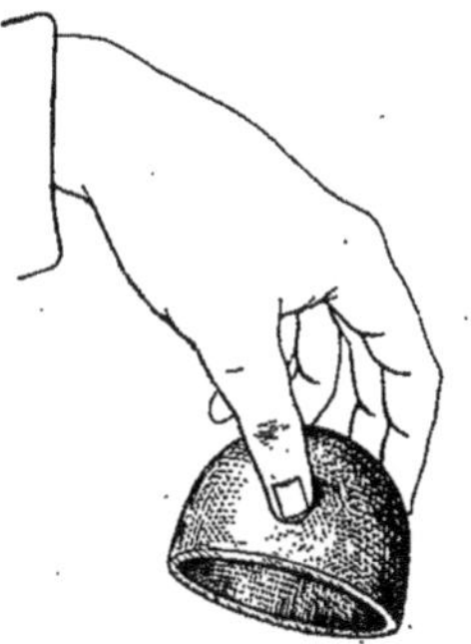

Fig. 198.
Ventouse de caoutchouc. (Blatier.)

Dans l'intérieur du récipient la peau s'élève, se congestionne, prend une teinte violacée.

En général, la ventouse est laissée deux ou trois minutes en place.

Pour enlever la ventouse on déprime les téguments sur un des côtés avec l'extrémité d'un doigt pendant que l'autre main bascule le vase et l'enlève.

La peau, après l'ablation des ventouses, reste congestionnée et violacée pendant plusieurs heures, elle ne reprend sa coloration normale que plusieurs jours après.

Position à donner au malade. — Quand on veut appliquer des ventouses, il est bon en général de faire coucher le malade sur le côté opposé à celui où les ventouses doivent être appliquées. On peut se contenter de le faire asseoir le corps penché en avant; d'une façon générale, on disposera le malade de manière à ce que si la ventouse se détache spontanément, elle ne puisse tomber sur le sol et s'y briser.

* * *

Application des ventouses scarifiées. — On appelle ventouses scarifiées des ventouses appliquées sur des régions scarifiées.

La ventouse scarifiée a pour but de faire une saignée locale.

Pour appliquer une ventouse scarifiée on pose d'abord, au point indiqué, une ventouse sèche; la peau sous-jacente devient rouge, tuméfiée ; on la scarifie soit avec le scarificateur à ressort, soit avec un instrument tranchant quelconque, bistouri, rasoir. On applique à nouveau la ventouse au même point; le sang coule en nappe avec plus ou moins de rapidité, et remplit partiellement le verre à ventouse. Dès que le sang cesse de couler, on retire la ventouse, on essuie la surface de la plaie avec une compresse stérilisée humide. Si on veut tirer une quantité plus considérable de sang, on applique une seconde fois le verre à ventouse ; si on juge la saignée locale suffisamment abondante, après avoir essuyé la région scarifiée, on se contente d'y maintenir pendant un jour une compresse stérilisée.

Les plaies linéaires succédant aux scarifications se cicatrisent très rapidement; elles laissent des *cicatrices persistantes*.

Très souvent le sang des ventouses est recueilli par les médecins pour examen ultérieur du sérum.

*
* *

Le scarificateur à ressort journellement utilisé pour l'application des ventouses scarifiées n'est pas d'invention récente ; on le trouve décrit dans Ambroise Paré. « Ayant premièrement scarifié la partie avec un rasoir, lancettes ou flammettes, ou bien à l'aide de l'instrument appelé scarificateur que tu vois icy figuré, dedans lequel sont insérées dix huit roues tranchantes comme un rasoir marquées F. F. F. qu'on bande avec un ressort marqué C et sont débandées par un autre marqué D duquel lors que voudras faire plusieurs scarifications pour vacuer le sang espandu sous le cuir, tu t'en pourras aider plus promptement et à moindre douleur, à raison que dix-huit incisions sont aussi tost faites qu'une seule. » (Ambroise Paré, *loc. cit.*, p. 454.)

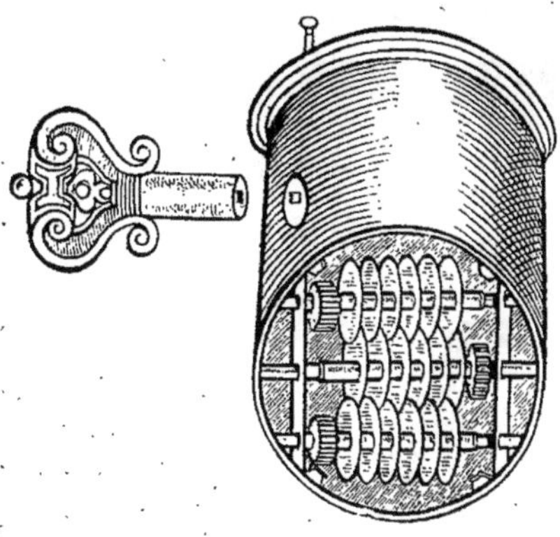

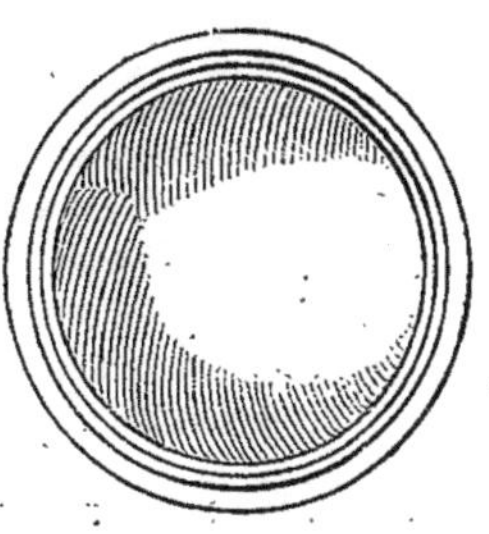

Fig. 199.
Scarificateur d'Ambroise Paré.

De nos jours le scarificateur à ressort se compose d'une boîte de cuivre nickelé contenant seize à vingt-quatre lames tranchantes montées sur un axe. A l'aide de cet axe on peut au moyen d'un ressort faire exécuter à ces lames un très rapide mouvement de demi-cercle. La face de la boîte destinée à être mise en contact avec les téguments présente des fentes dans lesquelles les lames passent à l'instant même où elles sont mises en mouvement.

Pour se servir du scarificateur on commence *par l'armer*, c'est-à-dire : on tend le ressort commandant le mouvement des lames.

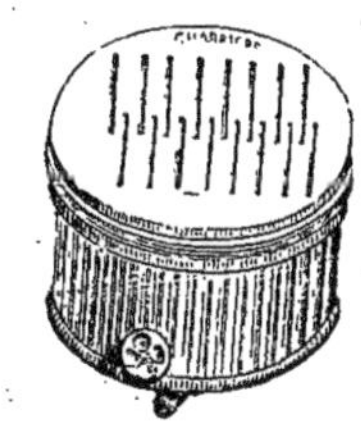

Fig. 200.
Scarificateur moderne.

Une fois armé, le scarificateur est appliqué sur les téguments, et une simple pression sur le bouton spécial déclenche brusquement le ressort; les lames passent rapidement dans les fentes qui leur sont ménagées sur le couvercle; en passant elles incisent les téguments avec une rapidité telle que la douleur est à peine perçue.

Tout scarificateur doit être nettoyé après chaque séance de scarification : le nettoyage consiste, après avoir dévissé le couvercle, à faire bouillir dans une solution de borate de soude les lames, l'axe qui les maintient et le couvercle.

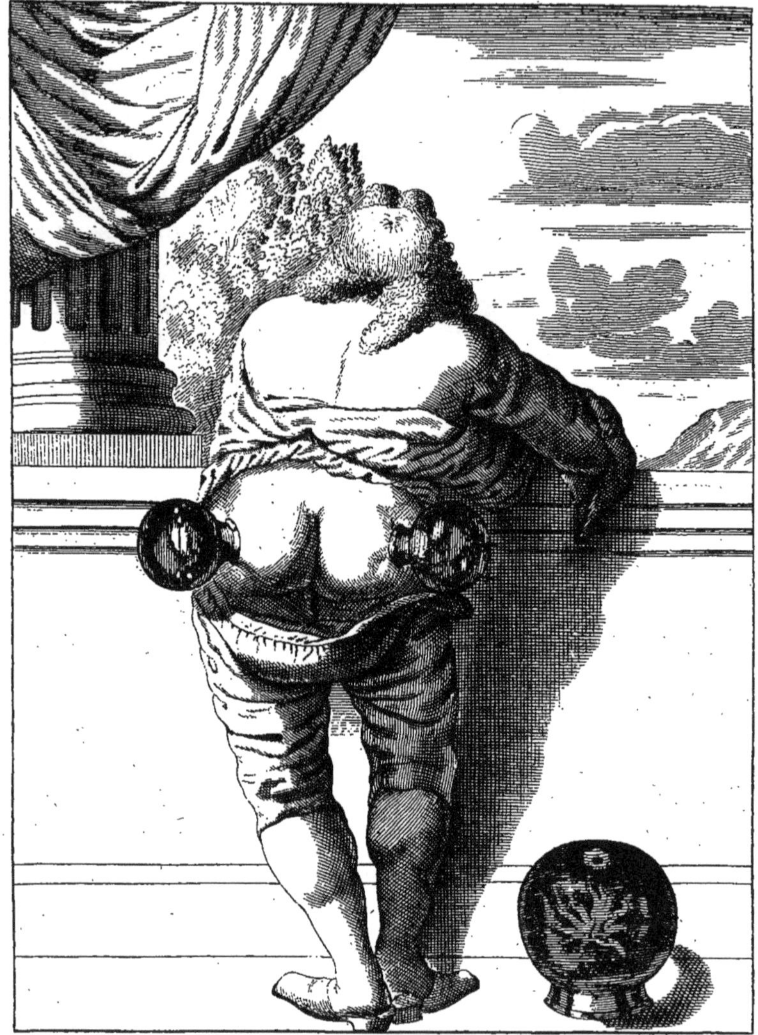

Fig. 201. — Application des ventouses au XVIIe siècle. Frederic Dekkers. *Excercitationes practicæ.* — 1695.

Indications des ventouses sèches et des ventouses scarifiées. — L'emploi des ventouses sèches et des ventouses scarifiées a survécu à toutes les révolutions dans les théories médicales. La ventouse sèche détourne momentanément, la ventouse scarifiée soustrait une certaine quantité de sang. L'une et l'autre sont employées avec avantage contre les phénomènes inflammatoires ou congestifs de certains organes.

Elles agissent indubitablement contre certaines *douleurs névralgiques.*

Dans la *bronchite aiguë*, la *bronchite chronique*, la *congestion pulmonaire*, la *pneumonie*, les ventouses sont très souvent et avec avantage appliquées.

Leur emploi est recommandé dans le traitement des *néphrites.*

Quatre ventouses scarifiées sont, dans les hôpitaux parisiens, le traitement classique du *lumbago*, « du tour de rein » des ouvriers.

Certains cas de névralgies certaines formes d'arthrite sont également améliorés d'une façon plus ou moins durable par l'emploi des ventouses.

Contre-indications. — Certaines régions du corps ne se prêtent pas aux applications de ventouses. Pour qu'une ventouse puisse s'appliquer il faut que la région soit suffisamment large, que les téguments soient suffisamment dépressibles. Il est impossible d'appliquer des ventouses sur les saillies osseuses; aussi chez les sujets très maigres il est difficile de poser des ventouses sur la région thoracique.

En raison de la persistance des cicatrices on n'applique pas de ventouses scarifiées sur les régions du corps qui sont normalement découvertes.

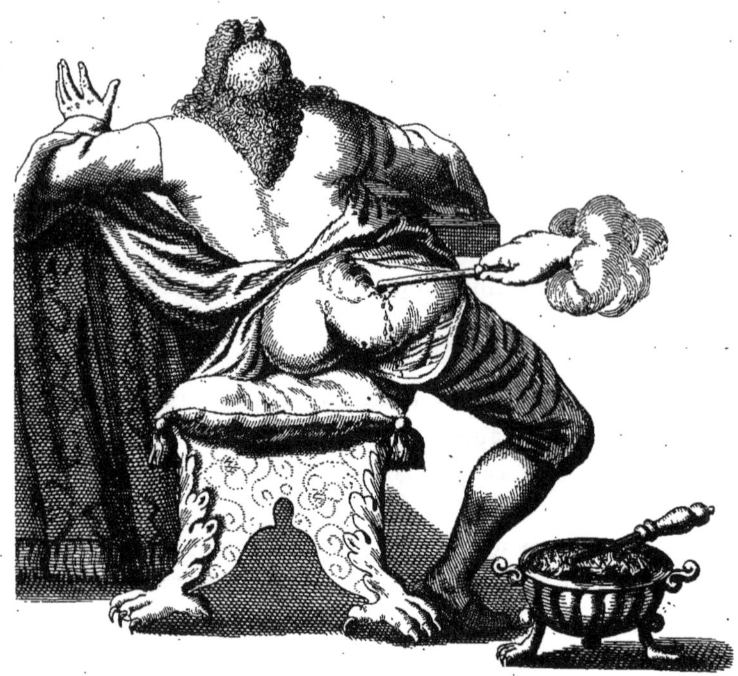

Fig. 202. — Cautérisation ignée au XVIIe siècle, d'après Frederic Dekkers, 1695. Le patient a mis sa région fessière à nu, la main du chirurgien armée d'un cautère cautérise la fesse droite; dans le réchaud un autre cautère rougit.

CHAPITRE XVIII

I. — CAUTÉRISATION IGNÉE

La cautérisation ignée est une opération par laquelle on désorganise rapidement par la chaleur les tissus de l'organisme.

La cautérisation chez les anciens se pratiquait au moyen d'instruments appelés cautères actuels, composés d'une tige métallique supportée par un manche de bois et terminée par une partie affectant des formes variées (fig. 203). Ces cautères étaient chauffés dans des réchauds où brûlait du charbon de bois. On les chauffait au rouge blanc, au rouge cerise ou au rouge obscur. Le cautère actuel n'est plus de nos jours que d'un emploi absolument exceptionnel. On se sert soit du thermocautère de Paquelin, soit du galvanocautère.

Indications. — La cautérisation ignée est employée journellement, dans le traitement des petites tumeurs de la peau, verrues, molluscum pendulum, papillome.

Pour les *verrues*, avec la pointe fine du thermocautère ou

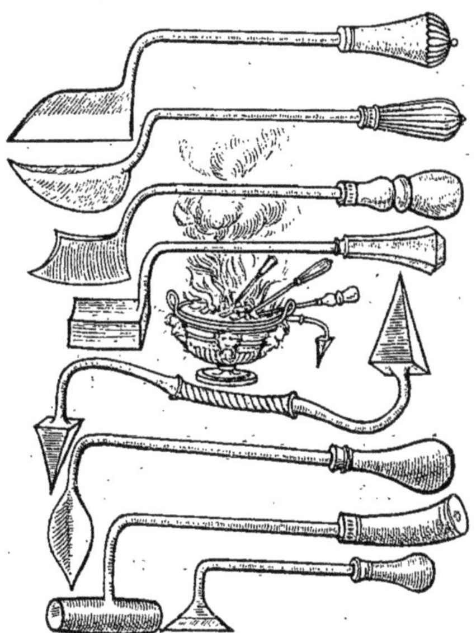

Fig. 203. — Cautères d'Ambroise Paré.
On voit au milieu de la figure le réchaud pour chauffer les cautères.

mieux du galvanocautère, on brûle à petits coups le tissu néoplasique en allant assez profondément.

Il se forme une croûte brunâtre qui se détache au bout de quelques jours ; à la chute de l'escarre la guérison est ordinairement complète ; s'il persistait encore quelques vestiges de la tumeur on procéderait à une seconde séance de cautérisation. Cette cautérisation ignée des verrues est très peu douloureuse et toujours efficace[1].

[1] L. Brocq, *Traitement des dermatoses*, Paris, 1898, ch. V, p. 95.

Pour l'ablation d'une petite tumeur cutanée comme un *papillome pédiculé*, un *molluscum pendulum*, la main gauche de l'opérateur saisit la tumeur avec une pince à griffes tandis que sa main droite armée du cautère sectionne le pédicule de la tumeur. On termine en détruisant par la cautérisation le point d'implantation de la tumeur.

La cautérisation ignée est souvent encore employée à titre de *révulsif* dans le traitement des arthrites chroniques, des tumeurs blanches, de certaines affections pulmonaires, etc., on fait alors ce qu'on appelle des pointes de feu superficielles. Pour cela avec le cautère chauffé au rouge vif on fait des attouchements rapides sur les téguments en prenant soin de laisser entre chaque cautérisation des intervalles de peau saine. On saupoudre ensuite la région de poudre d'amidon.

La cautérisation ignée est employée parfois comme moyen d'*hémostase*.

Thermocautère Paquelin. — Le thermocautère Paquelin est d'un usage courant. Sa construction est basée sur ce fait que le platine porté au rouge se maintient incandescent au contact d'un mélange d'air et de vapeur inflammable.

Le thermocautère se compose : d'une lame creuse de platine maintenue par un manche de bois ; d'un récipient pour l'essence, d'une soufflerie analogue à celle des vaporisateurs de flacon de toilette. Il y a plusieurs variétés de lames de platine, quelques-unes sont terminées en pointe plus ou moins fine.

Pour se servir du thermocautère *on fait rougir la lame de platine en la maintenant quelques instants dans la partie supérieure d'une flamme de lampe à alcool ;* dès que le platine est rouge on insuffle des vapeurs d'essence minérale ; l'appareil est prêt à fonctionner. Suivant que l'on pressera avec plus ou moins d'énergie sur la paroi en caoutchouc de la soufflerie, le platine sera porté à une température plus ou moins élevée.

Quand la cautérisation est terminée, avant de laisser éteindre le thermocautère il faut le porter au rouge vif

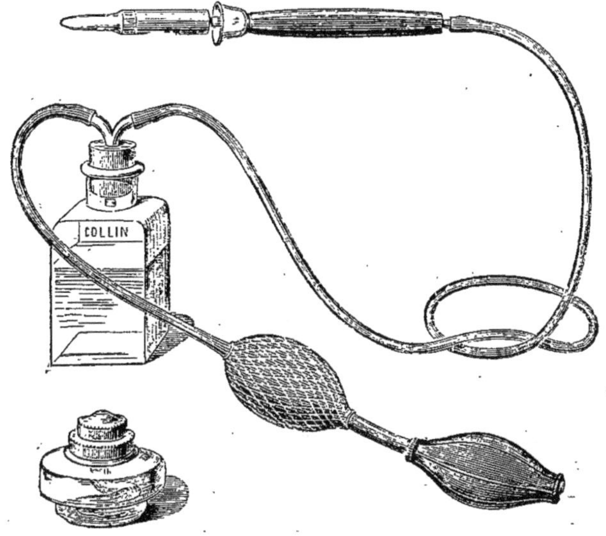

Fig. 204. — Thermocautère Paquelin.

pour brûler toutes les particules charbonneuses qui auraient pu se déposer soit en dedans soit à l'extérieur de la lame de platine, puis enlever brusquement le tube de caoutchouc.

Galvanocautère. — Le *galvanocautère*, c'est-à-dire le cautère chauffé par un courant électrique se répand de plus en plus dans la pratique médicale, surtout dans la pratique des médecins de grande ville.

Indications. — Le galvanocautère est actuellement un instrument indispensable à certaines spécialités chirurgicales à la *rhinologie* et à la *laryngologie* en particulier

Le galvanocautère présente sur le thermocautère Paquelin des avantages considérables : il peut s'appliquer à froid et être chauffé au moment même où le médecin le veut, son action s'arrête instantanément, il peut affecter les formes

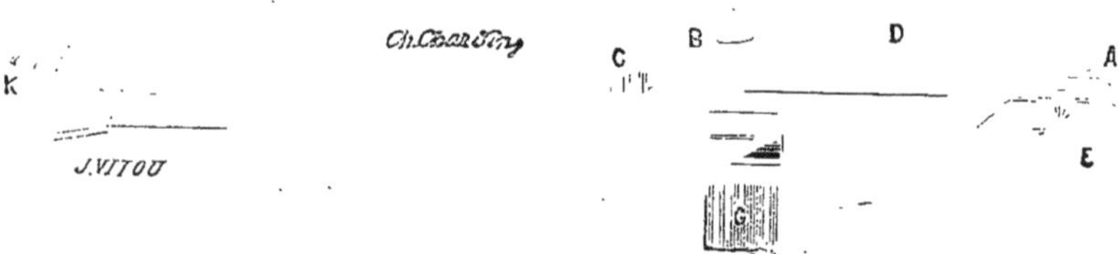

Fig. 205. — Manche de galvanocautère. Par le petit guichet G on peut examiner et au besoin nettoyer l'interrupteur du courant.

les plus diverses. Les anses du galvanocautère dépassent beaucoup en finesse les lames de platine du thermocautère ; elles dégagent en outre par rayonnement une quantité de chaleur beaucoup moins considérable.

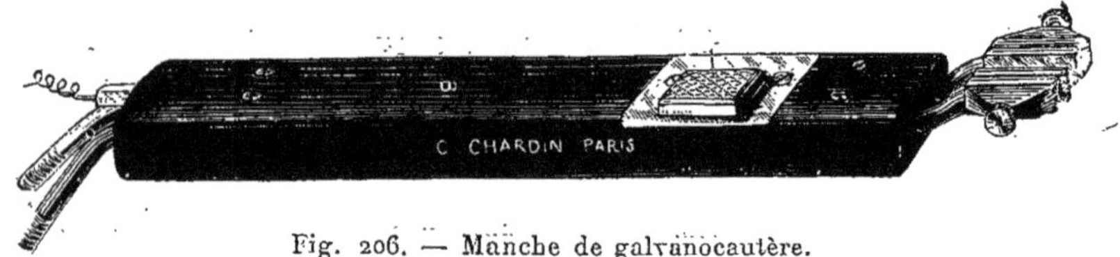

Fig. 206. — Manche de galvanocautère.

Appareils. — Le galvanocautère se compose essentiellement d'un fil de platine en anse qu'on fait rougir à volonté par le passage d'un courant électrique.

L'anse de platine est la forme la plus simple ; les formes

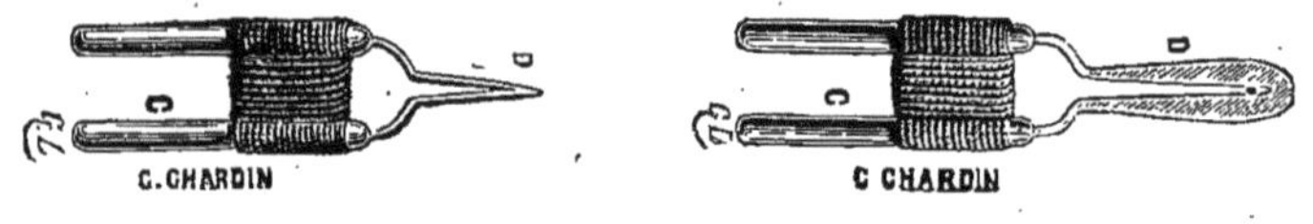

Fig. 207. Fig. 208.
Pointes de galvanocautère.

les plus variées sont données aux galvanocautères, il y en a de spéciaux pour le larynx, le pharynx, les amygdales, les fosses nasales, etc. (fig. 207 et 208). Généralement le médecin se contente de trois ou quatre modèles : une pointe fine, une plus grosse; pour les pointes de feu superficielles on peut employer un cautère à pointes multiples et écartées.

Le cautère ou anse galvanique est adapté à un *manche isolant*; à l'extrémité postérieure de ce manche aboutissent les fils conducteurs, à la partie antérieure s'adaptent les cautères, le manche présente un *interrupteur* qui, au repos,

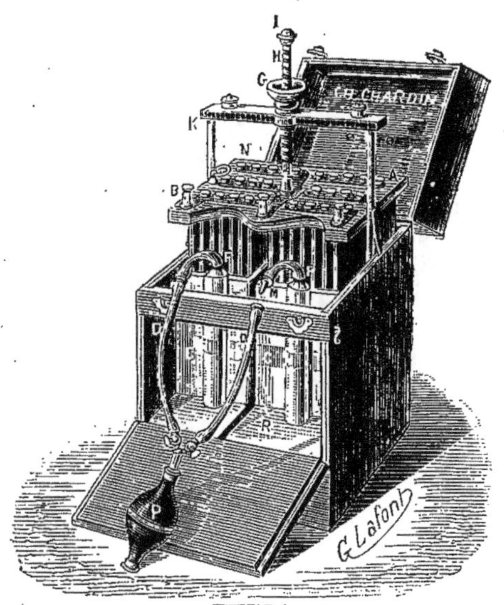

Fig. 209. — Appareil Chardin manœuvrant à l'aide d'une poire.

maintient le circuit ouvert, la pression de l'index sur un bouton ferme le courant.

Le courant destiné à faire fonctionner un galvanocautère est fourni soit par des accumulateurs, soit par des piles, soit directement par le courant urbain sous certaines conditions.

Les piles généralement destinées à l'électrocautère sont des couples au bichromate de potasse. Les éléments de la pile doivent être disposés de telle sorte : 1° que, la pile étant au repos, les zincs soient complètement en dehors du liquide; 2° qu'on puisse, au moment d'utiliser la pile, immerger les zincs plus ou moins profondément, suivant l'intensité du courant nécessaire. Cette condition est réalisée de diverses façons, soit par une vis ou une crémaillère qui permet de faire monter ou descendre les zincs, soit par une poire en caoutchouc qui fait monter le liquide au niveau voulu.

Dans les grandes villes on a souvent avantage à se servir d'*accumulateurs*; les accumulateurs sont toujours prêts à servir et donnent un courant très constant. Pour qu'ils ne

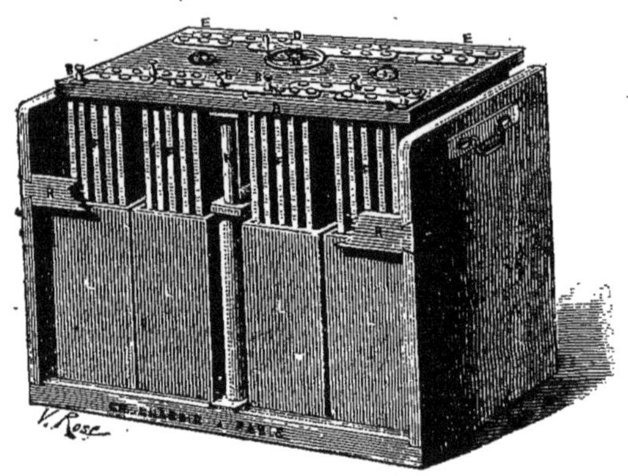

Fig. 210. — Appareil Chardin manœuvrant à l'aide d'une vis.

se détériorent pas ils doivent être toujours maintenus en charge.

Les *fils conducteurs* qui unissent les pôles de la batterie au manche du cautère seront assez gros pour présenter une résistance minime au passage du courant; on les exigera souples et légers; on leur donnera la longueur exactement nécessaire, car l'intensité du courant faiblit quand le trajet est long.

Quelle que soit la source d'électricité employée, lorsqu'on se sert du galvanocautère, il faut éviter avec soin de porter la température du cautère au delà du rouge vif, l'incandescence au blanc éblouissant indique que la fusion du platine est près de se faire. Il est utile pour éviter tout accident de fusion d'introduire dans le circuit un *rhéostat* permettant de diminuer ou d'augmenter à volonté l'intensité du courant.

Le rhéostat est nécessaire quand on utilise les accumulateurs, il n'est pas indispensable quand on emploie des piles, car on peut dans ce cas régler l'intensité du courant en plongeant plus ou moins les électrodes dans le liquide.

Le cautère de platine se ramollissant par la chaleur se déforme très facilement quand il est rouge, l'opérateur qui se sert d'un électrocautère doit donc s'habituer à une grande légèreté de main.

Mode d'emploi d'un galvanocautère. — Au moment de se servir du galvanocautère on adopte aux bornes A et E (fig. 205) le cautère choisi, on fixe en K les fils conducteurs qui sont fixés par leur autre extrémité aux bornes de la pile. En appuyant sur le bouton B, on fait passer le courant qui vient chauffer plus ou moins la lame de platine, on peut à ce moment agir sur les tissus à cautériser. Le courant cesse de passer quand on laisse la pédale se relever. Quand on veut obtenir une action continue d'une certaine durée on ferme le courant d'une manière fixe. Si le cautère est porté au rouge blanc et qu'on désire seulement le rouge, on règle le courant au moyen du rhéostat. L'opération terminée on détache les fils conducteurs, on enlève la lame de platine, et on relève le zinc des piles au-dessus du niveau du liquide.

Incidents. — Il peut arriver qu'au moment d'utiliser un galvanocautère, le cautère ne rougisse pas ou que brusquement il s'éteigne, il y a interruption de courant, il faut rechercher la cause de cette interruption, elle peut tenir soit à un arrêt dans le débit de la force électro-motrice, soit à un court-circuit ou à une interruption accidentelle sur le trajet du courant. Il faut donc passer en revue successivement toutes les pièces :

Le cautère. — Il peut se faire que la lame de platine se soit dessoudée de son support, ou bien que cette lame ait fondue, il n'y a alors qu'à remplacer le cautère.

Le manche. — Il peut se faire qu'une couche d'oxyde de cuivre se soit amassée au niveau des sections de l'interrupteur, il faut alors nettoyer ces surfaces.

Les fils conducteurs. — L'interruption peut être due : à la rupture d'un fil, il faut le raccorder ; à un mauvais contact au niveau de la lame, il faut dans ce cas vérifier le serrage ; à un court-circuit tenant à l'usure de la gaine isolante, on réparera les fils et on les changera.

La source électro-motrice. — Si la source électro-motrice est constituée par une pile et qu'elle ne fonctionne pas, il faut la nettoyer, changer les zincs ou renouveler le liquide suivant le cas. Si l'accumulateur est déchargé, on le vérifiera et on le fera charger à nouveau. L'interruption du courant urbain est dû généralement à la fusion d'un coupe-circuit, il faudra renouveler le fil fusible.

II. — SCARIFICATION

La scarification est une opération qui consiste à faire sur une surface donnée une série d'incisions n'intéressant que les couches superficielles de la peau.

Indications. — En médecine générale, on emploie la scarification pour faire une saignée locale ; en dermatologie le principe de la scarification est de « diviser ou dilacérer par de fines incisions un tissu pathologique pour favoriser sa cicatrisation normale ». L. Brocq, *loc. cit.*, p. 48[1].

---

[1] L. Brocq. Traitement des dermatoses par la petite chirurgie et les agents physiques. Paris, 1898.

Historique. — L'emploi des scarifications paraît remonter à une très haute antiquité ; on a trouvé des traces de scarifications sur des momies d'Egypte (F. Fouquet)[1] :

« La dame Ameut, prêtresse d'Hathor, vivait à Thèbes il y a cinq mille ans environ, sous la XIe dynastie, actuellement sa momie est exposée au musée de Ghizeh, dans la salle 16, sous le numéro 115. Elle fut développée par mes soins le 8 octobre 1891, avec l'aide de MM. Daressy, conservateur adjoint du musée, et Hervé Bazil, chef du service administratif. . . . .

. . . .

. . . . Le ventre creusé en bateau, présente les traces de scarifications, faites assez longtemps avant la mort pour avoir laissé des cicatrices linéaires, saillantes, se détachant en blanc sur le fond bistré de la peau tandis que des lignes bleues, entrecoupées, plus apparentes au niveau des fosses iliaques que sur la ligne médiane, occupent toute la région.

L'examen de ces cicatrices, les unes blanches, les autres bleues, ne laisse aucun doute dans l'esprit, il s'agit là non d'un ornement, mais bien d'un traitement constitué pour une affection du petit bassin, très probablement une pelvi-péritonite chronique ».

Instruments nécessaires. — On peut faire des scarifications avec la pointe d'un bistouri, d'une lancette, le tranchant

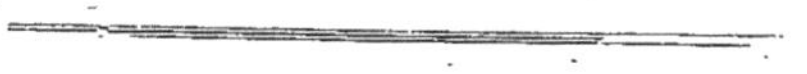

Fig. 211. — Scarificateur.

d'un rasoir. En dermatologie on se sert d'instruments spéciaux appelés scarificateurs ; le scarificateur le plus généralement employé est composé d'une lame étroite terminée en triangle (fig. 211).

Manuel opératoire. — Pour pratiquer la scarification il faut de la main gauche tendre soigneusement la peau. La main droite prend point d'appui sur les téguments du malade

[1] F. Fouquet (du Caire). Le Tatouage médical en Egypte dans l'antiquité et à l'époque actuelle. Tirage à part des *Archives d'anthropologie criminelle*, Lyon, 1898.

par l'annulaire et le petit doigt, et tenant l'instrument comme une plume à écrire, d'un mouvement net et rapide elle trace

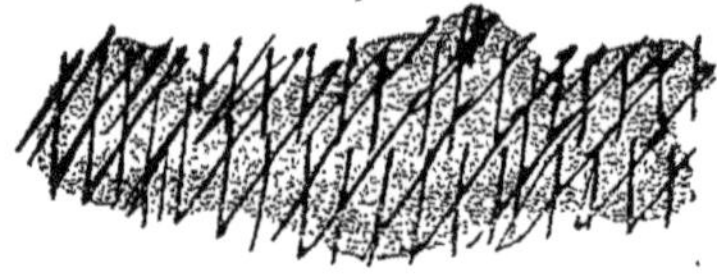

Fig. 212. — Schéma d'une scarification de chéloïde (Brocq). Quand la chéloïde est épaisse et saillante, les scarifications sont profondes et espacées.

sur la peau une série d'incisions parallèles qu'on croise immédiatement d'une autre série. Le mouvement doit se passer

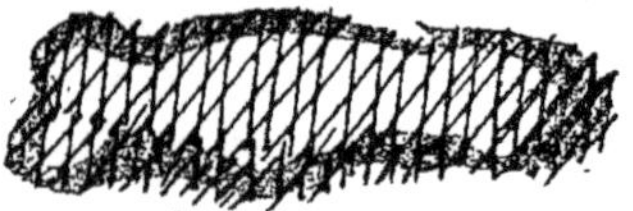

Fig. 213. — Schéma d'une scarification (Brocq). Quand la chéloïde est diminuée d'épaisseur, les scarifications sont plus rapprochées.

tout entier dans la main sans participation ni du coude ni de l'épaule.

La scarification est suivie d'une hémorragie en nappe ordinairement insignifiante, le pansement le plus simple, un peu de gaze ou d'ouate hydrophile suffit pour arrêter ce suintement.

La scarification se cicatrise assez rapidement quoique d'une façon variable suivant les sujets et suivant les lésions traitées, elle est d'ordinaire cicatrisée entre le quatrième et le cinquième jour.

Nombre de séances. — Les séances de scarifications doivent être répétées régulièrement tous les huit ou dix jours. La scarification pour être efficace exige une régularité absolue et une ténacité inlassable (Brocq).

Indications de la scarification. — En dermatologie, on emploie les scarifications, principalement dans le *lupus*, la *couperose*, les *chéloïdes*, dans certaines cicatrices vicieuses.

La scarification comme moyen de saignée locale était très employée par les anciens; cette méthode thérapeuthique est aujourd'hui à peu près complètement tombée en desuétude, sauf les ventouses sacrifiées.

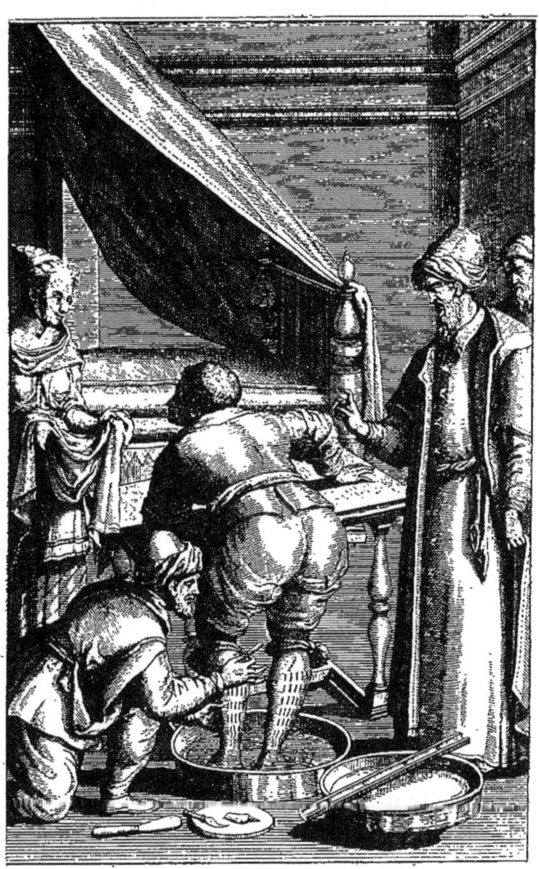

Fig. 214. — Scarification des mollets par le chirurgien-barbier sous la direction du médecin. PROSPERI ALPINI « Medicina Ægyptiorum », 1745.

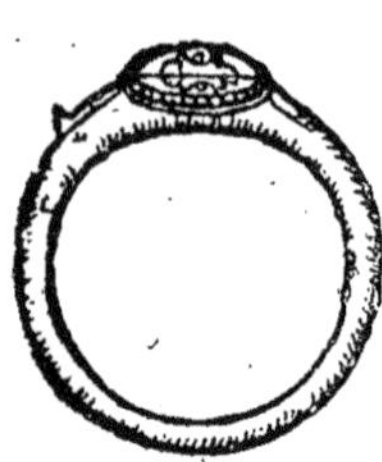
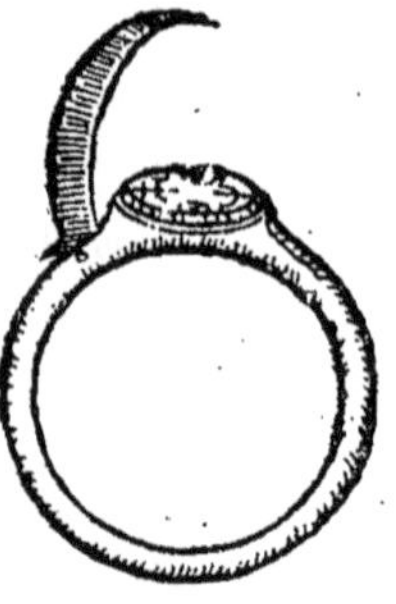

Fig. 215. — Anneau muni d'une lancette propre à faire l'ouverture aux apostèmes. (Ambroise Paré.)

CHAPITRE XIX

I. — ABCÈS CHAUDS

L'incision des abcès chauds est une opération de petite chirurgie que tout médecin doit être à même d'effectuer. Les règles de cette incision sont depuis fort longtemps posées, mais le praticien moderne qui les adopte peut les compléter d'une façon utile en s'inspirant des enseignements de la bactériologie et de l'anatomie pathologique qui rendront sa technique plus efficace et plus sûre.

Il est bon, avant de prendre le bistouri pour donner issue à du pus, de savoir ce qu'est un abcès, quelles sont les conditions qui président à son évolution. C'est ce que nous avons tenté d'exposer ici, aussi succinctement que possible, en nous inspirant surtout du livre de Letulle sur l'inflammation[1] et de l'article de Kiener et Duclert[2] sur le mode de formation et de guérison des abcès, en envisageant principalement les

[1] M. Letulle. « L'Inflammation ». Paris, 1893, chapitre IV.

[2] Kiener et Duclert. « Sur le mode de formation et de guérison des abcès ». *Archives de médecine expérimentale et d'anatomie pathologique*, 1893, t. V, p. 705.

abcès du tissu cellulaire sous-cutané ou des ganglions lymphatiques et en négligeant l'étude des abcès viscéraux profonds, qui relèvent d'interventions chirurgicales importantes.

Définition. — On peut définir l'abcès chaud : une collection purulente dont la formation s'accompagne de chaleur, de rougeur et de tuméfaction des tissus.

Une collection purulente est, d'après Letulle, déterminée par « la mort rapide et liquéfiante, au cours de l'hyperdiapédèse, d'une certaine quantité de tissus envahis, avec désintégration granulo-graisseuse des matériaux exsudés ».

Étiologie. — La formation d'un abcès est un procédé par lequel l'organisme se débarrasse des substances nuisibles stagnantes en lui-même sur un point déterminé. Ces substances nocives sont, le plus habituellement, des germes pathogènes ou des produits septiques, toxines pyogènes résultant de la vie des microbes, rarement des substances chimiques phlologènes (térébenthine, nitrate d'argent, etc.).

Les principaux microbes des abcès chauds sont : les divers staphylocoques, staphylocoque doré, staphylocoque blanc, staphylococcus tenuis; le streptocoque, dans certaines conditions de virulence ou de terrain, le pneumocoque, le bactérium coli commun, le bacille d'Éberth, le bacille pyocyanique, le gonocoque.

A côté de ces microbes qui sont aérobies ou anaérobies facultatifs, il faut mentionner tout un groupe de bacilles dont le rôle pathogénique, dans les abcès fétides, a été mis en lumière par Veillon et Zuber[1], et qui sont anaérobies stricts, bacillus ramosus, bacillus fusiformis, etc...

L'apport de ces éléments pyogènes dans les tissus se fait par trois grandes voies : l'effraction, la progression le long des conduits naturels, l'embolisation.

L'*effraction* se trouve réalisée lorsqu'un corps étranger, chargé de virus pyogène, pénètre dans les tissus à travers les membranes d'enveloppe de l'organisme, peau ou muqueuses. Les microbes implantés se développent sur place (abcès sous-cutané, panaris à la suite d'une plaie par un instrument piquant), ou bien le long des vaisseaux lymphatiques (adénite suppurative de l'aine à la suite d'une lymphangite du pied et de la jambe).

---

[1] VEILLON et ZUBER. « Recherches sur quelques microbes strictement anaérobies et leur rôle en pathologie ». *Archives de médecine expérimentale et d'anatomie pathologique*, 1898, nº 4, p. 517.

La *progression* le long des conduits naturels se produit quand une substance septique se trouve déposée à l'entrée d'un conduit naturel (abcès de la glande de Bartholin au cours d'une vaginite aiguë).

L'*embolisation* se produit par les voies sanguines ou lymphatiques. Le sang, au cours d'une infection, contient souvent des microbes pathogènes : streptocoque, pneumocoque ; mais ces microbes, dans le liquide sanguin, demeurent le plus souvent inertes jusqu'au moment où ils peuvent se fixer dans un point quelconque de l'économie (abcès du sein, de la fesse, secondaires à une broncho-pneumonie, à la grippe).

Mode de formation des collections purulentes. — Le foyer de suppuration au début, dit Letulle, est un nodule toxi-infectieux. Une colonie de microbes doués d'une virulence suffisante a pénétré dans les tissus, elle s'y développe d'une manière active ; par elle-même et par les substances chimiques qu'elle élabore, elle frappe de mort une certaine quantité de tissu conjonctivo-vasculaire. L'organisme réagit, les leucocytes accourent, en suivant les voies naturelles, le sang et la lymphe ; la diapédèse se multiplie, la phagocytisme s'exerce, leucocytes mononucléaires ou polynucléaires s'efforcent d'englober les germes pathogènes.

Cette lutte entre l'organisme et les envahisseurs constitue l'inflammation qui se traduit par la rougeur, la chaleur, la tension des téguments. Cadavres de cellules, débris de tissus constituent la collection purulente. Dès le troisième jour après l'inoculation virulente, l'abcès commence à s'enkyster ; le pus a augmenté de quantité par diapédèse de nouveaux leucocytes et par la multiplication des micro-organismes ; mais l'organisme a édifié autour de sa masse des travaux de protection, une zone de défense, la membrane pyogénique.

Le quatrième jour, en général, l'abcès est constitué ; il comprend une masse liquide séparée des tissus sains par la membrane pyogénique. La masse liquide porte le nom de pus. Nous envisagerons successivement le pus, la membrane pyogénique.

Composition du pus. — Le pus est un liquide plus ou moins épais renfermant une foule d'éléments cellulaires confondus dans un désordre extrême.

Le liquide est une solution d'albumine contenant, en outre, suivant les cas, une quantité variable de fibrine. Dans ce liquide sont dissous : des sels : chlorure de sodium, phosphate ammoniaco-magnésien, etc. ; des leucomaïnes, des ptomaïnes ; des corps gras : graisses et cholestérine.

Les éléments cellulaires disparates en suspension dans le liquide sont : les cellules blanches et leurs diverses variétés ; nombre de petits éléments mononucléaires; lymphocytes et cellules de nouvelle formation provenant, soit des leucocytes diapédésés, soit des cellules fixes de la région; des cellules adipeuses, les endothéliums des espaces lymphatiques et des capillaires sanguins et lymphatiques rompus dans le foyer; des globules rouges, des fragments de cellules ou de noyaux musculaires, les fibrilles connectives et fibres élastiques, etc., etc.; des microbes libres ou englobés dans les cellules du pus.

Dans ce magma informe, les cellules blanches prédominent de beaucoup.

Le pus peut présenter à l'œil nu différents caractères qui sont importants à connaître. Le pus crémeux, bien lié, le plus *louable* des auteurs anciens, correspond au liquide *riche en éléments blancs*, dans la formation duquel l'hyperdiapédèse a joué un rôle capital et soutenu, et où les micro-organismes ont une virulence faible. Le pus *séreux*, mal lié, la sanie purulente des auteurs, est souvent lié à des lésions chroniques ou subaiguës, à des altérations osseuses tuberculeuses, à des néoplasmes cancéreux profonds. Le pus a-t-il une *couleur bleue*, il est causé par des cultures du bacille pyocyanique; *jaune*, il est produit par le staphylocoque doré.

Membrane pyogénique. — Le pus est séparé du reste de l'organisme par une membrane fibro-plastique, très vasculaire; le tissu conjonctif s'est réduit à des fibres grêles et les cellules du mésoderme ont proliféré en proportions extrêmes; des vaisseaux de nouvelle formation sillonnent ce tissu fibro-plastique, dense, en pleine activité d'évolution, et qui ne se laisse plus désagréger par les poisons microbiens, comme le tissu conjonctif ordinaire. Les cellules immédiatement en contact avec le pus présentent seules des altérations dégénératives; plus en dehors, les cellules se multiplient de plus en plus, constituant une zone de réserve, tandis que la colonie microbienne perd graduellement de sa virulence par une sorte d'auto-intoxication.

La membrane pyogénique déverse sans cesse dans l'intérieur de l'abcès des quantités de globules blancs; elle est le lieu d'incessants échanges endosmotiques et exosmotiques; elle résorbe les poisons les plus divers contenus dans le liquide purulent, source de l'élévation de température et des divers troubles de l'état général du malade.

Quand l'abcès est ouvert, spontanément ou par l'incision libératrice, brusquement est éliminée la masse de détritus et de leucocytes morts et la presque totalité des colonies microbiennes. Le tissu de granulation, soulagé d'une pression qui contrariait son développement et excité par le contact de l'air, bourgeonne avec une activité exubérante. Les cellules se multiplient. Si l'on examine, quelques jours après l'ouverture de l'abcès, la structure des bourgeons charnus, on voit qu'il n'existe plus un seul micro-organisme dans toute l'étendue de la préparation; le tissu embryonnaire, tissu de granulation, élabore des bourgeons charnus, les pousse perpendiculairement aux surfaces vers les parois opposées, qui finissent par s'accoler en fusionnant les expansions néo-vasculaires et les coulées d'éléments embryonnaires qui les accompagnent. La cavité de l'abcès est donc comblée par réunion secondaire des bourgeons charnus; il ne reste qu'une plaie plate sur laquelle s'avancent les éléments épidermiques partis des bords de l'incision. La guérison définitive ne va pas tarder.

La tâche du chirurgien doit être, quand la collection suppurée est constituée, de *favoriser son évacuation au dehors*; quand le pus est évacué, il devra *empêcher l'apport de nouveaux germes* dans la cavité de l'abcès, germes qui pourraient raviver la virulence atténuée des anciennes cultures ou donner naissance à de nouvelles infections; *veiller à ce que la coalescence des bourgeons charnus se fasse d'une façon régulière*, comble bien régulièrement la cavité, sans laisser derrière elle de clapiers ni de décollements.

Ouverture de l'abcès. — On doit ouvrir un abcès chaud aussitôt qu'on y constate, par la fluctuation, la présence du pus.

La ponction, suivie ou non d'injections modificatrices, doit être réservée aux abcès froids.

Objets nécessaires. — Pour l'ouverture d'un abcès chaud, il suffit de se préparer : un bistouri, une sonde cannelée, quelques pinces à forcipressure, quelques drains de caoutchouc vulcanisé, de la gaze stérilisée, de la ouate hydrophile, une bande, une solution aseptique ou antiseptique quelconque, un bassin pour recueillir le pus.

Dans des cuvettes seront disposés les objets indispensables pour le lavage des mains : eau chaude, savon, alcool.

Nettoyage de la région. — La région, siège de l'abcès, doit être lavée avec soin à l'eau chaude et au savon, puis à l'alcool. S'il s'agit d'une région couverte de poils, telle que l'aine ou l'aisselle, on rasera les téguments. Gênants au moment de l'incision, les poils seraient encore plus gênants pendant la cicatrisation de la plaie, en venant s'interposer entre les lèvres de la plaie.

Le chirurgien doit se laver les mains et ne pas croire qu'il a le droit d'être sale parce qu'il va se mettre en contact avec du pus. Les microbes des collections purulentes ont, généralement, une virulence atténuée ; le chirurgien doit se garder d'apporter dans la plaie qu'il va créer, des germes nouveaux.

Immobilisation du patient. — Sauf des cas exceptionnels, il est inutile d'anesthésier un malade pour lui ouvrir un abcès ; on peut cependant recourir aux pulvérisations de chlorure d'éthyle sur le trajet de la future incision ; dès que la peau deviendra blanche, on incisera. Au moment d'inciser l'abcès, le chirurgien doit être sûr que son malade restera immobile ; il le fait coucher, et, s'il s'agit d'un enfant ou d'un adulte névropathe, il le fait solidement maintenir. Un mouvement brusque du patient, au moment de l'incision, pourrait faire dévier le bistouri ; cette déviation pourrait avoir de l'importance quand l'incision porte sur une région dangereuse, le cou par exemple.

Règles générales de l'incision. — L'ouverture d'un abcès doit être large, pour assurer une libre évacuation du pus. Elle doit, pour le même motif, être faite au point le plus déclive de l'abcès. Sauf circonstances spéciales, la ligne d'incision doit avoir une direction telle, qu'elle ménage le plus possible les filets nerveux de la peau et qu'elle donne une cicatrice le moins laide possible ; on la fera donc parallèle aux plis de la peau ou parallèle aux fibres musculaires de la région. Dans l'ouverture d'un abcès, on évitera avec soin les gros vaisseaux et les nerfs importants, le bon sens l'indique.

Manuel opératoire. — Après s'être assuré une dernière fois de la fluctuation, le bistouri étant tenu bien en main et vertical, on l'enfonce d'un seul coup jusque dans la couche liquide (fig. 216), on rabaisse vivement le poignet, on incise et on termine en relevant le poignet, de façon à ce que l'incision soit bien franche « sans queues ».

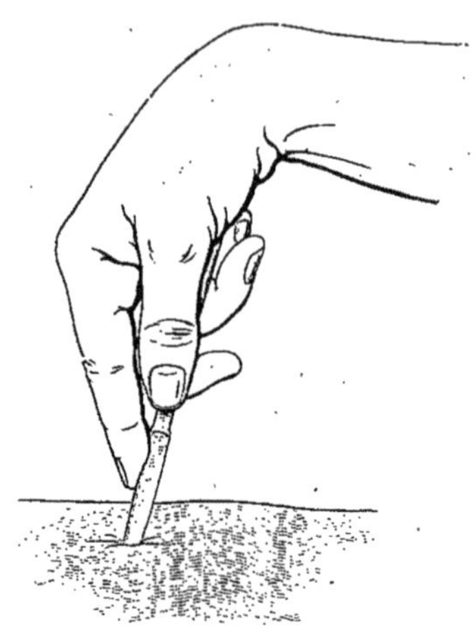

Fig. 216. — Incision de la peau. Le bistouri est enfoncé d'un seul coup.

Le pus s'écoule, on le recueille dans un bassin, on aide son écoulement en pressant de l'extérieur sur les parois de la poche. Si un vaisseau saigne, on le pince provisoirement avec une pince à forcipressure.

Avec la sonde cannelée, plutôt qu'avec les doigts, on explore la cavité de l'abcès, on s'assure qu'il n'y a pas de clapiers secondaires ; si on constate des poches indépendantes de la première cavité on les ouvre de suite.

Quand le pus est écoulé, on place dans la poche un gros drain, bien fenêtré, accompagné ou non d'une mèche de gaze stérilisée.

Par-dessus la plaie, on met plusieurs compresses de gaze stérilisée, de la ouate hydrophile, si on croit que le suintement sera abondant. On maintient le tout par une bande de gaze souple.

Une fois l'abcès ouvert, il est inutile de laver la poche avec une solution antiseptique quelconque. Si on a fait un bon drainage, le pus s'écoulera de lui-même. Le curettage de la poche avec la curette tranchante, qui détruit plus ou moins la membrane pyogénique, ne semble pas très rationnel quand on admet que cette membrane est la ligne de défense de l'organisme. On doit se garder d'appliquer sur l'abcès ouvert un pansement humide recouvert d'un imperméable ; ce que l'on veut obtenir, c'est l'évacuation du pus et son absorption par des compresses absorbantes, un pansement humide gênerait cette absorption.

Immédiatement après l'incision, la température tombe, l'état général du malade s'améliore. Le pus s'écoule avec abondance la première journée, avec une abondance décroissante les jours suivants. Le pansement est changé toutes les fois qu'il est souillé, tous les jours d'abord, puis tous les deux jours. Quand l'écoulement a disparu, que le bourgeonnement a comblé la profondeur, on retire drains et mèches et on panse à plat avec des pansements rares. Si le bourgeonnement de la plaie se fait mal, avec des bourgeons trop peu vivaces ou, au contraire, exubérants et mous, on touche la plaie avec la teinture d'iode, le crayon de nitrate d'argent; voire même on abrase avec les ciseaux ou une curette tranchante, les bourgeons charnus qui seraient trop volumineux.

On surveille avec soin la température du malade ; si au cours de la période de cicatrisation on voit la température s'élever, la rétention de pus est probable, il faut défaire le pansement et remédier au défaut de drainage.

Accidents. — Les accidents de l'ouverture d'un abcès sont exceptionnels, ils peuvent être *immédiats* ou *tardifs*. Les *accidents immédiats* sont la blessure d'un vaisseau ou d'un nerf; l'hémorragie sera arrêtée par l'application temporaire d'une pince à forcipressure, la blessure d'un nerf est douloureuse mais sans grande importance s'il s'agit d'un simple filet nerveux ; la présence de gros vaisseaux et de troncs nerveux volumineux nécessite des précautions spéciales (voir plus loin).

Les *accidents tardifs* sont les rétractions cicatricielles vicieuses, les œdèmes chroniques de la région; en général, on évitera ces lésions en incisant de bonne heure l'abcès; consécutivement on les modifiera avec avantage par le massage.

Cas particuliers. — L'incision de l'abcès, d'une façon générale, doit être large ; cependant, pour de très petits abcès, les abcès tubéreux de l'aisselle, par exemple, il suffit de ponctionner avec la pointe du bistouri pour les vider et les guérir. De même pour les abcès de la face et du cou, réduit-on souvent au minimum la longueur de l'incision.

Quand un abcès affecte la disposition dite en bouton de chemise, c'est-à-dire, quand une collection purulente sous-cutanée est réunie à une collection plus profonde par un simple pertuis, il ne faut pas se contenter de l'incision des téguments, mais débrider l'aponévrose.

Dans certaines régions, la présence de gros vaisseaux et de nerfs dans le voisinage de l'abcès commande des précautions particulières. Chassaignac[1] reconnaissait quinze régions dangereuses pour l'ouverture des abcès :

1° La région sous-occipitale profonde du cou ; 2° la région du fond de l'orbite ; 3° la base de la langue ; 4° la région sous-maxillaire ; 5° la région des parties latérales du cou quand la collection est un peu profonde ; 6° la région thyroïdienne et trachéale profonde ; 7° la région sus-claviculaire ; 8° la région axillaire profonde ; 9° la région du pli du coude ; 10° l'éminence thénar et la paume de la main ; 11° la région juxta-péritonéale ; 12° la fosse iliaque et l'intérieur du bassin ; 13° la partie supérieure et antérieure de la cuisse ; 14° le creux poplité ; 15° la plante du pied.

Dans ces cas, on peut user de deux procédés : 1° ou bien on fait une première incision traversant toute l'épaisseur de la peau et rien que l'épaisseur de la peau, puis, avec une sonde cannelée, on écarte les tissus, on repousse les vaisseaux et les nerfs, on déchire les brides du tissu cellulaire qui font obstacle à cet écartement, et on arrive ainsi au foyer purulent, que l'on ouvre avec la sonde cannelée (fig. 217) ; 2° ou bien on divise couche par couche toutes les parties qui recouvrent l'abcès en s'assurant *de visu* de la situation

[1] CHASSAIGNAC. — Traité pratique de la suppuration et du drainage chirurgical. Paris, 1859, t. I, p. 115.

des organes à éviter, et quand on est arrivé sur la poche de l'abcès, on l'incise sous les yeux.

Les deux procédés sont bons. C'est suivant l'un ou l'autre que l'on agira pour les abcès profonds ; si l'abcès siège dans le *voisinage de la trachée* sur la ligne médiane, on incise exactement comme pour une trachéotomie, et on va couche par couche jusqu'à la collection purulente, pénétrant au

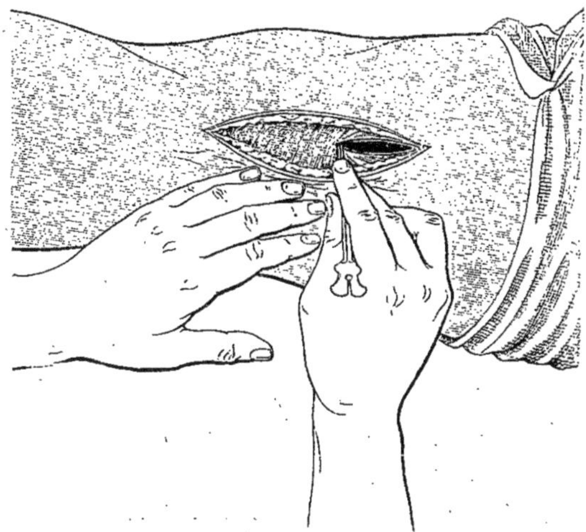

Fig. 217. — Débridement de l'aponévrose pour atteindre un abcès profond du creux proplité.

besoin jusqu'à la face postérieure de la trachée ou jusqu'à l'œsophage. Pour un abcès latéral du cou, l'incision est semblable à celle que l'on emploie pour la ligature même de la carotide.

Pour les *abcès de l'aisselle*, il faut également penser au paquet vasculo-nerveux, faire lever le bras autant que possible et inciser vers le thorax le long du bord inférieur du grand pectoral.

Pour les *abcès de l'aine*, certains chirurgiens incisent parallèlement au pli de l'aine, les autres perpendiculairement à ce pli, parallèlement aux vaisseaux. Quand les incisions sont parallèles au pli, les bords de la plaie ont, en effet, une certaine tendance à se recroqueviller en dedans.

Pour les abcès composés de plusieurs poches communiquant entre elles, il faut recourir à une contre-ouverture ; on introduit une sonde cannelée ou une longue pince par la première ouverture et on incise sur l'extrémité soulevant la peau. On place ensuite un drain ou une mèche allant de l'une à l'autre ouverture.

C'est ainsi que l'on agit, par exemple, pour *certains phlegmons de la main* communiquant avec un second foyer situé à la partie inférieure de l'avant-bras ; on fait deux ouvertures, une palmaire, une anti-brachiale ; on fait communiquer ces deux brèches à l'aide d'un drain par dessous le ligament annulaire du carpe. A l'avant-bras, sur le trajet du grand palmaire, on coupe la peau et l'aponévrose en incisant couche par couche ; on évite le nerf médian, on ouvre le foyer et on introduit dans la gaine une pince et un tube à drainage que l'on fait ressortir par l'ouverture de la paume de la main.

II. — COMMENT ENLEVER UN FRAGMENT D'AIGUILLE IMPLANTÉ DANS UN DOIGT

Le médecin est souvent consulté pour un fragment d'aiguille implanté dans un doigt ou dans la main.

Cet accident se produit presque toujours de la même façon : au cours d'un travail de couture ou d'astiquage d'un meuble, une aiguille vient s'implanter dans un doigt ou dans la paume de la main de l'ouvrier. L'aiguille se casse au ras de la peau, la partie de l'aiguille qui a pénétré disparaît sous le derme. Les points de pénétration sont généralement la pulpe des doigts, l'éminence hypothénar, l'éminence thénar.

Le patient, avant de consulter le médecin, se livre à des tentatives d'extraction qui consistent soit en des minuscules débridements avec la pointe d'une autre aiguille, soit en des malaxations plus ou moins énergiques de la région. Ces malaxations, faites dans l'espoir d'énucléer l'aiguille hors de la peau, n'ont d'autre effet que de la faire pénétrer plus profondément.

Ces tentatives n'auraient pas grand inconvénient si, le plus souvent, elles n'étaient faites sans précautions de propreté. La lymphangite du doigt n'est pas rare à la suite d'une piqûre d'aiguille.

Hors ces cas, une aiguille implantée dans un doigt est plus douloureuse que dangereuse.

Son extraction s'impose car la douleur qu'elle occasionne, gêne beaucoup tout travail de la main blessée.

*
* *

Cette extraction est fort simple, nullement douloureuse si on suit rigoureusement quelques précautions. Il faut :

1° *Assurer l'asepsie* de son intervention pour obtenir une réunion immédiate.

2° *Assurer l'ischémie* du doigt pour voir clair.

3° *Assurer l'insensibilité* du doigt pour pouvoir effectuer les débridements nécessaires.

Prenons le cas d'une aiguille implantée dans la pulpe du médius.

Objets nécessaires. — On se munira des objets suivants : de l'eau chaude bouillie ou stérilisée, du savon, de l'alcool, un lien de caoutchouc, de la cocaïne à 1 ou 2 p. 100, une seringue de Pravaz, un bistouri, deux pinces à forcipressure, une pince à disséquer, une aiguille droite ou courbe mais très fine, du fil fin, de la gaze stérilisée, une bande souple. L'asepsie des instruments doit être effectuée.

Manuel opératoire. — Tout étant réuni, procédez alors au nettoyage de vos mains, puis du doigt du malade; savon, eau stérilisée, alcool ou éther assurent cette désinfection des téguments de l'opérateur et de l'opéré.

L'asepsie faite le mieux possible, isolez votre champ opératoire en enveloppant le reste de la main et les autres doigts d'une compresse stérilisée ; le doigt blessé est seul laissé nu.

Prenez un morceau de drain de caoutchouc, de 10 à 20 centimètres de longueur, à défaut de drain, une sonde

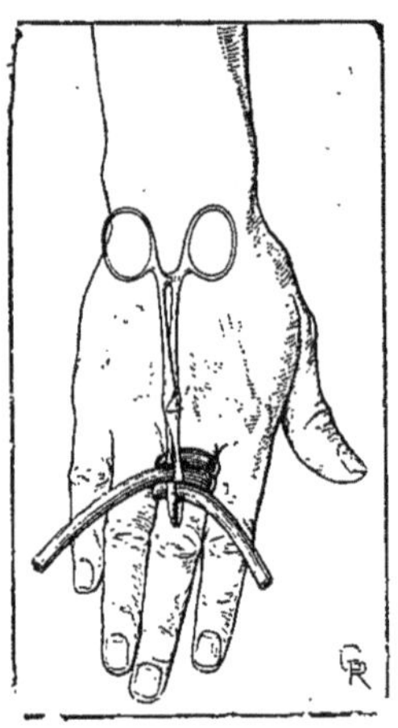

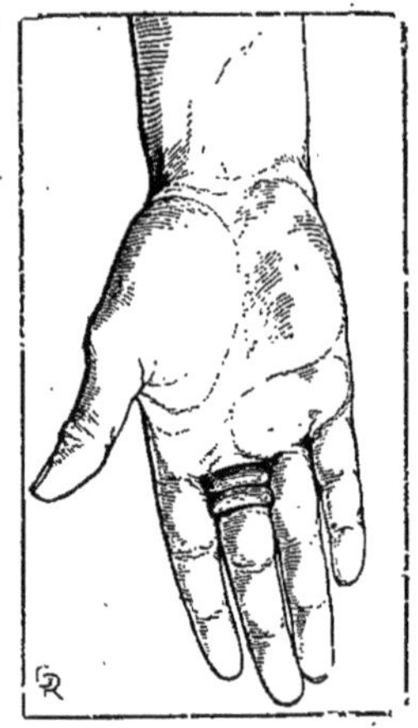

Fig. 218. Fig. 219.

Ligature de la racine du médius. On voit le double anneau constricteur, maintenu à la face dorsale par une pince à forcipressure.

à urèthre, du caoutchouc rouge ; avec ce lien, faites deux ou trois tours autour de la racine du doigt et fixez avec une pince à forcipressure les deux bouts de votre minuscule garrot.

Asseyez-vous en face de votre patient assis ; sur une table, à votre droite, vous avez fait disposer votre matériel stérilisé. Vous injectez, dans le derme ou sous le derme, un demi-centimètre cube ou un centimètre cube de votre solution de cocaïne, au niveau présumé de la piqûre, sur la ligne médiane du doigt (fig. 220) et vous attendez cinq minutes ou même huit à dix minutes.

Il est bon de regarder le temps sur une pendule, car huit minutes d'attente paraissent longues et on est exposé à inciser trop tôt.

Le temps écoulé, bien sur la ligne médiane, incisez délibérément la peau dans toute son épaisseur; quelques gouttes de sang veineux suintent dans votre plaie, épongez-les; le

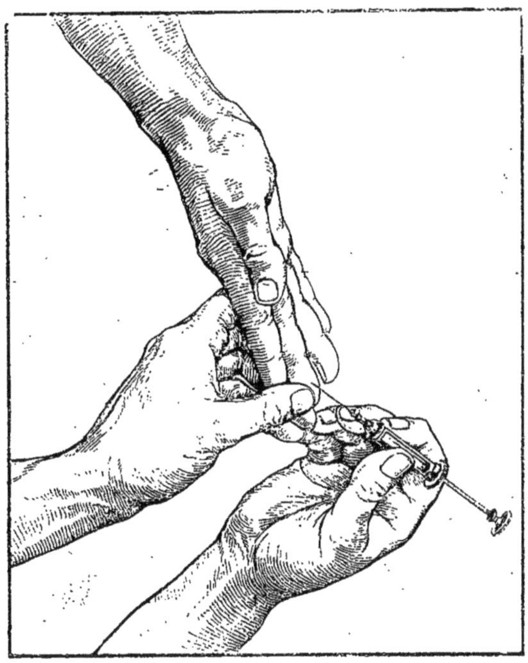

Fig. 220.
Avec une seringue de Pravaz on injecte la cocaïne à l'extrémité du doigt.

doigt va rester maintenant exsangue; le sang ne vous gêne pas, votre patient ne souffrant pas, ne cherche pas à remuer son doigt; vous pouvez à votre aise explorer les deux lèvres de la plaie. Généralement, vous apercevez un point d'un bleu noir, votre pince à disséquer sent un corps dur, et vous attirez doucement le corps du délit.

Ceci fait, prenez votre aiguille enfilée, saisissez-la avec les doigts ou avec des pinces à forcipressure et faites rapidement, soit des points séparés, soit un surjet sur la peau. Un petit surjet bien fait avec une aiguille fine affronte parfaitement les téguments.

La suture faite, placez quelques couches de gaze stérilisée sur la plaie, commencez à fixer la gaze par quelques tours de bande étroite et souple, enlevez le garrot étreignant la base du doigt et finissez l'enroulement de votre bande.

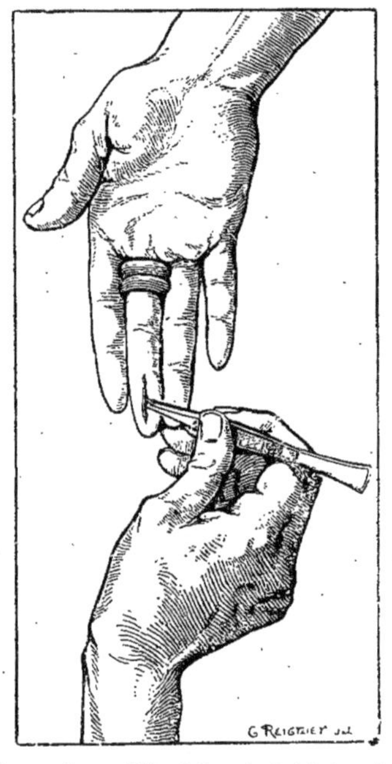

Fig. 221. — L'incision à été faite; la pince à disséquer retire le fragment d'aiguille.

L'intervention a duré à peine quelques minutes, les préparatifs sont plus longs que l'opération elle-même.

Cette petite intervention, ainsi méthodiquement pratiquée ne cause aucune douleur au patient. L'opéré n'accuse que la gêne produite par la constriction du lien de caoutchouc, et, parfois, une sensation « d'onglée » quand le sang revient dans le doigt.

Après l'intervention, aucune hémorragie ne se produit, si l'incision a été faite bien exactement, sur la ligne médiane. Le pansement sera laissé en place pendant six jours ; le septième jour, le fil sera enlevé, et on remettra, pour un jour ou deux, un pansement léger, maintenu par un doigt de gant. La cicatrice linéaire est souvent presque invisible.

Aiguille dans la main. — Cette intervention sera la même si l'aiguille siège dans l'éminence hypothénar ou dans l'éminence thénar; dans ce cas, le drain de caoutchouc devra être remplacé par la bande d'Esmarch placée autour du poignet. L'anesthésie par la cocaïne combinée avec la pression de la bande est suffisante. Si on a les rayons X à sa disposition, on peut demander une radiographie de la main; mais si on intervient peu de temps après l'accident,

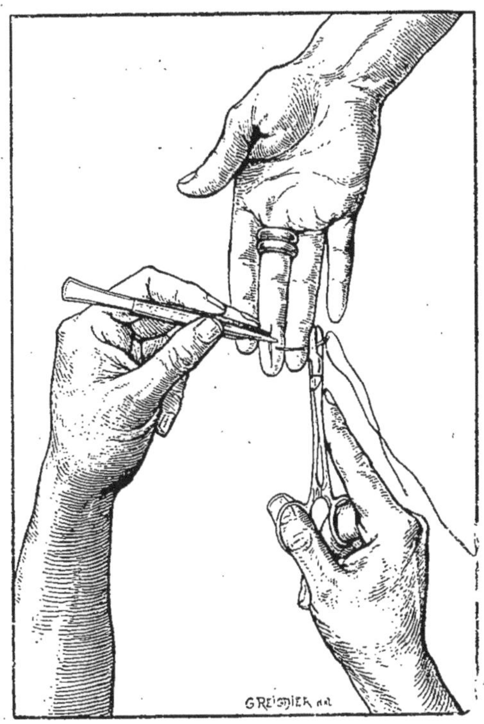

Fig. 222. — Avec une aiguille fine montée sur une pince, on suture les téguments.

l'examen radiographique n'est pas indispensable; l'aiguille n'est pas loin du point piqué.

Cas particuliers. — Quand le blessé se présente avec un début de lymphangite autour du point piqué, il ne faut pas se presser d'intervenir; il est préférable d'appliquer un pansement à l'alcool et d'attendre un jour ou deux.

Si le blessé ne se présente qu'une semaine après l'accident, la recherche de l'aiguille est beaucoup plus délicate. Il est sage, dans ces cas, de faire un examen radiographique.

CHAPITRE XX

I. — PONCTION EXPLORATRICE

La ponction exploratrice est une petite opération qui consiste à enfoncer dans les tissus l'aiguille plus ou moins longue de la seringue de Pravaz et à faire l'aspiration pour constater la présence ou l'absence de liquide dans la région ponctionnée.

Indications de la ponction exploratrice. — La ponction exploratrice se pratique dans les cas suivants :

1° Une tumeur se présente dans une région quelconque, on hésite sur la nature solide ou liquide de son contenu ; on précise son diagnostic par une ponction exploratrice;

2° On a constaté la présence d'une collection liquide; on veut connaître la qualité du liquide; la ponction exploratrice dira si ce liquide est du pus, ou un liquide séreux;

3° On n'hésite point sur le diagnostic, mais on veut prélever quelques gouttes de liquide pour en faire l'examen chimique, bactériologique ou cytologique ; on retire une certaine quantité de liquide par la ponction exploratrice, et on peut alors ensemencer ce liquide et l'étudier de toute façon.

Une ponction exploratrice faite avec une aiguille fine et stérilisée est sans danger; elle est à peu près indolore.

Toute ponction exploratrice doit être précédée de soins d'asepsie : stérilisation de la seringue et de l'aiguille, lavage de la peau de la région.

Manuel opératoire. — L'aiguille étant adaptée à la seringue, le fonctionnement de la seringue ayant été vérifié, on enfonce perpendiculairement l'aiguille dans les tissus. La sensation d'une résistance vaincue et de la liberté de la pointe de l'aiguille indique que l'on est dans la cavité du kyste. Avec le pouce et l'index gauches, on maintient l'aiguille en place tandis que la main droite tire sur le piston de la seringue.

Si la tumeur considérée contient du liquide, on voit ce liquide gagner la cavité de la seringue et bientôt la remplir. Sans enlever la seringue, on retire alors l'aiguille; la petite plaie produite se referme immédiatement. Il est, en général, inutile d'appliquer un pansement ou de mettre du collodion.

Quand le diagnostic est erroné et qu'il ne s'agit pas d'une collection liquide, l'aspiration ne retire rien ou, tout au plus, une gouttelette de sang.

Causes d'erreur. — Quand on ponctionne une collection suppurée, pleurésie purulente, par exemple, il se peut que l'on ne ramène pas de liquide, car si le liquide est trop épais ou grumeleux la lumière fine de l'aiguille peut être oblitérée. Il est bon de renouveler la ponction avec une aiguille un peu plus grosse.

II. — THORACENTÈSE

La thoracentèse est une opération qui consiste à ponctionner la cavité pleurale à l'aide d'un appareil aspirateur et à en retirer en totalité ou en partie le liquide qui peut y être contenu.

Trousseau, le premier, posa nettement les indications de la thoracentèse et vulgarisa cette opération. Il ponctionnait tout épanchement pleural dont l'abondance devenait menaçante pour la vie du malade, et se servait pour sa ponction du trocart de Reybard muni d'une baudruche.

Potain et Dieulafoy, en inventant leurs appareils aspirateurs permirent à la thoracentèse d'entrer dans la pratique courante.

Indications de la thoracentèse. — En présence d'un épanchement pleural, on est amené à pratiquer la thoracentèse par deux considérations principales : l'abondance de l'épanchement, la persistance de l'épanchement. L'abondance de

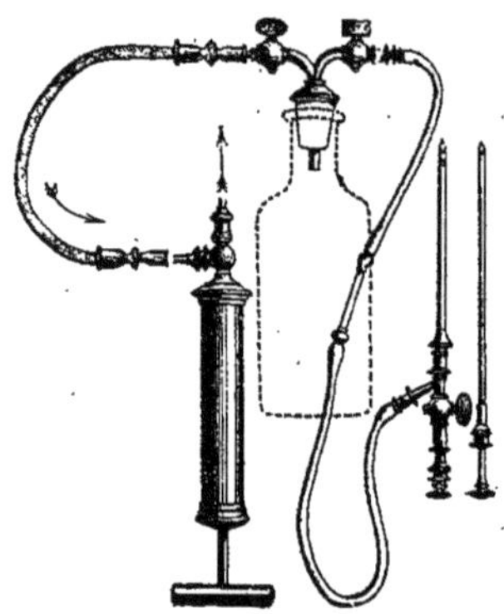

Fig. 223. — Appareil Potain.

l'épanchement impose une thoracentèse d'urgence. On juge qu'un épanchement est très abondant(plus de 1 500 grammes), lorsque la matité remonte en arrière de l'omoplate, que le bruit de skoda tend à disparaître en avant de la clavicule, que le souffle prend un timbre bronchique et s'entend aux deux temps de la respiration, que les organes voisins, cœur et foie, sont refoulés.

Quand un épanchement pleural persiste sans décroître au delà du quinzième ou du vingtième jour, la thoracentèse est indiquée pour éviter la formation d'adhérences pleurales qui empêcheraient ultérieurement l'ampliation normale du poumon.

La thoracentèse est surtout utile dans les pleurésies

séreuses. Dans les pleurésies purulentes, l'ouverture de la plèvre au bistouri est préférable. Cependant dans les pleurésies purulentes des enfants, où l'examen bactériologique montre l'existence du pneumocoque seul, la thoracentèse simple a pu amener des guérisons.

Choix de l'appareil. — Le choix de l'aspirateur a peu d'importance ; on peut se servir indifféremment de l'aspirateur

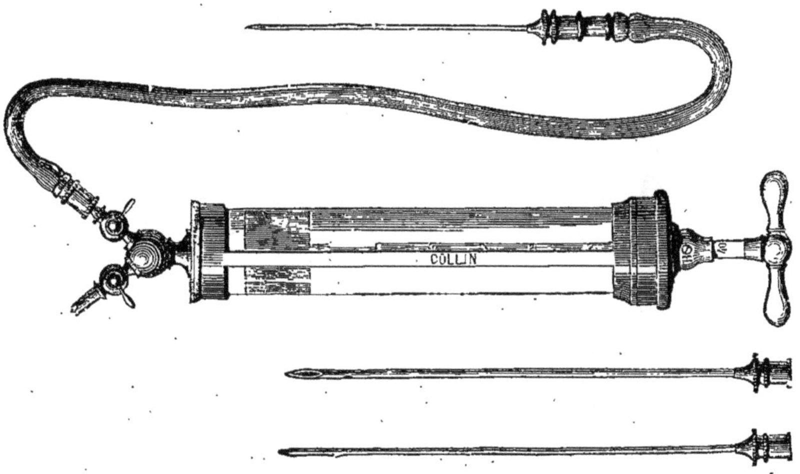

Fig. 224. — Appareil Dieulafoy.

Potain (fig. 223) ou de l'aspirateur Dieulafoy (fig. 224) ; les deux sont excellents.

Choix de l'aiguille. — On doit se servir d'une aiguille fine, aiguille n° 2 ou n° 3. La perméabilité de l'aiguille sera assurée au moyen d'un fil d'argent que l'on retirera au moment de se servir de l'aiguille.

L'aiguille et le tube adjacent doivent être stérilisés par l'ébullition dans une solution alcaline.

Lieu de la ponction. — Trousseau pratiquait la ponction de la poitrine dans le sixième ou septième espace intercostal en comptant de haut en bas, à 4 ou 5 centimètres du bord externe du muscle grand pectoral, c'est-à-dire dans la région axillaire. (G. Dieulafoy[1].)

Le plus souvent, on pratique la ponction en arrière, dans

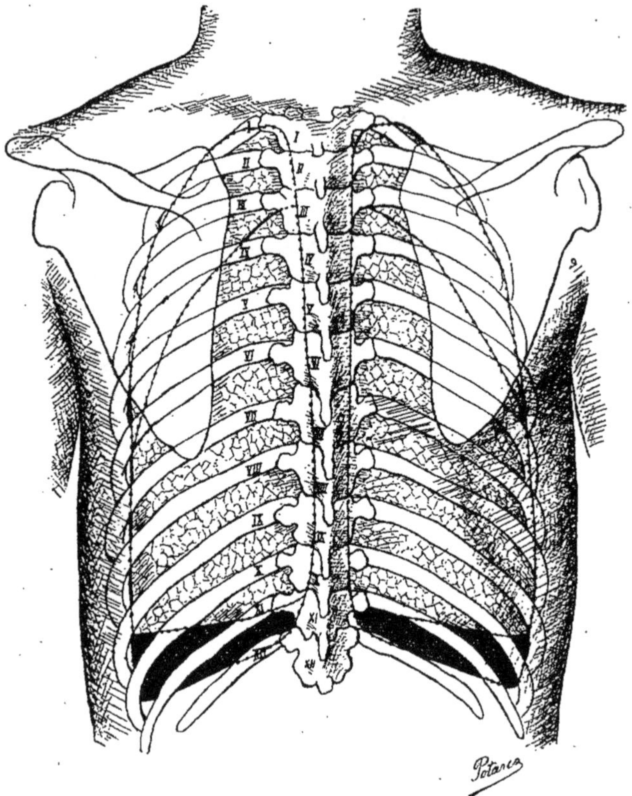

Fig. 225. — Limites des plèvres. Vue postérieure.
Potarca. *La Presse Médicale*, 1893, 16 nov., n° 94.

le septième ou huitième espace intercostal, sur le prolongement de l'angle inférieur de l'omoplate, en avant du bord externe du grand dorsal.

L'angle de l'omoplate répond habituellement au sixième espace intercostal, de telle sorte que la première côte que

[1] G. Dieulafoy. *Manuel de pathologie interne*, 10e édition, 1897, t. I, p. 496.

l'on peut sentir au-dessous de l'angle de l'omoplate est la septième côte.

Soins préliminaires. — Le malade est assis sur son lit, un aide placé au bout du lit maintient les deux bras du malade

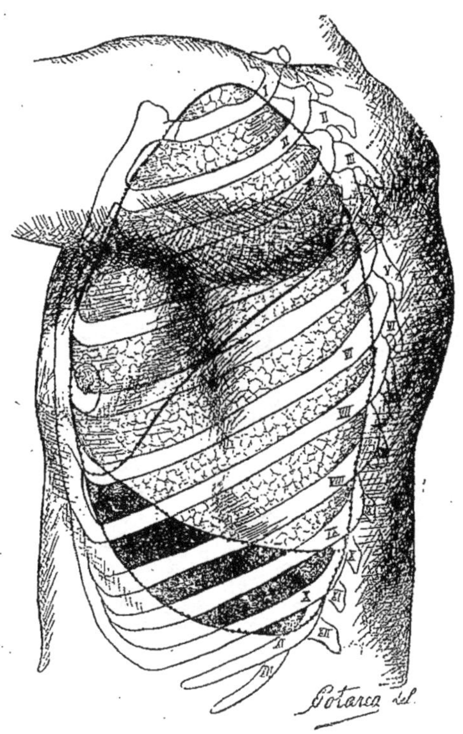

Fig. 226. — Limites des plèvres. Vue latérale gauche.
Potarca. *La Presse Médicale*, 1893, 16 nov., n° 94.

tendus en avant. La peau du malade est lavée avec du savon, puis de l'alcool.

Généralement on fait précéder toute thoracentèse d'une ponction exploratrice de la plèvre avec la seringue de Pravaz.

Manuel opératoire. — Le vide est fait dans l'appareil; l'aiguille est mise en communication avec l'aspirateur par l'intermédiaire du tube de caoutchouc.

L'opérateur place son index gauche dans l'espace intercostal, de manière à ce que le bord supérieur de ce doigt marque le bord inférieur de la côte supérieure et le bord inférieur de ce doigt indique le bord supérieur de la côte sous-jacente (fig. 228).

A ce moment, la main droite tenant solidement l'aiguille

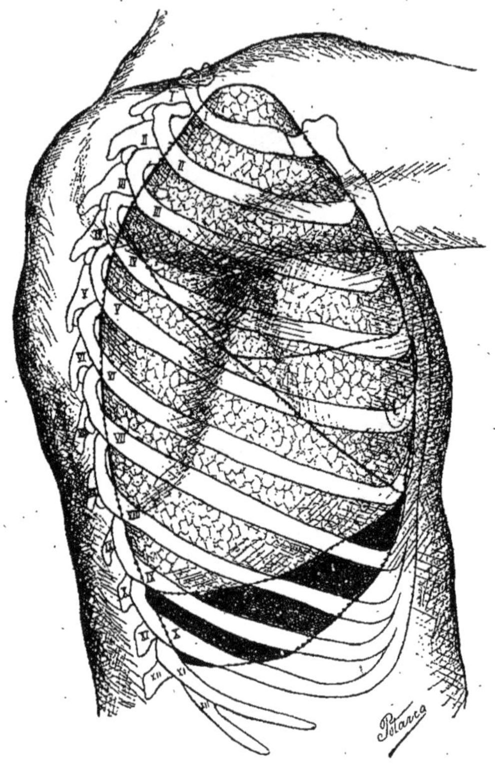

Fig. 227. — Limites des plèvres. Vue latérale droite. Potarca. *La Presse Médicale*, 1893, 16 nov., n° 94.

aspiratrice la pousse à travers les tissus immédiatement en avant de l'ongle de l'index gauche, la fait pénétrer à 2 ou 3 centimètres de profondeur. La sensation d'une résistance vaincue indique que la pénétration est suffisante ; le robinet de l'aspirateur est alors ouvert et le liquide jaillit dans l'appareil.

L'aspirateur une fois rempli, on ferme le robinet attenant à l'aiguille et on vide l'appareil. Puis on recommence à faire le vide et à aspirer. Cette manœuvre est recommencée plusieurs fois. Quand un litre de liquide a été extrait, on

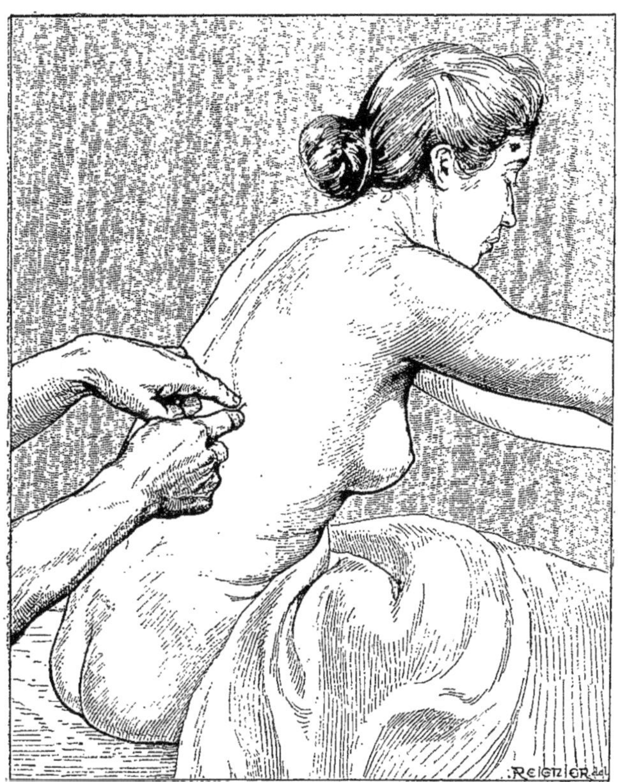

Fig. 228. — Manuel opératoire de la thoracentèse.

L'index gauche de l'opérateur repère les bords costaux, la main droite tenant solidement l'aiguille l'enfonce dans le liquide pleural à travers la paroi thoracique.

arrête généralement la ponction; il suffit de retirer l'aiguille, en pinçant la peau entre le pouce et l'index gauche pendant que la main droite tire obliquement l'aiguille.

La plaie laissée par le passage d'une aiguille fine est insignifiante, il est inutile d'appliquer un pansement.

Incidents de la thoracentèse. — *Piqûre de la côte.* —

Quelquefois quand la paroi thoracique est épaisse, le doigt sent mal les reliefs osseux et l'aiguille mal dirigée vient piquer la côte supérieure ou la côte inférieure. Il faut dans ce cas retirer légèrement l'aiguille et la diriger plus haut ou plus bas.

Ponction blanche. — On a enfoncé l'aiguille, le liquide ne sort pas; les causes de ces ponctions blanches peuvent être multiples; fausses membranes venant obstruer l'orifice, vide insuffisant, instrument insuffisamment enfoncé.

Toux. — Parfois survient au cours de la ponction, une toux quinteuse, opiniâtre; on la fait cesser en arrêtant momentanément ou définitivement l'écoulement.

Douleurs. — La douleur provoquée par la thoracentèse est généralement minime; il n'y a pas à s'en préoccuper; on peut la diminuer en pulvérisant du chlorure d'éthyle sur le point visé.

Complications. — *Congestion et œdème pulmonaires, expectoration albumineuse, asphyxie lente ou brusque, syncope, hémiplégie, apoplexie, mort plus ou moins rapide, transformation purulente de l'épanchement*, tels sont d'après G. Dieulafoy, les accidents qui ont pu être observés à la suite de la thoracentèse.

La *transformation purulente de l'épanchement* ne peut être due qu'à un défaut de technique facile à éviter.

Dans le cas de *syncope*, la mort a toujours été due à des lésions indépendantes de la thoracentèse.

L'*expectoration albumineuse* très vraisemblablement produite par une congestion œdémateuse du poumon sera évitée si on a soin de ne jamais extraire en une seule fois plus de 1 000 à 1200 grammes de liquide.

III. — PARACENTÈSE DE L'ABDOMEN

La paracentèse de l'abdomen est une opération qui consiste à ponctionner la cavité abdominale pour évacuer une collection liquide, soit que ce liquide se trouve libre dans la cavité péritonéale, ascite, soit qu'il consiste en un kyste intra-abdominal, une collection enkystée.

Indications et contre-indications. — La paracentèse de l'abdomen est moins employée qu'autrefois ; l'ouverture chirurgicale de l'abdomen lui est préférée pour tous les kystes, collections enkystées.

Il n'y a guère que les ascites des cirrhoses du foie ou les ascites des maladies de cœur qui soient encore justiciables de son emploi.

Objets nécessaires. — Pour ponctionner l'ascite, on se sert généralement d'un *trocart*.

On aura donc un trocart stérilisé ; avant de s'en servir on

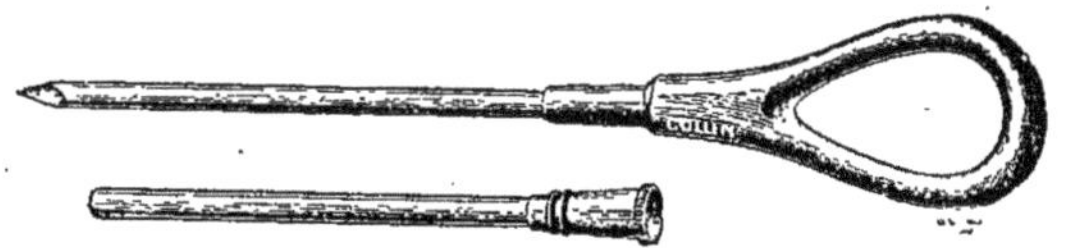

Fig. 229. — Trocart ; canule et pointe.

s'assurera qu'il joue librement dans sa canule et qu'il s'y adapte bien.

Pour recueillir le liquide, on se munira de plusieurs bassins et d'un seau.

Un bandage de corps, quelques compresses stérilisées, les substances nécessaires pour le lavage des mains du chirurgien et de la peau du malade, compléteront la liste des objets indispensables.

Points où l'on ponctionnera. — A la rigueur, on peut ponctionner une ascite par tous les points de l'abdomen ; en pratique, on préfère soit la ligne blanche, soit le milieu de la ligne qui s'étend de l'ombilic à l'épine iliaque antérieure et supérieure du côté droit; avant de ponctionner, on doit s'assurer que la région où doit porter la ponction est bien mate, qu'il n'y a point là d'intestins.

Position du malade. — Le malade est couché sur le dos, les jambes étendues, le côté gauche rapproché du bord du lit; la peau est lavée.

La vessie est vidée par cathétérisme.

Manuel opératoire. — Le chirurgien se place à gauche du malade, saisit son trocart de façon à ce que l'extrémité du manche prenne un bon point d'appui sur la paume de la main, le pouce est placé à l'union de la canule et du manche, l'index limite la distance de la pointe où le trocart doit pénétrer. Puis, d'un coup brusque comme un coup de poignard, ou doucement mais avec force, le chirurgien enfonce le trocart au point marqué et perpendiculairement à la peau. Lorsqu'on a la sensation qu'on a pénétré, on retient la canule avec les doigts de la main gauche, tandis que la main droite retire le trocart. Le liquide s'écoule, et à mesure que l'abdomen se vide on presse sur la canule pour qu'elle n'abandonne pas la cavité abdominale et l'on incline l'extrémité de la canule vers les divers points de la cavité.

Lorsqu'on a tiré la quantité de liquide jugée convenable, la main droite saisit le pavillon entre le médius et l'index et tire sur la canule, tandis qu'avec les doigts index et médius gauches on serre et on retient la peau.

Ceci fait, on met sur la plaie quelques compresses stérilisées que l'on maintient par un bandage de corps; ou bien on oblitère la plaie par une application de collodion.

Incidents. — Parfois l'écoulement s'arrête, la canule peut être bouchée par l'épiploon ou par l'intestin venant s'appli-

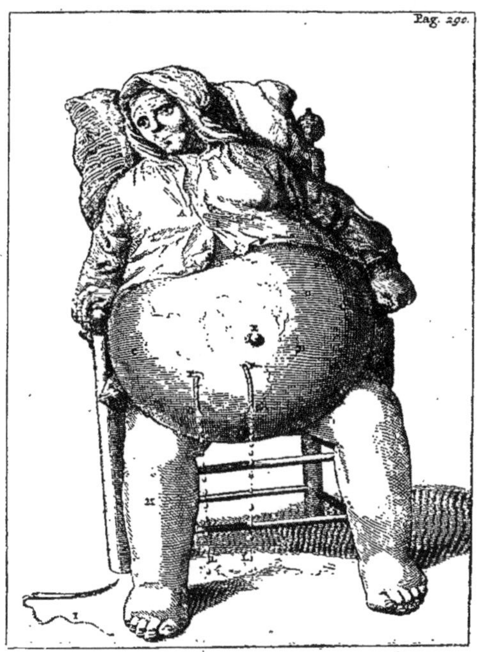

Fig. 230. — Femme hydropique, d'après Frédéric Dekkers [1].

On voit l'abdomen distendu, le nombril déplissé, les jambes œdématiées, le facies tiré. Au lieu de ponctionner avec un trocart on a drainé le péritoine avec un fil de laine I passé avec l'aiguille H; de l'extrémité des fils suinte le liquide ascitique goutte à goutte.

quer contre l'ouverture, il suffit d'enfoncer un stylet dans la canule pour écarter l'obstacle.

On a observé quelques cas d'*hémorragie*, la compression de l'abdomen par un bandage suffira généralement à arrêter le sang.

---

[1] Frederici DEKKERS. Exercitiones practicæ circa medendi Methodun, p. 290. Lugdvni Batavorum, 1695.

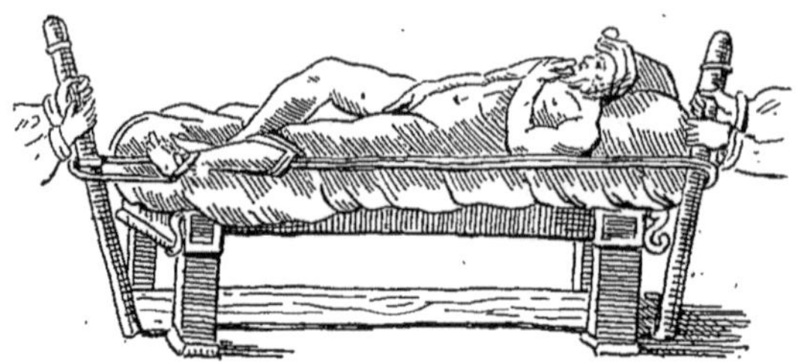

Fig. 231. — Extension et contre-extension d'une fracture de jambe d'après « les anciens et renommés Auteurs de la Médecine. — Hippocrate : des Fractures. »

SIXIÈME PARTIE

FRACTURES

CHAPITRE XXI

I. — SOINS A DONNER A UN BLESSÉ ATTEINT DE FRACTURE

Soins immédiats. — Un malade est atteint d'une fracture : il faut, en attendant la décision du chirurgien, placer le membre atteint dans une de ces gouttières en fil de fer que l'on trouve chez tous les marchands d'instruments de chirurgie.

Parmi ces gouttières, les plus utilisées sont la gouttière coudée pour le membre supérieur, la gouttière de jambe, la gouttière pour membre inférieur dont il existe un modèle pour la cuisse droite, et un modèle pour la cuisse gauche.

Avant de s'en servir, on doit garnir la gouttière d'une ou plusieurs couches d'ouate, un tampon cylindrique d'ouate sera placé à quelque distance, au-dessus du talon, sous le tendon d'Achille, de façon à ce que le talon soit soulevé et ne porte pas sur la gouttière, ce qui amènerait des douleurs intolérables et pourrait même déterminer des escarres.

Le membre atteint est lavé et pansé s'il y a lieu. Pour le déposer dans la gouttière, il faut *saisir solide-*

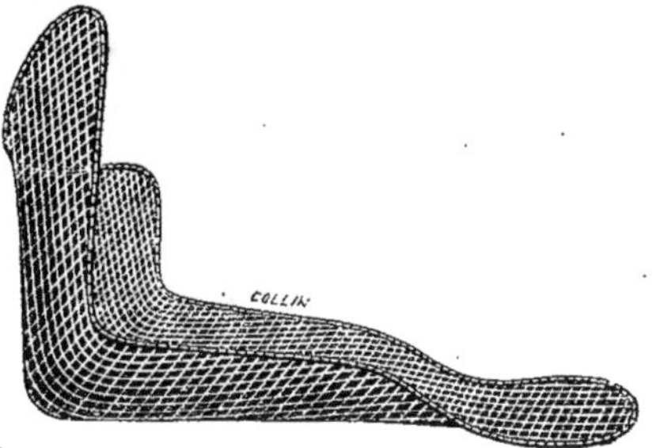

Fig. 232. — Gouttière du coude.

ment et à pleines mains les deux segments du membre, une main au-dessous, une main au-dessus du foyer de la

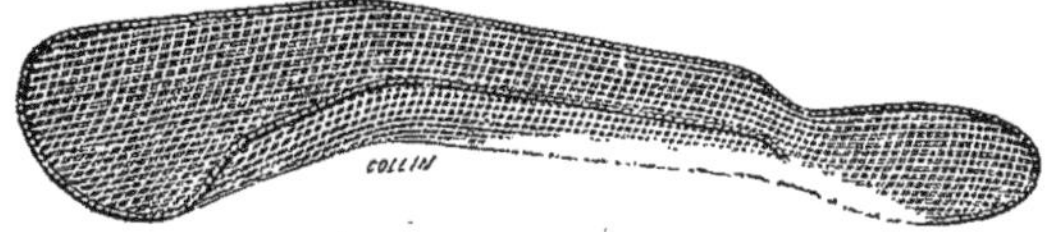

Fig. 233. — Gouttière du bras.

fracture, faire évoluer les deux mains bien parallèlement, et simultanément de façon à n'imprimer aucun mouvement

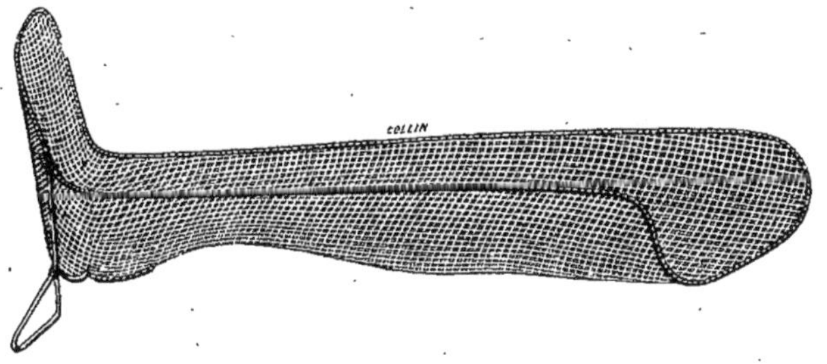

Fig. 234. — Gouttière pour le membre inférieur droit.

au niveau du point lésé. Si on doit auparavant placer le malade dans son lit, deux aides sont nécessaires : l'un, le plus expérimenté, saisira comme ci-dessus le membre fracturé, tandis que l'autre soulèvera le corps du malade, le tout manœuvrant avec ensemble de façon à ce que le membre malade ne subisse aucun heurt. Une fois le membre lésé placé dans la gouttière, un aide relevant la gouttière on enroule tout autour une bande de tarlatane ou de toile. On soulève ensuite l'extrémité distale de la gouttière par

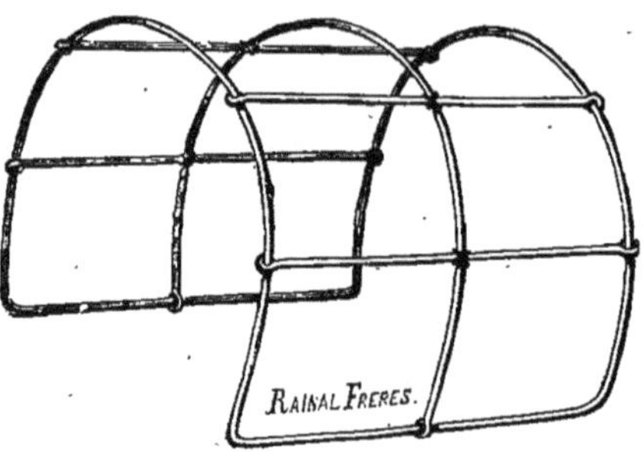

Fig. 235. — Cerceau en fil de fer.

un coussin placé sur le plan du lit, de façon à ce que le pied soit plus élevé que la racine de la cuisse.

La gouttière doit toujours embrasser le segment du membre au-dessus de la fracture et cela le plus haut possible.

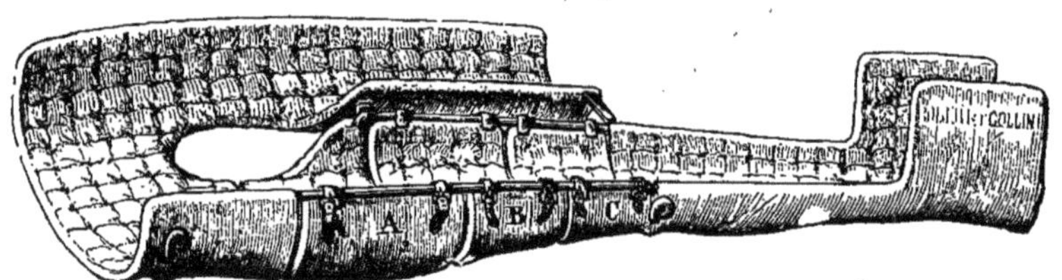

Fig. 236. — Gouttière de Bonnet.

A défaut de gouttière en cas de fracture, dit Mayor, un oreiller assez long est ce qu'il y a de plus commode, « le membre s'y repose mollement et il s'y creuse une espèce de coulisse ou de gouttière qui l'appuie assez bien sur les côtés ». (Mayor, *loc. cit.*)

Il est habituellement nécessaire de mettre au-dessus de la gouttière un cerceau en fil de fer pour éviter que le poids des couvertures ne pèse sur la gouttière qu'il ferait basculer ou ce qui serait plus grave sur le pied qu'il dévierait en dehors; des douleurs vives au niveau de la fracture seraient la conséquence de ce manque de précautions. D'une façon générale une fracture bien immobilisée n'est pas douloureuse.

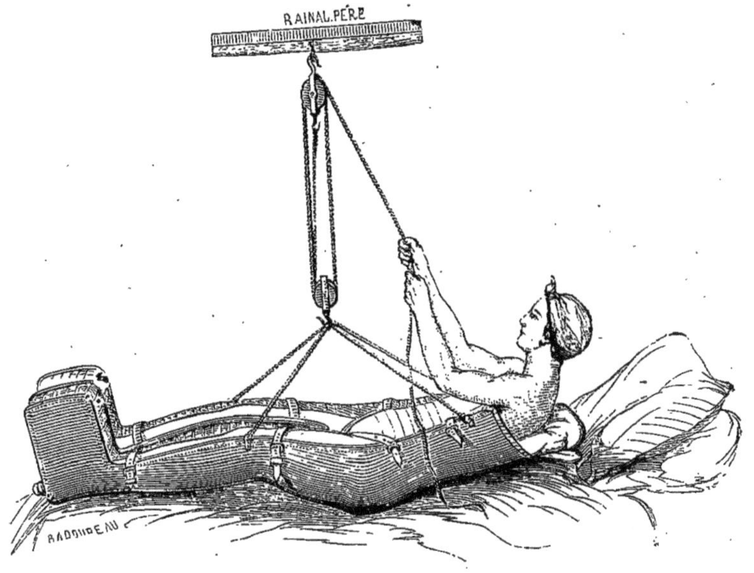

Fig. 237. — Gouttière de Bonnet. Le malade peut se soulever lui-même.

Gouttière de Bonnet. — Pour les fractures du bassin ou de la racine de la cuisse, il est souvent commode de placer les malades dans une gouttière, dite de Bonnet.

Cette gouttière présente de nombreux avantages. Construite de façon à recevoir le bassin et la jambe blessée elle présente une échancrure au niveau de l'anus pour permettre la défécation ; le long de la gouttière sont disposées des boucles et des courroies destinées à assurer l'immobilité du membre ; elle permet de soulever avec facilité le malade pour changer les alèzes ou les draps, pour les soins de propreté, sans risquer d'imprimer des mouvements à la partie fracturée.

Le séjour d'un membre fracturé dans une gouttière ne saurait être que provisoire, il faut sans tarder procéder si possible à un examen radiographique, puis appliquer un appareil définitif.

II. — APPAREIL DE SCULTET

L'appareil dit de Scultet est un des meilleurs appareils provisoires qu'on puisse appliquer sur un membre fracturé. Il ne semble pas que l'appareil dont se servait Scultet

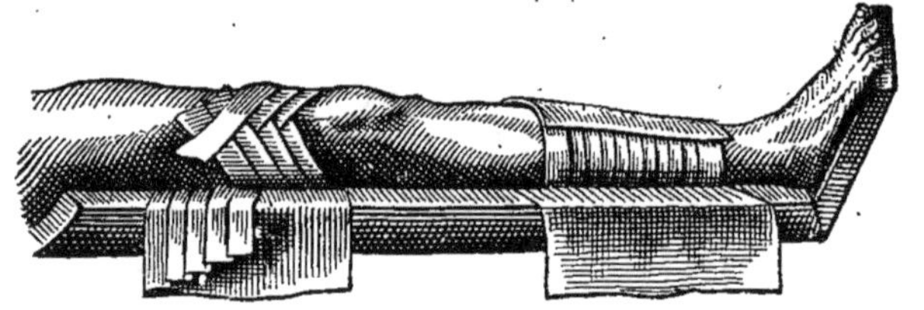

Fig. 238. — Figure extraite de l'Arsenal de chirurgie de Jean Scultet.

fût identiquement le même que celui qu'on a appliqué sous ce nom pendant toute la durée du XIXe siècle.

La disposition des bandelettes ou compresses[1] seule est identique ; mais

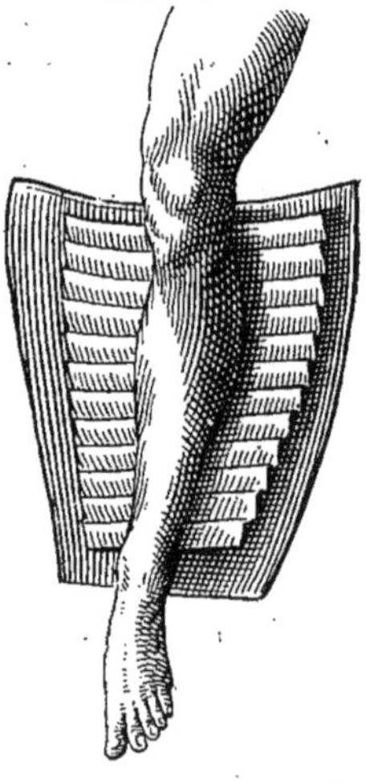

Fig. 239. — Figure extraite du livre de Scultet.

[1] Ces compresses seront « différentes à la vérité en longueur car la partie plus grelle et inférieure du fémur les demande plus courtes, et la partie plus grosse les requiert plus longues, mais toutes doivent être larges de trois travers de doigt, toutes lesquelles je mis par ordre sur un linge un peu large, en sorte que la portion de chaque compresse de dessous couvrait presque la moitié de celles de dessus.

« Les compresses seront aussi de toile de lin double non pas si étroistes qu'elles ne comprennent suffisamment les bords de la playe, quant à la longueur, elles en auront autant qu'il en suffira pour entourer une fois le membre, ces choses estans ainsi préparées on mettra dans la caisse remplie d'estoupes molles et bien peignées, un linge large, et sur iceluy les compresses rangées en cet ordre, que celle du milieu couvre la moitié de celle qui lui est plus proche et celle-cy la moitié des plus éloignées. » p. 78.

Scultet se servait de gouttières pour y placer le membre.

L'appareil de Scultet était appliqué au bras, à la cuisse, à la jambe.

On ne l'emploie plus guère de nos jours que pour les fractures de jambe, et à défaut de gouttières ou d'appareils plâtrés.

Objets nécessaires. — 1° Des lacs ou rubans de fil, 3 ou 5.

2° Une pièce de toile ou drap fanon, large d'un mètre, un peu plus longue que le membre.

3° Des attelles de bois, épaisses d'un centimètre environ et larges de trois travers de doigt.

4° Des coussins remplis de son ou de balle d'avoine.

5° Des bandelettes larges de cinq centimètres, assez longues pour faire une fois et demie au moins le tour du membre, assez nombreuses (deux douzaines environ) pour le couvrir dans toute sa longueur, tout en s'imbriquant les unes les autres, à la manière des tuiles d'un toit. Les bandelettes destinées à recouvrir la cuisse ou le mollet doivent être plus longues que les bandelettes destinées au cou-de-pied et au genou.

Préparation. — Pour préparer, cet appareil on met parallèlement et en travers sur une table les liens convenablement espacés, on étend sur eux le drap fanon. A 8 ou 10 centimètres du bord supérieur de ce drap fanon, on place la première bandelette puis successivement de haut en bas on superpose les autres bandelettes jusqu'à quelque distance du bord inférieur du drap.

Chaque bandelette doit recouvrir la précédente dans la moitié de sa largeur.

Les attelles de bois sont placées sur les bords longitudinaux du drap fanon.

En dedans des attelles sont placés les coussins.

On roule ensuite les bords longitudinaux des draps

fanons ainsi que les extrémités des bandelettes autour des attelles, pour transporter plus facilement l'appareil.

Application de l'appareil. — Le malade étant dans son lit, deux aides saisissent la jambe fracturée et procèdent à l'extension et à la contre-extension; pendant ce temps, le chirurgien engage l'appareil de Scultet sous la jambe et en déroule les diverses pièces; l'axe du membre doit être perpendiculaire à la direction des bandelettes.

L'extension et la contre-extension seront continuées pendant toute la durée de l'application de l'appareil; un troisième aide secondera le chirurgien dans l'arrangement des pièces de l'appareil.

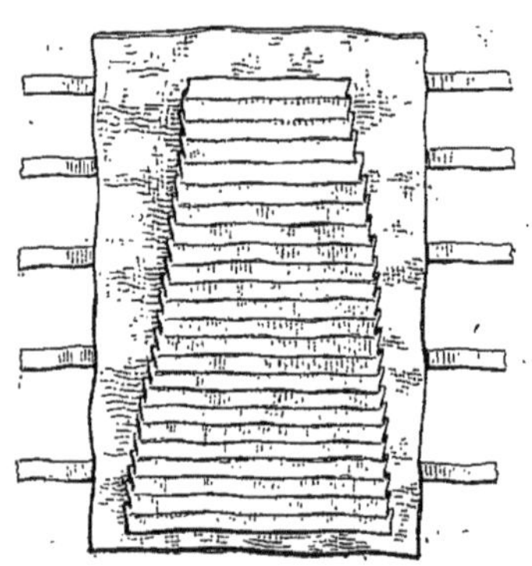

Fig. 240. — Préparation d'un appareil.

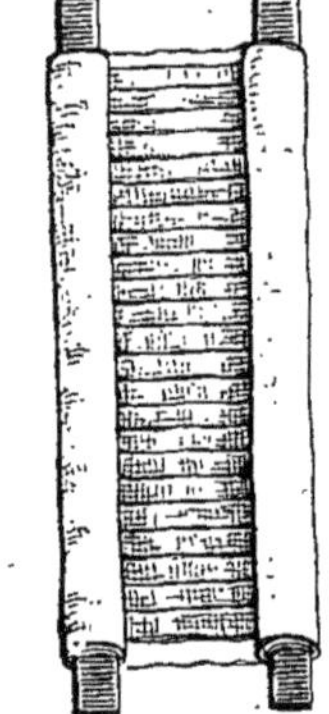

Fig. 241. — Appareil roulé.

On mouille légèrement les bandelettes avec de l'eau blanche ou un mélange d'alcool et d'eau.

Puis on procède à l'application des bandelettes; l'appareil est disposé de façon que les bandelettes soient posées des extrémités du membre vers sa racine. Le chirurgien saisit le chef externe de la bandelette la plus inférieure; un aide saisit le chef interne de la même bandelette et la tend; le chirurgien enroule obliquement cette bandelette en contournant le membre et vient l'arrêter sur le côté interne de la jambe en relevant soigneusement le bout excédent de la bandelette, de façon à ne pas faire de plis; l'aide applique le chef interne de la même façon et vient l'arrêter sur le bord externe de la jambe. Par-dessus cette première bandelette est appliquée la seconde de la même manière, et ainsi de suite des autres; toutes ces bandelettes s'imbriquent comme les tuiles d'un toit. Si on a procédé avec régularité, tous les bords des bandelettes sont parallèles et forment avec l'axe du membre un angle de 45°, la compression exercée par ces bandelettes est aussi forte et aussi régulière que celle que donne un bandage roulé.

Les bandelettes étant disposées, on s'occupe alors de l'application des attelles. Le chirurgien et l'aide roulent chacun une attelle dans le bord du drap fanon qui leur correspond, jusqu'à ce qu'ils se soient rapprochés de deux travers de doigt du membre. Pour y arriver plus sûrement, on prend la mesure en plaçant d'abord l'attelle parallèlement au membre et à deux travers de doigt de distance, puis on la fait tourner jusqu'au bord du drap fanon, et on la ramène en la comprenant dans les plis successifs de l'étoffe. Entre les attelles et le membre, on place des coussins de balle d'avoine, la balle doit être chassée dans les points où l'attelle est le plus éloignée du membre, afin de rendre la compression uniforme. On met un troisième coussin sur la face antérieure de la jambe et par-dessus l'attelle correspondante. On cesse l'extension et la contre-extension.

Ceci fait, on fixe les attelles par un certain nombre de rubans ou de liens entourant tout l'appareil. On soutient le pied avec une compresse longuette dont les chefs se croisent sur la face dorsale et viennent s'arrêter sur les côtés de l'appareil où on les fixe avec des épingles.

On place enfin par-dessus le membre un cerceau pour soutenir les couvertures, et par-dessous un coussin assez épais.

III. — APPAREILS PLATRÉS

Les appareils plâtrés sont fondés sur les propriétés que présente le plâtre de durcir après hydratation.

Indications. — Les appareils plâtrés sont indiqués toutes les fois qu'il s'agit d'immobiliser un membre ou un segment de membre. Leurs principales indications sont les fractures et les lésions articulaires, tumeurs blanches en particulier.

Pour les fractures on emploie les attelles plâtrées.

Objets nécessaires. — Pour construire un appareil plâtré, il faut se munir d'une certaine quantité de plâtre, de la tarlatane, des bandes de toile, des attelles.

Le *plâtre* sera du plâtre de modeleur, frais, non éventé, il sera conservé dans des boîtes métalliques.

La *tarlatane* devra être pliée de façon à présenter de douze à quinze épaisseurs, et sera taillée suivant le membre à recouvrir.

Pour découper la tarlatane on fait d'abord un *patron*, c'est-à-dire on enveloppe le membre sain d'une feuille de tarlatane, on la modèle sur le membre et on coupe tout ce qui dépasse les régions à envelopper par l'appareil. Il faut tenir compte dans ce découpage du retrait du plâtre : il faut donner aux diverses dimensions un travers de doigt en plus. Ce patron est reporté sur la pièce de tarlatane plié en douze ou quatorze épaisseurs, qui sera découpée sur ses dimensions. L'attelle une fois découpée, on en coud les diverses épaisseurs par un surjet rapide fait à grands points le long des bords.

Les bandes de toile devront être assez nombreuses. Quatre bandes de 10 mètres ne sont pas de trop pour un appareil de jambe.

Les attelles sont des lames de bois assez fortes, larges

d'environ deux travers de doigt, arrondies à leurs extrémités.

A défaut d'attelles spéciales, il est facile d'en confectionner en suivant les préceptes de Scultet.

« Nous préparons heureusement les attelles (avec) des couvercles de boëtes dont les appotycaires et les marchands se servent pour mettre les marchandises : que si l'on ne peut avoir de ces couvercles, on fait très à propos les attelles de vieux fourreaux d'épée, qui, parce qu'ils sont couverts de cuir, sont durs et polis. » SCULTET.

Précautions à prendre. — Le sol de la *chambre du malade* sera, autour du lit, protégé par des alèzes, des toiles placées par terre. De même le *lit* sera protégé par une alèze placée sous le membre à plâtrer.

Le membre blessé sera lavé, rasé ; s'il y a lieu le pansement sera appliqué.

On aura soin de réunir un certain nombre *d'aides*, deux aides au moins sont indispensables.

Pour notre description de l'application d'un appareil plâtré, nous considérerons l'appareil plâtré le plus simple, l'appareil

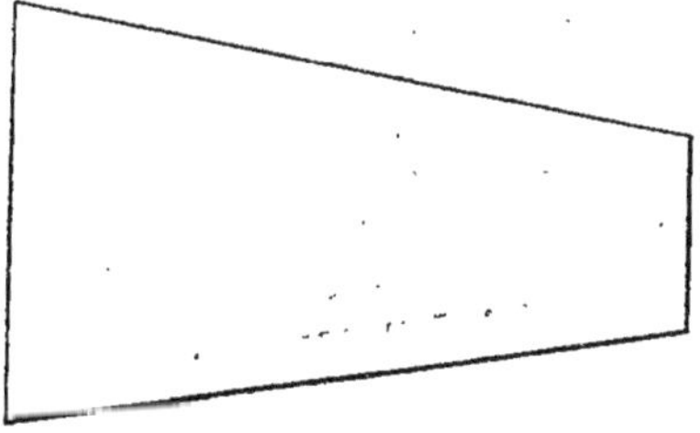

Fig. 242. — Taille d'un appareil plâtré pour immobiliser le genou.

destiné à immobiliser le genou : cet appareil se compose d'une gouttière postérieure recouvrant les trois quarts postérieurs de la cuisse et de la jambe, remontant jusqu'au tiers supérieur de la cuisse et descendant jusqu'au tiers inférieur de la jambe. Les seize épaisseurs de tarlatane seront taillées en conséquence en forme de trapèze.

Application de l'appareil. — Tous les préparatifs étant

faits, pendant qu'un aide gâche le plâtre, le chirurgien enduit le membre blessé d'huile ou de vaseline pour empêcher l'adhérence des poils au plâtre, ce qui serait une cause de douleur au moment de l'ablation. Il fait la réduction de la fracture et la maintient réduite.

Le plâtre est mélangé avec l'eau dans un vase. On met en

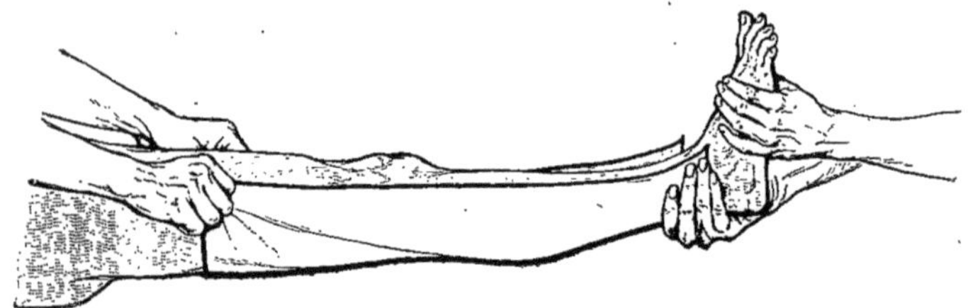

Fig. 243. — La lame de tarlatane est appliquée sous la jambe.

général parties égales d'eau et de plâtre ; mais l'habitude rend inutile les mesures ; on met la quantité d'eau nécessaire et on ajoute du plâtre jusqu'à ce que l'on ait par le mélange une bouillie de consistance crémeuse.

On plonge dans la cuvette la lame de tarlatane; on la

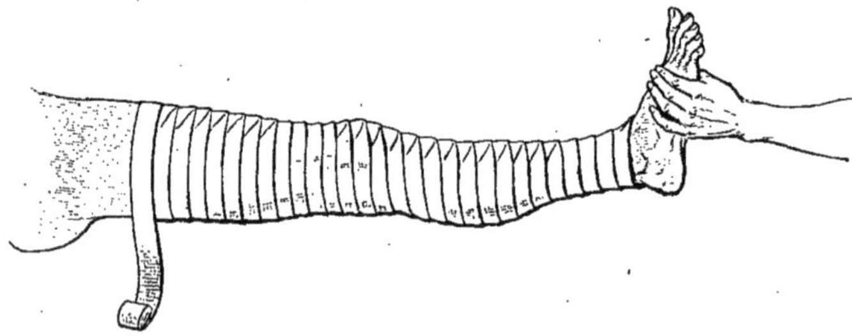

Fig. 244. — Enroulement de la bande de toile.

roule dans la bouillie ; on la malaxe ; on l'imprègne bien ; au sortir, on la presse entre les deux mains pour enlever l'excès de plâtre ; on l'applique sur une table où on la lisse avec le plat de la main de façon à ce qu'elle soit bien unie. Si le plâtre est trop clair, on ajoute un peu de plâtre en poudre sur la surface de l'attelle.

On porte au-dessous du membre la lame de tarlatane, on

l'applique à la face postérieure du membre, un aide la tient au niveau de la cuisse, on enroule la bande de toile, en commençant par le pied, et on remonte jusqu'à la partie supérieure en faisant des renversés. Quand on a enroulé deux couches de bandes sur toute la longueur de l'appareil, on met une *attelle de bois* en arrière pour éviter que le malade ne plie la jambe ; par-dessus cette attelle on enroule une autre bande. L'appareil est alors terminé ; il faut mettre

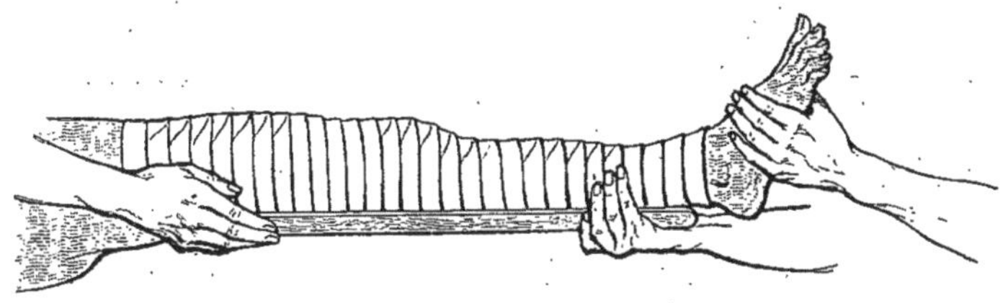

Fig. 245. — Application d'une attelle de bois à la partie postérieure du membre.

le membre du malade sur un coussin, de façon à ce que le pied soit plus élevé que la racine de la cuisse, le coussin devra s'arrêter au-dessus du talon.

Au bout d'un quart d'heure environ le plâtre est pris, cette *prise* du plâtre se traduit par la chaleur.

On déroule les bandes de toile, on enlève l'attelle de bois. Avec des ciseaux on arrondit les angles du plâtre, on enlève ce qui pourrait être excédent.

Il ne reste plus qu'à mettre des lacs, ou des tours de bande de gaze sèche en certains points pour empêcher le plâtre de se desserrer ; on met un tour de bande au-dessus des malléoles, un autre au niveau de la partie supérieure du tibia, un troisième au niveau de la cuisse, et l'on maintient le pied élevé par un coussin placé sous la région du mollet.

Soins consécutifs. — Les appareils plâtrés peuvent être la cause de sphacèle : 1° ou bien par les angles, les bords plus ou moins coupants de l'appareil, particulièrement aux points où les parties molles sont peu épaisses, sur les os, les tendons ; 2° ou bien par étranglement circulaire arrêtant la circulation veineuse. Une surveillance attentive fera éviter sans peine ces accidents.

Cette surveillance sera journalière ; tous les matins le chirurgien vérifiera l'état du membre ; il veillera à ce que le pied soit maintenu élevé au-dessus du plan du lit, ou que les couvertures ne pèsent pas sur le pied et soient maintenues par un cerceau ; si le plâtre blesse par ses bords, le chirurgien avec des pinces coupera les parties blessantes, si l'appareil est devenu trop lâche par suite de la disparition de l'œdème du membre, le chirurgien le resserrera par quelques tours de bande et au besoin le remplacera.

Gouttière pour le pied, la jambe. — La gouttière pour le pied et la jambe doit remonter au-dessus du genou, jusqu'à mi-cuisse : on peut la faire de deux façons : 1° gouttière postérieure à incisions malléolaires ; 2° attelle postérieure avec étrier.

Les attelles seront faites avec quatorze épaisseurs de tarlatane.

La *gouttière postérieure avec incisions malléolaires*, devra

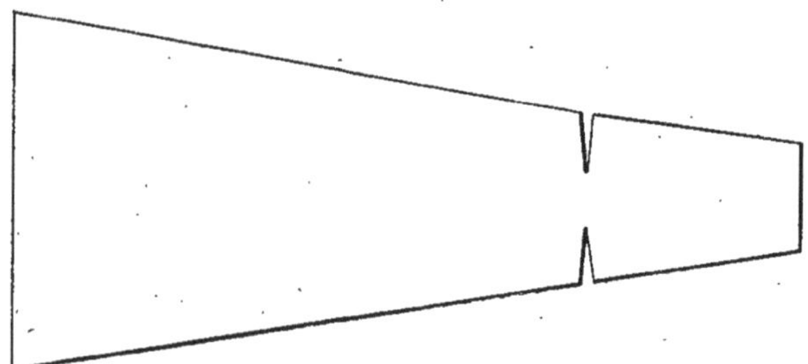

Fig. 246 — Modèle de gouttière postérieure à incisions malléolaires.

envelopper les trois quarts de la circonférence du membre ; elle aura une forme de trapèze, et au point qui doit correspondre au cou-de-pied deux incisions seront faites. Pour l'appliquer, on l'étale d'abord sous le membre ; un aide maintient l'extrémité supérieure, le chirurgien fait tenir le pied à angle droit ; il applique soigneusement la portion plantaire de façon à ce qu'elle vienne recouvrir l'extrémité inférieure de la gouttière et que les deux portions se soudent solidement.

Pour que le membre soit en bonne position, il faut que le pied soit à angle droit sur la jambe, et que l'épine iliaque antéro-supérieure, le milieu de la rotule, l'espace compris

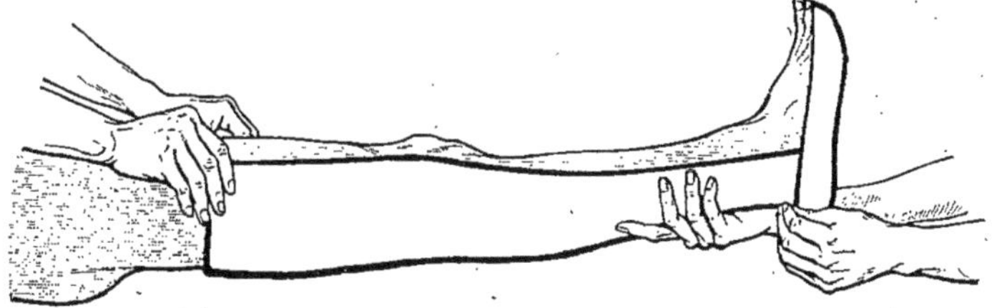

Fig 247. — Application de la gouttière.

entre le premier et le deuxième orteil, soient sur la même ligne.

Dès que l'on a appliqué deux épaisseurs de bande fixatrice, on place une attelle de bois à la partie postérieure du membre, de façon à ce que le plâtre ne soit pas exposé à être cassé au

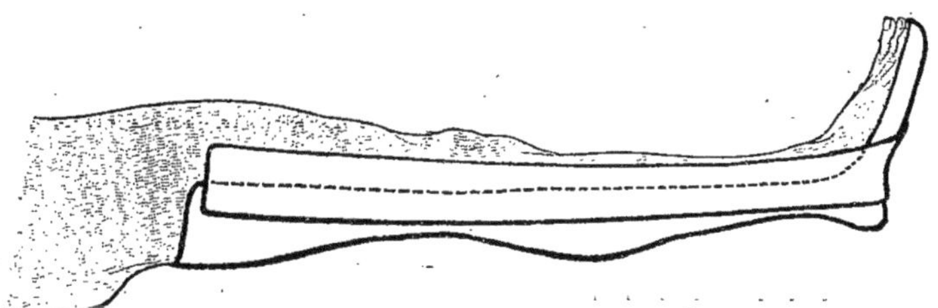

Fig. 248. — Attelle postérieure avec étrier.

niveau du pli du genou si le malade fait des mouvements. Dès que le plâtre est pris on peut enlever les bandes de toile; on s'assure que la peau n'est blessée en aucun point, et on enroule autour du membre une bande de gaze souple, très peu serrée, pour maintenir le plâtre absolument appliqué.

On peut mettre une attelle de Dupuytren pendant que le plâtre sèche (voir p. 377).

L'attelle postérieure avec étrier se compose de deux

parties : une attelle postérieure analogue à la précédente, mais moins large et sans incisures; une attelle latérale de la largeur d'une paume de main environ, assez longue pour partir de la partie moyenne de la cuisse, passer sous la plante du pied et revenir de l'autre côté au niveau de départ.

Cet appareil s'applique d'une façon analogue à celle du précédent. On place d'abord l'attelle postérieure, puis on installe l'étrier de façon à ce qu'il s'applique bien sur l'attelle postérieure, qu'il la recouvre, et fasse corps avec elle.

La même règle d'application d'une attelle de bois, en manière de soutien, doit être observée.

Attelle du coude. — Pour être convenablement immobilisé, un coude doit être maintenu fléchi, de façon à ce que

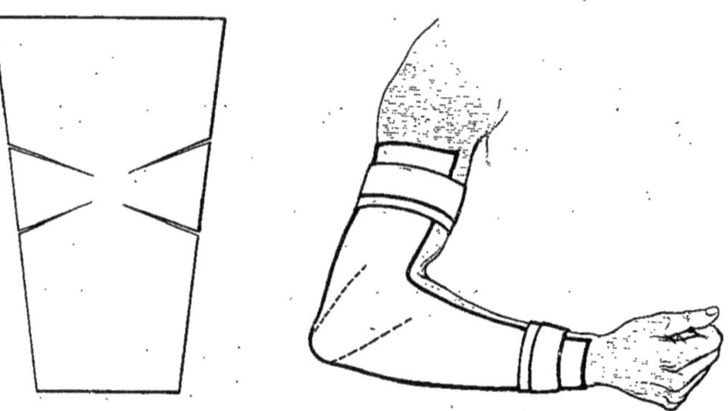

Fig. 249. — Attelle de coude.

Taille de l'appareil. Appareil appliqué.

l'avant-bras forme avec le bras un angle droit, le pouce étant dirigé en haut.

L'attelle du coude sera appliquée à la face postérieure du bras et de l'avant-bras; elle devra aller de la région deltoïdienne jusqu'au niveau du poignet qu'elle laissera libre; elle devra embrasser les trois quarts postérieurs de la circonférence du membre.

Une attelle du coude est taillée en forme de trapèze: au

niveau du pli de flexion elle présente deux incisions dessinant de chaque côté un triangle; les triangles, au moment où l'avant-bras sera mis à angle droit sur le bras, seront appliqués sur les deux parties principales qu'elles renforceront en ce point.

La longueur du trapèze devra être celle du bras et de l'avant-bras; la grande base du trapèze mesurera la circonférence du bras, la petite base mesurera la circonférence de l'avant-bras au poignet.

Pour l'appliquer, le coude étant fléchi, on étale la gouttière à la face postérieure du membre, on rabat les petites surfaces triangulaires sur les autres parties et on enroule la bande de toile en commençant par le poignet. Au niveau du coude, pour assurer la bonne position de l'avant-bras sur le bras, il est bon de faire passer quelques tours de bande en huit de chiffre allant directement du bras sur l'avant-bras.

Pendant que le plâtre sèche, l'avant-bras est maintenu par une écharpe

Dès que le plâtre est pris, on déroule la bande de toile et on la remplace par quelques tours de bande moyennement serrés à l'avant-bras et au bras.

Appareils pour l'avant-bras. — Pour immobiliser l'avant-bras fracturé, on se sert le plus souvent d'une gouttière plâtrée appliquée soit à la face antérieure, soit à la face postérieure de l'avant-bras.

Hennequin[1] préconise un appareil engainant presque complètement le segment de membre.

Cet appareil est constitué par douze à quinze épaisseurs de tarlatane taillées en forme de quadrilatère irrégulier (fig. 175). La longueur mesure la distance qui sépare le pli

---

[1] HENNEQUIN. Considérations sur le mécanisme, les symptômes et le traitement des fractures de l'extrémité inférieure du radius. *Revue de chirurgie*, 1894, p. 557.

du coude du pli palmaire transversal, la grande largeur égale la circonférence de l'avant-bras vers le pli du coude, la petite largeur est un peu supérieure à la longueur du pourtour de la main. Sur la ligne médiane de ce quadrilatère, à 2 centimètres du bord, est pratiquée une ouverture ovalaire destinée à donner passage au pouce.

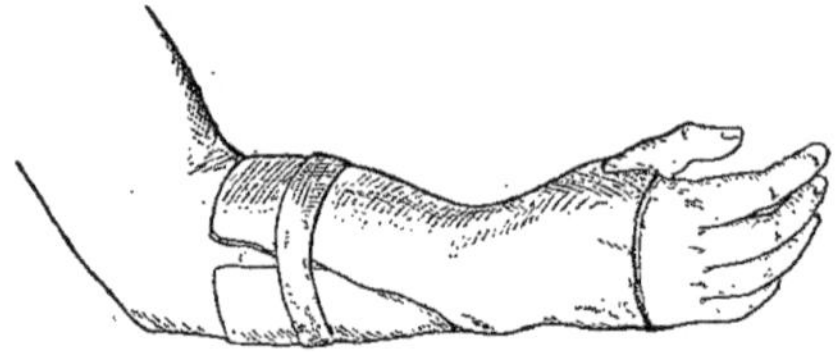

Fig. 250. — Attelle de Hennequin pour les fractures de l'avant-bras.

L'*attelle plâtrée palmaire* va également du pli du coude au pli transversal palmaire, pli de flexion des articulations métacarpo-phalangiennes ; elle doit embrasser un peu plus de la demi-circonférence de l'avant-bras ; elle est donc taillée en forme de trapèze allongé, une encoche est faite pour livrer place au pouce. On applique cette attelle sur l'avant-bras fléchi à angle droit sur le bras et placé dans une attitude intermédiaire entre la pronation et la supination, la main légèrement inclinée du côté du cubitus. Cette position doit être maintenue pendant toute la durée de dessiccation du plâtre.

APPAREIL DE HENNEQUIN POUR FRACTURES DU BRAS

Pour les fractures de l'humérus, quel que soit le niveau de la fracture, l'appareil classique est l'appareil de Hennequin.

Cet appareil, embrassant le moignon de l'épaule et l'avant-bras, représente un cylindre creux dans lequel on aurait pratiqué une fenêtre ovalaire allant du milieu de la face antérieure du deltoïde à la face postéro-supérieure de l'avant-bras. L'extrémité supérieure du cylindre à section oblique représente une sorte d'anneau embrassant tout le moignon de l'épaule, son extrémité inférieure à section également oblique embrasse la partie supérieure de l'avant-bras.

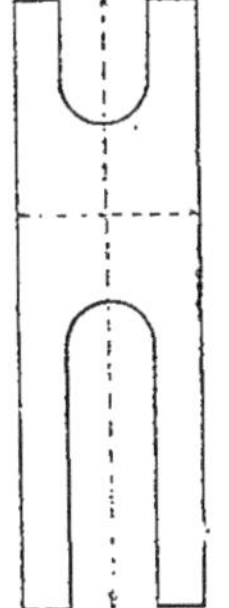

Fig. 251.

La technique de l'application de l'appareil est la suivante :

1° On fait asseoir le blessé sur le bord de son lit ou sur une chaise.

2° Il faut alors appliquer sur la main, l'avant-bras et l'extrémité inférieure du bras, un bandage ouaté compressif, fléchir l'avant-bras à angle droit et le maintenir dans cette position à l'aide d'une bande allant du poignet à la nuque.

3° La contre-extension est faite par une bande allant de l'aisselle à un point fixe ; l'extension à l'aide d'une bande embrassant l'extrémité inférieure du bras et se croisant sur l'extrémité antéro-supérieure de l'avant-bras ; un poids de 2 kilos est attaché à l'extrémité pendante des deux chefs.

4° On fait une attelle composée de seize feuilles de tarlatane de 1 mètre de longueur, ayant pour largeur la circonférence du bras prise à sa partie moyenne, on pratique deux échancrures, l'une supérieure, profonde de 15 à 20 centimètres, l'autre inférieure, profonde de 45 à 50 centimètres séparée de la première par un espace plein d'une hauteur de 22 à 26 centimètres (fig. 251). On réunit les feuilles de tarlatane par quelques points de gros fil et on les plonge dans du plâtre gâché.

5° Pour appliquer l'appareil on passe l'attelle déployée et tenue par les chefs supérieurs entre le bras fracturé et le thorax, on engage l'échancrure supérieure dans l'aisselle, les chefs supérieurs sont ramenés sur le moignon de l'épaule où ils se croisent en X, la partie pleine de l'appareil embrasse le bras ; l'échancrure inférieure est amenée sur la face antéro-supérieure de l'avant-bras fléchi, autour duquel s'enroulent en sens contraire les chefs inférieurs qui se réunissent au niveau de l'apophyse styloïde du cubitus après s'être croisés deux fois.

6° On enroule une bande sèche de bas en haut pour mouler l'appareil sur le membre.

Après 15 ou 20 minutes d'attente, on enlève l'extension, la contre-extension et la bande roulée ; on soutient le bras par une écharpe ordinaire.

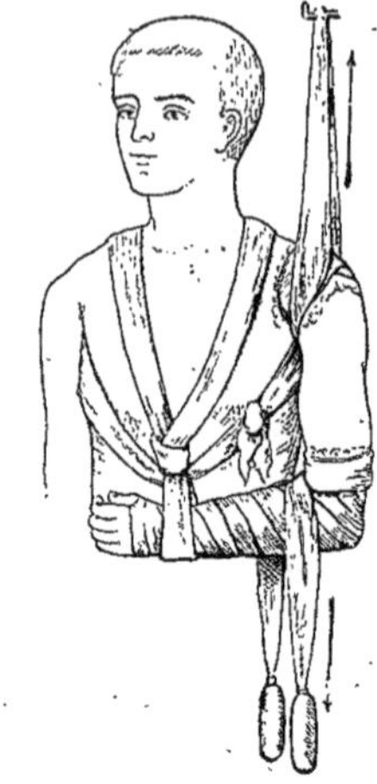

Fig. 252. — Suspension de Hennequin.

Cet appareil peut être utilisé non seulement dans les fractures du tiers inférieur de l'humérus, mais aussi dans les fractures du tiers moyen et du tiers inférieur. Il n'oblige pas les malades à garder le lit ou la chambre.

Il doit être laissé en place jusqu'au moment où par une exploration directe par la fenêtre on juge le cal assez résistant. D'ordinaire 35 jours suffisent pour la consolidation.

APPAREIL DE DUPUYTREN[1]

L'appareil de Dupuytren était destiné aux fractures du péroné compliquées de luxation du pied en dehors.

Pour l'appliquer, il faut un coussin, une attelle de bois, des bandes. Le coussin, en balle d'avoine, doit avoir environ 70 centimètres de longueur sur 9 centimètres d'épaisseur; l'attelle doit mesurer 50 centimètres de longueur et doit être faite de bois peu flexible.

Le coussin, replié sur lui-même en forme de coin, est appliqué sur le côté interne du membre fracturé, sa base dirigée en bas appuie sur la malléole tibiale. L'attelle longe

[1] Dupuytren. Leçons orales de clinique chirurgicale. Paris, 1832, t. I, p. 226.

le coussin, le dépasse, et se prolonge à 10 ou 12 centimètres au-dessous du bord interne du pied. Attelle et coussin sont fixés par une bande à la partie supérieure de la jambe.

L'attelle laisse ainsi entre elle et le pied un intervalle de 8 à 10 centimètres. Il s'agit de ramener le pied contre l'attelle.

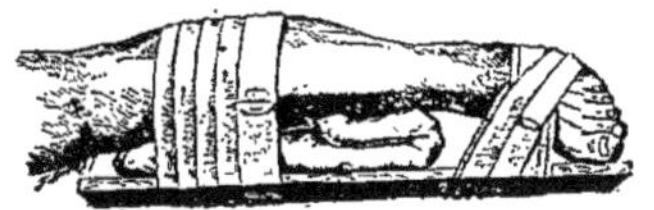

Fig. 253. — Appareil de Dupuytren.

« Pour cela, on y fixe le chef d'une deuxième bande, et ensuite celle-ci est dirigée successivement de l'attelle sur la face supérieure du pied, sur son bord externe, sous sa plante, sur l'attelle, puis de celle-ci sur le cou-de-pied et sous le talon, pour revenir encore sur l'attelle et continuer de la même manière jusqu'à ce que toute la bande soit employée. En embrassant ainsi dans les mêmes cercles, que l'on raccourcit à volonté, l'attelle et le cou-de-pied, l'attelle et le talon, alternativement, le pied se trouve dans une adduction telle que son bord externe devient inférieur, sa plante est dirigée en dedans et son bord interne en haut. Or, à mesure que le pied cède à l'action de cet appareil, le tibia, pressé par la base du coin que représente le coussin et sur laquelle tout l'appareil prend un appui, est repoussé en dehors ainsi que l'astragale. Le fragment inférieur du péroné, chassé supérieurement par le tibia, attiré inférieurement par les ligaments latéraux externes, exécute sur le bord externe de l'astragale un mouvement de bascule, par lequel il est ramené à sa situation naturelle. »

Cet appareil de Dupuytren est rarement employé seul car il se relâche trop facilement. On l'applique volontiers sur une gouttière plâtrée pendant que le plâtre sèche.

CHAPITRE XXII

I. — APPAREIL DE SAYRE

L'appareil de Sayre[1] est un corset en plâtre moulé sur le corps, on l'applique surtout dans le cas de mal de Pott, ou dans certains cas de scoliose.

Objets et substances nécessaires. — Pour appliquer cet appareil il faut recouvrir le corps de l'enfant, d'un *tricot* fin exactement moulé sur le corps. Ce tricot devra être en tissu de coton.

Bandes plâtrées. — Les bandes plâtrées sont préparées avec des bandes d'un tissu lâche, gaze-mousseline ou tarlatane, longue d'environ 3 mètres et large de 6 à 8 centimètres. Les bandes sont imprégnées de plâtre à modeler, fin et fraîchement préparé. Pour cette préparation, d'une main on enroule la bande pendant que de l'autre main on fait par frictions pénétrer la poudre de plâtre dans les mailles du tissu (fig. 254). Quand ces bandes sont préparées à l'avance, elles doivent être conservées dans une caisse close et dans un endroit sec. Les bandes de tarlatane imprégnées de plâtre sec, sont placées dans un bassin contenant assez

[1] Lewis A. Sayre. Leçons cliniques sur la chirurgie orthopédique, traduits de l'anglais, d'après la 2e édition, par Henri Thorens. Paris, 1887, p. 396.

d'eau pour les recouvrir complètement. Un dégagement de bulles d'air se produit; quand il a cessé, les bandes sont prêtes à être employées.

Appareil à suspension. — L'enfant est suspendu à un appareil spécial en arc par un collier embrassant le menton et l'occiput et par deux bracelets passant sous les aisselles.

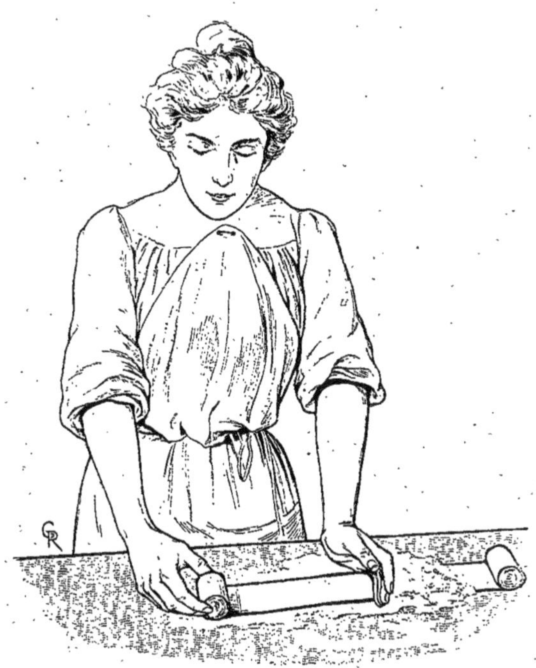

Fig. 254. — Manière de préparer des bandes plâtrées. La main droite de l'infirmière enroule la bande ; la main gauche fait pénétrer le plâtre dans les mailles du tissu.

L'arc est suspendu par son milieu à une moufle, fixée elle-même, soit au plafond, soit au milieu d'un trépied en fer, d'environ 3 mètres de haut. Après avoir soigneusement ajusté le collier et les bracelets axillaires, on soulèvera doucement le patient jusqu'à ce que ses pieds se balancent au ras du sol.

Avant d'appliquer le bandage, Sayre place sur l'abdomen,

au-dessous du tricot, un coussin d'ouate. Ce coussin, qu'on enlève quand l'appareil est en place, est destiné à faciliter la distension de l'abdomen après les repas. Il est important de le faire assez mince au niveau de la partie inférieure de la cuirasse; sans cela, celle-ci ne s'appliquerait pas exactement sur le ventre. Le coussin doit être enlevé avant que le plâtre soit tout à fait sec.

Il arrive parfois qu'au niveau d'une apophyse épineuse

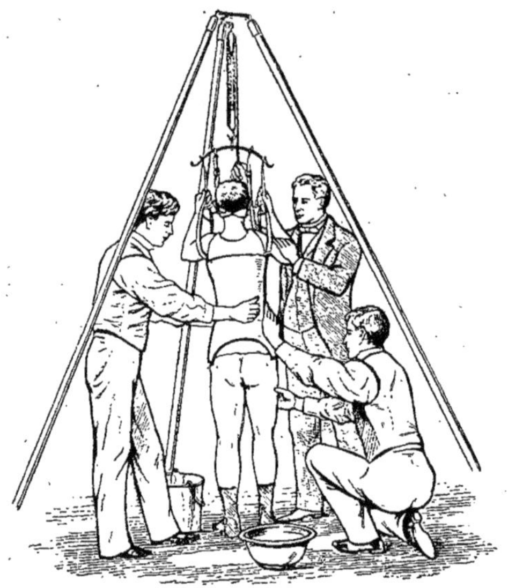

Fig. 255. — Application de l'appareil de Sayre. Leçons de Lewis A. Sayre, (traduction Thorens).

très saillante, la compression d'un appareil mécanique où le simple décubitus ait déterminé un certain degré d'irritation; sous l'appareil plâtré une plaie pourrait se produire, on évitera cet accident en recouvrant cet endroit d'un petit coussin d'ouate ou de toile, ou bien en plaçant de chaque côté un petit bourdonnet d'ouate.

Chez les femmes, et surtout chez les jeunes filles, à l'époque de la puberté, il est nécessaire d'appliquer un coussin d'ouate sous le tricot, au-dessus de chaque sein; on enlève ces coussins avant la dessiccation complète de l'appareil, et, en même temps, on exerce sur celui-ci une légère compression au niveau du sternum, de manière à déprimer la ligne médiane, ce qui empêche le corset de trop comprimer les seins.

Le tricot est fixé sur les épaules, puis tiré en bas, bien ajusté, et maintenu par une compresse passant sous le périnée.

Application de l'appareil. — Ces préparatifs terminés, le malade est soulevé lentement et progressivement; on le maintient dans cette position et on applique le bandage plâtré. La bande étant retirée de l'eau et exprimée, on l'applique à la partie la plus étroite du tronc, et on conduit les circulaires en descendant jusqu'au-dessous de la crête iliaque, puis en remontant en spirale jusque sous les aisselles, de manière à envelopper le tronc en totalité, du bassin aux creux axillaires. Les tours de bande doivent être simplement appliqués contre le corps, nullement serrés; on déroule la bande d'une main tandis qu'avec l'autre on la moule exactement, sur toutes les irrégularités de la surface du tronc. Après avoir enveloppé tout le corps avec un ou deux tours de bande, on peut placer des petites attelles métalliques ou de lamelles de bois de placage de chaque côté de la colonne vertébrale, à 5 ou 8 centimètres l'une de l'autre, tout autour de la taille; on les recouvre par de nouveaux tours de bande jusqu'à ce que l'épaisseur du plâtre soit suffisante.

Au bout de très peu de temps, le plâtre est devenu assez sec et assez solide pour qu'on puisse détacher le malade de l'appareil à suspension.

Cas particuliers. — S'il y a un abcès, on l'ouvre dans le point le plus déclive et on évacue entièrement son contenu. L'abcès est pansé et le pansement est recouvert de taffetas ciré.

« Le tricot est alors rabattu et troué au niveau de l'abcès.

Sur ce trou, on applique une lame de carton, qu'on traverse avec une épingle d'acier, longue et aiguë, la pointe en dehors. En enroulant les bandes plâtrées, on les fait traverser par l'épingle, et celle-ci, une fois l'appareil construit, indique sûrement au chirurgien le point où il faut pratiquer une fenêtre. Quand le plâtre est sec, on coupe les bandes tout autour de l'épingle jusqu'à ce qu'on arrive sur le carton ; et on élargit l'ouverture jusqu'à ce que ce carton puisse être retiré facilement. Le taffetas ciré est alors à découvert. On le coupe en étoile à partir de son centre, et on renverse les lambeaux ainsi obtenus sur les bords de la fenêtre, ou on les colle avec de la gomme laque. De cette façon, l'ouverture n'est pas souillée, et permet d'arriver directement sur l'abcès et de le drainer ». Sayre, *loc. cit.*

Durée du port du corset. — Le malade devra garder son appareil aussi longtemps que possible, un, deux, trois mois. Son changement peut devenir nécessaire, soit parce que l'appareil sera devenu trop petit, soit parce qu'il aura été souillé. Pour l'enlever il suffit de le fendre en avant sur la ligne médiane, avec un couteau, un sécateur. Les bords de l'incision sont ensuite écartés, de manière à dégager le tronc.

Quand la guérison est presque complète, on peut enlever le corset, puis le replacer après avoir lavé le malade, et l'assujettir par un bandage roulé. Mais, tant que le mal est à sa période aiguë, les malades se trouvent toujours beaucoup mieux dans la cuirasse intacte.

Résultats de l'appareil. — Une fois la cuirasse sèche et dure, le patient peut se lever et marcher; souvent la marche est possible avec l'appareil, alors qu'avant la suspension et l'application de la cuirasse, le malade était paralysé. Les malades qui ne pouvaient se tenir debout sans s'appuyer soit sur les genoux, soit sur un meuble, restent droits sans aucun soutien extérieur. La douleur disparaît immédiatement et ne se réveille pas tant que l'appareil reste exactement appliqué. En résumé, tous les accidents imputables à la compression des troncs nerveux disparaissent quand on donne à la colonne vertébrale un appui convenable.

De costal qu'il était, le type respiratoire devient franchement abdominal ; le périnée et l'anus sont animés de mouvements d'affaissement et d'élévation synchrones avec ceux du diaphragme, et, aussi longtemps que ces parties sont à l'abri de toute compression, la respiration s'exécute facilement. Vient-on à comprimer le périnée, il survient de la suffocation. Aussi est-il souvent nécessaire de faire asseoir le malade ou sur un coussin en caoutchouc, ou un rond de cuir. Sayre, *loc. cit.*

L'emploi de l'appareil plâtré de Sayre dans le traitement du mal de Pott, présente de nombreux avantages. Bien ajusté, cet appareil assure le repos complet des parties lésées, et ne leur permet pas le moindre mouvement.

Les vertèbres cariées se consolident bien plus rapidement sous un appareil inamovible immobilisant les fragments d'une façon permanente, que sous un appareil qu'il faut changer fréquemment.

La cuirasse plâtrée porte sur toute la surface du tronc. Donc, pas de pression limitée, comme avec la plupart des appareils mécaniques. Ceux-ci, en effet, portent sur l'apophyse épineuse la plus saillante et la repoussent en dedans, en même temps que par une traction exercée au-dessus et au-dessous, ils tendent à redresser la colonne vertébrale. En d'autres termes, le point d'appui est pris sur la gibbosité elle-même, et la pression qui s'y exerce, amenant des troubles de la circulation profonde, gêne par suite la nutrition et retarde la consolidation.

Un autre avantage, et qui n'est pas à dédaigner, c'est que l'appareil de Sayre peut être appliqué par tous les chirurgiens, sans l'assistance d'aucun fabricant d'instruments.

Le temps a ratifié les paroles de Sayre et son appareil est l'appareil de choix dans le traitement du mal de Pott.

Tel est l'appareil classique de Sayre ; mais l'immobilisation rachis doit être faite de façon différente, suivant la région où porte le mal de Pott.

II. — APPAREIL CÉPHALO-THORACIQUE

Quand la lésion siège au-dessus de la quatrième vertèbre dorsale, pour les maux de Pott, cervicaux et cervico-dorsaux; il est indispensable d'appliquer un appareil plâtré, comprenant la tête. C'est l'appareil céphalo-thoracique. C. Ducroquet l'a très bien décrit dans sa thèse.

Préparatifs. — Pour la suspension du malade, il est de toute nécessité, si on doit prendre la tête, de suspendre le malade avec des bandes de toile qu'on peut laisser sans inconvénient dans l'appareil. Pour cela, il suffit de nouer les deux bouts d'une bande de toile des hôpitaux qui aura un mètre en longueur; on obtient ainsi une circulaire qui, étendue sur la table, forme deux bandes de toile superposées que l'on coud ensemble dans toute leur largeur à 10 centimètres de chaque extrémité. On a ainsi trois petits circulaires ; dans ceux des extrémités on passe la tringle de l'appareil à suspension; dans le circulaire du milieu on passe la tête : la partie antérieure de cette circulaire embrasse le menton, la partie postérieure embrasse la nuque. On peut, pour former ces trois circulaires, remplacer les coutures nécessaires par des épingles de nourrice. Pour que la tête ne soit pas trop portée en avant, on fait le chef postérieur de la mentonnière un peu plus long que l'antérieur. L'enfant est revêtu d'un *jersey* qui s'arrête au cou, la tête est enveloppée d'une sorte de *bonnet* fait avec de l'ouatine ou du lint.

Les bandes plâtrées seront préparées comme il est indiqué plus haut.

Application des bandes plâtrées. — On commence l'appareil comme s'il s'agissait de faire le corset thoracique simple; lorsqu'il est environ aux trois quarts terminé, on s'occupe de la mise de la tête dans l'appareil. On place en arrière une

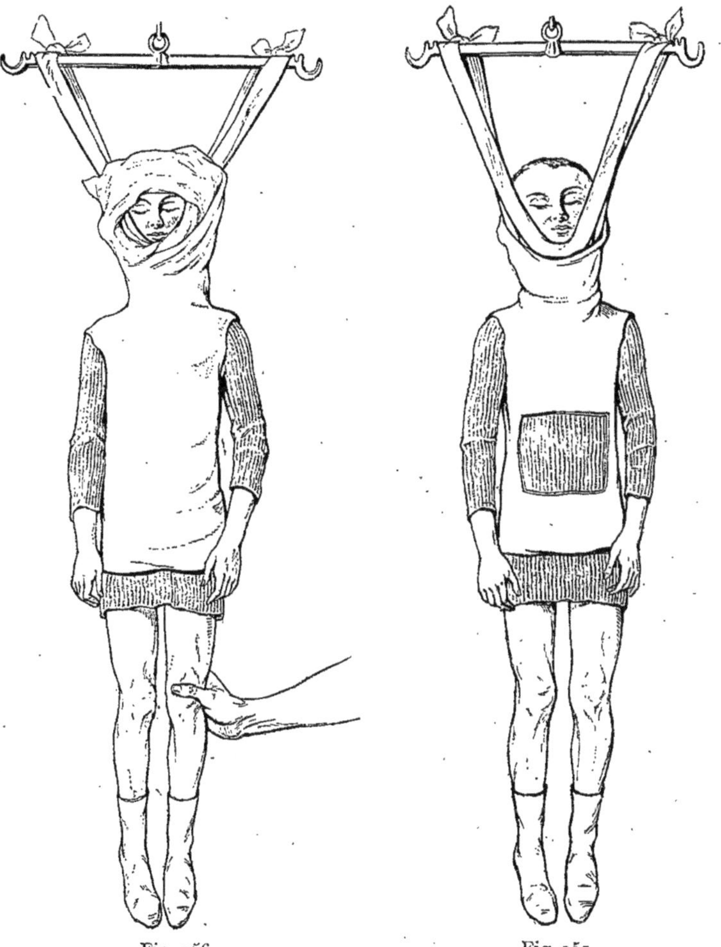

Fig. 256.
Appareil cephalo-thoracique terminé.

Fig. 257.
Appareil cephalo-thoracique dégrossi.

attelle plâtrée peu épaisse et bien imprégnée, large de 10 centimètres, et allant de la partie supérieure de la tête à la partie supérieure de la région interscapulaire; on l'applique soigneusement avec la main sur les régions qu'elle recouvre, de façon qu'elle se moule bien sur la nuque et le cou. On place de même à la partie antérieure une mince attelle qui recouvre la moitié du cou dans sa largeur et va du menton à la partie supérieure du corset en avant. Cette attelle sera comme la précédente bien moulée sur les parties qu'elle recouvre.

Une fois les attelles placées, ce qui demande peu de temps, on enroule les bandes autour du cou et de la tête et on passe de temps en temps avec la même bande quelques circulaires sous l'aisselle. Le trajet décrit par ces bandes se compose surtout de jets horizontaux, autour du front, du cou et de la mâchoire, de jets verticaux qui descendent du sommet de la tête au-dessous de la mâchoire et de jets en forme de spirale ; la bande appliquée sur le front est ramenée à la nuque et alors dirigée sur la partie latérale du cou d'un côté, puis descend sur l'articulation sterno-claviculaire et continue vers l'aisselle, d'où elle va entourer le tronc en formant un circulaire qui pourra être horizontal ou oblique. Si l'on s'aide des attelles, on gagne du temps ; mais on peut s'en passer ; en enroulant les bandes avec un peu de soin, on arrive fort bien au même résultat. L'appareil terminé a l'aspect figuré (fig. 256).

L'appareil terminé, il faut bien laisser sécher et ne dépendre l'enfant que lorsque l'on est sûr que le corset ne pliera pas.

Il reste à achever et dégrossir le corset, à couper le superflu. Pour cela on marque sur le plâtre une ligne ovalaire faisant le tour de la tête, du lambda au menton et on coupe l'appareil en suivant cette ligne, puis on enlève tout ce qui lui est sus-jacent. On ôte ensuite les épingles de la mentonnière en toile qui a servi à la suspension, et on la retire avec grand soin : si la mentonnière offre quelque résistance en arrière, il vaut mieux la laisser en la coupant au ras de l'appareil que risquer quelque détérioration. Le chef antérieur sera toujours facile à enlever. La tête passe ainsi dans un ovale et toute sa partie supérieure est libre. Elle n'a de jeu que pour l'ouverture de la bouche, 3 centimètres environ.

Il faut couper également ce qui est superflu à la racine de l'épaule, et veiller à ce que le creux de l'aisselle soit bien dégagé. L'appareil est ensuite libéré dans le bas, de façon à ce qu'il arrive au pubis et le recouvre, il sera légèrement échancré au niveau des grands trochanters et descendra en arrière, à 3 centimètres environ au-dessus du coccyx. Avec un tel appareil, comme cela a lieu dans le corset de Sayre, la respiration est périnéale.

La plupart des enfants supportent très bien ce corset, mais parfois ils sont un peu oppressés après le repas. Pour obvier à cet inconvénient, il est de bonne pratique d'enlever un carré de l'appareil plâtré à la partie antérieure de l'abdomen, en laissant toutefois le jersey. Cette fenêtre digestive et respiratoire ne diminue en rien la bonne contention du rachis.

Il n'est pas nécessaire d'ôter la partie inférieure du jersey, il sert de chemisette à l'enfant; on peut également laisser les manches (fig. 257).

Cet appareil immobilise si bien le rachis que l'on peut sans crainte faire marcher les malades. La durée du port de cet appareil sera la même que celle du corset de Sayre.

III. — APPAREIL PLATRÉ POUR COXALGIE

Bonnet, de Lyon, le premier, posa le principe du traitement de la coxalgie : l'immobilisation de la jointure dans une bonne position.

La gouttière qui porte son nom fut longtemps un des meilleurs appareils employés pour assurer cette immobilisation ; elle a pourtant l'inconvénient d'être très dispendieuse, de n'assurer ni l'immobilité absolue, ni le redressement absolu ; aussi son emploi est-il des plus restreints.

Verneuil indiqua le véritable appareil immobilisateur. Il

employait un appareil silicaté, appliqué sur un maillot et embrassant le thorax, l'abdomen, le bassin, la cuisse et le genou du côté malade. Cet appareil était renforcé par une attelle en treillis de fer en forme de T embrassant le bassin par sa branche horizontale ; et, par sa branche verticale, la face externe de la cuisse. Cet appareil a un inconvénient, c'est la lenteur de la dessiccation du silicate de potasse, qui met plusieurs heures à sécher ; il est difficile de maintenir une attitude régulière du membre pendant ce laps de temps. Aussi, est-il préférable d'avoir recours au grand appareil plâtré.

Objets nécessaires. — Pour appliquer cet appareil il faut se procurer : *Du bon plâtre*, bien tamisé, non éventé. *Des bandes de tarlatane* dont la largeur ne devra pas dépasser trois à quatre travers de doigt ; une bande étroite épouse mieux les formes sur lesquelles on l'applique. Les bandes seront saupoudrées de plâtre et enroulées (fig. 254).

Un maillot en tricot extensible de coton ; ce maillot devra être choisi plutôt plus petit que trop grand.

Un pelvi-support de Lorenz, d'une minceur telle qu'on puisse le retirer lorsqu'on aura enroulé des bandes plâtrées par-dessus lui.

Des lamelles minces de bois ou de fer blanc perforées, d'une longueur de 50 centimètres environ, que l'on coupera si elles sont trop longues. Ces lamelles de fer ou de bois peuvent être utiles ; elles ne sont pas indispensables.

Application de l'appareil. — L'application du grand appareil plâtré doit, presque toujours, être précédée de manœuvres de redressement et, généralement, l'attitude vicieuse est assez prononcée pour qu'il soit nécessaire ou avantageux d'avoir recours à la chloroformisation qui seule permettra un redressement parfait.

L'enfant baigné, lavé, endormi, est placé sur la table d'opération de façon que l'articulation coxo-fémorale dépasse le

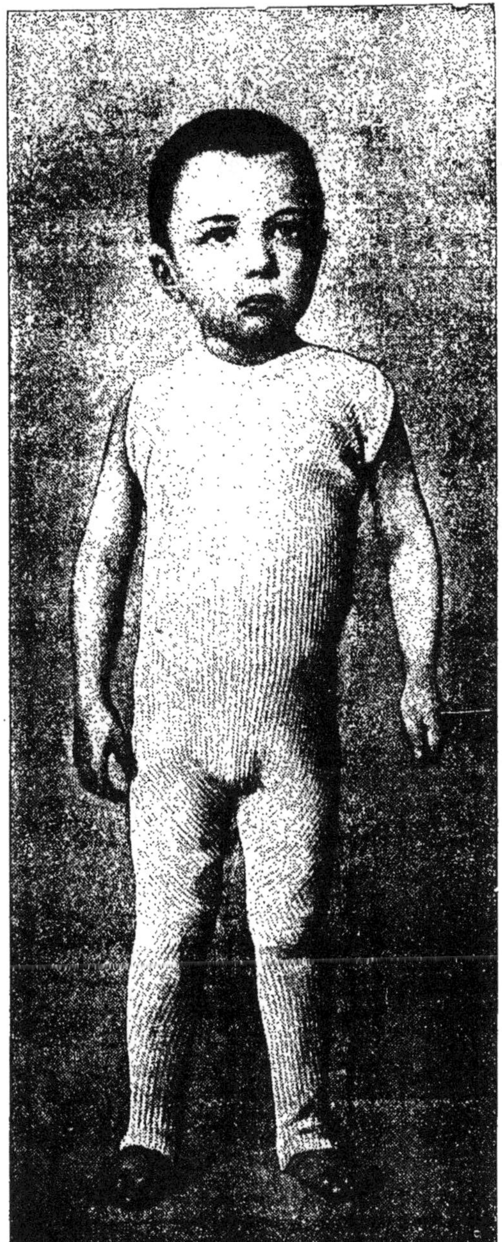

bord de la table. Un aide fixe le bassin sur le plan de la table en maintenant les deux os iliaques.

Le chirurgien procède alors au redressement par des manœuvres méthodiques et sans brusquerie.

Il commence par porter le membre en flexion exagérée, puis il lui imprime des mouvements alternatifs d'abduction et d'adduction, enfin des mouvements d'extension. Ces mouvements seront faits lentement, sans à-coup, de crainte de produire des fractures du fémur.

Quand l'articula-

Fig. 258. — Enfant muni de son maillot; les jambes ont été passées dans les manches, et la coulisse du cou a été serrée au niveau du périnée; par-dessus les épaules la partie antérieure et la partie postérieure du maillot sont rattachées l'une à l'autre par des épingles.

tion est suffisamment assouplie, on la met en bonne position et on l'immobilise.

Pour que le membre soit en bonne attitude, il faut que, le dos de l'enfant reposant sur le plan de la table, le pied soit à angle droit sur la jambe, la jambe en extension sur la cuisse, la cuisse en extension complète sur le bassin. Comme, dans la coxalgie, le membre inférieur a une tendance à se mettre en adduction et en rotation interne, il est préférable de le mettre dans une légère abduction et rotation externe, mais en évitant d'exagérer cette attitude.

L'enfant est alors muni de son maillot, que l'on place de

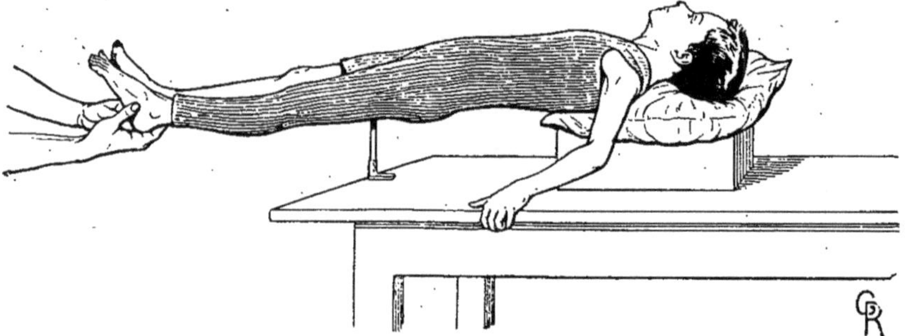

Fig. 259. — Attitude de l'enfant au moment de l'application de l'appareil; les épaules et la tête reposent sur un coussin, le siège est maintenu par un pelvi-support; un aide maintient les membres inférieurs dans la rectitude.

façon à ce que les jambes de l'enfant passent dans les manches du maillot ; à la partie supérieure on tend le maillot en attachant la partie postérieure à la partie antérieure avec des épingles par-dessus les épaules (fig. 258). Au niveau de la région sous-ombilicale on mettra une légère couche d'ouate pour assurer ultérieurement le libre jeu l'abdomen, mais cette précaution est le plus souvent inutile. Pendant que l'on revêtait l'enfant de son maillot, les bandes plâtrées ont été mises à tremper dans de l'eau tiède. L'enfant est placé sur le pelvi-support, les épaules reposent sur un coussin, les mains d'un aide maintiennent les membres inférieurs en bonne position (fig. 259).

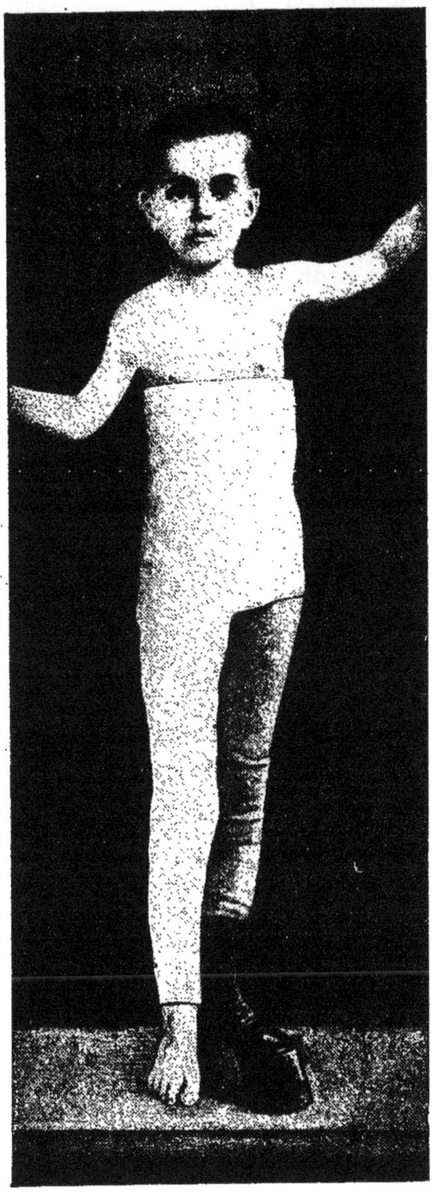

Fig. 260. — Appareil plâtré terminé embrassant tout le membre inférieur gauche et le tronc de l'enfant jusqu'aux mamelons. L'enfant se tient en équilibre avec ses bras, car son pied gauche est muni d'un soulier à semelle élevée empêchant son pied droit de porter sur le sol.

Il s'agit alors d'enrouler les bandes plâtrées autour du tronc et de la cuisse ; on commence par le tronc ; on enroule circulairement sans serrer aucunement, en appliquant simplement.

On passe les bandes en spica autour de la hanche malade, on descend sur la cuisse, le genou jusqu'à la cheville, on remonte de la même manière jusqu'aux mamelons. La partie de l'appareil qui mérite le plus d'attention est la région de la hanche, il faut prêter grande attention à envelopper la fesse et ne pas craindre, pendant cette application, d'empiéter sur la région génitale ; on en sera quitte pour dégager cette région en coupant le plâtre après dessiccation.

Certains chirurgiens, pour donner plus de solidité à l'appareil, interposent, à ce moment, une ou deux lamelles de bois ou de fer entre deux couches de bandes plâtrées; cette précaution n'est nullement indispensable, elle peut-être utile.

La longueur de bandes plâtrées, à enrouler autour du membre inférieur et du tronc d'un enfant, varie naturellement avec l'âge et la taille de l'enfant. Pour fixer les idées, nous dirons que pour faire à un enfant de sept ans un appareil suffisamment résistant, il faut environ huit bandes de 5 mètres de longueur sur 6 centimètres de largeur.

L'enroulement des bandes terminé, on lisse la surface de l'appareil avec la paume de la main jusqu'à ce que la surface du plâtre soit bien unie; on peut même savonner le plâtre pendant qu'il sèche : le savonnage donne au plâtre un beau luisant.

On laisse le plâtre sécher en maintenant l'enfant sur le pelvi-support ; dès que se sera produite l'élévation de température de l'appareil qui indique la *prise* du plâtre, on régularisera les contours de l'appareil avec un bistouri, on échancrera légèrement l'appareil au niveau des organes génitaux, on dégagera l'anus. L'appareil une fois sec, on peut reporter l'enfant dans son lit.

La partie du tricot qui dépasse le plâtre sera coupée ou mieux rabattue sur le plâtre pour le recouvrir.

Soins consécutifs. — Les soins que nécessitent les appareils plâtrés, sont beaucoup plus simples que ceux qu'exigent les appareils à extension continue.

La précaution principale, s'il s'agit d'un tout petit enfant, c'est d'empêcher l'urine de souiller le plâtre ou de pénétrer entre le plâtre et la peau, une mère attentive évitera sans trop de peine cet inconvénient.

On ne laissera pas trop longtemps l'enfant dans la position couchée; il ne faut pas hésiter à le faire lever et marcher; la hanche étant bien immobilisée on n'a rien à craindre. L'enfant ne souffrant plus reprend vite sa gaieté et son entrain et demande à marcher. Pour la marche, on munira la jambe saine d'un soulier à talon élevé pour que le membre malade ne porte pas à terre, et l'enfant marchera avec des béquilles.

Si l'on craint que, malgré tout, l'enfant cherche à appuyer à terre l'extrémité du pied du côté malade, on munira l'appareil d'un étrier en fer.

Loin d'être une gêne, comme l'appareil à extension continue, l'appareil plâtré rend pour le petit coxalgique les mouvements beaucoup plus faciles, en supprimant toute douleur; il permet de promener l'enfant soit en le faisant marcher, soit en le transportant sur une petite voiture; il permet de le placer dans de bonnes conditions hygiéniques.

Les soins hygiéniques constituent, en effet, un des points fondamentaux du traitement de la coxalgie : l'air pur, la lumière, une bonne alimentation en constituent la base.

CHAPITRE XXIII

I. — APPAREIL DE TILLAUX [1]

L'appareil à extension de Tillaux, pour fractures de cuisse, est un appareil simple, d'une application facile, et donnant de bons résultats.

Objets nécessaires. — Pour l'appliquer, il suffit de se procurer une corde, des poids, une poulie, des bandelettes de diachylon, 7 ou 8 bandelettes de 3 centimètres de largeur environ. Les bandelettes auront les unes le double de la longueur du membre, les autres, plus courtes, seront destinées à faire des circulaires autour de la jambe et de la cuisse. La poulie peut être remplacée par un segment de manche à balai.

Le malade, couché sur un lit de fer de préférence, devra reposer sur un plan un peu résistant. En cas de nécessité, à la campagne, un lit de bois peut suffire, mais il faut alors pratiquer un trou au bois de lit, à la hauteur du matelas, pour donner passage à la corde.

---

[1] P. Tillaux. Traité de chirurgie clinique. Paris, 1900, 5e édition. t. II, p. 771.

L'idée de l'extension continue pour le traitement des fractures des membres inférieurs est du reste fort ancienne; elle paraît remonter à Hippocrate.

« J'attache au pied un poids de plomb passant la corde sur une petite poulie, de sorte qu'il tiendra la jambe en sa longueur. » (Guy de Chauliac. La grande chirurgie, composée en l'an 1363, revue et collationnée par Nicaise, Paris, 1890, p. 368).

Application de l'appareil. — Pour appliquer l'appareil, on commence par coller directement sur la peau du membre blessé une bandelette de diachylon suivant la face externe du membre, passant en étrier sous le talon, remontant sur la face interne jusqu'à un niveau un peu inférieur à celui de la fracture. Cette bandelette sera fixée en divers points du membre, au-dessus du cou-de-pied, au niveau de l'extrémité supérieure du tibia, au-dessus du genou, par un ou

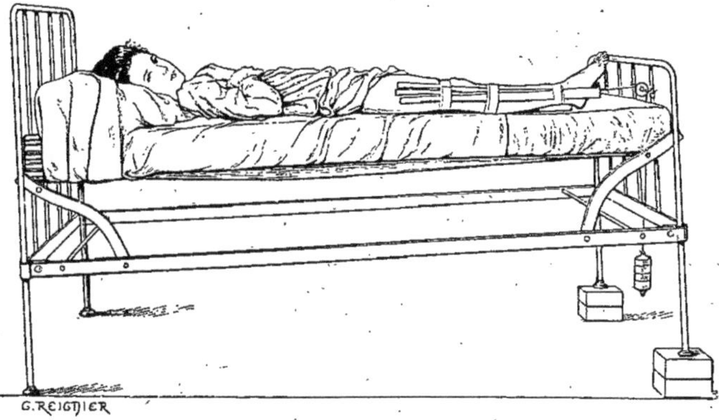

Fig. 261. — Appareil de Tillaux appliqué. Sous le tendon d'Achille on a mis un petit coussin d'ouate; les pieds du lit sont soulevés.

plusieurs circulaires de bande de diachylon. On applique à ce moment une autre bandelette longitudinale suivant un trajet parallèle au trajet de la première, on la fixe comme la précédente par des circulaires de la bande de diachylon, et on continue ainsi jusqu'à ce que 4 ou 5 bandelettes longitudinales soient collées sur les côtés du membre, parallèlement à sa longueur, et soient maintenues par trois zones de circulaires. Ces bandelettes longitudinales ne doivent pas remonter au-dessus du niveau de la fracture.

Ceci fait, on engage transversalement sous les bandelettes au niveau de la plante du pied une petite planchette destinée à empêcher le frottement des bandelettes sur les malléoles; à cette planchette, collée contre les bandelettes, est fixée une corde qui vient se réfléchir sur la poulie, un peu au-dessus du niveau du matelas, et qui supporte un poids de 3 kilos environ.

Pour avoir une contre-extension par le poids du corps on élève les pieds du lit à l'aide de deux briques et on ne laisse au malade qu'un seul oreiller.

Le blessé peut mouvoir librement son membre sain, soulever le siège pour satisfaire ses besoins.

Précautions. — Le pied, dans les cas de fracture de cuisse, est toujours en rotation externe, il faudra veiller à le placer et à le maintenir droit.

Le frottement du talon sur le plan du lit est une cause de douleur; il sera bon de placer un très petit coussinet d'ouate au niveau du tendon d'Achille, de manière à ce que le talon porte à faux.

On vérifiera chaque jour l'état du blessé, on redressera le pied qui tend toujours à revenir en rotation externe, on veillera à ce que les couvertures n'entravent point la traction de la corde, et que les bandelettes de diachylon ne se décollent point.

Si le sujet est très musclé, le poids de traction sera augmenté de 1 ou 2 kilos.

Vers le quarantième jour, le blessé peut se lever et marcher avec des béquilles.

DIACHYLON. — Le diachylon résulte de l'application sur des toiles d'un emplâtre formé ainsi qu'il suit :

Litharge pulvérisée	620	grammes.
Axonge	620	—
Huile d'olive	620	—
Eau	1250	—
Cire jaune	120	—
Poix blanche	120	—
Térébenthine de mélèze	120	—
Gomme ammoniaque	100	—
Galbanum	50	—
Essence de térébenthine	50	—

II. — APPAREIL DE HENNEQUIN

Pour appliquer une extension continue dans de bonnes conditions, il faut, dit Hennequin, que la traction 1° prenne ses points d'appui sur le squelette du segment mobile ; 2° soit dirigée dans l'axe du membre ; 3° soit assez puissante pour vaincre toutes les résistances actives et passives ; 4° soit tolérable et inoffensive, par conséquent réduite à son minimum ; 5° ne prenne ses points d'appui que sur des régions abondamment pourvues de tissus mous.

Objets nécessaires. — Pour réaliser ses indications, Hennequin se sert d'un appareil qui se compose :

1° D'une petite gouttière métallique pour la cuisse, et dont il existe divers modèles de tailles différentes. Cette gouttière est inutile dans les cas de fracture du col fémoral ;

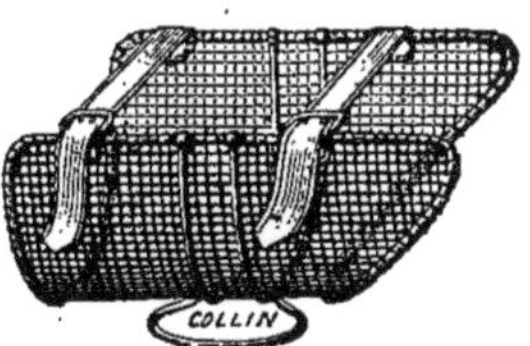

Fig. 262. — Gouttière pour cuisse.

2° De serviettes cylindrées ou en toile roide, deux serviettes si on se sert de la gouttière ;

3° De deux bandes, en toile neuve autant que possible, de 10 à 12 mètres de longueur sur 5 centimètres de largeur ;

4° D'une livre d'ouate, divisée en rouleaux de 20 centimètres de largeur ;

5° D'une corde de $1^m,50$ de longueur, se réfléchissant sur une poulie ou tout autre corps (bobine, bâton arrondi et poli) ;

6° De corps pesants d'un poids connu.

On emploie dans les hôpitaux un poids de forme olivaire

composé de disques de 1 kilo et de 1/2 kilo, traversés par la cordelette. Sa forme allongée cylindro-conique lui permet de descendre et de monter sans frotter, sans buter contre les barres du lit et sans s'y accrocher.

Hennequin utilise de préférence une poulie-bobine à longues branches qui maintiennent le poids à une certaine distance du dossier du lit, évitant ainsi les frottements, les secousses et les arrêts. La largeur et la profondeur de la gorge de la poulie donne la possibilité d'une traction oblique sans que la cordelette grippe sur les crêtes de la gorge et sur les angles aigus des branches qui la supportent.

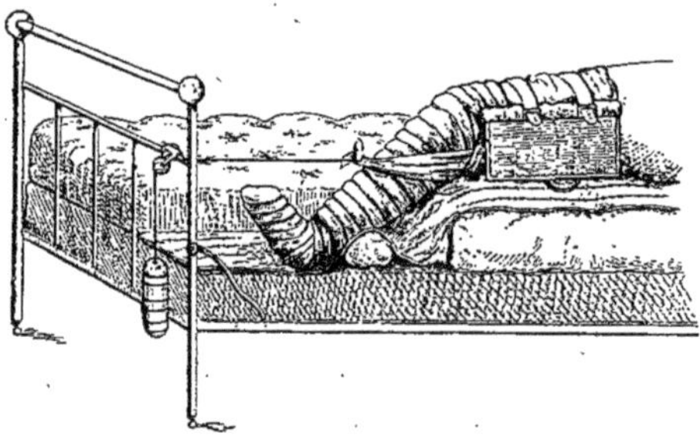

Fig. 263. — Appareil de Hennequin appliqué.

Une des serviettes est pliée en cravate, de façon à former un lais extenseur large de 4 travers de doigts et long de 1 mètre environ.

L'autre serviette, pliée en double, est étalée dans l'intérieur de la gouttière; elle dépasse cette gouttière en haut et en bas et se moule sur elle; après l'avoir dédoublée, on dispose sur la partie qui correspond au fond de la gouttière une couche d'ouate assez épaisse. Ramenant alors par dessus la ouate le côté dédoublé de la serviette, on a une sorte de matelas qui tapisse tout le fond de la gouttière; sur les bords de la gouttière pendent les côtés de la serviette.

On mesure le membre, puis après avoir dégagé le drap de dessous du lit on découd le bord du matelas depuis son angle inférieur jusqu'à un travers de doigt au-dessous du niveau répondant au creux poplité du membre lésé. La bourre du matelas est enlevée dans cette étendue sur une largeur de 25 à 30 centimètres. La bourre qui dépasse cette ligne transversale est refoulée en haut de façon à donner plus d'épaisseur et de rigidité à la portion du matelas susjacente destinée à supporter la cuisse malade dans la gouttière. Les deux toiles du matelas sont réunies par une couture ou à l'aide d'épingles de nourrice; il en résulte un espace vide quadrilatère où se logera la jambe fléchie.

Application de l'appareil. — Un aide placé au pied du lit saisit par le pied le membre blessé et le soulève en exerçant une traction modérée. Le chirurgien applique sur le pied, la jambe et la partie inférieure de la cuisse, un pansement ouaté maintenu par une bande de tarlatane; un bandage compressif bien fait a une épaisseur de 2 travers de doigt et conserve la forme du membre; la pression exercée par les bandes sera modérée : trop forte, elle déterminerait un engourdissement douloureux, blesserait les téguments au niveau des saillies osseuses ; trop faible, elle n'empêcherait pas l'œdème des parties déclives.

A ce moment on place le lacs extenseur. Pour cela on applique la partie médiane sur la face antérieure de la cuisse, au-dessus de la rotule, on en croise les chefs en arrière, au niveau du mollet, et on les ramène en avant où on les noue l'un à l'autre. La serviette cravate décrit ainsi un 8 de chiffre dont l'anneau supérieur embrasse l'extrémité inférieure de la cuisse, dont l'anneau inférieur embrassant la partie inférieure de la jambe transmet la traction au squelette de la jambe, à travers le bandage ouaté et les muscles du mollet.

La gouttière garnie est glissée sous la cuisse; la jambe est fléchie, le talon vient dans l'échancrure du matelas reposer sur le plan du sommier.

Au niveau des nœuds de la serviette-cravate est fixée par une de ses extrémités la corde à traction, qui vient se réfléchir sur la poulie, au niveau du pied du lit, descend verticalement et reçoit à son autre extrémité un poids de 2 ou 3 kilos.

La traction est établie. Il suffit de disposer de la ouate dans la gouttière pour bien entourer la cuisse et bien remplir la gouttière, puis on ramène par-dessus la ouate un des bords de la serviette, on place une attelle de 35 centimètres de longueur, par-dessus la ouate, au-devant de la cuisse, on étale l'autre bord de la serviette et on boucle les lais de la gouttière. L'appareil est terminé. Le malade peut s'asseoir et rester assis, les mouvements du tronc sont faciles et ne gênent nullement la fracture.

Si le talon frotte sur le sommier, on place un rouleau d'ouate ou un coussinet sous le tendon d'Achille.

Surveillance de l'appareil. — Tout appareil pour fractures doit être surveillé. Après avoir placé un appareil de Hennequin il faut s'assurer : 1° que la traction s'exerce d'une façon efficace, que les poids de la corde ne s'embarrassent pas dans les couvertures ;

2° Que le membre soit dans une bonne attitude ; si le membre se place en rotation externe, il faut fixer la corde en dehors du nœud de la serviette faisant lacs extenseur ; si le membre se place en rotation interne, il faut fixer la corde en dedans du nœud de la serviette.

3° Tous les deux jours on ajoutera 1 kilo au poids initial, de façon à ce que le poids de traction soit constitué par un poids de 4 kilos chez les adolescents et les femmes, de 5 kilos chez les adultes de force moyenne, de 6 kilos chez les hommes fortement musclés.

Ablation de l'appareil. — La durée moyenne du traitement est de cinquante jours ; au bout de ce temps, et même à partir du quarantième jour, on peut enlever l'appareil et permettre au malade de se mouvoir librement dans son lit, entre le cinquantième et le soixantième jour le malade peut se lever.

III. — EXTENSION CONTINUE CHEZ LES ENFANTS

L'extension continue est employée assez souvent chez les enfants : dans les cas de fracture du fémur, comme premier temps du traitement de la luxation congénitale, surtout dans le traitement de la coxalgie. Dans la coxalgie, l'appareil à extension continue amène, dans bon nombre de cas, une cessation rapide des douleurs et répond, au moins en partie, à la grande indication de mettre le membre dans une bonne position et de faire disparaître la contracture musculaire.

Desiderata à remplir. — La traction continue doit porter sur tout le membre inférieur et spécialement sur l'extrémité inférieure du fémur. Des tractions exercées uniquement sur la jambe ou le pied pourraient amener, si elles étaient très prolongées, une laxité ultérieure des articulations du cou-de-pied, du genou, ou des deux à la fois.

Si l'on fait l'extension continue au moyen de bandes de diachylon, il ne faut pas appliquer ces bandes directement sur la peau ; le contact de l'emplâtre de diachylon pourrait causer des excoriations sur les téguments sensibles de l'enfant.

Objets nécessaires. — Pour appliquer un appareil à traction continue il faut se procurer les objets suivants :

Des poids. — Les poids les plus commodes sont des sacs de toile forte remplis de sable ou mieux de grains de plomb. Ces poids seront gradués suivant l'âge et la vigueur de l'enfant; au-dessous de dix ans, on commence par un poids de 1 kilo, pour arriver à un poids de 2 kilos en moyenne; si l'enfant a plus de dix ans, le poids est augmenté et peut aller jusqu'à 4, 5, 6 kilos.

Une bande de diachylon. — La bande de diachylon doit avoir une longueur telle que, repliée sur elle-même, elle dépasse légèrement l'extrémité du membre. Cette bande est doublée suivant sa longueur, et à ses deux extrémités elle est fendue d'un coup de ciseau, de manière à former deux chefs.

Une petite planchette rectangulaire, échancrée légèrement à ses extrémités et munie d'un crochet fixé à son centre; l'ouverture de la boucle du crochet regardera en bas. Cette planchette appliquée au milieu de l'étrier formé par la bande de diachylon, et sous le pied, a pour but de tenir éloignés les deux chefs de la bande.

Une poulie pouvant s'adapter aux barreaux du lit (s'il s'agit d'un lit de fer). A défaut de poulie on se servira d'une simple bobine de fil que l'on fixera sur une tige résistante destinée à s'assujétir aux barreaux du lit. La poulie la plus commode est celle qui est fixée au milieu d'une planchette perforée et surmontée de deux crochets qui permettent de la suspendre à tous les lits.

Un corset présentant des sangles à fixation au niveau des épaulettes et au niveau de la partie externe du bord inférieur. Ce corset est destiné à maintenir l'enfant rigoureusement couché à plat et à produire par conséquent la contre-extension.

Le lit sera de préférence un lit en fer, et d'une largeur assez faible pour qu'il soit possible de donner à l'enfant les soins nécessaires. Ce lit sera garni d'une planche sur laquelle sera étendu un matelas mince recouvert d'un drap. Sous le siège de l'enfant le drap sera protégé par un morceau de tissu imperméable recouvert d'une alèze pliée, disposition qui permettra de changer l'enfant toutes les fois qu'il sera souillé ; il suffira de rouler l'alèze salie, de la faire passer sous le siège de l'enfant et de la remplacer par une alèze propre.

A la tête de la planche sont fixées deux courtes sangles, terminées par des boucles de courroie ; deux autres sangles semblables sont disposées au niveau du bassin de l'enfant. Ces quatre sangles se relient aux sangles du corset et servent à le maintenir appliqué contre la planche (fig. 295).

Un petit coussin de la dimension d'un in-octavo, destiné à être placé au niveau du tendon d'Achille.

Un cerceau pour soulever les couvertures.

Plusieurs rouleaux d'ouate.

Des bandes de toile.

Un morceau de tissu imperméable de la dimension d'un mouchoir et destiné à défendre la racine de la cuisse contre les inondations urinaires possibles.

Application de l'appareil. — Avant l'application de l'ap-

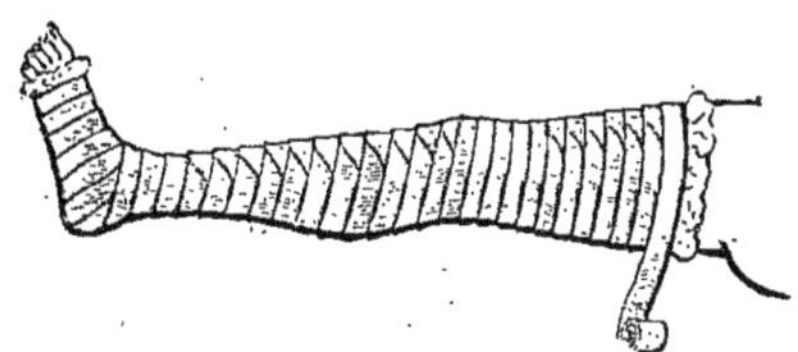

Fig. 264. — Le pied, la jambe et la cuisse sont recouverts d'ouate maintenue par une bande roulée ; l'ensemble forme une véritable botte.

reil à extension continue, un lavage soigneux du membre est utile ; ce lavage sera pratiqué à l'eau chaude et au savon et sera suivi d'une friction à l'alcool. La toilette minutieuse

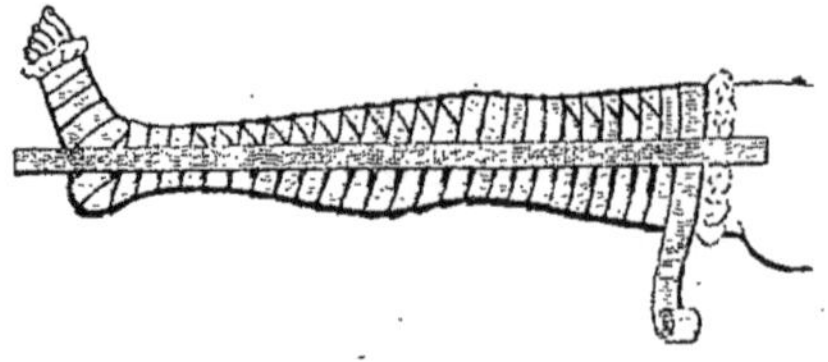

Fig. 265. — Sur la botte on applique un étrier de diachylon.

du membre est une mesure de propreté et en même temps une mesure de défense contre les ulcérations.

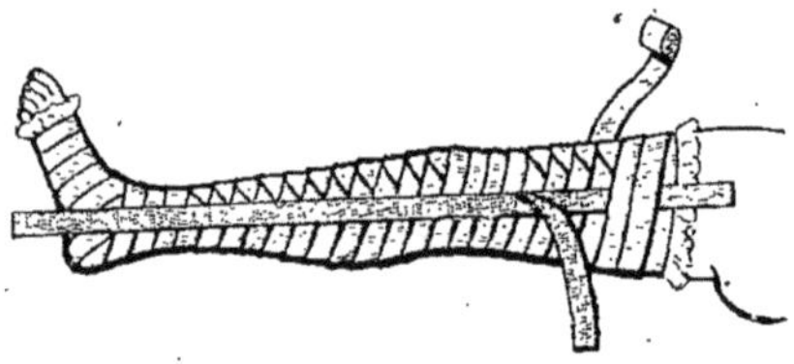

Fig. 266. — Les extrémités supérieures dédoublées de la bande de diachylon sont fixées par des tours de bande passant d'abord sur le chef interne.

L'enfant est muni de son corset par dessus sa chemise et couché sur le matelas.

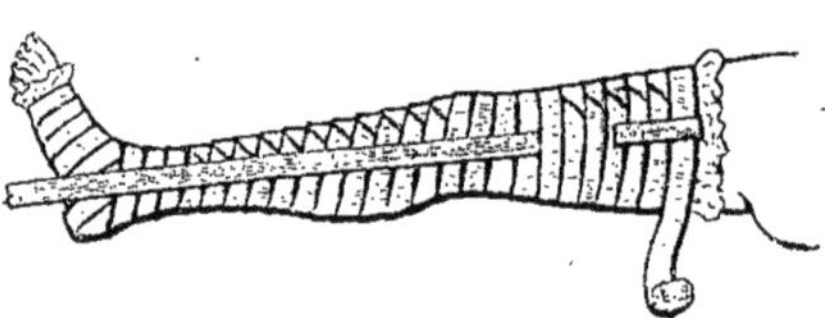

Fig. 267. — On rabat en crochet l'extrémité de la bande de diachylon et on termine l'enroulement de la bande.

L'application de l'appareil commence par l'enroulement d'une légère couche d'ouate sur toute la longueur du mem-

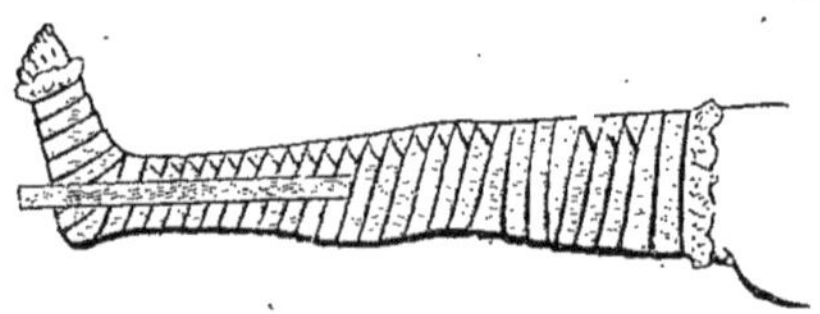

Fig. 268. — L'enroulement de la bande est terminé.

bre jusqu'à la racine de la cuisse ; cette ouate est fixée par des tours de bande. Pour bien enrouler la bande de toile, on doit la faire partir du pied, plus exactement de la partie latérale externe du talon ; de là on la fait remonter sur le cou-de-pied et revenir à son point de départ, puis on la conduit par des circulaires sur le pied jusqu'à la racine des orteils, et on la fait remonter au niveau des malléoles où par des tours obliques on doit recouvrir entièrement le talon ; l'application de la bande sur le cou-de-pied terminée, on recouvrira la jambe, le genou et la cuisse au moyen de circulaires et de renversés (fig. 264).

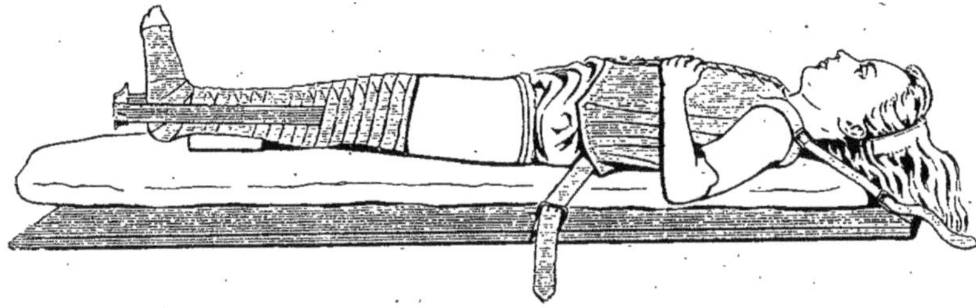

Fig. 269. — Appareil à extension terminé. La planche où viennent se fixer les courroies du corset est recouverte d'un matelas sur lequel est couché l'enfant. La partie supérieure du bandage roulé de la cuisse est recouverte d'un imperméable.

La ouate recouverte par la bande de toile forme une sorte de botte remontant jusqu'au tiers supérieur de la cuisse. Sur cette botte on applique un étrier formé de la bande de diachylon portant en son milieu la planchette (fig. 265). Les extrémités supérieures dédoublées, les chefs de la bandelette de diachylon devront dépasser le niveau supérieur de la botte ouatée. On les fixera par des tours de bande passant d'abord sur le chef interne, puis sur le second, enfin sur les deux chefs réunis et rabattus en crochet (fig. 266 et 267).

A la planchette-étrier est fixée, à ce moment, la corde qui va se réfléchir sur la poulie placée de telle sorte que la traction sur le membre se fasse bien horizontalement. A la corde on suspend le sac de plomb formant poids.

L'appareil à extension continue est maintenant terminé

(fig. 269). Il ne reste qu'à garnir la partie supérieure de l'appareil d'un tissu imperméable protecteur, à fixer à la planche les sangles du corset et à placer l'étroit coussin sous la partie inférieure de la jambe, de manière à éviter le frottement du talon sur le plan du lit.

Soins consécutifs. — De la surveillance de l'appareil dépendent tous les résultats qu'on peut en attendre : mal surveillé, l'appareil à extension le mieux appliqué ne tarde pas à ne plus remplir son office.

Le membre a toujours une tendance à se placer en rotation externe. Pour éviter cette mauvaise attitude du pied, on peut placer l'extrémité inférieure du membre dans une sorte de boîte destinée à maintenir le pied, tout en permettant l'extension continue [1].

Il faut veiller à ce que la traction se fasse normalement, que ni la corde ni les poids ne s'embarrassent dans les couvertures, que l'enfant reste bien dans la situation horizontale. On ne défera les boucles qui fixent le corset que pour permettre à l'enfant de prendre ses repas dans une situation plus commode que la position horizontale, ou pour lui permettre d'aller à la garde-robe. Si l'enfant accuse une douleur en un point quelconque, il ne faut pas hésiter à défaire l'appareil et à vérifier s'il n'y a pas d'escarres, ce qui n'est pas exceptionnel, au niveau de la rotule ou du cou-de-pied.

La meilleure manière de ne pas avoir d'escarres consiste à mettre une couche d'ouate suffisamment épaisse.

Cette surveillance doit être minutieuse et de tous les instants ; elle exige beaucoup de dévouement de la part de la mère ou de la garde de l'enfant, et la difficulté des soins constitue une des raisons principales pour lesquelles les

---

[1] P. Picart. Etude pratique de l'extension continue et de ses résultats. Thèse, Paris, 1901.

chirurgiens d'enfants restreignnt de plus en plus l'emploi de l'appareil à traction continue.

On a décrit un nombre considérable d'appareils destinés à réaliser l'extension continue tout en permettant la marche. Les divers appareils ne sont pas entrés dans la pratique courante en France tout au moins[1].

---

[1] Albert HOFFA. Atlas und Grundriss der Verbandlehre für studierende und Aerzte München, 1897.

CHAPITRE XIV

LE MASSAGE DANS LA PRATIQUE COURANTE[1]

Le massage est, à l'heure actuelle, de prescription courante dans les services de chirurgie des hôpitaux de Paris. Ses indications commencent à être nettement précisées.

Indications du massage. — Les principales lésions dans lesquelles le massage est indiqué sont les entorses, les fractures, les luxations, les épanchements articulaires, les contusions musculaires, les phlébites à une certaine période.

On ne discute même plus l'utilité du traitement de l'*entorse* par le massage immédiat.

Pour les *fractures* la question mérite un certain développement. Prenons par exemple une fracture de jambe. On a mis un appareil plâtré; on l'enlève après trente jours environ, le cal est solide. Après quelques jours de repos encore, le malade dit qu'il ne peut pas marcher parce qu'il souffre dès qu'il pose le pied par terre et veut s'appuyer sur sa jambe, et aussi parce qu'il a la sensation de n'être pas solide. A l'examen, on constate un œdème assez prononcé, non seulement du pied, mais encore de la moitié inférieure de la jambe; l'articulation tibio-tarsienne ne semble pas lésée, mais tous les tissus péri-articulaires sont raidis et douloureux, sinon à la pression, au moins à la traction dès qu'on veut mobiliser l'article; cela est une explication satisfaisante des douleurs qui persistent. Quant à la sensation de faiblesse

[1] Ce chapitre a été rédigé par M. MARCHAIS chargé du massage dans le service de Th. TUFFIER à l'hôpital Beaujon.

accusée par le sujet, on en saisira la raison si on palpe la masse musculaire de la jambe, les jumeaux n'existent pour ainsi dire plus. Chaque fois qu'on enlève un appareil, on constate les mêmes lésions : œdème, raideur et empâtement des tissus, raideur surtout marquée dans le voisinage des articulations, atrophie musculaire. Le massage, ayant pour effet d'activer la résorption des épanchements et des œdèmes, d'assouplir les tissus et de fortifier les muscles, abrégera considérablement le temps nécessaire au rétablissement complet de la fonction du membre.

Dans les fractures récentes, le massage n'est possible que si on n'est pas obligé de mettre le membre fracturé dans un appareil inamovible. Si les fragments sont mobiles, qu'il y ait tendance au déplacement, ce qui est le cas dans les grosses fractures de jambe, de cuisse, de la diaphyse humérale, des deux os de l'avant-bras, quels que puissent être les avantages du massage on ne peut les mettre en balance avec les inconvénients résultant de la non-immobilisation. Par conséquent, *il ne faut pas masser les fractures susceptibles de gros déplacements*, tout au moins ne faut-il pas pratiquer le massage journalier, car on pourra, le premier et le deuxième jour, le malade ayant le membre dans une gouttière provisoire, faire un massage suffisant pour diminuer les douleurs et l'épanchement, et permettre de placer dans de meilleures conditions l'appareil définitif.

Mais il est toute une série de fractures où il n'existe pas de déplacement primitif, où la tendance au déplacement secondaire n'existe pas : ainsi, les fractures de certaines extrémités osseuses, fractures des malléoles. Dans les segments de membre où la charpente osseuse est double, s'il n'y a de fracture que d'un os, l'os non fracturé joue le rôle d'attelle, c'est le cas pour les fractures du péroné, fracture de la partie inférieure et fracture de la tête, fracture du tibia seul, fracture du radius sans déplacement. Ici l'appareil inamovible n'est plus une nécessité; bien mieux, il est des cas où il est tout à fait inutile, dans les fractures d'un métatarsien ou d'un métacarpien par exemple; dans ces cas il faut sans crainte pratiquer le massage quotidien, et, étant donné les avantages rapides qu'on en retire, étant donné qu'il n'y a point d'inconvénient, on *peut et on doit masser les fractures ayant peu de déplacement primitif et pas de tendance au déplacement secondaire.*

Enfin il est une classe de fractures où le massage s'impose : ce sont les fractures *para-articulaires*. Dans ces cas le massage seul permet d'éviter l'ankylose.

De même pour les *luxations*. Quand vous avez immobilisé une luxation réduite, vous constatez des lésions qui, moins accentuées en général que dans les fractures, sont de tout point comparables, et, pour les mêmes raisons, il faut appliquer le même traitement.

Ce sont encore ces lésions que vous constaterez après la guérison des *arthrites aiguës*, des gros *épanchements articulaires*, *hémarthroses* ou *hydarthroses*; dans ce dernier cas, en particulier, vous aurez à soigner, non plus une affection articulaire, mais une affection musculaire; votre malade ne marche pas ou marche difficilement pour une seule raison : il n'a plus de triceps, et ce n'est ni le repos, ni la compression qui le lui rendront. Si une arthrite aiguë laisse derrière elle une *ankylose* que vous êtes obligé de rompre sous le chloroforme, sans le massage vous êtes exposé à perdre tout le bénéfice de votre intervention.

Il est une affection dont la gravité, une fois passé la période dangereuse, est due non à la lésion primitive, mais aux lésions secondaires : c'est la *phlébite*. On peut voir des femmes qui, cinq ou six mois après le début d'une phlegmatia, sont encore de véritables infirmes. On peut sentir encore quelques noyaux indurés de périphlébite; on constate surtout de la périarthrite douloureuse et de l'atrophie musculaire. Le massage est tout indiqué contre ces reliquats.

Dans un autre ordre d'idées, les malades chez lesquels un instrument tranchant aura produit une *plaie des tendons*, une *plaie des muscles* retireront, après la suture et la cicatrisation, un grand bénéfice du massage. Et enfin, après les *grands traumatismes*, les *brûlures*, les *phlegmons*, les *suppurations* en général, c'est encore par le massage qu'on arrivera le plus vite et dans la mesure du possible à assouplir les cicatrices cutanées, à rétablir le glissement de la peau sur les parties profondes, à assouplir les tendons et les muscles ou ce qui en subsiste, à permettre aux muscles conservés de donner toute l'énergie de contractilité dont ils sont capables; en un mot, si l'on ne peut guérir ces malades, c'est par le massage qu'on leur rendra le maximum de capacité fonctionnelle.

Dans les *conclusions articulaires et musculaires*, les *ruptures musculaires*, le massage précoce permettra une disparition rapide de la douleur et une résorption complète de l'épanchement sanguin.

La méthode de traitement par le massage comprend, en dehors de ce que nous avons l'habitude d'appeler massage, la mobilisation passive et l'exercice musculaire.

Nous allons exposer successivement la technique de ces trois ordres de manœuvres.

I, ***Massage proprement dit.*** — Pour pratiquer le meilleur massage possible, il faut préparer le malade; et, pour cela, commencer par le mettre en bonne position.

La bonne position sera celle dans laquelle le malade, confortablement installé, ne ressentant aucune fatigue générale, offrira au massage un membre *immobilisé* et *dans un état de résolution musculaire complète*. Toutes ces conditions sont indispensables. Si le membre n'est pas immobilisé, il fuit sous les pressions que l'on exerce; si la résolution musculaire n'est pas complète, le massage est mauvais.

La réalisation de ces desiderata est d'ailleurs facile. Pour le massage de la main et de l'avant-bras, le malade, assis, pose sa main et son avant-bras à plat, en pronation sur une table garnie soit d'un coussin, soit d'une alèze; on peut ainsi opérer sur la face dorsale de la main et la face postérieure de l'avant-bras. Si on veut masser la paume et la face antérieure, on relève la main et on place le membre en demi-pronation, reposant sur le plan résistant par le bord cubital.

S'agit-il du coude ? Faites asseoir votre malade; asseyez-vous vous-même de façon à le voir de profil; dites-lui de laisser pendre son bras, et appuyez sa main sur votre genou. Vous pourrez masser des deux mains. Si l'affection à masser est très douloureuse, si le moindre déplacement réveille les douleurs, ne massez que d'une main, l'autre fixant le coude en s'appliquant à sa partie postérieure. La pression à la partie postérieure est-elle douloureuse, elle aussi, employez un autre procédé; immobilisez le bras en saisissant d'une main l'avant-bras, et en opérant des tractions.

Le massage de l'épaule se fait à peu près dans les mêmes conditions. Le malade s'assied sur une chaise, de côté, de telle sorte que le côté sain s'appuie contre le dossier; il laisse pendre son bras naturellement, sa main reposant sur sa cuisse. S'il y a douleur, on peut être obligé de soutenir le bras en insinuant la main dans le creux de l'aisselle ; et, si le massage des deux mains est nécessaire, on fera soutenir le bras du malade par un aide.

Dans les lésions du membre inférieur, la bonne position est toute trouvée ; laissez le malade dans son lit ou faites-le étendre, si possible, sur une chaise longue. En général, on préfère la chaise longue, voici pourquoi : le massage, sans

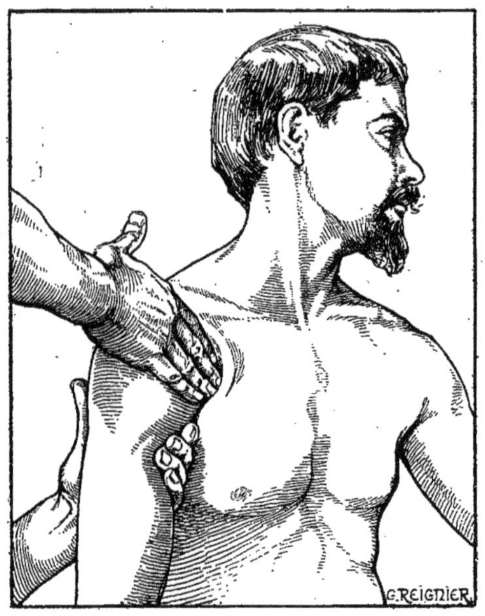

Fig. 270. — Effleurage du grand pectoral. La main gauche soutient le bras.

être très fatigant, demande cependant une certaine dépense d'énergie musculaire ; pour ne pas ajouter à cette fatigue inévitable une fatigue inutile, vous devez vous placer vous-même dans la position la plus agréable pour vous, et, si votre malade reste dans son lit, vous êtes obligé de faire le massage debout, tandis que la chaise longue vous permet de vous asseoir.

C'est pour cette raison que, dans les lésions du pied et du cou-de-pied, on peut pratiquer le massage étant assis, bien appuyé au dossier de votre chaise, le malade ayant son pied sur le genou de l'opérateur.

Le sujet étant bien placé, on doit examiner l'état de la peau. Elle doit être en bon état; on ne peut faire que de mauvaise besogne sur un membre couvert de phlyctènes ou d'exulcérations. Si ces lésions existent, traitez-les d'abord; vous masserez après la guérison.

Enfin les mouvements de massage devant être faits avec régularité et sans à-coup, il est nécessaire que le glissement à la surface du membre soit facilité. Si la région est très velue, on rase et on emploie largement, dans les cas indolores, la poudre de talc, dans les cas douloureux la vaseline, ou bien l'huile, ou bien la mousse de savon.

Ces préliminaires terminés, on peut commencer les manœuvres du massage. On peut les ramener à quatre principales : l'*effleurage*, la *friction*, le *pétrissage* et le *tapotement*. Depuis peu de temps, on emploie beaucoup, et avec raison, la *vibration*; mais comme la vibration manuelle demande une certaine éducation, et la vibration instrumentale un instrument spécial; comme, d'autre part, pour le massage dont il est question ici, la vibration n'est pas indispensable, nous n'en parlerons pas.

L'effleurage. — L'effleurage est une manœuvre qui consiste à passer légèrement la main entière ou l'extrémité des doigts à la surface du membre. Il agit en refoulant dans les veines et les vaisseaux lymphatiques le liquide épanché dans le tissu cellulaire sous-cutané.

Si l'on se sert de toute la main, ce qui est le cas le plus fréquent, on doit l'appliquer à la surface du membre, la mouler sur cette surface. Avec une main et des doigts raides, on ne peut faire de bon effleurage. On l'applique donc à l'extrémité libre du membre, et, en appuyant très légèrement, on remonte lentement vers la racine. L'effleurage doit toujours être fait dans le sens du courant veineux. On comprend, étant donné la quantité des veines superficielles, que l'effleurage fait de haut en bas opposerait une action trop efficace au cours normal du sang; et il y a déjà assez d'œdème sans qu'on l'augmente de tout le liquide qu'on aura

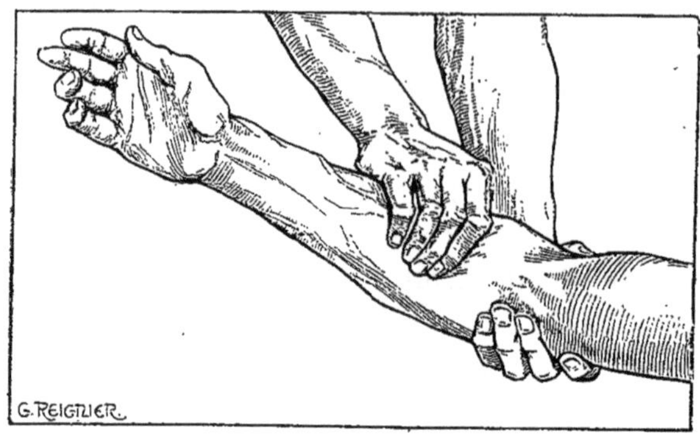

Fig. 271. — Effleurage de l'avant-bras. — Le coude est immobilisé par la main gauche, la main droite masse les muscles épicondyliens.

empêché de suivre sa voie naturelle, de tout celui qu'on aura refoulé vers l'extrémité.

Si l'on a à faire l'effleurage d'une région plane, on peut

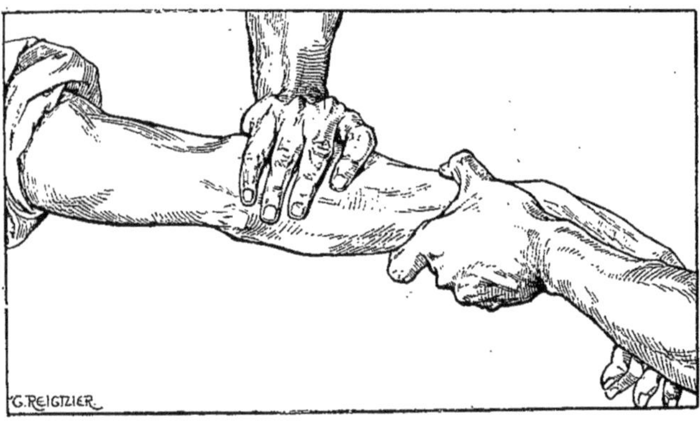

Fig. 272. — Effleurage en bracelet.

se servir de toute la main mise à plat ou bien de l'extrémité des doigts, plus exactement de la pulpe des phalangettes.

L'effleurage doit être fait largement, c'est-à-dire remonter bien au delà des limites du mal. A-t-on à soigner une lésion du poignet ? Il faut aller jusqu'au coude. S'agit-il d'une lésion du cou-de-pied ? Effleurez jusqu'au genou et même un peu au-dessus. La raison de ceci est facile à saisir. Au niveau des lésions, les capillaires sont gorgés de sang ; il est de toute nécessité de refouler les exsudats jusqu'au point où les voies de dérivation seront plus nombreuses et plus libres.

La pression exercée par la main qui pratique l'effleurage doit être si légère, au début, que, même dans les lésions les plus douloureuses, le malade ne ressente de ce fait aucune douleur. Très lentement, progressivement, on augmente cette pression, et on peut toujours le faire, car l'effleurage a une action analgésique. On arrivera ainsi à faire l'effleurage soutenu qui comprime les muscles et refoule les exsudats profonds. Il faut prendre garde à ne pas accrocher les muscles, à ne pas les masser de travers. En faisant pénétrer l'extrémité des doigts dans les interstices musculaires, il faut suivre la direction des fibres musculaires et de l'interstice. Si on prend toutes ces précautions, il sera inutile de laisser le siège de la lésion en dehors du massage.

L'effleurage représente un temps très important de la séance de massage ; dans les affections très douloureuses, il peut être la seule manœuvre supportée par le malade.

La friction. — La friction consiste à exercer avec la pulpe d'un pouce ou des deux pouces des pressions en des points précis. Ces pressions doivent se faire dans le même sens que l'effleurage. Faite longitudinalement, c'est un effleurage précis, plus énergique ; au contraire, en imprimant à la pulpe du pouce un mouvement tel qu'elle dessine à la surface de la peau un *mouvement circulaire*, c'est la véritable friction. Par elle, on cherche à agir sur les ligaments et les muscles, pour les assouplir, et sur les synoviales, en leurs points perceptibles, pour déplacer et désagréger les exsudats anciens, et en assouplir les épaississements.

Le pétrissage. — Le pétrissage s'adresse aux muscles. Il consiste à saisir une partie musculaire entre, le pouce d'une part, les doigts d'autre part, à la faire saillir, à la rouler, la soumettre à une forte pression. On commence à l'extrémité distale du muscle et on remonte en pétrissant à l'insertion proximale. Pour certains muscles ou groupes musculaires volumineux, en même temps qu'une partie musculaire est comprimée dans chaque main, on peut comprimer entre les deux éminences thénar la portion de muscle comprise entre les bords radiaux des deux mains.

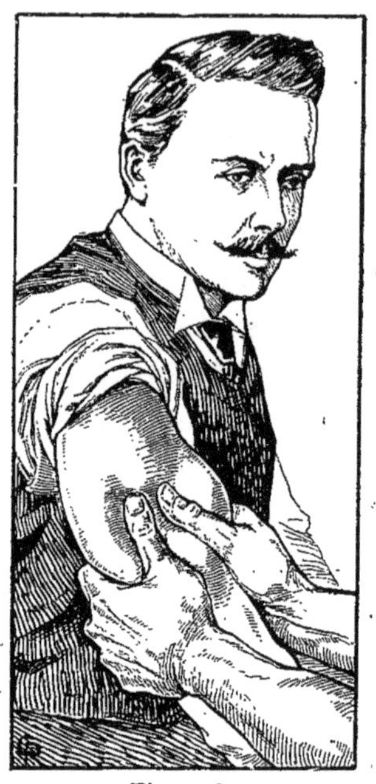

Fig. 273.
Pétrissage des musles du bras.

Il est à peine besoin de dire que, pour cette manœuvre de massage, plus encore que pour les autres, le relâchement musculaire doit être absolu. Si les muscles sont contractés, le pétrissage est, non pas difficile, mais impossible. Plus que l'effleurage, le pétrissage agit sur les exsudats intramusculaires et excite les contractions; c'est la manœuvre importante contre les atrophies.

Une variété de pétrissage s'adressant aux tendons est le *pincement*. Elle consiste à saisir un point du tendon entre l'extrémité des deux pouces, à le pincer, le soulever, chercher à le décoller. On commence à l'extrémité éloignée du tendon et on remonte en répétant cette manœuvre de centimètre en centimètre aussi haut que possible.

Le tapotement. — Le tapotement consiste en une percussion soit superficielle, soit plus profonde, exercée, ou bien avec les doigts venant frapper successivement (*flagellation*), ou bien avec le bord cubital d'une ou des deux mains (hachures), ou bien avec le poing demi-fermé (percussion). Le tapotement doit être élastique, l'articulation du poignet du mas-

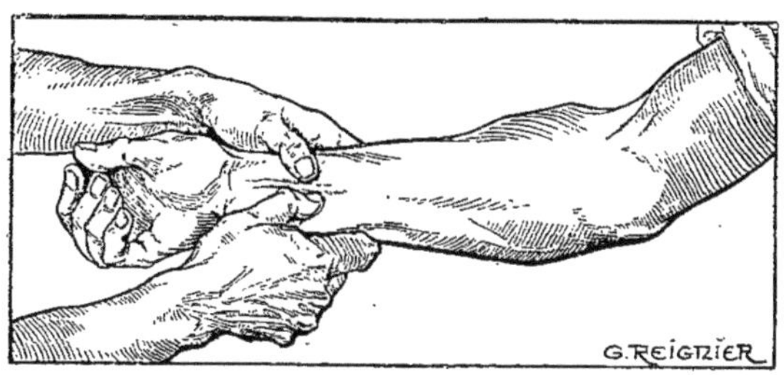

Fig. 274. — Le pincement des tendons.

seur doit être aussi souple que chez un pianiste. Le tapotement détermine, superficiellement de l'hyperémie, profondément des contractions musculaires.

II. *Mobilisation.* — Le massage proprement dit serait insuffisant à rendre leur longueur et leur souplesse normales à des muscles, tendons et ligaments épaissis et rétractés; il est nécessaire que les tissus péri-articulaires subissent les déplacements que leur font subir les mouvements habituels de l'articulation.

Rien ne serait plus simple que de dire au malade : « Faites vous-même de la gymnastique de votre membre lésé ». Mais, la contraction musculaire est souvent douloureuse, et, si l'atrophie est accentuée, cette contraction est insuffisante à produire le mouvement demandé avec l'amplitude désirable. Il faut donc que le chirurgien se substitue au malade.

Recommandez donc à votre patient de laisser le membre inerte, comme si vous vouliez rechercher l'état des réflexes; saisissez-le de telle sorte qu'il se sente bien soutenu et n'ait pas de velléité de contracter ses muscles, et, sans heurt, sans à-coup, très lentement, faites exécuter à l'articulation des mouvements de la plus grande amplitude possible.

En dehors des cas d'ankylose où on est obligé de forcer, par conséquent de provoquer de la douleur, ces mouvements doivent être indolores; le massage préalable y a contribué puissamment, et on doit s'arrêter dès que le malade accuse des souffrances vives.

On ne doit pas se borner à mobiliser l'articulation malade; il faut aussi faire exécuter des mouvements aux articulations voisines.

III. *Exercice musculaire.* — La contraction est le meilleur agent de régénération de la fibre musculaire; dès que cela est possible, on doit utiliser la contraction volontaire.

Pour obtenir les meilleurs résultats possibles, le malade doit porter toute son attention sur le mouvement qu'il exécute, et toute la force dont il dispose doit être appliquée à ce mouvement. C'est dire qu'il doit être placé de telle sorte qu'il n'ait pas à s'occuper de conserver son équilibre, ni de maintenir le membre à exercer, dans une position donnée. C'est là le principe de la gymnastique suédoise : le muscle à exercer travaille seul, tout le reste du corps étant en repos.

Deuxième condition à réaliser : le mouvement doit être très lent; c'est un fait d'expérience; si l'on fait avec des haltères des mouvements rapides, on assouplit ses articulations, on ne se fait pas de biceps.

Après le massage et la mobilisation, placez le malade dans une position convenable, et faites exécuter devant vous une série de mouvements, d'abord sans résistance, puis, au fur et à mesure que le muscle acquerra de la vigueur, avec une résistance plus grande.

Théoriquement, tous les muscles voisins d'une lésion sont atteints : il faudrait les exercer tous. Pratiquement, pour une lésion donnée on doit faire porter la plus grande partie des efforts — massage, mobilisation, exercice sur un seul muscle, ou sur un seul groupe musculaire ; — ou bien parce que ce muscle ou ce groupe musculaire joue un rôle prépondérant dans la mécanique du membre, — ou bien parce que l'atrophie l'a particulièrement touché; — et ces deux raisons se confondent toujours.

Dans les lésions du pied et du cou-de-pied, occupez-vous surtout du triceps crural; les affections du genou amènent rapidement l'atrophie du triceps crural. S'agit-il de la main et du poignet, exercez surtout les fléchisseurs; les lésions du coude retentissent sur le triceps; enfin, à la partie supérieure du bras, et dans les affections de l'épaule, ayez pour le deltoïde des soins particuliers : c'est toujours à cause de lui que la guérison complète sera retardée.

L'exercice des muscles du jarret se fait de la façon suivante : le malade ayant la jambe étendue, le pied en flexion aussi prononcée que possible, on applique la main contre la partie supérieure de la face plantaire et on lui ordonne de faire de l'extension; plus on appuiera avec la main, plus le malade aura à dépenser de force de son côté.

Pour exercer le quadriceps crural, on emploie le moyen très simple que voici : on fait asseoir le malade sur une table, le bord de la table venant presque au contact de la face postérieure de la jambe tombant à angle droit, et on ordonne au malade de ramener sa jambe à l'horizontale. Au début, le poids de la jambe opposera une résistance suffisante; dès que le mouvement sera facile on place sur la face antérieure du cou-de-pied, en travers, un sac étroit et long, qu'on remplit de sable et de grenaille de plomb en quantité de plus en plus grande : — 300, 400, 500, 1 000 grammes. Si on peut obtenir du malade que, toutes les heures, il fasse une série d'une vingtaine de mouvements, très lents, avec un temps de repos entre chaque contraction, l'amélioration sera de beaucoup plus rapide.

Quant au deltoïde, le poids du membre supérieur représentera toujours une résistance suffisante. Bien mieux, au début vous devrez, en soulevant en partie le bras du malade, diminuer d'autant la résistance et vous jugerez des progrès de la force musculaire par la nécessité de fournir une aide de moins en moins grande.

Cas particuliers. — Etant donné une lésion, un massage complet se composera de toutes ces manœuvres, se succédant dans l'ordre suivant : *effleurage superficiel et effleurage soutenu*, largement pratiqué au-dessus et au-dessous de la lésion ; *frictions des ligaments articulaires* lésés ou voisins de la lésion ; *friction des muscles ; pétrissage* portant surtout sur le muscle ou le groupe musculaire intéressant; *tapotement; mobilisation des articulations voisines ; exercice du muscle* important. Tout cela demande environ quinze minutes ; si l'on a affaire à des lésions récentes et très douloureuses, l'effleurage pouvant demander un certain temps, la séance durera vingt ou vingt-cinq minutes. Il est très rare que l'on soit obligé d'opérer plus longuement.

Entorse. — Pour soigner correctement une entorse tibio-tarsienne, il faut se rappeler ce qui caractérise l'entorse au point de vue anatomique et au point de vue clinique. Anatomiquement, la lésion primitive est l'arrachement du ligament péronéo-astragalien antérieur ; suivant que cet arrachement s'accompagne de déchirures plus ou moins importantes des tendons, gaines synoviales, muscles du voisinage, on a affaire à la variété légère, sérieuse ou grave. Il y a toujours un gros épanchement sanguin dans le tissu cellulaire, et de l'épanchement dans l'articulation. Cliniquement, on se trouve en présence d'un malade qui souffre, chez lequel la souffrance seule détermine l'impotence fonctionnelle, chez lequel la douleur à la pression et la crainte de la douleur reproduisent et augmentent la contraction musculaire, cause d'une douleur plus grande.

Ces deux ordres de considérations doivent régler la façon de procéder.

Il faut commencer par placer le malade confortablement; il est préférable ne pas le mettre sur une chaise longue ou de le laisser dans son lit; le massage des muscles postérieurs de la jambe serait difficile. Prenez donc son pied sur votre genou ou bien appuyez-le sur une table basse, garnie d'un coussin. Dites-lui que vous ne ferez aucun mal, et prouvez-le lui de suite en lui faisant de l'effleurage léger, puis soutenu, des jumeaux, d'abord de la partie charnue, puis,

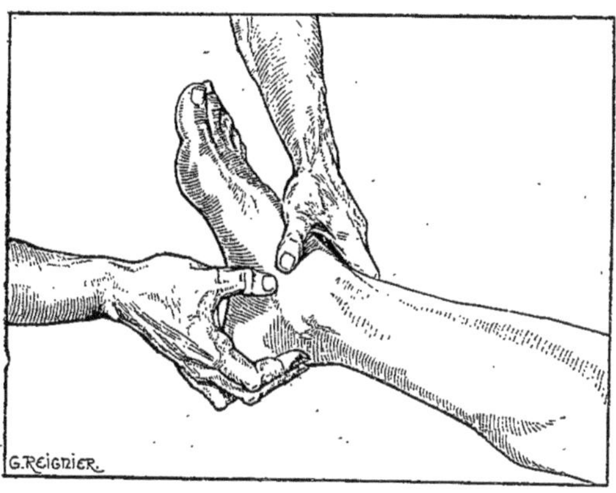

Fig. 275. — Massage de l'entorse. Frictions longitudinales à l'aide des pouces agissant simultanément. Le pied doit être appliqué sur le genou de l'opérateur.

en commençant de plus en plus bas, du tendon d'Achille et de la masse musculaire.

Cela fait, passez à la face dorsale du pied et à la face antérieure de la jambe, effleurage très léger tout d'abord et progressivement appuyé. A aucun moment, vous ne devez réveiller de douleur, dussiez-vous pour cela relâcher vos doigts au moment où vous passez au niveau du ligament déchiré. Ces deux premières manœuvres demandent le premier jour de dix à quinze minutes.

Alors, le pied tout à fait inerte étant à angle droit sur la jambe, et au besoin maintenu d'une main par vous, de l'autre main, dont vous appuyez la paume sur l'extrémité des orteils, vous faites exécuter aux orteils des mouvements de flexion et d'extension. Ceci a pour but de mobiliser tous les tendons de la face dorsale du pied. Prenez bien garde que votre malade ne cherche ni à vous aider ni à vous résister; la participation du malade rendrait la manœuvre douloureuse.

Vous pouvez maintenant essayer d'un massage plus énergique. Faites des frictions longitudinales avec les deux pouces le long des tendons de la face dorsale de la racine des orteils, au quart inférieur de la jambe, en commençant par l'extenseur du gros orteil; vous arriverez aux ligaments péronéo-astragaliens, auxquels vous faites subir la même manipulation.

Vous reprenez ensuite l'effleurage soutenu des tendons d'Achille et des muscles de la région postérieure, et vous terminez par la mobilisation de l'articulation tibio-tarsienne, à laquelle vous faites subir des mouvements qui, pour finir, doivent avoir l'amplitude normale.

Les deux temps de mobilisation vous demandent trois à quatre minutes, le reste de la séance vingt minutes environ. Vous pouvez cependant être obligé de masser plus longtemps si l'entorse est très douloureuse.

Telle est la première séance, les autres seront analogues. La seule différence est que la diminution, puis la disparition de la douleur permettront plus vite les temps de manœuvres énergiques.

Ici se posent quelques questions accessoires. Y a-t-il intérêt à faire deux séances par jour? Oui, pendant deux ou trois jours.

Faut-il, dans l'intervalle des séances, faire de la compression? Oui, pendant deux ou trois jours; non, ensuite. Il y a intérêt, à permettre un libre jeu aux muscles et aux tendons.

Quand le malade doit-il marcher? C'est lui qui est juge de la question. Il marchera quand la douleur le lui permettra. Comment s'en rendra-t-il compte? On fait lever le malade, et, quand il est debout, la main appuyée sur une chaise, on lui dit de porter tout le poids du corps sur la jambe saine, de se tenir en équilibre sur cette jambe. Il lui est donc loisible, le pied lésé étant posé à plat sur le sol, de faire porter à sa volonté une plus ou moins grande partie de son poids sur ce pied. Dans cette position, par un balancement qu'il règle lui-même, il fait fonctionner son articulation tibio-tarsienne, et, progressivement, il arrive à s'appuyer sur ce pied, sans ressentir de douleur jusqu'au moment où il se juge assez fort pour faire quelques pas.

Le temps nécessaire à la guérison varie de cinq à quinze jours, suivant la gravité des lésions.

Hydarthrose. — Dans l'hydarthrose, dans la majorité des cas, ce qui est plus important que l'épanchement articulaire, c'est l'état du triceps.

Donc, dans l'hydarthrose récente, il faut faire de l'effleurage — partant de la moitié de la jambe et remontant à la racine de la cuisse. — Puis des frictions, du pétrissage et du tapotement du triceps. Il faut mobiliser l'articulation du genou.

Dans une hydarthrose ancienne, après l'effleurage, on fera des frictions aux points où la synoviale est perceptible, de chaque côté du ligament rotulien et au-dessus de la rotule, principalement. Puis, on attaquera vigoureusement et par tous les procédés le triceps. La mobilisation de l'articulation sera suivie d'une série des mouvements du triceps accomplis suivant le procédé décrit plus haut.

Luxation du coude. — Il est plus important pour le coude que pour les autres articulations que le massage soit commencé au plus vite; l'immobilisation, étant donnée la complexité de l'articulation amenant rapidement une limitation des mouvements qui, une fois installée, peut être longue à vaincre.

Placez donc votre malade assis, le bras pendant le long

du corps, et commencez par un effleurage, fait avec la main, de l'avant-bras et du bras. Après cet effleurage général, faites successivement de l'effleurage des groupes musculaires au-dessus et au-dessous de l'articulation.

D'abord, à l'avant-bras. Le malade conservant la même position, appliquez votre main gauche à la face postérieure du coude si la pression ne réveille pas de douleurs, à la face postérieure du bras dans le cas contraire, et faites de l'effleurage des muscles épicondyliens, la pulpe du pouce suivant le cubitus en arrière, la pulpe des quatre autres doigts suivant l'interstice qui sépare le long supinateur des fléchisseurs. Puis, mettant l'avant-bras à angle droit sur le bras, et tenant solidement cet avant-bras de la main gauche placée au-dessus du poignet, effleurez et frictionnez le groupe des muscles épitrochléens. Cela fait, remettez le bras du malade dans la position primitive, et faites de l'effleurage du biceps, du brachial antérieur et du triceps. Terminez par un peu de massage du deltoïde.

Dès le premier jour, il est essentiel de faire exécuter des mouvements passifs à l'articulation pour éviter la raideur et la rétraction du tendon du biceps qui pourrait opposer longtemps un obstacle à l'extension complète de l'avant-bras sur le bras.

Aussitôt que l'absence de douleur le permettra, et cela, dans le cas de luxation, est obtenu très vite, à l'effleurage des muscles on ajoutera le pétrissage et le tapotement, et on fera exécuter des mouvements avec résistance aux fléchisseurs, au biceps et au triceps.

Fracture du col huméral. — Le massage des fractures récentes, s'adressant à des lésions très douloureuses, doit se faire dans des conditions telles que le massage ne doit pas éveiller la moindre douleur, c'est-à-dire :

1° Que l'immobilisation du foyer pendant la séance doit être parfaite.

2° Que le massage doit consister en des manœuvres extrêmement douces. Au début, on emploiera uniquement l'effleurage suivant le cours du sang veineux et la direction des fibres musculaires. Cet effleurage, étant donnée la sensibilité du point fracturé, doit respecter ce point; les premiers jours, masser une fracture, c'est faire du massage de tout, excepté de la lésion principale.

Dans le cas particulier que nous avons pris comme exemple, le deltoïde protège de toute son épaisseur les fragments qui ne sont directement perceptibles que par l'aisselle.

Si le malade ne souffre pas beaucoup, il lui suffit, le bras étant pendant, d'appuyer la main sur son genou, et cela laisse au masseur la liberté de ses deux mains pour le massage. Si l'immobilisation ainsi obtenue n'est pas suffisante, faites maintenir le bras par un aide qui saisira l'avant-bras et la main; si vous n'avez pas d'aide, mettez l'avant-bras à angle droit sur le bras; le malade lui-même, de la main du côté opposé, soutiendra le poignet du côté malade, et vous, enduisant amplement votre main gauche de vaseline ou d'huile, vous la glisserez entre le bras et le thorax, très doucement, et vous arriverez jusque dans l'aisselle où vous fournirez un excellent point d'appui (fig. 270).

Alors, de toute la main, faites de l'effleurage très léger, du coude au moignon de l'épaule, portant de temps en temps la main en avant pour mieux comprimer le biceps, en arrière pour masser le triceps en totalité. Passez à l'effleurage du deltoïde, puis du grand pectoral, puis du grand dorsal et des muscles sus-capulaires. Terminez le massage proprement dit par l'effleurage des fibres supérieures du trapèze, toujours contracturées et douloureuses.

Le massage, dans les fractures récentes, doit être fait largement, très loin au-dessus et au-dessous du trait de fracture. De plus pour que le malade non seulement ne redoute pas le massage, mais encore le désire à cause de la sensation de bien-être que le massage procure, on ne doit exécuter que des manœuvres extrêmement douces, et sans le moindre heurt.

Dès le premier jour, il faut mobiliser, mais mobiliser peu, car, même après ce massage anesthésiant, un mouvement de quelque amplitude éveillerait de violentes douleurs. — Mais, si peu que ce soit, il faut mobiliser.

La séance terminée (elle a duré de vingt à trente minutes), l'appareil à mettre sera une écharpe de Mayor.

Après six jours, environ, il y a commencement de consolidation. Votre effleurage peut être plus énergique ; employez la moitié de la séance à masser le deltoïde. Faites des mouvements de plus grande amplitude. Vers le dixième jour, quelquefois avant, vous pouvez remplacer l'écharpe de Mayor par l'écharpe simple, qui, dans la journée, permettra une mobilisation spontanée de l'articulation. Vers le quinzième jour, vous pouvez, en soulevant le coude du malade, faire exécuter des contractions volontaires du deltoïde.

Un dernier point à signaler : surtout quand il s'agit de malades âgés, dès le premier jour, le bras étant bien immobilisé, il faut mobiliser les doigts, le poignet et le coude ; ainsi seront évitées des raideurs ultérieures qui gêneraient beaucoup le malade, et que le médecin aurait à se reprocher, car elles se seraient installées avec sa permission.

Fractures du péroné. — Dans les fractures du péroné le trait de fracture est directement accessible : donc, pas de pression à ce niveau. Le pied étant fixé, faites de l'effleurage de la région postérieure de la jambe, comme dans l'entorse ; puis de l'effleurage de la face dorsale du pied et de la face antérieure de la jambe, en relâchant les doigts au niveau du point lésé.

Cela fait, avec les deux pouces, faites des frictions des tendons de la face dorsale du pied, des tendons et des muscles de la région antéro-latérale de la jambe, et revenez à la région postérieure.

En somme, c'est le massage de l'entorse, en respectant le trait de la fracture. S'il n'y a pas de déviation du pied, il est inutile d'appliquer un appareil; s'il y a déviation en dehors, pendant quelques jours il est bon de mettre soit une attelle, soit une gouttière. Au bout de huit jours, ce ne sera plus nécessaire.

Avec le massage, le malade doit marcher après vingt jours environ.

Fracture du radius. — Si on a été obligé de mettre un appareil plâtré, même en le laissant en place le moins longtemps possible, on aura à combattre trois ordres de lésions : *l'œdème du dos de la main*, *l'empâtement des gaines synoviales*, *les raideurs tendineuses*, *l'atrophie des fléchisseurs*.

Donc, faites placer la main du malade en pronation complète, à plat sur une table. Pratiquez l'effleurage de la main et de l'avant-bras, des frictions et pincements des tendons extenseurs. Placez la main en demi-pronation, appuyant sur la table par le bord cubital : faites l'effleurage de la paume de la main, et de la face antérieure de l'avant-bras. Enfin, mettez la main en supination complète : frictions et pétrissage des muscles de l'éminence thénar, effleurage et friction de la face palmaire des doigts, effleurage soutenu du creux de la main, friction et pincement des tendons de la région antérieure du poignet, pétrissage des muscles épicondyliens et épitrochléens. Mobilisez les articulations des doigts, les métacarpo-phalangiennes, le poignet. Faites exécuter des mouvements des fléchisseurs.

SEPTIÈME PARTIE

PETITE CHIRURGIE DES ORGANES DES SENS

CHAPITRE XXV

I. — LAVAGE DE L'ŒIL

Lavage par affusion. — Le patient est assis, des précautions sont prises pour que le liquide des lavages ne vienne

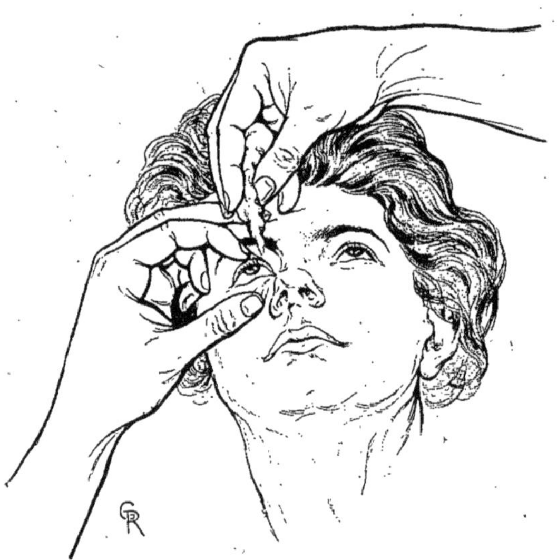

Fig. 276. — Lavage de l'œil par affusion.

pas mouiller ses vêtements ; il renverse la tête en arrière. Le chirurgien écarte les deux paupières avec le pouce et l'index de la main gauche, fait couler entre elles, au niveau de l'angle interne, un long filet de liquide obtenu en pressant de la main droite un tampon d'ouate hydrophile largement imbibé. Le liquide, après avoir balayé la conjonctive et le globe oculaire, s'écoulera par l'angle externe de l'œil et sera reçu dans un bassin approprié maintenu par le patient lui-même ou par un aide (fig. 276).

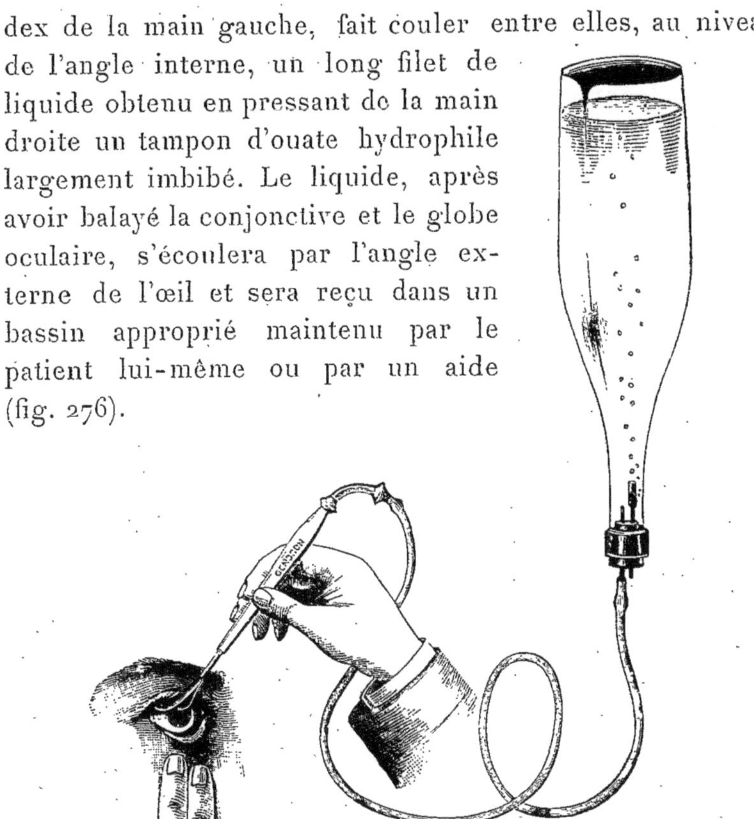

Fig. 277. — Lavage à l'aide de l'appareil Gendron.

Indications du lavage par affusion. — Les principales indications du lavage par affusion se trouvent dans les blépharites, les dacryocystites, les conjonctivites.

Lavage par irrigation. — On introduit sous les paupières le pavillon du laveur qui tient d'autant mieux que le sujet serre davantage. L'autre bout du laveur est relié par un tube de caoutchouc au bock à irrigation de la capacité de un ou deux litres. Le bock ayant été rempli de liquide, il suffira que le niveau du liquide dépasse de 30 centimètres le niveau de l'œil pour qu'un énergique courant d'eau se précipite entre le globe et les paupières, déplisse et distende en forme de boudin le cul-de-sac postérieur; s'échappe par la fente palpébrale en entraînant toutes les sécrétions. A cette pression de 50 centimètres, qu'il ne faut pas dépasser, l'écoulement des deux litres se fait en 7 à 8 minutes.

Un enfant sera tenu sur les genoux d'un aide, les pieds un peu plus élevés que la tête et la face tournée en haut; sur le parquet on disposera un vase à bords larges, un seau ou une cuvette.

La principale *indication* du lavage par irrigation est l'ophtalmie purulente des nouveau-nés.

II. — CORPS ÉTRANGERS SUPERFICIELS DE L'ŒIL

La précocité de l'intervention a, dans le cas de blessures même superficielles du globe oculaire, une importance extrême; l'intégrité totale ou partielle d'un œil dépend très souvent de la conduite du médecin dans les premiers moments qui suivent un traumatisme.

S'il n'est aucunement versé dans la chirurgie oculaire, le médecin *ne doit pas* entreprendre le traitement des corps étrangers de la chambre antérieure, des corps étrangers de l'iris, du corps vitré ou des membranes profondes de l'œil, mais il peut parfaitement et rapidement traiter et guérir un malade présentant un corps étranger de la conjonctive ou de la cornée.

Corps étrangers de la conjonctive. — Les corps étrangers de la conjonctive sont libres à la surface ou implantés dans l'épaisseur.

Les *corps étrangers libres* sont des corps étrangers tombés sans grande violence sur la surface de l'œil et que le larmoiement a repoussés dans les culs-de-sac conjonctivaux. Le type de ces corps étrangers est la poussière de charbon qui vient par la portière du wagon se jeter dans l'œil d'un voyageur et qui souvent se place sur la face conjonctivale du tarse, raclant ainsi la cornée à chaque battement de paupières. La présence de ce corps incommode détermine une sensation de picotement qui porte à se frotter l'œil, et au bout de peu de temps surviennent des phénomènes pénibles : larmoiement, rougeur de la conjonctive, spasme des paupières, photophobie.

La première chose à faire en présence d'un accident de ce genre devrait être de s'abstenir de porter les mains aux

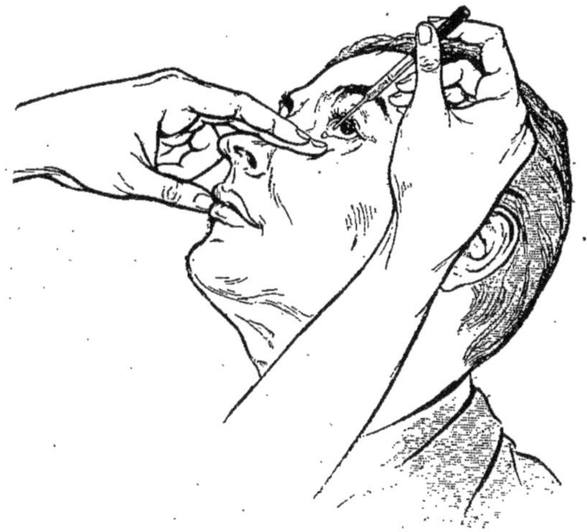

Fig. 278. — Manière d'instiller quelques gouttes de cocaïne dans le cul-de-sac inférieur de la conjonctive gauche, le patient incline la tête en arrière et à droite.

yeux; le larmoiement suffit quelquefois à chasser le corps étranger; le frottement des paupières n'a d'autre effet que de déterminer l'adhérence du corps étranger en un point quelconque de la conjonctive et de rendre impossible son élimination spontanée. On est, la plupart du temps, obligé de l'enlever.

L'extraction du corps vulnérant sera précédée par l'anesthésie de la surface de la conjonctive par quelques gouttes de solution de cocaïne à 1/50. Pour cela, on fait asseoir le malade ; de l'index gauche, on abaisse la paupière inférieure et, avec un compte-gouttes, on verse 4 à 5 gouttes de la solution dans le cul-de-sac inférieur (fig. 278).

L'anesthésie déterminée par la cocaïne facilite singulièrement les manœuvres de recherche du corps étranger.

Tout d'abord on attire en avant la paupière inférieure et on regarde si la particule charbonneuse ou poussiéreuse n'est pas logée dans le repli inférieur de la conjonctive. Ce cas est relativement rare ; souvent le corps étranger a été se fixer dans le cul-de-sac conjonctival supérieur, très souvent

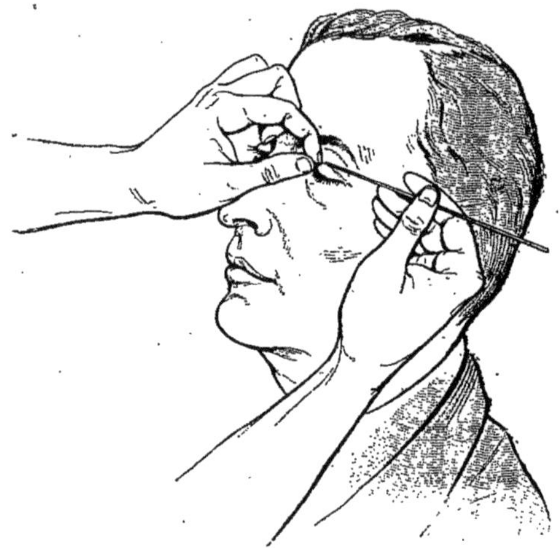

Fig. 279. — *Retournement de la paupière supérieure.* — Premier temps : la main gauche attire la paupière supérieure en bas ; la main droite maintient un stylet longitudinalement sur le milieu de la paupière.

sur le tarse même. Pour le déloger il faut avoir recours au *retournement de la paupière supérieure.*

Le retournement de la paupière supérieure est une petite manœuvre que chacun doit pouvoir pratiquer avec célérité et dextérité. Nous lui décrirons trois temps successifs.

Dans le premier temps on commande au patient de regarder en bas « vers ses pieds », et, saisissant le rebord ciliaire supérieur entre le pouce et l'index gauche, on attire la paupière supérieure en bas pour la déplisser (fig. 279).

Puis, la main droite plaçant et maintenant un stylet longitudinalement sur le milieu de la paupière (fig. 279), la pression du stylet fait basculer le cartilage tarse (fig. 280), deuxième temps; et amène la face conjonctivale de la paupière supérieure à regarder en avant (fig. 281), troisième temps.

Le corps étranger se présente à la surface de la conjonctive ; l'extrémité d'une tige mousse le cueille et l'enlève.

Une fois l'extraction terminée on ordonne au malade de

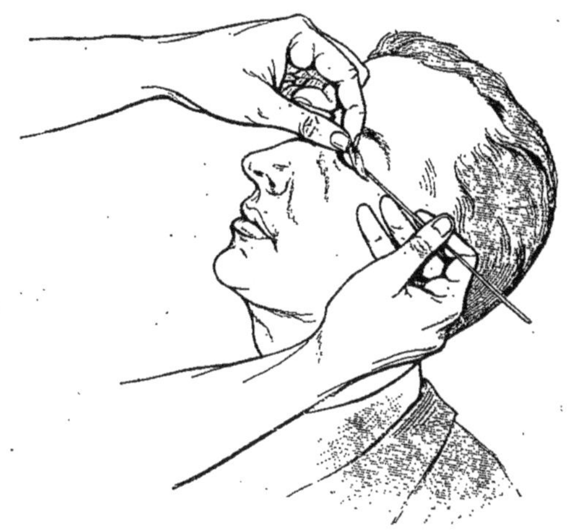

Fig. 280. — *Retournement de la paupière supérieure.* — Deuxième temps : la pression du stylet fait basculer le cartilage tarse.

regarder en haut, et le cartilage-tarse reprend de lui-même sa position normale.

Le retournement de la paupière supérieure, *bien fait*, n'occasionne pas de douleur véritable et peut parfaitement être pratiqué sans cocaïnisation préalable.

Les corps étrangers implantés sous la conjonctive seront enlevés à l'aide d'une pince, et parfois il peut être nécessaire de donner un léger coup de ciseau pour sectionner un mince repli de la conjonctive enserrant la parcelle recherchée.

Corps étrangers de la cornée. — Les corps étrangers de la cornée sont, peut-être, plus fréquents que les corps étrangers de la conjonctive; ils se rencontrent surtout chez les ouvriers qui travaillent le fer ou la pierre, remouleurs, serruriers, ajusteurs, mécaniciens, etc.

Des particules métalliques projetées par le choc des outils viennent s'implanter dans la cornée. Si elles ne sont pas immédiatement extraites, par leur oxydation ou leur désagrégation superficielle elles produisent autour d'elles une espèce de ciment qui les incruste. Rapidement leur présence occasionne une inflammation intense, une injection périké-

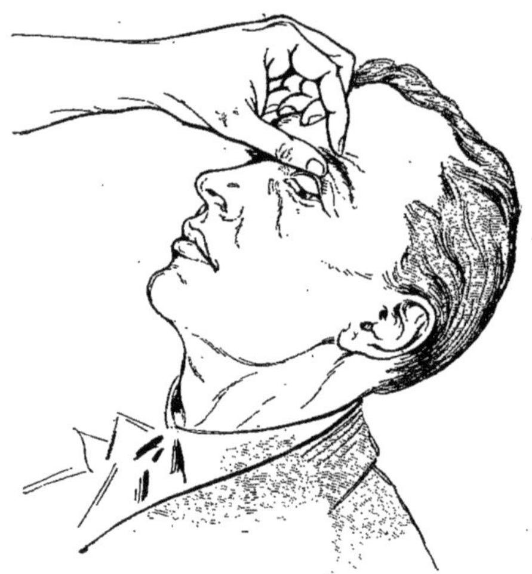

Fig. 281. — *Retournement de la paupière supérieure.* — Troisième temps : le cartilage du tarse a basculé, on voit la face profonde de la paupière supérieure.

ratique plus ou moins prononcée, en même temps que se manifestent des douleurs vives exaspérées par chaque clignement des paupières.

L'ablation immédiate du corps étranger est la seule façon de parer à ces phénomènes douloureux et inflammatoires et de prévenir l'opacité de la cornée et quelquefois l'iritis qui succéderaient à la petite ulcération produite par le corps étranger. Quand le corps étranger est rapidement extrait, la plaie de la cornée ne laisse après elle qu'une cicatrice transparente, absolument invisible.

Généralement le corps étranger s'aperçoit facilement sous forme d'une minime tache noire qui incruste la surface de la cornée. Dans les cas difficiles, il faut placer le patient en face d'une fenêtre et examiner la cornée sous diverses incidences. On peut même se servir de l'éclairage oblique.

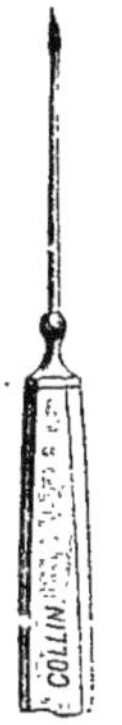

Fig. 282.

Dès qu'on a constaté la présence d'un corpuscule vulnérant, on instille quelques gouttes de solution de cocaïne, puis on attaque le corps étranger avec une pointe effilée, aiguille spéciale à corps étranger (fig. 282), bien préférable à la pointe fine de bistouri ; on cherche à insinuer la pointe de l'instrument entre le corps étranger et la cornée pour le soulever et le faire sauter hors de la logette qu'il occupe (fig. 283).

Quelquefois le corps étranger irrégulier résiste aux premiers efforts ; il est solidement implanté dans l'épaisseur de

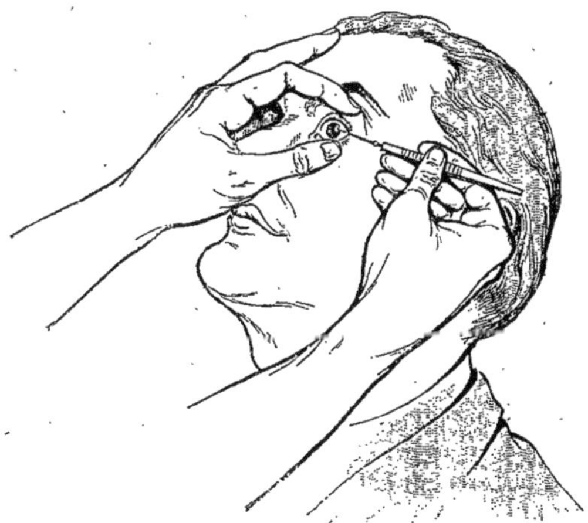

Fig. 283. — *Ablation d'un corps étranger de la cornée.* — La main gauche maintient les paupières écartées; la main droite attaque le corps étranger.

la cornée ; pour le déraciner il ne faut pas hésiter à creuser, tout autour, le sol cornéen, à enlever les lames cornéennes superficielles que le corpuscule, par sa présence, a pu altérer ou teinter de rouille. Une plaie de la cornée se répare très rapidement si elle est nette et propre ; laisser des taches de rouille, c'est s'exposer à voir apparaître une opacité à la surface du limbe cornéen et à laisser continuer l'inflammation.

Une fois isolé de la loge qu'il s'est creusé, le corpuscule vulnérant est facilement extrait ; mais quand il est volumineux, taillé en forme de flèche ou de coin, on est obligé, dès qu'on l'a rendu un peu saillant, d'avoir recours à une pince fine pour le saisir et l'enlever.

Il peut arriver que le corps étranger ait pénétré très profondément dans l'épaisseur de la cornée et fasse saillie du côté de la chambre antérieure. On conseille généralement dans ce cas d'inciser hardiment le limbe cornéen, de pénétrer délibérément dans la chambre antérieure pour atteindre le corps étranger par sa face profonde, mais c'est là tactique délicate d'ophtalmologiste exercé plutôt que manœuvre de praticien.

Le corps étranger une fois enlevé il est utile d'appliquer, pour quelques heures, un pansement simple des yeux, c'est-à-dire quelques lames de gaze stérilisée, taillées en rondelles, et un peu d'ouate hydrophile, le tout maintenu par une bande de crépon Velpeau.

Les parcelles métalliques peuvent être enlevées d'une façon très élégante au moyen d'un *aimant* ou d'un *électro-aimant*. C'est là du reste une méthode extrêmement ancienne quant à son principe.

« On rapporte souvent à Fabrice de Hilden (inspiré du reste par sa femme qui tenait elle-même cette idée d'un charlatan) la première extraction d'un corps étranger de la cornée avec un aimant. C'est en effet, semble-t-il, la première observation de l'emploi *oculaire* de l'aimant. Quant à l'idée générale d'enlever les corps étrangers métalliques avec un aimant, elle est bien plus ancienne. Mondeville rapporte avoir vu appliquer à diverses reprises une pierre d'aimant sur une pointe d'aiguille plantée dans le bras, sans succès, du reste. Rappelons qu'Arculanus avait eu l'idée d'employer le bâton d'ambre frotté pour attirer certains corps étangers hors des culs-de-sac congénitaux. Rappelons enfin qu'Hirschberg a retrouvé l'emploi de l'aimant dans le Traité indou Susrutâ. » A. Terson, *Etudes sur l'histoire de la chirurgie oculaire*, Paris, 1899.

CHAPITRE XXVI

I. — LAVAGE D'UN CONDUIT AUDITIF

Indications du lavage. — Les principales indications du lavage du conduit auditif sont les écoulements de l'otorrhée chronique et les corps étrangers de l'oreille, bouchons de cérumen et corps étrangers proprement dits.

Position du malade. — Le malade doit être assis ; une serviette passée autour du cou recouvre l'épaule du côté malade; de la main, de ce côté, le patient maintient lui-même un bassin sous son oreille, la tête étant inclinée du côté de la lésion (fig. 284).

S'il s'agit d'un enfant indocile, on le fera maintenir sur les genoux d'un aide qui lui emprisonnera les jambes en croisant les siennes par dessus. D'une main l'aide maintiendra la tête de l'enfant en l'appliquant solidement contre sa poitrine, de l'autre main il lui maintiendra les bras.

Instruments. — Pour laver une oreille on peut se servir d'une seringue.

Un des appareils les meilleurs est le simple bock à injection, dont le tuyau de caoutchouc sera armé à son extrémité libre d'une canule de verre.

Précautions à prendre. — Laurens fait diverses recommandations pour le lavage d'un conduit auditif.

1° *Absence de pression;* le récipient ne devra pas être placé trop haut, l'eau arrivant dans le fond du conduit avec une pression trop élevée déterminerait de la douleur et du vertige.

2° *La canule doit être très petite* à son extrémité libre,

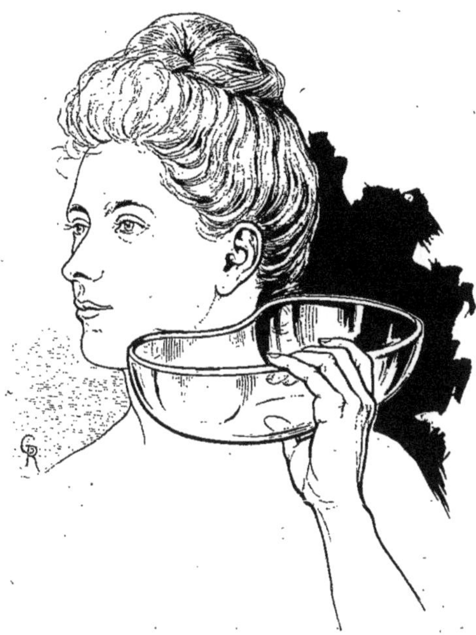

Fig. 284. — Attitude d'une malade au moment du lavage d'un conduit auditif.

de manière à ce qu'elle puisse être placée à l'orifice du conduit auditif sans l'obstruer.

3° *L'eau doit être tiède*, l'eau chaude déterminerait de la douleur, l'eau froide occasionnerait du vertige.

Technique du lavage. — Le bock sera rempli d'un litre d'eau tiède, bouillie ou stérilisée et placé à une hauteur de de 20 à 30 centimètres au-dessus de l'oreille.

D'une main on attirera le pavillon en haut et en arrière, de manière à redresser la courbure du conduit et à la rendre rectiligne, de l'autre main on introduira la canule à l'entrée seulement du conduit sans l'y faire pénétrer.

L'eau s'écoule, lave le conduit et retombe dans le bassin.

A la fin du lavage il faut dire au malade de pencher fortement la tête du côté atteint, de manière à ce que le conduit se vide des dernières gouttes de liquide qu'il contient.

On termine en séchant le méat avec un peu d'ouate hydrophile.

II. — CORPS ÉTRANGERS PROPREMENT DITS

Insectes vivants. — Il arrive parfois que des insectes pénètrent dans l'oreille de gens dormant sur l'herbe ; la présence d'un insecte remuant et s'agitant dans le conduit auditif est absolument intolérable, les corps étrangers de cette nature doivent être extraits de suite ; avant de chercher à extraire un insecte il faut le tuer ; pour cela, il suffit de remplir l'oreille d'huile d'olive : l'insecte meurt asphyxié et devient un corps étranger inerte que l'on extrait par les moyens usités pour le bouchon de cérumen.

Corps étrangers. — Les corps étrangers se trouvent le plus souvent chez l'enfant : petits cailloux, grains de plomb, perles de verre, noyaux de cerises, pois secs.

Le meilleur moyen pour faire tomber un corps étranger du conduit auditif où il est logé est le seringuage avec de l'eau tiède.

Pour ce seringuage il faut avoir soin de faire immobiliser la tête du patient, et de ne pas enfoncer trop profondément le bout de la canule.

Il faut que le courant d'eau aille ricocher sur le tympan et ramène par ricochet le corps étranger, qui tombe dans le bassin.

La seringue suffit toujours pour ramener un corps étranger qui n'aura pas été au préalable l'objet de tentatives maladroites d'extraction.

L'emploi des instruments : crochets, leviers, doit être réservé aux médecins familiarisés avec la technique otoscopique.

Il ne faut jamais se servir de pinces, car une pince ne saisit jamais suffisamment l'objet, qui dérape et fuit vers le tympan.

Un corps étranger livré à lui-même (exception faite pour les insectes) n'est nullement dangereux ; des tentatives maladroites d'extraction peuvent amener la mort d'un malade.

Pour sauver des centaines de vies, dit Lermoyez[1], il suffirait de persuader les praticiens de cette chose pourtant bien simple : *étant donné un corps étranger de l'oreille, prenez pour l'enlever une seringue et non pas une pince.*

III. — BOUCHON DE CÉRUMEN OBSTRUANT LE CONDUIT.

L'extraction des bouchons cérumineux du conduit auditif n'exige pas une somme bien considérable de connaissances spéciales en otologie. Tout médecin doit pouvoir rapidement guérir cette catégorie de sourds qui ne sont autres que des porteurs de bouchons de cérumen ; point n'est besoin de les adresser à un spécialiste.

Symptomatologie du bouchon de cérumen. — L'allure clinique de la surdité par bouchon de cérumen a des caractères faciles à distinguer. Laurens l'a bien décrite. Le praticien voit arriver un malade effaré, désolé, devenu sourd tout d'un coup, et qui croit avoir une lésion grave de l'oreille. Cette apparition rapide, presque instantanée, de la surdité, doit rassurer le médecin et lui faire soupçonner immédiatement la présence d'un bouchon de cérumen obstruant le conduit auditif.

Si on interroge le malade, on apprend qu'il n'a eu aucun symptôme

[1] LERMOYEZ. Extraction des corps étrangers du conduit auditif. *La Presse médicale*, 1900, 10 novembre, n° 93, p. 328.

antérieur. Il est devenu sourd brusquement, et à la suite des circonstances les plus diverses : tantôt, pendant sa toilette, en se nettoyant l'oreille; ou bien, après avoir pris un bain; ailleurs, c'est au cours d'un mouvement, d'un saut, par exemple. Pourquoi ce début brusque? Le bouchon cérumineux ne s'est pas formé tout d'un coup; il existait dans le conduit à l'état d'une masse qui, peu à peu, se développait concentriquement, n'empêchant pas encore le passage des ondes sonores. Mais, à un moment donné, sous l'influence du gonflement du cérumen par l'eau ou de son déplacement pendant une secousse, l'obstruction du conduit s'est achevée; et, par suite, a disparu la perméabilité de la lumière du conduit qui permettait encore la transmission aérienne du son.

Le médecin doit, en présence de ces commémoratifs, examiner la surdité. Qu'il applique sa montre contre l'orifice du conduit, le tic-tac ne sera pas perçu, ou à peine, par le malade, car le bouchon s'oppose à la transmission du son par la voie aérienne; mais, qu'il place la montre directement sur l'apophyse mastoïde, le son sera très distinctement entendu, c'est qu'en effet le son se propage directement à l'appareil récepteur (oreille interne, nerf acoustique) par la voie osseuse, les os du crâne. Le diapason au besoin, pourra confirmer l'origine externe de la surdité : si on le place sur le milieu de la tête, la vibration sera mieux perçue du côté de l'oreille sourde.

Le malade se plaint, en même temps que de la surdité, de bourdonnements dans l'oreille, bourdonnements à un timbre grave et ressemblant à un bruit de coquillage. Quelquefois le malade éprouve du vertige; rarement, il ressent une douleur véritable ; souvent, il accuse une sensation de corps étranger qui bouche le conduit et parfois se déplace pendant les mouvements de la mâchoire.

A cet interrogatoire, le médecin soupçonne un bouchon de cérumen, *reste à le voir:*

a) Le jour est-il favorable, le malade sera placé l'oreille bien en face d'une fenêtre.

b) Si la lumière est insuffisante, une bougie avec une cuiller formant réflecteur sera maintenue par un aide vis-à-vis de l'oreille à examiner.

Alors, avec le pouce d'une main, le médecin porte le tragus en avant, avec le pouce et l'index de l'autre main il tire le pavillon : en hau et en arrière, s'il s'agit d'un adulte, directement en arrière chez un enfant, à cause de l'inclinaison différente des conduits auditifs. Il aperçoit alors, au milieu du conduit, une masse brunâtre ou brun noirâtre, d'aspect onctueux, parfois jaune et sèche.

Le diagnostic est donc fait. Quelle va être la conduite du médecin?

Tout d'abord, il rassurera le malade, lui dira qu'il a un bouchon de cérumen, qu'il va tâcher de le lui enlever. Mais : *a*) il le préviendra que l'extraction ne se fera peut-être pas dès la première séance (il peut avoir affaire à un bouchon dur, de consistance pierreuse); *b*) il ne lui promettra pas la *restitutio ad integrum* de l'audition, car il ignore si derrière le bouchon il n'existe pas de lésion de l'oreille moyenne [1].

Précautions à prendre. — Avant de commencer le traitement, le médecin devra se renseigner sur l'état antérieur de l'audition et demander s'il existait ou s'il n'existait pas d'otorrhée ancienne, car une perforation ancienne du tympan imposerait un redoublement de prudence.

Pour le traitement, il faut proscrire d'une façon absolue l'emploi d'instruments quelconques, pinces, stylets, etc. Vouloir harponner un bouchon de cerumen avec une pince, un crochet, c'est s'exposer à des blessures des parois du conduit auditif ou de la membrane du tympan.

Objets et substances nécessaires. — De l'eau et une seringue, un bassin pour recevoir le liquide d'injection, tel est le matériel succinct, nécessaire mais suffisant.

L'eau sera tiède à 37 ou 38° ; elle sera stérilisée ou bouillie.

La seringue aura une capacité de 110 grammes environ, elle sera bien en main, propre, et armée à son extrémité d'un court morceau de drain ou de tube en caoutchouc qui la rendra inoffensive pour le conduit auditif.

Manuel opératoire. — Faites asseoir votre malade, garnissez son épaule d'une serviette protectrice, mettez-lui en mains un bassin qui sera tenu au-dessous de l'oreille malade, la tête étant maintenue inclinée de ce côté. A ce moment, de la main gauche, tirez en haut le pavillon de l'oreille; de la main droite, dirigez votre seringue de façon à

[1] G. LAURENS, Extraction des bouchons cérumineux du conduit auditif. *La Presse médicale*, 1896, 19 février, n° 15. p. 90.

ce que son bec aille lancer le jet d'eau le long du plafond du conduit auditif, pour que l'eau passe au delà du bouchon cérumineux et le chasse de dedans en dehors. Cette injection sera conduite avec douceur ; souvent dès la troisième ou quatrième seringue de liquide vous aurez le plaisir de voir tomber le corps du délit dans le bassin. Souvent sept ou huit seringues de liquide ne suffisent pas à ramener le bouchon. Dans ce cas de bouchon récalcitrant, ne vous obstinez pas, ne cherchez pas à seringuer avec plus de violence, vous risqueriez de blesser le conduit auditif ou le tympan ; cherchez à ramollir le bouchon.

Pour ramollir le bouchon, Laurens préconise la solution suivante :

Carbonate de soude	1 gramme.
Glycérine . . . . }	ãã 20 —
Eau. . . . . }	

Trois fois par jour le malade fait chauffer dans une cuiller à café dix gouttes de cette solution, penche sa tête du côté sain, verse dans l'oreille malade la cuiller du mélange tiédi, et après être resté quelques minutes la tête inclinée dans cette position il place un tampon d'ouate à l'entrée du conduit.

Au bout de quarante-huit heures de nouvelles injections sont tentées, le bouchon sort — le plus souvent, — ou ne sort pas, — rarement : dans cette dernière hypothèse on reprend les installations glycérinées et on arrive avec de la patience à ramener le bouchon en globe ou par fragments.

Une fois toute la masse cérumineuse enlevée, on assèche le conduit et le pavillon de l'oreille avec un peu d'ouate hydrophile, et on termine le pansement en mettant dans l'oreille, à l'entrée du conduit, un petit tampon d'ouate hydrophile qui restera en place pendant deux ou trois jours.

Accidents. — L'emploi systématique de la méthode des injections d'eau bouillie n'est guère suivi d'accidents. On peut voir cependant survenir du vertige, le malade dès l'entrée des premières gouttes de liquide éprouve une douleur plus ou moins vive et voit les objets se mouvoir autour de lui; il suffit d'arrêter l'injection et d'étendre le malade quelques instants dans le décubitus dorsal pour voir les accidents cesser.

L'emploi des installations glycérinées peut s'accompagner de bourdonnements dus au gonflement du bouchon cérumineux, ces accidents disparaissent par la sortie du cérumen.

Après l'enlèvement du bouchon, le malade peut éprouver de l'hypéresthésie auditive ; généralement la présence d'un peu de coton à l'entrée du conduit fait disparaître ces troubles.

La récidive du bouchon cérumineux sera évitée par des injections tièdes que le malade devra se pratiquer de temps à autre, tous les quinze jours ou tous les mois.

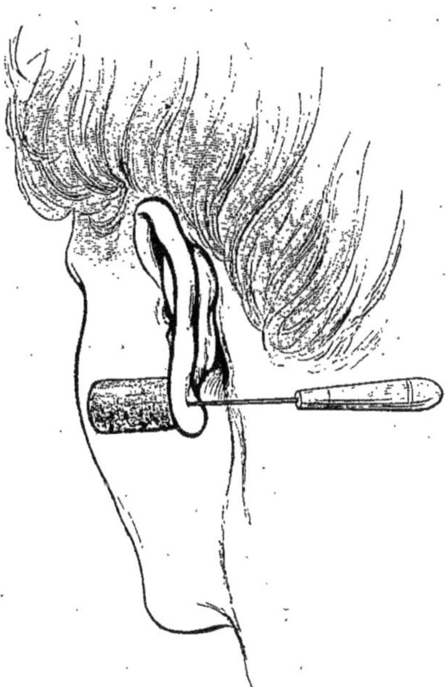

Fig. 285. — Perforation du lobule de l'oreille.

IV. — PERFORATION DU LOBULE DE L'OREILLE

La perforation du lobule de l'oreille est une petite opération pratiquée encore sur un très grand nombre de femmes.

Tous les traités anciens de médecine opératoire donnent la description de cette petite opération.

Les objets nécessaires généralement recommandés sont un *trocart*, un *bouchon*, un *fil métallique*.

On applique à plat le bouchon contre une des faces du lobule et on traverse le milieu du lobule auriculaire avec le trocart dont la pointe s'implante dans l'épaisseur du bouchon (fig. 285. On retire la tige du trocart et le bouchon ; par la canule du trocart restée en place on fait pénétrer le fil métallique, puis la canule est retirée à son tour, laissant le fil seul. Au troisième ou quatrième jour la guérison est effectuée.

Cette opération peut être pratiquée avec nombre d'autres instruments. On peut piquer le lobule aussi bien d'avant en arrière que d'arrière en avant.

V. — TRAITEMENT DE L'ÉPISTAXIS

Le nombre des moyens proposés pour arrêter les saignements de nez est extrêmement considérable, beaucoup de ces moyens ne sont en aucune façon efficaces. Quelques-uns sont dangereux.

Moyens inefficaces. — L'élévation des bras, l'application de corps froids sur la nuque (clef dans le dos) ; l'administration de perchlorure de fer à l'intérieur sont notoirement incapables d'arrêter une hémorragie nasale.

Moyens dangereux. — L'aspiration par le nez de solutions astringentes froides, solution d'alun, par exemple ; l'introduction dans les narines d'un tampon imbibé de perchlorure de fer liquide, le tamponnement postérieur des fosses nasales, sont considérés par les rhinologistes comme des moyens dangereux.

« *Procédé brutal, douloureux, entraînant souvent des accidents graves, le tamponnement postérieur devrait être définitivement abandonné.* » (Lermoyez)[1].

---

[1] M. Lermoyez. Traitement de l'épistaxis. *La Presse médicale*, 1894, 8 décembre, n° 49, p. 391.

Moyens efficaces. — Quand l'épistaxis paraît être d'origine congestive survenant après les repas, dans une pièce surchauffée, il suffit souvent de *se reposer* quelque temps dans une pièce fraîche en détachant les vêtements qui enserrent le cou, pour que l'hémorragie s'arrête spontanément.

Un bon moyen d'arrêter une épistaxis consiste à *presser les ailes du nez contre la cloison* entre le pouce et l'index et de maintenir cette compression pendant une dizaine de minutes, la tête étant penchée en avant pour empêcher la chute du sang dans l'arrière-gorge.

Un autre moyen plus efficace consiste à introduire, à maintenir à l'entrée de la narine un petit tampon d'ouate imprégné d'une *solution d'antipyrine à* 1/10.

Si ces petits moyens échouent, on aura recours au *tamponnement antérieur*. Après avoir placé un spéculum nasi on introduit à l'aide d'une pince à mors minces des bandelettes de gaze stérilisée ou de gaze iodoformée que l'on tasse doucement à la partie antérieure des fosses nasales. Ce tamponnement peut rester dans les narines pendant deux ou trois jours ; il sera enlevé doucement[1].

Traitement curatif. — Ces moyens palliatifs sont généralement suffisants pour arrêter une hémorragie nasale, mais il est préférable de la guérir définitivement, d'en prévenir le retour. Pour cela il faut, dit Lermoyez, transformer en tissu cicatriciel la région hémorragipare.

« Si nous faisons abstraction, d'une part, des hémorragies qu'entretiennent les lésions grossières du nez, tumeurs malignes ou ulcérations profondes et d'autre part des épistaxis profuses dues aux maladies hémorragipares telles que

---

[1] L'extrait de capsule surrénale, vaso-constricteur puissant, donnerait de bons résultats dans le traitement de l'épistaxis ; on introduit dans les fosses nasales des tampons d'ouate imbibés d'une solution de cet extrait ou bien on se contente de simple badigeonnage de la pituitaire avec l'extrait.

l'hémophilie, le scorbut, etc... dans lesquelles la pituitaire saigne dans toute son étendue sans présenter d'altérations limitées nous pouvons rattacher toutes les autres épistaxis dites mécaniques, idiopathiques, supplémentaires, à une lésion constante et nettement déterminée : l'érosion variqueuse de la cloison.

Rien n'est plus facile que de la découvrir quand on a quelque habitude de la rhinoscopie antérieure. A la partie antéro-inférieure de la muqueuse qui revêt la cloison, un peu au-dessus et en arrière de l'épine nasale antérieure, en se servant de la lumière réfléchie et en ayant soin d'enfoncer peu à peu le spéculum pour que ses valves ne la masquent pas (il suffit même parfois de relever fortement le lobule du nez avec le pouce) on voit une érosion de la dimension d'un grain de mil, souvent artificiellement agrandie par les grattages du malade : tantôt elle montre une gouttelette de sang, tantôt elle est recouverte d'une croûtelle noirâtre qu'il suffit de soulever avec un stylet pour ramener l'hémorragie; autour d'elle rayonnent des vaisseaux apparents, dilatés ou variqueux. Exceptionnellement, l'érosion hémorragipare se trouve sur le plancher ou sur la partie antérieure du cornet inférieur. Systématiquement on doit la rechercher, car elle est, à vrai dire, la clef de l'épistaxis.

Si l'hémorragie n'est pas abondante et qu'il n'y ait pas de tendance syncopale on peut tenter de l'arrêter définitivement séance tenante. On déterge la narine avec un lavage antiseptique un peu chaud et l'on pratique une hémostase provisoire en la tamponnant avec de l'ouate hydrophile ; puis le porte-nitrate étant prêt, on écarte lentement les tampons, pour explorer successivement les différents points de la cloison ; dès qu'on a découvert l'érosion qui saigne on y porte immédiatement la perle caustique et on l'y maintient jusqu'à hémostase » (Lermoyez, *loc. cit.*)

Comme caustique M. Lermoyez se sert d'une perle de

nitrate d'argent fondu sur un stylet, et après la cautérisation il commande au malade de humer un peu de vaseline boriquée où de priser un peu de poudre d'aristol.

Aristol $C^{20}H^{24}I^2O^2$. — L'*aristol* ou dithymol biiodé se forme quand on traite une solution aqueuse d'iode dans l'iodure de potassium par le thymol en solution alcaline; c'est une poudre chamois clair, sans saveur, insoluble dans l'eau, l'alcool et la glycérine, très soluble dans l'éther et dans les huiles grasses.

Épistaxis à respecter. — Les épistaxis peuvent constituer chez certains malades des saignées salutaires; le médecin doit dans certains cas laisser l'épistaxis à lui-même tant que la perte de sang n'est pas excessive.

On doit respecter : les épistaxis des malades atteints de *néphrite interstitielle;* les épistaxis des cardiaques arrivés à la période d'*asystolie*, les épistaxis de certains *artério-scléreux*, les épistaxis survenant chez des femmes dont la *menstruation est supprimée*.

HUITIÈME PARTIE

CHAPITRE XXIII

CATHÉTÉRISME DE L'URÈTHRE

Le cathétérisme de l'urèthre est une opération qui consiste dans l'introduction, par l'urèthre dans la vessie, d'une sonde destinée à évacuer l'urine.

Les principes qui doivent diriger dans le cathétérisme de l'urèthre sont les suivants :

L'urine contenue dans une vessie saine est une urine aseptique, une urine exempte de germes.

L'urèthre sain contient normalement des micro-organismes abondants, surtout dans sa partie antérieure.

Toute infection, toute fermentation de l'urine, est due à des micro-organismes. Beaucoup d'infections vésicales sont dues à des cathétérismes malpropres.

Les instruments rigides métalliques sont inutiles pour la pratique courante du cathétérisme de l'urèthre, ils peuvent être dangereux dans des mains inhabiles; ils doivent être réservés aux chirurgiens. Il faut se servir des sondes molles en caoutchouc rouge ou des sondes en gomme.

Sondes en caoutchouc rouge. — Les sondes en caoutchouc rouge dites encore sondes de Nélaton, sont souples, solides, inaltérables, faciles à désinfecter. Elles sont fabriquées au moyen de longues lanières de caoutchouc que l'on fait passer dans une filière. La filière rapproche et accolle

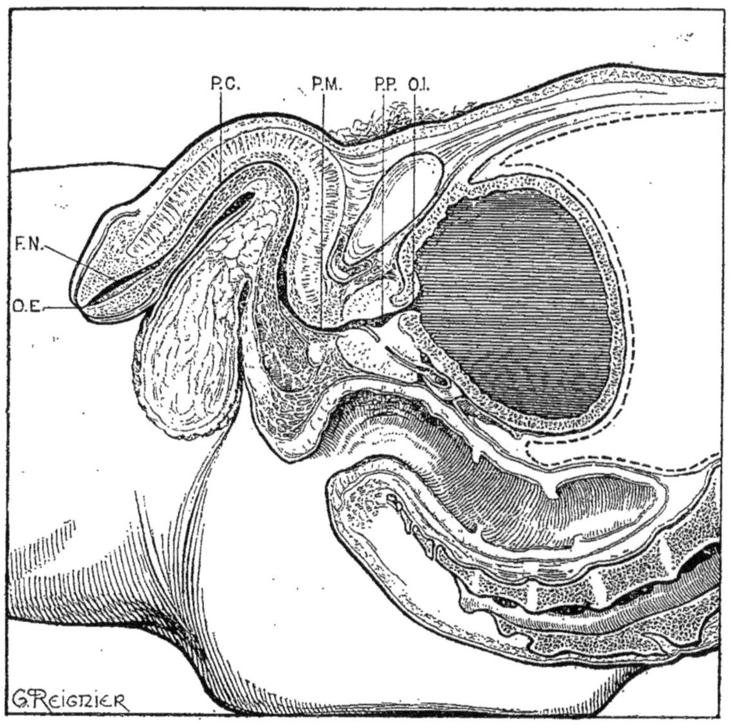

Fig. 286. — Coupe médiane du corps d'un homme.

OE, orifice externe de l'urèthre ; FN, fossette naviculaire ; PC, portion pénienne ; PM, portion membraneuse ; PP, portion prostatique ; OI, orifice interne.

les bords des lanières et les convertit en un long cylindre creux que l'on coupe en segments de longueur voulue. Ce cylindre est fermé à une de ses extrémités, puis introduit dans un moule en verre qui porte en un point une dépression répondant à l'œil futur de la sonde. Quelques gouttes d'eau sont versées à l'intérieur de la sonde, le tube est bouché et porté à l'autoclave. Sous l'influence de la pression, le cylindre de caoutchouc épouse la forme du moule. Au bout d'un certain temps, on le retire. La sonde est faite ; on la perce au niveau de l'œil avec un emporte-pièce, on en lisse et on en polit la surface.

Sonde en gomme. — La sonde en gomme joint la souplesse à une certaine rigidité qui la rend plus facile à introduire dans certains urèthres que la sonde en caoutchouc rouge. Cette sonde, dite en gomme, est formée d'un tout autre produit que la gomme ; on pourrait la comparer à un bas de tricot minuscule recouvert d'un vernis. L'âme du cathéter est un tube en fils de coton, tissé sur un mandrin en fer, de

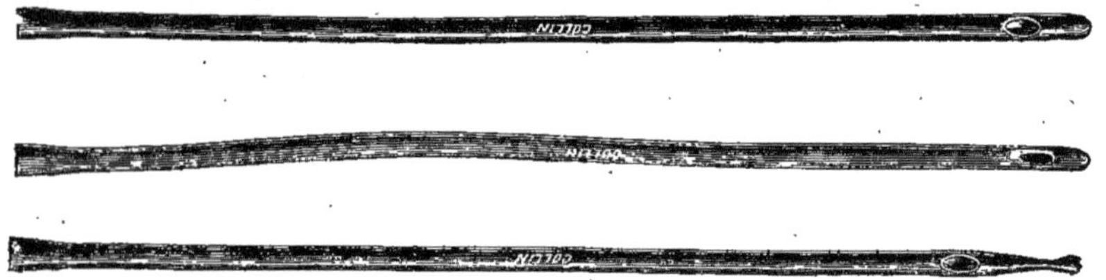

Fig. 287. — Divers modèles de sondes en gomme.

Ces sondes ne diffèrent que par leur extrémité destinée à être introduite dans la vessie ; cette extrémité est plus ou moins pointue.

grosseur donnée. Ce tube de coton est plongé dans ce qu'on appelle la gomme et qui est un mélange d'huile de lin et de litharge ; cette première couche donnée, l'instrument est porté à l'étuve, puis poli avec la pierre ponce ; une seconde couche de gomme est appliquée, puis des couches successives jusqu'à cinquante et soixante couches. Le dernier polissage se fait d'abord avec un morceau de drap imbibé de poudre de ponce humide, puis avec un drap saupoudré de tripoli.

Certaines sondes sont faites avec un tissu de soie au lieu d'un tissu de coton et le vitrage est fait à basse température ; la sonde est ainsi d'un jaune ambré, translucide.

L'industrie des sondes de gomme est d'origine essentiellement française ; l'invention est attribuée à un orfèvre parisien nommé Bernard (1768). Cette industrie donne annuellement un chiffre d'affaires assez élevé, 1 000 000 francs, environ pour Paris, la supériorité de la production française des instruments en gomme est universellement reconnue[1].

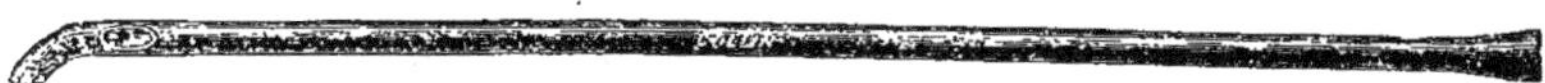

Fig. 288. — Sonde à béquille.

La sonde en gomme affecte généralement la forme d'un cône très allongé.

Chez les prostatiques, on emploie volontiers des sondes dites à béquilles, c'est-à-dire des sondes dont l'extrémité vésicale est coudée à angle obtus.

Stérilisation des sondes. — I. *Sondes en caoutchouc rouge.* — Les sondes de Nélaton sont très faciles à stériliser, il suffit de les faire bouillir pendant 10 minutes dans de l'eau additionnée de carbonate de soude.

II. *Sondes en gomme élastique.* — Les sondes en gomme élastique supportent assez mal l'ébullition. La chaleur sèche, à une température élevée, les altère également.

La désinfection par les solutions antiseptiques est considérée comme inefficace.

On peut stériliser assez facilement les sondes à l'autoclave à 120 sans les détériorer d'une façon sensible, surtout

---

[1] L'usage des sondes est très ancien; dans les fouilles d'Herculanum et de Pompéi on a trouvé des sondes métalliques, très bien comprises.

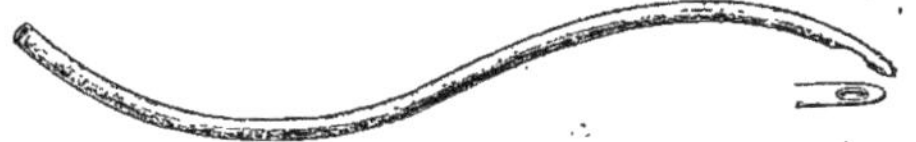

Fig. 289. — Sonde trouvée à Herculanum.

Vanhelmont se servait de sonde flexible en cuir. Fabrice d'Aquapendente avait fait confectionner une sonde flexible faite avec de la corne.

si l'on a soin de les enduire de glycérine ou de les mettre dans une solution de chlorure de sodium.

La stérilisation des sondes en gomme peut être obtenue par l'utilisation des vapeurs d'aldéhyde formique ou formol.

Il existe divers modèles d'étuve à désinfection par le formol : étuve thermo-formogène de J. Albarran, stérilisateur de P. Hamonic, stérilisateur à froid de Gentil, stérilisateur Desnos, etc.

CATHÉTÉRISME DE L'URÈTHRE CHEZ L'HOMME

Précautions à prendre. — L'opérateur avant de procéder au cathétérisme devra se laver les mains, il procédera ensuite à la désinfection du gland et de l'orifice urèthral par un lavage à l'eau chaude et au savon, puis au lavage à l'aide d'une seringue ou d'un bock laveur de la partie antérieure de l'urèthre.

Position du malade. — Le malade sera couché horizontalement sur le dos, la tête légèrement relevée, la bouche ouverte, les jambes demi-fléchies et écartées, un coussin sous le siège.

Lubréfaction de la sonde. — La sonde stérilisée sera enduite d'une substance lubréfiante : huile d'olive stérilisée, par exemple.

F. Guyon[1] emploie des pommades au savon correspondant à la formules suivante :

Poudre de savon.	ãã 33 grammes.
Glycérine.	
Eau	
Phénol absolu (acide phénique neige) . .	1 gramme.

(1) Guyon. *Loc. cit.*, p. 50.

Ou à la formule

Poudre de savon.	āā 33 grammes.
Glycérine.	
Eau	
Naphtol β.	1 gramme.

Manuel opératoire. — Placé à droite du malade, l'opérateur tient de la main gauche la verge légèrement tendue ; puis introduit doucement, lentement la sonde. Si la sonde s'arrête on la retire légèrement pour la pousser à nouveau lorsque le bec de la sonde s'est dégagé de l'obstacle.

L'extrémité de l'instrument souple suit la paroi inférieure du canal. Cette paroi inférieure pourrait se plisser si on n'avait pas la précaution de la tendre en tirant la verge le long de la paroi abdominale, dans la direction de l'ombilic.

Parfois une introduction trop rapide ou trop brusque de la sonde détermine un spasme du canal qui s'oppose à la pénétration plus profonde de la sonde.

En agissant lentement, doucement, on évite cet accident; si cependant on est arrêté par un spasme uréthral, il faut, sans effort maintenir l'instrument immobile appuyé contre l'obstacle ; bientôt le passage devient libre.

L'instrument une fois arrivé dans la vessie, l'urine s'écoule dans un bassin placé entre les jambes du malade.

Lorsque la prostate est hypertrophiée, il est souvent nécessaire d'enfoncer la sonde presque tout entière avant que l'urine ne s'écoule.

Pendant que l'urine coule, on doit maintenir le pavillon de la sonde à un niveau inférieur à celui du bas fond vésical ; il faut abaisser autant que possible le bassin, en déprimant le plan du lit.

Si le bassin est plein avant que la vessie ne soit vide, il faut appliquer un doigt sur le pavillon de la sonde si on se sert d'une sonde en gomme, presser la sonde entre deux doigts s'il s'agit d'une sonde en caoutchouc rouge, et faire remplacer le bassin.

Il n'y a aucun avantage à hâter l'évacuation de l'urine ; une déplétion trop rapide et trop brusque de la vessie a pu causer des accidents. Si on est intervenu pour une rétention aiguë et que la vessie était énormément distendue, on peut ne pas aller jusqu'à l'évacuation complète.

Parfois, après quelques instants de bon écoulement de l'urine, le jet s'arrête brusquement. Ce petit accident tient généralement à l'oblitération des yeux de la sonde par une mucosité, un caillot sanguin. Pour déboucher la sonde, on poussera une injection d'une petite quantité d'eau bouillie tiède, puis on laissera à nouveau l'urine s'écouler.

Lorsque l'urine est évacuée on retire la sonde sans brusquerie et on essuie l'orifice du méat.

Soins à donner à la sonde. — La sonde qui vient de servir, doit être immédiatement essuyée pour enlever le corps gras ; on fera passer dans sa lumière un courant d'eau tiède, et on lavera la sonde dans de l'eau savonneuse. On ne la mettra à nouveau dans le stérilisateur qu'après l'avoir nettoyée et asséchée avec soin.

Sondes à demeure. — Dans un certain nombre de circonstances, où il est nécessaire de maintenir la vessie vide, ou d'empêcher l'urine de couler par l'urèthre, on laisse une sonde à demeure dans la vessie. Cette sonde à demeure sera une sonde en caoutchouc rouge, ou exceptionnellement une sonde de gomme élastique.

Le mode de fixation d'une sonde à demeure est assez délicat. Souvent une érection intempestive détruit l'édifice fixateur le mieux construit.

Il existe dans le commerce un petit appareil pour fixer les sondes à demeure, il se compose d'une bague élastique dont on entoure la base du gland et qui sert à maintenir la sonde par des sortes d'arceaux (fig. 290).

Sonde se fixant d'elle-même à demeure dans la vessie. —

A. Malécot et de Pezzer ont imaginé des sondes en caoutchouc rouge se fixant d'elles-mêmes dans la vessie.

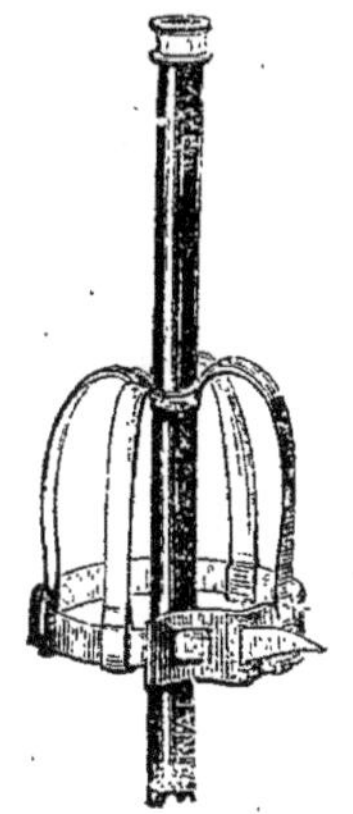

Fig. 290. — Appareil pour fixer une sonde.

Dans la sonde de Malécot, la fixation se fait par deux ailerons qui sont maintenus redressés par un mandrin au cours de l'introduction de la sonde et qui, une fois arrivés dans la vessie et débarrassés du mandrin, s'appuient contre les parois vésicales.

Le mandrin recommandé par Malécot est une simple tige de baleine, à la fois souple et d'un petit diamètre. La sonde est tendue sur ce mandrin, on l'introduit dans la vessie, puis on retire le mandrin redresseur dès qu'on a franchi le col vésical. On peut laisser cette sonde à demeure pendant plusieurs jours; pour la retirer il n'y a qu'à exercer sur elle une traction douce ; la sonde s'allonge, les ailerons s'effacent; la sortie est peu douloureuse.

La sonde de Pezzer est fondée sur le même principe que la sonde de Malécot.

Fixation par des fils. — Le procédé de fixation de Guyon consiste à fixer deux fils à la sonde, et à les attacher aux poils du pubis après les avoir réunis en arrière du gland.

Les fils (généralement coton à repriser) ont 50 centimètres de longueur.

On commence, par fixer par un nœud serré, la partie médiane de l'un d'eux à la sonde au niveau du méat. A la base du gland, les deux chefs sont réunis par un nœud puis on les fait passer l'un au devant de l'autre, en arrière de la verge et on les réunit de nouveau par un nœud. De là le fil est conduit au pubis et noué à une touffe de poils suffisamment épaisse, prise près de la racine de la verge.

Le second fil est alors fixé par un nœud serré, à sa partie médiane, à la sonde au niveau du méat; á la base du gland les deux chefs de ce fil sont réunis au nœud du premier fil, puis on les fait passer l'un au devant de l'autre en arrière de la verge et on les réunit de nouveau aux deux chefs du premier fil, et on les conduit au pubis où ils sont noués à une touffe de poils prise symétriquement à celle du côté opposé.

Pour bien fixer les fils à la touffe de poils on fait maintenir la touffe par un aide pendant que le chirurgien entoure la base des poils et l'enserre fortement dans un nœud. Au delà du point fixé aux poils les extrémités des fils sont laissées flottantes.

CATHÉTÉRISME DE L'URÈTHRE CHEZ LA FEMME

En raison de la brièveté de l'urèthre féminin, le cathétérisme uréthral est, chez la femme, ordinairement très facile.

Instruments. — On se sert généralement d'une sonde de 15 centimètres de longueur, en verre ou en métal, presque droite, l'extrémité ou bec est très légèrement incurvée. Le pavillon est ordinairement muni d'une petite anse autrefois destinée à fixer les fils lorsqu'on voulait maintenir à demeure la sonde dans la vessie.

Toute sonde molle peut également cathétériser la vessie chez la femme.

Manuel opératoire. — Quand on a une grande habitude du cathétérisme chez la femme on peut sonder une femme à couvert sous les draps.

Ordinairement il est de beaucoup préférable de sonder la femme à découvert, la pudeur y perd peu de chose; la propreté y gagne beaucoup; l'opérateur inhabile évite des tâtonnements ridicules.

La femme étant couchée sur le dos, un bassin plat sous le siège, on se place à sa droite ; du pouce et de l'index gauches on écarte les petites lèvres, de la main droite on tient la sonde préalablement lubréfiée. On voit immédiatement au-dessus de l'ouverture du vagin, un tubercule (tubercule

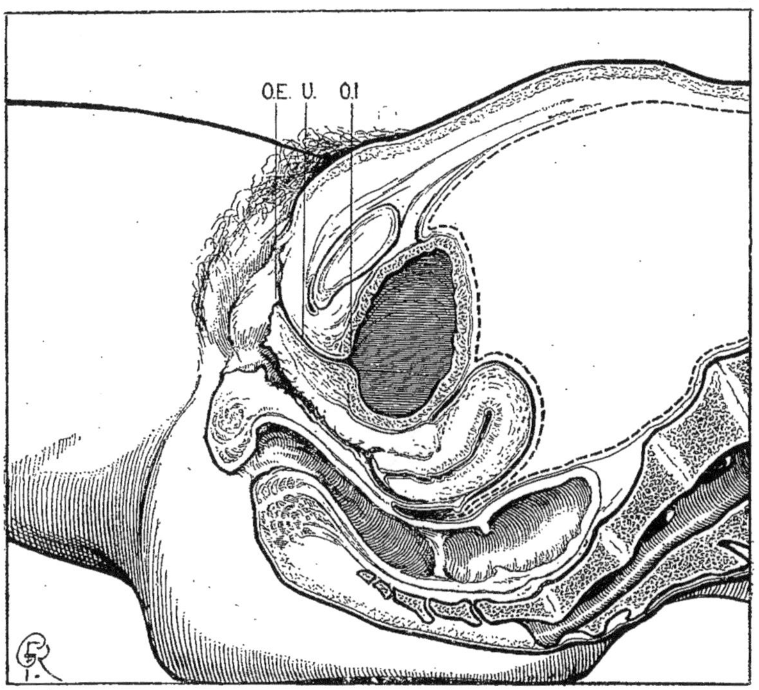

Fig. 291. — Coupe médiane du corps d'une femme. On voit la direction de l'urèthre.

OF, orifice externe de l'urèthre ; V, urèthre ; OI, orifice interne de l'urèthre.

uréthral) ; au centre de ce tubercule se trouve l'orifice du canal. On y engage la sonde, la partie concave de l'instrument tournée en haut, et par une pression légère on la fait pénétrer dans la vessie pendant qu'avec la pulpe de l'index on oblitère le pavillon.

Si la malade n'a pas été placée préalablement sur un bassin plat, la main gauche devenue libre approche le récipient ;

on laisse couler le liquide urinaire en abaissant légèrement le pavillon de la sonde.

La vessie est vidée, on retire tout doucement la sonde en refermant le pavillon et on enlève le bassin.

Difficultés. — Le cathétérisme chez la femme est en général extrêmement facile. Cependant chez la femme enceinte, l'urèthre est appliqué contre la symphyse du pubis, le méat urinaire attiré en haut est moins facile à voir ; il faut dans ces cas proscrire l'emploi de la sonde en verre qui pourrait se briser et recourir à une sonde molle en caoutchouc rouge ou à une sonde en gomme.

Sonde à demeure. — Quand on veut maintenir une sonde

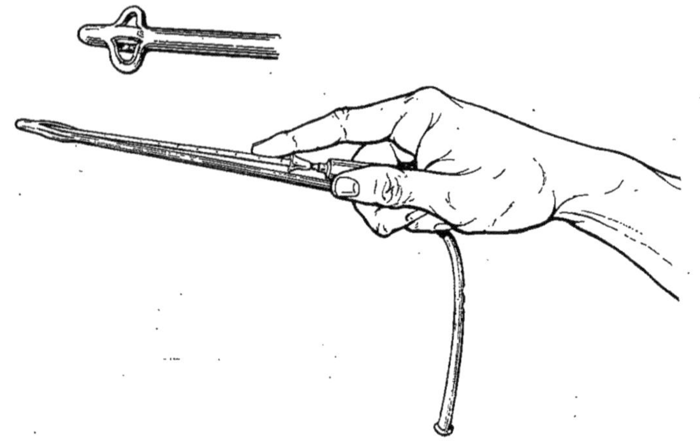

Fig. 292. — Manière d'introduire une sonde de Malécot.

à demeure chez la femme il est préférable d'employer la sonde de Pezzer ou de Malécot.

On tend cette sonde sur une sonde cannelée, un stylet ou un hystéromètre ; on introduit par l'urèthre la sonde et son tuteur ; dès que l'extrémité de la sonde est entrée dans la vessie on retire la tige métallique, pendant que la main gauche maintient la sonde et l'empêche de sortir.

L'écoulement d'urine indique que la sonde est bien en place.

LAVAGE DE LA VESSIE

Les lavages de la vessie consistent à introduire dans sa cavité un liquide destiné soit à chasser les produits de sécrétion qui peuvent y être contenus, soit à modifier la muqueuse elle-même. Lorsque le lavage consiste dans l'évacuation des produits retenus dans la vessie son action est *mécanique*, si, au contraire, le liquide injecté doit agir sur la muqueuse par sa composition chimique il est dit *modificateur*. Le lavage à l'eau stérilisée ou à l'eau boriquée est le type du lavage mécanique, l'emploi de la solution de nitrate d'argent est au contraire le type du lavage modificateur.

Indications. — Le lavage de la vessie est indiqué dans les cas d'infection de la muqueuse vésicale surtout quand il existe de la rétention des produits septiques. Ces accidents se rencontrent dans les cystites chroniques des prostatiques surtout à la période de rétention urinaire. Les cystites dites catarrhales aiguës exigent souvent des lavages vésicaux très longtemps prolongés. Il est moins fréquent d'avoir recours aux lavages dans les infections blennorragiques ou dans les cystites qui accompagnent certains néoplasmes vésicaux.

Objets nécessaires. — Pour pratiquer un lavage de la vessie il faut : 1° des sondes; 2° des appareils à injection.

Sondes. — Les sondes ne sont pas absolument nécessaires; il est démontré depuis longtemps que le lavage sans sonde est possible. Avec une simple canule introduite dans le méat en donnant au liquide une pression suffisante on pourra le faire pénétrer dans la vessie. L'inconvénient de cette méthode réside dans la difficulté de la sortie du liquide; pour que le liquide ainsi injecté soit expulsé il faut une vessie parfaitement contractile. Le lavage sans sonde ne sera donc appliqué que dans les cas exceptionnels.

La sonde de choix est la sonde de caoutchouc rouge, dite de Nélaton, du calibre autant que possible 16 à 18; elle est inoffensive et facilement maintenue aseptique. Si sa rigidité est insuffisante pour vaincre l'obstacle uréthral, on emploiera une sonde en gomme noire dont l'extrémité présentera deux larges yeux.

Appareils injecteurs. — Les appareils injecteurs sont au nombre de deux : la seringue et le bock.

Seringue. — La seringue sera en verre, à monture métallique et aura une capacité de 100 à 200 grammes. Il est nécessaire que cette seringue puisse supporter l'ébullition ou la stérilisation à l'autoclave.

Bock. — Le bock doit être en verre, à monture extérieure métallique, d'une contenance de 1 litre au moins; il doit présenter une graduation permettant d'apprécier la quantité de liquide pénétrant dans la vessie.

On ajuste au bock un tube en caoutchouc rouge de 1^{m}50 environ. L'autre extrémité du tube est munie d'un embout en verre pouvant pénétrer dans l'embouchure des sondes; sur le trajet du tube est interposé un mécanisme d'interruption.

Si l'on fait les lavages de la vessie avec une solution de nitrate d'argent, il vaut mieux employer une seringue, car une partie du nitrate d'argent est précipitée au contact du caoutchouc.

Pour tous les autres antiseptiques, le bock est préférable, car il permet d'exécuter les lavages plus rapidement et plus facilement. Il sera placé à une hauteur variant de 0^{m}50 à 1 mètre au-dessus du plan de la vessie suivant la tolérance vésicale et la nécessité de l'action mécanique du lavage.

Liquides à employer. — Les liquides les plus fréquemment

employés sont : pour le lavage *mécanique*, l'eau stérilisée ou l'eau boriquée répondant à la formule suivante :

Borate de soude	5 grammes
Acide borique	40 —
Eau tiède	1 000 —

Pour les lavages *modificateurs* :

Nitrate d'argent	1 gramme
Eau distillée	1 000 grammes

Toutes ces solutions doivent être employées tièdes.

Technique. — Position du malade. — Le malade est placé dans le décubitus horizontal, le siège soulevé par un coussin résistant, le lit a été garni contre toute inondation possible, un bassin plat est placé entre les jambes du patient, et si le lavage doit demander un certain temps, les jambes du malade seront de chaque côté recouvertes d'un molleton ou mieux, on lui mettra de larges et longs bas de flanelle. L'opérateur est placé à droite et ses mains ont été soigneusement lavées. La perméabilité du canal et son diamètre ont été évalués avec des bougies à boules exploratrices.

Supposons qu'il s'agisse d'un lavage avec le bock gradué et l'eau boriquée tiède, le récipient est placé environ 1 mètre au-dessus de la vessie du malade. Une désinfection de toute la région du méat lui-même est pratiquée avec un peu de coton stérilisé et trempé dans la solution aseptique ou bien le nettoyage est fait par projections de l'eau de la canule sur la région sous-préputiale et sur le méat.

La sonde, lubréfiée, est introduite suivant les règles du cathétérisme, c'est-à-dire que l'urèthre est lavé, que la verge est tenue et tendue de la main gauche pendant que la sonde est introduite lentement et progressivement jusqu'à ce qu'elle rencontre un premier obstacle normal constitué par le sphincter de la portion membraneuse. En maintenant la sonde appuyée sur cet obstacle, on le sent brusquement céder et l'instrument pénètre jusque dans la vessie, la sensation de ce ressaut est très nette quand on opère avec une sonde en gomme; elle est moins nette, elle peut manquer, si on se sert d'une sonde en caoutchouc. Dès que le liquide vésical s'écoule, la sonde ne doit plus être enfoncée, il suffit que son œil affleure simplement, le col de la vessie : c'est en effet au niveau du col et du trigone que le liquide doit être projeté. La sonde étant introduite dans la vessie, si cette cavité contient de l'urine on l'épanche; puis l'ajutage en verre du tube évacuateur du bock est adapté à la sonde, et le liquide s'écoule dans la vessie. La quantité nécessaire de liquide étant injectée, on enlève l'ajutage, on baisse le pavillon de la sonde du côté du bassin et on évacue le liquide injecté. Cette évacuation terminée, on injecte du nouveau liquide qui est évacué de la même façon.

La quantité de liquide nécessaire au lavage est très variable suivant les cas. Elle ne doit *jamais provoquer* de douleurs vives, elle ne doit jamais être assez considérable pour amener *un besoin violent* d'uriner, elle ne doit *jamais distendre la vessie.* En général on injecte 40 à 50 grammes de liquide et on laisse de suite sortir le liquide injecté, puis on injecte une nouvelle dose de 40 à 50 grammes, qui est de même évacuée, et on continue ainsi les alternatives de remplissage et de déplétion jusqu'à ce que le liquide évacué soit absolument clair; pour arriver à ce résultat, il est parfois nécessaire de faire passer un ou deux litres de liquide.

A la fin, on retire la sonde avant que la vessie ne soit complètement vide. On laisse dans la cavité vésicale quelques grammes de liquide.

La même technique doit être mise en usage pour tous les lavages ; mais quand il s'agit de nitrate d'argent il est indispensable de se servir d'une seringue. On remplit cette seringue de la solution de nitrate et quand la sonde a pénétré dans la vessie, on adapte le bout de la seringue au pavillon de la sonde et on pousse doucement le piston.

Quand le besoin d'uriner se fait sentir ou quand le contenu de la seringue a été injecté, on retire la seringue, on laisse s'écouler le contenu de la vessie et avant que la vessie ne soit vide, on adapte de nouveau à la sonde la seringue nouvellement remplie et on pousse dans la vessie la même quantité de solution de nitrate d'argent.

Ces opérations alternatives sont renouvelées jusqu'à ce qu'on ait fait passer dans la vessie de 300 à 1 000 grammes de solution ; on termine en laissant s'écouler au dehors tout le nitrate d'argent, ou mieux en complétant ce lavage au nitrate par un lavage rapide à l'eau stérilisée simple.

En cas de lavage au nitrate d'argent, au moment où l'on retire la sonde, pour éviter que quelques gouttes de liquide caustique coulent dans le canal de l'urèthre, il faut avoir soin d'oblitérer avec la pulpe du doigt l'orifice de la sonde.

Quand on fait des lavages au nitrate d'argent on doit prendre des précautions pour que le nitrate d'argent ne tache pas les vêtements ou les linges ; les taches de nitrate d'argent sont indélébiles.

Complications. — Quand toutes ces précautions ont été prises, les lavages de la vessie sont absolument inoffensifs, la douleur est généralement nulle ou minime.

Laissant de côté les difficultés du cathétérisme qui sont ici communes à tous les actes de pénétration dans la vessie, nous voyons qu'une fois la sonde introduite on peut assister aux incidents suivants : 1° Le liquide de la vessie ne s'écoule pas ; 2° le liquide du lavage entre bien dans la vessie mais il ne peut pas sortir ; 3° le lavage est douloureux ; 4° la vessie saigne après l'injection.

Dans le premier cas, il est probable que des mucosités vésicales obstruent la sonde ; injectez quelques grammes de liquide pour les dissocier ou les écarter.

Si le liquide injecté ne ressort pas, la sonde peut ne pas

être suffisamment enfoncée, elle reste dans la région prostatique ou bien elle est trop enfoncée, l'œil touche le plafond vésical. Faites légèrement osciller en avant ou en arrière le corps de la sonde et le liquide s'écoulera; cette *manœuvre d'oscillation* est même indispensable dans tous les lavages pour bien essorer le bas fond vésical avant de retirer définitivement la sonde.

Si la manœuvre échoue, c'est que le contenu vésical est épais et obstrue l'œil de la sonde. Injectez vivement avec la seringue *quelques grammes* de liquide, et cela à plusieurs reprises, et le liquide s'écoulera. Dans les cas rebelles, il faudrait aspirer le liquide à travers la sonde, en plaçant et en adaptant exactement la canule de la seringue dans l'embouchure de la sonde et en faisant un violent mouvement d'aspiration du piston. Si vous échouez, enlevez la sonde, vous la trouverez oblitérée, et vous en introduirez une autre.

L'introduction du liquide *ne doit pas être douloureuse* si le liquide est indifférent — eau, solution boriquée. — Si le lavage est douloureux, c'est que la vessie est distendue. Vous devez diminuer la dose injectée, et la réduire à 10 grammes et 5 grammes même dans quelques cas. Si la solution caustique provoque de vives douleurs, diminuez le titre de la solution, et ne la laissez pas séjourner dans la vessie.

Enfin, la *vessie saigne*. Les mêmes causes qui déterminent des douleurs peuvent déterminer des hémorragies, et vous y remédierez par les mêmes moyens ; mais, en général, une vessie qui saigne par le lavage n'est guère améliorée par cette médication, et il faut rapidement y renoncer, à moins que les autres symptômes de la maladie ne soient profondément améliorés par ce moyen.

Les accidents généraux fébriles qui suivent un lavage tiennent en général à une insuffisance des moyens aseptiques employés par le chirurgien ; cependant quelques malades ont dans le canal ou la vessie un poison tellement virulent que les accès de fièvre sont assez fréquents malgré toutes les précautions prises pour les éviter, c'est alors aux antiseptiques urinaires internes — quinine, salol, balsamiques — qu'il faut s'adresser concurremment avec les lavages. Mais si les accès fébriles se répètent, ils deviennent une contre-indication au lavage vésical.

Fréquence des lavages — Suivant l'effet obtenu, les lavages de la vessie seront répétés chaque semaine, chaque jour ou deux fois par jour ; c'est l'abondance de la sécrétion ou l'état douloureux qui donnent la mesure du nombre et de la répétition de ces lavages.

CHAPITRE XXVIII

PONCTION DE LA VESSIE

La ponction de la vessie est une opération qui consiste à vider la vessie de l'urine qu'elle contient, en y enfonçant un trocart ou une aiguille d'aspirateur.

Les anciens chirurgiens décrivaient trois manières de procéder à la ponction de la vessie : 1° en traversant les parties molles du périnée ; 2° en perforant la cloison recto-vésicale ; 3° en passant par la voie hypogastrique.

La ponction périnéale et la ponction par le rectum sont abandonnées, et maintenant, quand on parle de ponction de la vessie, on entend la ponction par la voie sus-pubienne.

La ponction de la vessie n'est pas une opération nouvelle, puisque un chirurgien italien, Herculanus, aurait eu, dès l'année 1460, l'idée de vider la vessie par ce moyen.

A côté de la ponction proprement dite, existe une autre opération par laquelle on place dans la vessie, par la voie sus-pubienne, un gros trocart, qu'on laisse à demeure et que l'on remplace au bout de quelques jours par une sonde en caoutchouc. Actuellement, les chirurgiens préfèrent, à l'emploi du trocart à demeure, la création d'une boutonnière hypogastrique.

Notions anatomiques. — La ponction de la vessie est une opération facile, et en général sans danger. On peut la pratiquer sans crainte de léser un organe important, et il est rare de blesser la séreuse péritonéale.

On sait que la vessie, immédiatement au-dessus de la symphyse, est en rapport direct avec la paroi abdominale. Le péritoine forme, au-devant de la partie supérieure, un cul-de-sac, cul-de-sac péritonéal antérieur, qui, d'après Paul Delbet, est éloigné au moins de 1 cent. 5 à 2 cent. 5 de la symphyse pubienne lorsque la vessie contient 300 grammes de liquide. Cette distance ne varie guère quand la vessie se distend davantage; elle est suffisante pour permettre au trocart d'aborder facilement le réservoir urinaire. Le cul-de-sac décrit, sur la face antérieure de la vessie demi-pleine, une courbe à concavité inférieure

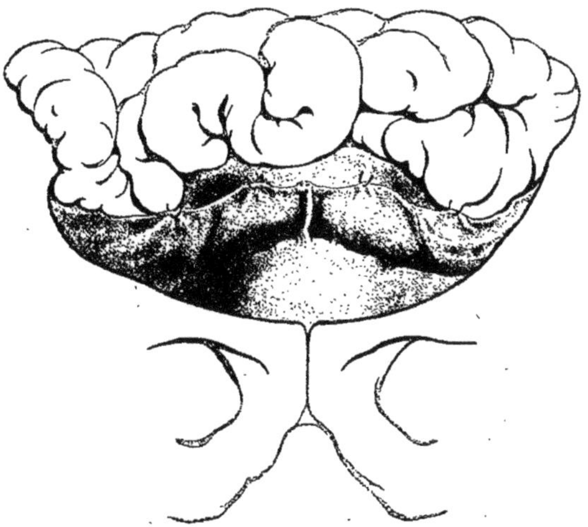

Fig. 293. — Vue antérieure de la vessie : on voit le cul-de-sac du péritoine soulevé par des fils; des anses intestinales surplombent le sommet de la vessie. (L'espace qui sépare la symphyse de la ligne de réflexion du péritoine n'est pas toujours aussi grand.)

(fig. 293), et c'est exactement sur la ligne médiane que le péritoine est situé le plus haut.

C'est donc sur la ligne médiane que l'on devra ponctionner la vessie. Un trocart, enfoncé à 1 centimètre au-dessus de la symphyse, ne traversera pas la séreuse péritonéale.

Il faut savoir cependant qu'il existe des cas où le cul-de-sac péritonéal adhère à la symphyse pubienne, ce qui expose à la blessure de la séreuse. Ces cas sont rares. Du reste, la blessure de la séreuse péritonéale n'a pas toute l'importance qu'on y attachait autrefois.

Préparatifs. — Avant de ponctionner, on s'assurera par le palper et la percussion de la région hypogastrique que le réservoir urinaire est réellement distendu.

Pour pratiquer la ponction vésicale, il faut se munir d'un aspirateur Potain et Dieulafoy, dont on prendra une aiguille assez fine, l'aiguille n° 2 par exemple ; à défaut d'aspirateur, on se contentera de se servir d'un trocart ordinaire. Le frère Côme avait imaginé pour la ponction de la vessie un trocart courbe qui est resté en usage jusqu'à nos jours ; maintenant on se sert plus volontiers d'un trocart droit.

On aura soin de raser les téguments de l'hypogastre, de les nettoyer en les passant successivement à l'eau chaude et au savon, à l'alcool et au sublimé. Les mains du chirurgien et les instruments doivent être propres. L'asepsie est le premier devoir du chirurgien, même pour les plus petites interventions.

Manuel opératoire. — Le malade étant couché bien à plat, les jambes allongées, le chirurgien saisit de la main droite son trocart ou son aiguille de telle sorte que l'instrument prenne un bon point d'appui sur la paume de la main et que l'index limite une longueur de 4 à 7 centimètres à partir de la pointe, suivant que l'on présumera la paroi abdominale plus ou moins épaisse (fig. 295).

De l'index gauche, le chirurgien repère la symphyse du pubis, puis place cet index de façon à ce que l'extrémité de l'ongle soit à 1 centimètre ou 1 centimètre et demi au-dessus de la symphyse. C'est juste en avant de cet ongle qu'il convient d'enfoncer hardiment le trocart tenu bien perpendiculaire.

La sensation d'une résistance vaincue, l'impression que l'extrémité de l'aiguille est libre, indique que l'on est dans la vessie. On n'a donc qu'à laisser couler le liquide, en retirant l'aiguille du trocart ou en adaptant l'aspirateur.

Si on est en présence d'une vessie très distendue, il vaut mieux ne pas vider complètement la vessie de peur de voir se produire une hémorragie intra-vésicale. S'il est besoin, on aura recours à une seconde ponction quelques heures après la première.

La ponction ainsi conduite est une opération très peu douloureuse et absolument inoffensive. On pourra la répéter aussi fréquemment qu'il sera nécessaire. C'est une opération beaucoup moins grave qu'un cathétérisme imprudemment exécuté.

Certains accidents peuvent cependant survenir. Avant l'ère antiseptique, on trouve mentionnés de nombreux cas d'infections consécutives à la ponction. Ces accidents sont maintenant exceptionnels. Guyon signale un cas de rupture de l'aiguille aspiratrice qui se perdit dans la vessie.

La blessure du péritoine, autrefois si redoutée, n'a pas, nous l'avons dit, grande importance.

Au moment où l'on retire l'aiguille, l'aspiration pourrait amener quelques gouttes d'urine dans le tissu cellulaire prévésical, ce qui aurait de la gravité, si on était en présence d'urines septiques. Cet accident peut être évité si on prend soin de laisser pénétrer l'air dans l'aspirateur avant d'enlever l'aiguille ou bien d'injecter une petite quantité de liquide aseptique dans la lumière du trocart.

* * *

Indications. — La ponction vésicale est indiquée dans tous les cas de rétention urinaire aiguë où il est impossible d'évacuer la vessie par un cathétérisme prudent. Ces conditions se trouvent réalisées dans le cas d'hypertrophie de la prostate, de déchirures de l'urèthre, de fractures du bassin, et dans certains faits de rétrécissement de l'urèthre.

Dans la rétention consécutive à un rétrécissement, on n'hésitera pas à ponctionner la vessie lorsqu'on ne pourra pas passer une bougie filiforme (ce qui est exceptionnel pour les mains exercées). Le plus souvent, dans ces cas, une seule ponction suffit pour décongestionner la région de l'urèthre et pour permettre ou au malade d'uriner seul ou au chirurgien de passer facilement une bougie.

Dans les rétentions survenant à la suite d'un traumatisme du périnée ou du pénis, la ponction vésicale s'oppose efficacement au danger d'infiltration d'urine par la plaie uréthrale et permet d'attendre le moment où l'on pourra faire une intervention chirurgicale complète.

Dans les rétentions aiguës des prostatiques, la ponction de la vessie est très souvent indiquée. Elle s'impose quand

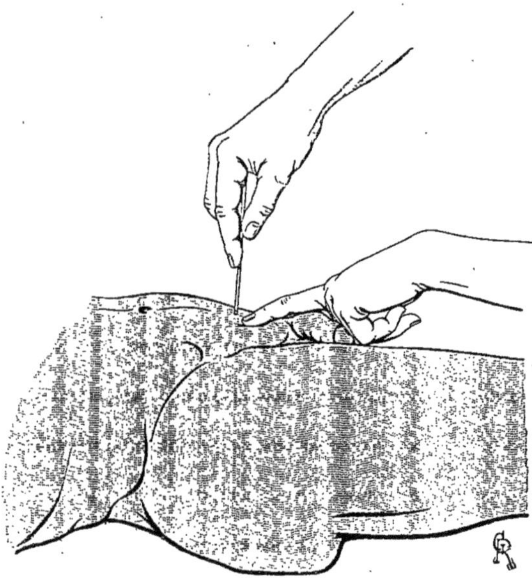

Fig. 294. — Ponction de la vessie. — L'index gauche repère la symphyse ; le trocart, prenant un solide point d'appui dans la paume de la main, va être enfoncé immédiatement en avant de l'extrémité de l'ongle.

on est appelé auprès d'un malade qui a subi déjà des tentatives infructueuses de cathétérisme, et quand on craint qu'il y ait une fausse route de produite. Comme chez les rétrécis, souvent une seule ponction suffit pour décongestionner la prostate et permettre l'urination normale ou le cathétérisme facile.

Quand on est en présence d'un vieil urinaire dont les

urines sont troubles, il est souvent préférable, au lieu de ponctionner, de recourir d'emblée à l'incision franche du réservoir urinaire par la voie hypogastrique.

Les cas de ce genre mis à part, la ponction capillaire s'impose toutes les fois que des tentatives méthodiques et régulières du cathétérisme montrent qu'il existe de sérieuses difficultés à vaincre. Comme le dit excellemment F. Guyon, « nous ne saurions mettre en parallèle les lésions si graves que peuvent déterminer des essais trop prolongés de cathétérisme et l'emploi aventureux de manœuvres irrégulières avec le petit et insignifiant traumatisme d'une fine aiguille aspiratrice[1]. »

---

[1] F. Guyon. — *Leçons cliniques sur les maladies des voies urinaires*, Paris 1880 p. 151.

CHAPITRE XXIX

RÉDUCTION DU PARAPHIMOSIS

Le paraphimosis (de παρα, au delà, et φιμοω, serrer, brider) est l'étranglement du gland à travers l'orifice du prépuce déplacé et retenu en arrière.

Étiologie. — Cet accident s'observe surtout chez l'enfant qui, par curiosité ou par suite d'habitudes de masturbation, a essayé de mettre son gland à découvert. En raison de la disposition conique du gland et de la présence du bourrelet de la couronne, si le prépuce est quelque peu étroit, il ne peut être ramené en avant, il s'étrangle. Chez l'adulte ou le jeune homme, les mêmes causes peuvent être en jeu; le plus généralement, c'est au moment du premier coït ou à la suite d'une balanite que le paraphimosis se développe.

Symptômes. — Lorsque l'anneau préputial a été placé en arrière de la couronne du gland, il détermine par sa présence une constriction de la verge et une gêne de la circulation en retour, d'où augmentation de volume du gland et augmentation par cela même de la constriction exercée par l'anneau.

La honte ou la crainte empêche généralement le malade de venir consulter au début même de l'affection, et il ne se présente au médecin qu'au moment où son état est très prononcé et que les douleurs deviennent intolérables.

A cette période d'état, on voit un gland violacé, gonflé et dur, entouré d'une série de bourrelets œdémateux, violacés, parfois recouverts de plaques noirâtres. Ces bourrelets masquent la bride d'étranglement et, vers l'extrémité de la verge, au niveau du frein, se continuent par un prolongement qui peut acquérir un volume considérable (jabot souspréputial de Mauriac). La présence de ces bourrelets au bout de la verge lui donne une configuration bizarre et le pénis semble tordu sur son axe. La gêne circulatoire et la turgescence du gland déterminent des douleurs extrêment vives, un état d'éréthisme génital, cause nouvelle d'augmentation de la congestion de l'organe et de l'intensité des douleurs.

Si le paraphimosis est abandonné à lui-même, les bourrelets préputiaux, d'abord œdémateux, deviennent de plus en plus tendus et durs. Entre eux est cachée la bride constrictive qui a, par comparaison, une coloration blanche, et qui, en raison de l'excès de distension, finit par présenter des éraillures transversales, puis une véritable ulcération. Cette ulcération, qui apparaît à la partie la plus tendue, c'est-à-dire sur le dos de la verge, présente une teinte grisâtre et s'accompagne souvent de gangrène partielle qui se propage plus ou moins aux bourrelets préputiaux.

Ces phénomènes d'ulcération et de sphacèle sont, en réalité, des phénomènes de guérison ; la destruction par gangrène de la bride inextensible amène par cela même le retour de la circulation et la disparition des douleurs. L'ulcération reste presque toujours limitée à une petite portion du prépuce et ne tarde pas à se cicatriser dès que l'étranglement est levé. La durée du paraphimosis abandonné à lui-même ne dépasse pas, en général, une semaine.

Complications. — Le paraphimosis tend naturellement à la guérison ; cependant, si on l'abandonne à lui-même, il peut déterminer des accidents relativement graves : apparition d'abcès plus ou moins étendus sous la peau, envahissement de la gangrène capable de détruire non seulement le prépuce, mais encore les téguments de la verge. Ces accidents arrivent surtout lorsque le paraphimosis a été l'objet de tentatives maladroites et réitérées de réduction. La cicatrisation des pertes de substance formera des adhérences, des brides rigides, gênantes plus tard. D'autres fois, la gangrène épargne des lambeaux de prépuce irréguliers et cicatriciels qui constituent une difformité désagréable.

Traitement. — On a conseillé de laisser le paraphimosis suivre sa marche normale qui aboutit à une guérison spontanée par destruction de l'obstacle ; c'est un traitement difficile à faire suivre, en raison des douleurs intenses.

Quelquefois, il suffit de faire garder le repos au lit et de maintenir la verge redressée contre l'abdomen et entourée de compresses froides pour amener une guérison rapide.

Généralement, le médecin qui se trouve appelé pour un paraphimosis, le réduit séance tenante.

Il commence par laver soigneusement la verge et essaye de *diminuer par la compression manuelle* le volume du gland. Cette compression manuelle doit être faite lentement, longuement, patiemment; c'est un des points fondamentaux de la réduction. Puis, après avoir ou non enduit l'extrémité de la verge d'une substance lubréfiante, huile ou

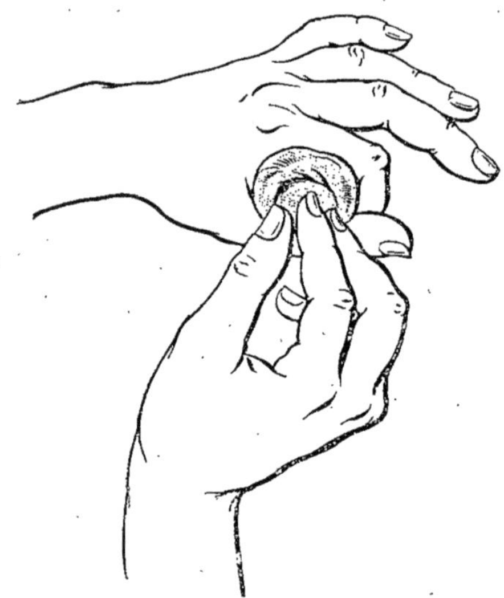

Fig. 295. — Premier procédé : la main gauche embrasse la verge ; la main droite malaxe le gland.

vaseline. Le chirurgien s'occupe de ramener par-dessus le gland la bride constrictive. Deux procédés permettent d'arriver à ce résultat.

Dans l'un, on embrasse la verge à pleine main de la main gauche, la paume tournée vers le sol (fig. 295), puis avec le pouce, l'index et le médius de la main droite, on malaxe le gland, on le déprime, on le repousse méthodiquement sous l'anneau constricteur que la main gauche ramène en avant. Dès que l'anneau est franchi, le gland disparaît sous le prépuce. La réduction est achevée.

Un autre procédé consiste à enlacer la verge entre l'index et le médius de chaque main (fig. 296), avec les deux pouces on malaxe le gland, on le déprime d'abord sur les côtés, puis on le refoule en arrière pendant que les autres doigts (index et médius) ramènent en avant l'anneau préputial. Le gland est refoulé sous le prépuce; la réduction est faite.

Cette réduction du paraphimosis ne va pas sans douleur vive ; on peut diminuer la sensibilité en maintenant pendant quelques instants autour du gland une compresse imbibée

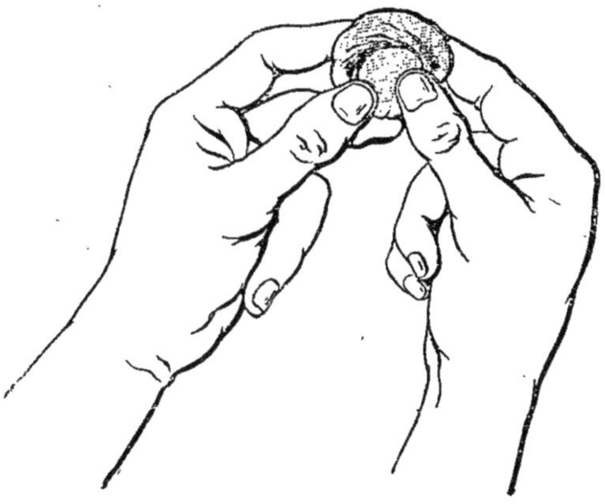

Fig. 296. — L'index et le médius de chaque main enlacent la verge ; les pouces refoulent le gland.

d'une solution de cocaïne. Il est ordinairement inutile d'employer l'anesthésie générale. S'il s'agit d'un enfant, l'opérateur fera bien de lui faire maintenir les jambes et les bras.

Le bout de la verge reste gonflé et douloureux pendant un jour ou deux ; il est bon de le maintenir pendant ce temps enveloppé de compresses humides et de faire procéder à de nombreux lavages.

Généralement le taxis est suffisant pour amener la guérison du paraphimosis ; il est exceptionnel que l'on soit obligé d'intervenir d'une façon plus active par le débridement de l'anneau ou la circoncision.

NEUVIÈME PARTIE

IMMUNISATION

CHAPITRE XXXI

VACCINATION

La vaccine (de *vacca*, vache) est l'infection déterminée chez l'homme par l'inoculation de la maladie connue chez les bovidés, sous le nom de cow-pox.

Inoculer la vaccine, c'est faire la vaccination. La vaccination consiste à introduire dans une petite plaie faite à la peau du virus de la vaccine nommé vaccin. Le vaccin est la sérosité des pustules vaccinales.

La vaccination jennerienne consistait à inoculer à un individu du vaccin provenant d'un autre individu. La méthode actuelle de vaccination emploie de préférence le vaccin dit animal provenant d'un bovidé.

La vaccine préserve de la variole. Ce fait d'observation a été vulgarisé par Jenner qui dota l'humanité de la vaccination (Jenner, 1749-1828). La vaccine immunise également contre la vaccine elle-même.

Époque de la vie où l'on doit vacciner. — On peut vacciner les enfants à tout âge. Il est préférable d'attendre l'âge de deux mois; cependant, en cas d'épidémie de variole, il est sage de vacciner l'enfant dès les premiers jours de sa naissance. Dans les maternités de l'Assistance publique de Paris, les enfants sont vaccinés avant leur sortie; par conséquent avant le dixième jour, car ils ne restent que huit à dix jours dans les services.

Vaccine jennerienne. — Autrefois, on pratiquait la vaccination de bras à bras. L'opération consistait à prendre le vaccin sur les pustules vaccinales d'un individu précédemment inoculé, et à le transporter directement sur un autre individu; c'était la vaccination jennerienne.

On utilisait en général comme sujets vaccinifères les enfants, dont le recrutement était plus facile; les classes pauvres de la société les fournissaient. Ces enfants laissaient souvent à désirer au point de vue de la propreté, de l'hygiène et même de la santé, malgré des apparences parfois satisfaisantes.

L'inoculation de la syphilis, les complications inflammatoires et septiques de tous ordres étaient fréquentes après la vaccination jennerienne.

Vaccine animale. — La vaccination se pratique aujourd'hui avec du vaccin animal. C'est à M. Chambon que nous devons l'introduction en France de la vaccine animale qui était employée déjà à Naples depuis 1804. C'est en 1864 que Chambon fonda à Paris l'Institut de vaccine animale de la rue Ballu.

En France, on emploie pour la vaccine animale le vaccin de génisse.

On préfère les génisses aux taureaux, car elles ne souillent pas autant de leurs urines la litière, et par ce fait les parties de leur corps ensemencées de vaccin.

Les génisses vaccinifères sont âgées de six à huit mois, elles sont sevrées très jeunes et arrivent à Paris en pleine vigueur.

Pendant quelques jours, dans les instituts de vaccine, les animaux sont mis en observation avec des soins spéciaux de propreté et d'hygiène.

Inoculation. — L'inoculation de la vaccine à la génisse est une opération des plus simples. On couche et on fixe l'animal sur une table-bascule spéciale; on choisit de préférence pour les inoculations la moitié inférieure de la région thoraco-abdominale. Cette région présente une grande étendue; elle est très propice pour l'inoculation et la récolte.

La surface cutanée à ensemencer est lavée au savon, rasée et aseptisée. La peau est parsemée de 100 à 150 scarifications faites à la lancette,

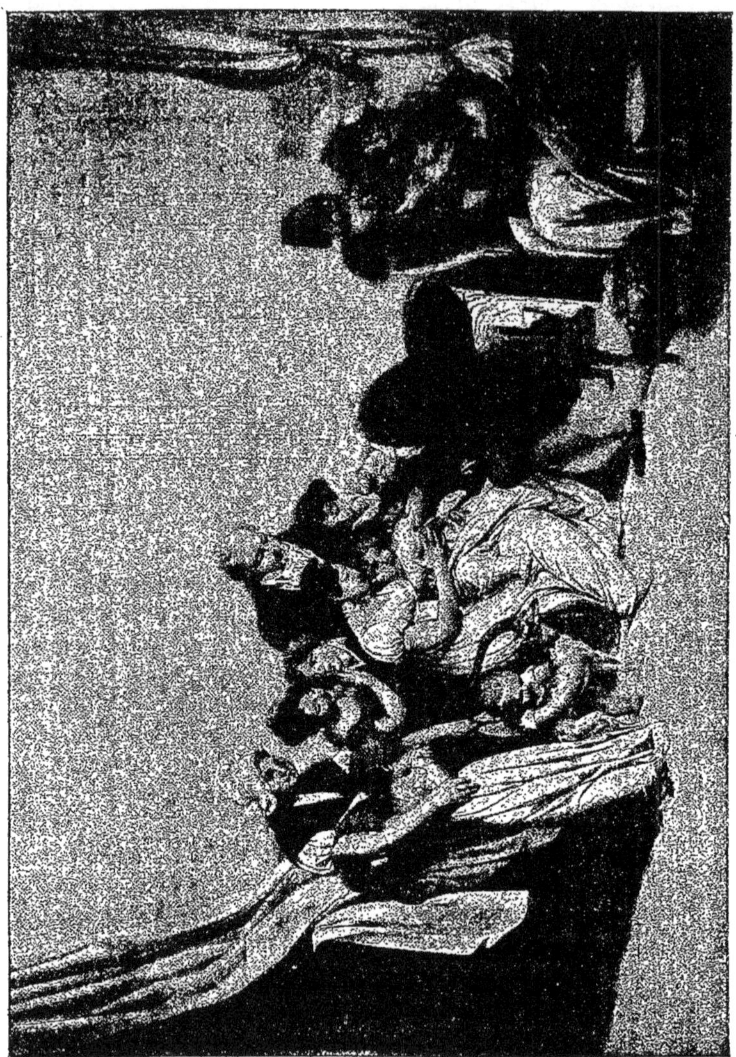

Fig. 297. — La vaccination au commencement du XIXe siècle; la vaccination de bras à bras.

hautes de 2 à 3 centimètres, parallèles à l'axe du corps, et disposées sur des rangées verticales superposées en quinconces, distantes les unes des autres de 4 à 5 centimètres. C'est au niveau de la scarification qu'on dépose la lymphe vaccinale.

Les pustules vaccinales se développent rapidement sur les veaux. Dès le quatrième jour, elles peuvent produire du vaccin; on ne les utilise, en général, qu'au sixième jour (v. fig. 298).

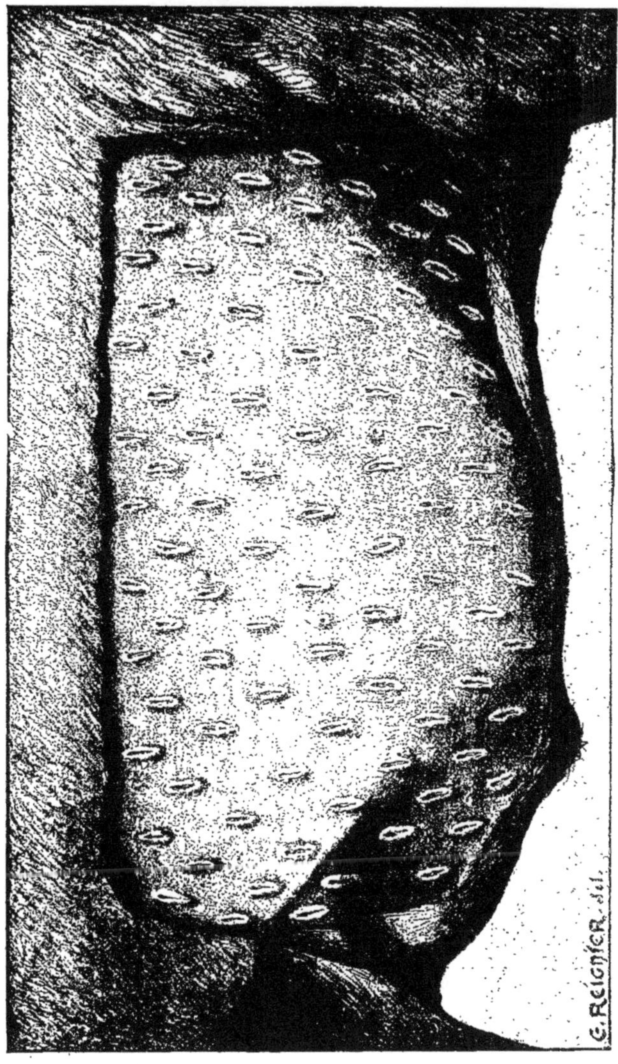

Fig. 298. — Pustules vaccinales chez la génisse le sixième jour.

La lymphe vaccinale ne s'écoule pas spontanément des pustules de la génisse; il faut comprimer ces dernières assez fortement à l'aide d'une pince imaginée par M. Chambon (v. fig. 299).

Vaccin de conserve. — Le vaccin de conserve est récolté au moyen du curetage de la pustule après une antisepsie des plus minutieuses de toute la région : On employait jadis pour le vaccin de conserve des pustules vaccinales entières conservées et expédiées dans de gros tubes de verre. On conservait aussi le sérum vaccinal résultant de l'expression de la pustule, et desséché ensuite sur linges fins, sur fils, sur lames de verre ou pointes d'ivoire. On allait même jusqu'à le conserver sur lancettes, plumes, aiguilles droites, dont on se servait directement pour pratiquer la vaccination. Ces différents procédés ne donnèrent pas de résultats satisfaisants. Aujourd'hui, dans les instituts vaccinogènes, comme vaccin de conserve, on prépare la pulpe vaccinale glycérinée.

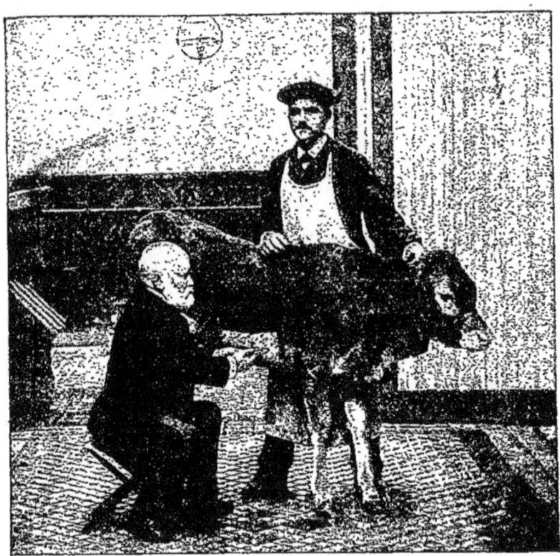

Fig. 299. — M. Chambon récoltant le vaccin.

Pulpe glycérinée. — Une fois recueilli sur la pustule par grattage, le vaccin est transporté au laboratoire. Là, avec les précautions d'asepsie les plus rigoureuses, le vaccin est mélangé après broyage à parties égales avec de la glycérine chimiquement pure qui a la propriété de le rendre imputrescible, et de lui donner une consistance huileuse. Il est passé ensuite dans un broyeur mécanique en bronze, il est broyé à nouveau dans un mortier d'agate, et finalement tamisé.

Le vaccin, après sa préparation, est introduit sous forme de pulpe glycérinée avec une pipette d'aspiration dans des tubes de verre de calibres différents préalablement stérilisés à l'étuve à 200°.

Les tubes les plus petits renferment du vaccin en quantité suffisante pour quatre vaccinations, les plus gros pour vingt-cinq vaccinations.

La pulpe glycérinée ainsi préparée peut se conserver active pendant des mois. Elle doit être placée à l'abri de la lumière et à une température n'excédant pas 15° C.

Dans les pays tropicaux pour l'ensemencement du vaccin on se sert de femelles de buffle au lieu de génisse.

Contre-indications momentanées de la vaccination. — Dans les maternités on ne vaccine pas ceux des enfants qui présentent un développement insuffisant; on ne vaccine pas les enfants dont le poids est inférieur à 2500 grammes. Saint-Yves Menard conseille de ne pas vacciner les enfants qui ont de l'eczéma gourmeux. D'une façon générale, toute affection aiguë est une contre-indication momentanée de la vaccine.

Manuel opératoire de la vaccination. — *Objets nécessaires.* — Au moment de pratiquer la vaccination, on devra disposer sur une table un peu d'eau bouillie, du coton hydrophile stérilisé; une petite quantité d'alcool, un verre de montre ou une cupule en porcelaine.

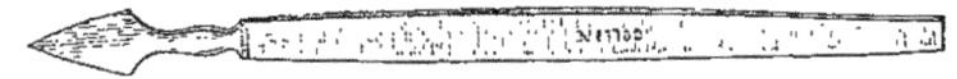

Fig. 300. — Lancette à vacciner.

Les instruments les plus usités sont les lancettes, les épingles à vaccine, les vaccinostyles. Ces instruments devront être stérilisés par ébullition.

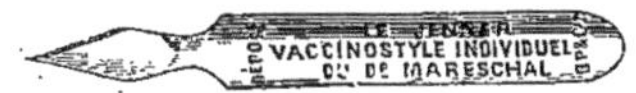

Fig. 301. — Vaccinostyle.

Lieu d'élection. — En général, on vaccine au bras, au-dessous de l'insertion du deltoïde; de nos jours, la vaccination chez les femmes se pratique le plus souvent à la face externe de la cuisse au-dessus du genou, ou au mollet.

Chez les petites filles, pour éviter les cicatrices trop apparentes, on opérera sur une ligne horizontale située à la hauteur du creux axillaire, et s'étendant de la face antéro-externe à la face postéro-externe du bras.

Dans les familles aisées, depuis quelques années, on demande aux médecins de vacciner les petites filles à la cuisse, pour qu'elles puissent présenter plus tard dans les soirées mondaines des bras tout à fait indemnes de cicatrices. Si l'on ne peut pas se soustraire à ce désir de coquetterie, on devra vivement recommander les soins de propreté les plus minutieux, pour que l'urine et les matières fécales dont les bébés sont toujours souillés dans leurs langes ne deviennent pas une cause d'irritation et d'infection pour les pustules vaccinales.

Technique. — Les règles à observer pour la vaccination sont : d'introduire le virus dans l'épaisseur de la peau, de ne pas dépasser le derme, de ne pas faire saigner. Chaque inoculation doit être faite à deux ou trois centimètres de distance de la précédente afin d'éviter que les pustules ne deviennent confluentes.

Après avoir essuyé la peau du malade avec un tampon de coton humide ou imbibé d'alcool, on ouvre un tube à vaccin, on charge l'extrémité du vaccinostyle avec du vaccin, la main gauche saisit le membre et tend la peau, la main droite enfonce la pointe du vaccinostyle obliquement sous l'épiderme, à 2 millimètres environ de profondeur. On laisse la pointe quelques secondes dans la plaie, puis on la retire. On fait ainsi plusieurs piqûres. Après chaque piqûre il faut recharger l'instrument de vaccin. On ordonne au patient d'attendre quelques moments avant de remettre ses vêtements pour laisser à la sérosité vaccinale le temps de pénétrer. Les trois piqûres doivent être faites à une distance telle que le gonflement qui accompagne l'éruption du vaccin ne les fasse pas se toucher. La vaccination n'est pas douloureuse.

Soins à donner après la vaccination. — On doit, après l'opération, laisser sécher la peau à l'air libre pendant quelques minutes, de façon à éviter le frottement des vêtements qui pourrait essuyer le vaccin.

En ville comme à la campagne, quand on a des doutes sur l'hygiène et la propreté, on pourra recouvrir les inoculations de fragments de baudruche gommée ou d'un petit pansement sec constitué par une compresse aseptique; on évitera ainsi le frottement par les vêtements et le grattage qu'occasionnent souvent les démangeaisons. Pendant l'évolution vaccinale, l'hygiène de l'enfant ne doit absolument pas être modifiée ; la promenade, les bains quotidiens doivent être continués. Si la peau était le siège de vives démangeaisons, il serait bon d'appliquer sur la pustule de la poudre d'amidon.

Évolution de la vaccine. — Les trois jours qui suivent l'inoculation constituent la période d'incubation, rien n'apparaît au point piqué, tout au plus *un petit cercle rose* annonce la prochaine apparition du bouton vaccinal.

A la fin du troisième jour, ou le quatrième jour, on voit une légère élevure, une *papule rougeâtre* transformée le lendemain en un bouton saillant.

A la fin du cinquième ou le sixième jour, l'élément a grossi et se présente sous l'aspect d'une *vésicule aplatie*, dont le centre est opaque et déprimé en ombilic, la périphérie est bleuâtre et nacrée. Le septième jour, le bourrelet se distend davantage, l'aréole inflammatoire s'étend. Le huitième jour, le bouton vaccinal arrive à maturité.

Le dixième jour, les phénomènes rationnels s'apaisent, le bourrelet inflammatoire diminue.

Le onzième jour, la dessiccation commence, elle marche du centre à la périphérie. La croûte ombilicale s'épaissit, devient brune et tombe vers le vingt-cinquième jour. A sa place, persiste une cicatrice gaufrée, rougeâtre d'abord qui blanchit avec le temps et persiste.

Formes anormales. — La vaccine peut présenter diverses anomalies dans son évolution. On a décrit une forme fruste, vaccine sans éruption mais conférant néanmoins l'immunité, une forme généralisée dans laquelle des pustules surnuméraires apparaissent en d'autres régions qu'aux points d'insertion du virus.

Vaccine généralisée. — Cette forme consiste dans l'apparition en d'autres régions qu'aux points d'inoculation de pustules surnuméraires en plus ou moins grande quantité, d'aspect et de nature absolument identiques à la pustule vaccinale.

Fausse vaccine. — La vaccine qui survient à l'occasion d'une revaccination chez des individus ayant déjà subi des vaccinations antérieures prend le nom de fausse vaccine.

Cette forme se traduit tantôt par une papule rosée, tantôt par une papule acuminée avec une petite vésicule au sommet, tantôt enfin par une vésicule plus large se rapprochant davantage de l'exanthème vaccinal type.

Durée de l'immunité. — L'immunité consécutive à la vaccine n'a pas une durée indéfinie. On admet qu'elle commence à décliner après sept ou huit ans ; en temps d'épidémie, il faut revacciner tout le monde.

Accidents de la vaccine. — Une élévation thermique très accentuée est la règle à la suite de la première vaccination chez un adulte; en même temps, surviennent quelques malaises, lassitude générale, inappétence. Le maximum de l'élévation thermique de la vaccine apparaît le septième ou le huitième jour après l'inoculation. Chez les revaccinés la fièvre manque souvent ; mais elle peut être aussi forte qu'à la suite de la première inoculation.

Les accidents lymphangitiques, phlegmoneux, l'érysipèle seront évités par les soins de propreté.

Des éruptions s'observent quelquefois à la suite de la vaccine. Elles revêtent diverses formes, éruptions érythémateuses, scarlatiniformes, ortiées, papuleuses, vésiculeuses. Elles apparaissent généralement vers le neuvième jour; elles sont sans gravité.

La vaccine peut revêtir la forme hémorragique : au moment de l'évolution des boutons de vaccin, des taches purpuriques ou ecchymotiques apparaissent sur le corps, en même temps les pustules deviennent noires.

La syphilis vaccinale n'existe plus depuis qu'on ne vaccine plus de bras à bras et qu'on prend des précautions d'asepsie. La tuberculose d'origine vaccinale est très contestée; les précautions modernes l'éviteront.

Centres vaccinogènes. — Il existe en France des centres officiels de vaccination avec des instituts vaccinogènes. L'Académie de Médecine de Paris a pour ainsi dire le monopole et la haute direction de la vaccination, centres vaccinogènes subventionnés par le gouvernement : Bordeaux, Saint-Étienne, Lille, Lyon, Marseille reçoivent annuellement des subventions départementales.

D'autres instituts vaccinogènes sont indépendants, mais ont été chargés, après arrangements, des services municipaux et publics. Tel est l'institut vaccinal de la rue Ballu qui assure les services de la ville de Paris, des hôpitaux, des écoles, des différentes administrations et de nombreuses communes suburbaines. L'institut de Montpellier est organisé de la même façon. L'institut de Tours est absolument privé et ne s'occupe que de la préparation du vaccin.

Dans nos colonies il existe à Alger un institut Pasteur qui a le monopole du vaccin pour les trois départements d'Algérie, Tunis en possède un également. Saïgon en Cochinchine et Tananarive à Madagascar sont aussi deux centres vaccinogènes possédant chacun un institut vaccinal.

CHAPITRE XXXI

CONDUITE A TENIR DANS LES CAS DE MORSURE PAR CHIEN ENRAGÉ[1]

La rage est, le plus souvent, transmise par le chien.

La statistique de l'Institut Pasteur de 1887 à 1895 donnant le nombre total de cas de morsures fournit les chiffres suivants :

	Nombre des cas de morsure.	Pour 100.
Chiens	13 315	93,13
Chats	823	5,75
Loups	17	0,12
Chevaux	32	0,22
Anes et mulets	27	0,18
Bœufs, vaches, veaux	53	0,37
Moutons	4	0,02
Porcs	11	0,07
Hommes	7	0,04

Toute personne mordue par un chien enragé ne sera pas fatalement atteinte de rage. Tardieu, Thamhayn, Bouley ont réuni 855 cas de morsure pour lesquels la rage fut constatée chez les animaux mordeurs, et où il ne fut établi aucun traitement ; sur ces 855 cas, 399 se terminèrent par la mort, soit 46,6 p. 100. Les écoles d'Alfort, de Toulouse, de Lyon, de

[1] Nous remercions notre excellent confrère A. Chaillou, directeur du service de la rage à l'Institut Pasteur de Paris, des conseils qu'il a bien voulu nous donner pour la rédaction de ce chapitre.

Berlin évaluent à un quart ou même à un tiers le nombre des gens qui deviennent enragés après morsures infectées [1].

Depuis Pasteur, la science possède un traitement préventif de la rage. Lorsque la rage s'est déclarée la mort est inévitable.

Voici, d'après E. Viala [2], la statistique des personnes traitées à l'institut Pasteur depuis 1886 :

Années.	Personnes traitées.	Morts.	Mortalité p. 100.
—	—	—	—
1886	2 671	25	0,94
1887	1 770	14	0,79
1888	1 622	9	0,55
1889	1 830	7	0,38
1890	1 540	5	0,32
1891	1 559	4	0,25
1892	1 790	4	0,22
1893	1 648	6	0,36
1894	1 387	7	0,50
1895	1 520	5	0,33
1896	1 308	4	0,30
1897	1 521	6	0,39
1898	1 465	3	0,20
1899	1 614	4	0,25
1900	1 420	4	0,28

Donc, après morsure par chien enragé, la proportion des morts est très forte si le blessé n'a pas été soigné, elle est extrêmement faible si le blessé a été traité. Il est indispensable, en cas de morsure par chien enragé, d'avoir recours à la méthode pastorienne.

*
* *

Précautions concernant le chien. — Une personne est mordue par un chien suspect, quelle conduite faut-il tenir ?

La première précaution à prendre est de s'assurer que le chien qui a mordu est bien atteint de rage.

Trois cas peuvent se présenter : ou le chien est resté à

[1] MARIE, *La rage*. Masson et Cie, éditeurs.

[2] E. VIALA, Les vaccinations antirabiques à l'Institut Pasteur, en 1900. *Annales de l'Institut Pasteur*, 1901, 25 juin, n° 6, p. 445.

proximité, ou le chien s'est enfui, ou le chien a été tué.

Le chien est resté à proximité. — Si le chien est resté à proximité, il faut, à moins d'urgence absolue, se garder de le tuer, mais tâcher de l'enfermer pour l'observer. Cet emprisonnement du chien n'est pas toujours aussi difficile qu'il semble au premier abord ; les accès de rage, au début, sont interrompus par des périodes de calme pendant lesquels le chien obéit encore à la voix de son maître.

Quand le chien est enfermé et solidement enfermé, une surveillance attentive faite par un médecin ou un vétérinaire permettra de s'assurer que le chien est bien réellement enragé.

Les recherches de Roux et de Nocard ont démontré que la bave n'est virulente que vingt-quatre ou quarante-huit heures avant l'apparition des premiers symptômes rabiques; par conséquent, *si, au bout de trois ou quatre jours, le chien mis en observation ne présente rien de spécial, le blessé n'a rien à craindre :* la bave du chien n'était pas virulente au moment de la morsure.

Le tableau clinique de la rage chez le chien est bien caractéristique : accès de fureur, diminution notable de la sensibilité, hurlement rabique, hallucinations, dépravation de l'appétit, manifestation de fureur à la vue d'un animal de même espèce, mort par paralysie.

Si, au moment de la morsure, le chien présente déjà des signes de rage, qu'on ne le tue pas ; l'évolution de la rage est extrêmement rapide, et il suffira de un ou deux jours d'observation pour voir éclater les symptômes de paralysie suivis bientôt d'une mort fatale.

A partir du moment où le virus est dans la salive, le chien meurt fatalement de lui-même dans un espace de temps de huit ou dix jours. *Si, au bout de dix jours, le chien n'est pas mort, ou ne présente pas les signes manifestes de la rage, la personne mordue n'a rien à craindre :* le chien n'était pas enragé au moment de la morsure.

Le chien a disparu. — Si le chien a disparu, on se contentera des commémoratifs ; on s'informera si le chien a mordu des animaux ou d'autres personnes ; la question de savoir si une personne a été mordue par son propre chien est très importante, le fait qu'un chien morde son maître sans provocation et quitte la maison est une présomption de rage.

Il est sage, en cas de morsure par un chien inconnu, d'avoir recours aux inoculations.

Le chien a été tué. — Si le chien a été tué, on devra faire l'autopsie du chien.

L'autopsie d'un chien peut donner des signes de probabilité en faveur de la rage, mais elle ne peut donner la certitude.

Les lésions macroscopiques de la rage n'ont rien de spécifique. Chez le chien, on observe parfois à la face inférieure de la langue de petites vésico-pustules connues sous le nom de lysses, dues à l'accumulation de produits de sécrétion dans les canaux glandulaires obstrués ; l'estomac renferme parfois du bois, de la paille, des poils ; ces lésions grossières ne sont pas pathognomoniques.

Van Gehuchten[1] a décrit les lésions microscopiques de la rage dans les ganglions cérébro-spinaux des animaux morts de la rage. Pour lui, l'examen des ganglions cérébro-spinaux d'un animal suffirait pour établir le diagnostic dans l'espace de quelques heures. Pour Nocard, l'absence des lésions décrites par Van Gehuchten ne saurait faire exclure l'existence de la rage.

Le seul moyen de diagnostic sûr est l'inoculation.

Par les inoculations intracérébrales chez les animaux de la substance cérébrale du chien enragé, on peut faire le diagnostic certain de la rage. La durée d'incubation chez les animaux inoculés est indéterminée ; elle varie généralement entre un minimum de quinze jours et un maximum de plu-

---

[1] A. van Gehuchten et C. Nelis, Diagnostic histologique de la rage. *La Presse Médicale*. 1900, 7 mars, n° 19, p. 113.

sieurs mois (quatre à six mois); par conséquent, lorsque le diagnostic sera fait, il sera trop tard pour commencer le traitement : la rage pourra se déclarer chez la personne mordue avant de se déclarer chez l'animal inoculé.

De l'ensemble des statistiques on peut conclure que, chez l'homme, la longueur de la période écoulée entre la morsure et l'apparition des premiers symptômes varie entre vingt jours et soixante jours.

* * *

Inutilité des cautérisations. — Doit-on cautériser les morsures par chien enragé ou suspect de rage ? Une cautérisation ne peut présenter d'efficacité que si elle est faite immédiatement après la morsure, car la pénétration du virus paraît extrêmement rapide. Il semble absolument inutile d'avoir recours aux moyens radicaux, tels que amputation d'un membre ou d'un segment de membre.

L. Perdrix[1] a fait à ce sujet un relevé de 2 000 cas de personnes mordues du 18 octobre 1888 au 31 décembre 1889. Dans ce nombre 892 personnes n'avaient pas été cautérisées.

Pour les autres, les traitements avaient été les suivants :

Fer rouge ou thermocautère	334
Ammoniaque	225
Nitrate d'argent	190
Acides forts	30
Beurre d'antimoine	8
Phénol concentré	31
Eau phéniquée	60
Eau-de-vie et alcool camphrés	80
Arnica	46
Vinaigre	26
Eau sédative	14
Substances diverses (teinture d'iode, eau salée, eau blanche, vin aromatique, essence de térébenthine, pétrole, etc.)	64

Sur les 2 000 personnes, il y a eu 17 cas de mort pendant

[1] L. PERDRIX. *Les vaccinations antirabiques de l'Institut Pasteur.* Résultats statistiques. Paris et Sceaux, 1890.

le traitement ou dans la période qui a suivi, soit une mortalité de 0,85 p. 100.

Sur les 334 personnes cautérisées au fer rouge il y a eu 3 morts. Si on ne compte comme cautérisation vraiment efficace que la cautérisation au fer rouge, on voit que la proportion de morts pour les personnes cautérisées, est de 0,90 p. 100, chiffre qui diffère peu de la mortalité totale : 0,85 p. 100.

Dans un de ces cas terminés par la mort, la cautérisation avait été faite énergiquement une heure après la morsure.

Perdrix cite encore 2 cas de mort par rage, malgré des cautérisations énergiques : une enfant mordue le 1er septembre 1887 à la joue et cautérisée fortement au fer rouge, trente à quarante minutes après l'accident, présenta le 7 octobre les premiers symptômes de la rage ; un homme mordu légèrement au mollet et sérieusement cautérisé au thermocautère par un médecin, un quart d'heure seulement après, se présenta le surlendemain aux inoculations et fut atteint de rage malgré la cautérisation et malgré le traitement, les premiers signes de la maladie furent des douleurs et de la paralysie du membre mordu.

Il faut donc conclure que si la cautérisation est rationnelle puisqu'elle a pour but de détruire *in situ* le germe contage, elle ne présente pas une sécurité absolue ; pratiquée quelques secondes après la morsure, elle peut être utile ; elle ne dispense pas d'un traitement plus efficace.

Nécessité du traitement pastorien. — Répétons-le, il est indispensable en cas de morsure par chien enragé ou suspect de rage d'avoir recours à la méthode pastorienne.

Il est d'une importance extrême de commencer le traitement le plus tôt possible surtout pour les personnes mordues à la tête. Presque toujours, dit Perdrix, les malades qui sont pris de rage pendant le traitement sont des personnes mordues à la tête.

Pour les malades qui se présentent aux inoculations dans les premiers huit jours, les chances d'insuccès sont des plus minimes. Il serait fort dangereux de reculer le début du traitement à trois semaines après l'accident. Dans ces cas on pourrait voir l'évolution de la maladie commencer avant le traitement et les premiers symptômes se montrer avant que les inoculations aient eu le temps d'agir.

Toute personne mordue par un chien enragé ou suspect de rage doit être dirigée sans délai vers l'institut Pasteur le plus proche.

L'empire français compte actuellement les instituts antirabiques de Paris, de Bordeaux, de Lille, de Lyon, de Marseille, de Montpellier, d'Alger, de Madagascar, de Tunis, de Saïgon.

Renseignements à fournir. — Avant son départ pour l'institut Pasteur, toute personne mordue devra se munir des renseignements suivants qui lui seront demandés à l'Institut :

Nom et prénom.
Age et professions.
Domicile.
Date des morsures.
Nombre et siège.
Habits déchirés.
Cautérisation au fer rouge.
— par les agents chimiques.
Époque de la cautérisation.

Renseignements vétérinaires.

Nom et adresse du vétérinaire.
Certificat.
Examen du chien avant la mort.
— — après la mort.

Renseignements particuliers.

A qui appartient le chien ?
Qu'est-il devenu ?
Avait-il été mordu par un autre chien ?
Combien de temps avant sa maladie ?

Changements de la voix ?
— du caractère ?
Le chien a-t-il mordu d'autres personnes ?
— — des animaux ?

On fera bien, toutes les fois que la chose sera possible, d'apporter ou d'envoyer à l'institut Pasteur le cerveau et le bulbe du chien mordeur. Des inoculations seront faites, qui seront très utiles pour l'établissement de la statistique. En hiver, on peut envoyer la tête du chien entière; en été, il faut avoir recours à la conservation des centres nerveux dans la glycérine. L'immersion dans la glycérine neutre à 30° est un excellent moyen de conservation pour les centres nerveux d'un animal mort de rage; Roux a montré que des bulbes de lapins enragés, conservés pendant quatre semaines dans la glycérine, donnaient la maladie aussi rapidement que le virus frais. Il faut éviter de conserver les centres nerveux dans l'alcool ou un antiseptique quelconque.

*
* *

A Paris, le blessé, dès son arrivée, devra se présenter à la consultation de la rage qui a lieu tous les matins avant 10 heures, Institut Pasteur, rue Dutot. Sur la présentation de ses certificats le traitement sera immédiatement appliqué.

L'Institut Pasteur traite gratuitement les malades, mais ne les hospitalise pas et ne leur donne aucun conseil pour leurs logements.

Le malade est traité suivant la gravité de ses blessures; le traitement le plus souvent employé dure dix-huit jours; les morsures à la tête sont l'objet d'un traitement intensif en vingt et un jours.

CHAPITRE XXXII

INJECTION DE SÉRUM ANTIDIPHTÉRIQUE

L'injection de sérum antidiphtérique est la médication la plus sûre et la plus rapide qu'on puisse opposer à la diphtérie.

Historique. — La sérothérapie antidiphtérique est due à Behring et à Roux. Sa généralisation date de la communication de Roux en 1894 au Congrès du Budapest.

C'est le 1er février 1894 que commença vraiment le traitement des enfants diphtériques par le sérum de Roux ; les premiers essais eurent lieu à l'hôpital des Enfants Malades, rue de Sèvres.

L'année 1894, dit Bayeux, divise la thérapeutique de la diphtérie en deux époques distinctes : une première où 55 p. 100 de diphtériques mouraient, — une seconde époque où cette mortalité est abaissée à 16 p. 100, grâce à l'emploi du sérum antidiphtérique. Ce chiffre de 16 p. 100 donné par Bayeux, est basé sur une statistique de plus de 200 000 cas.

Sérum antidiphtérique. — Le sérum antidiphtérique est du sérum de cheval immunisé contre la diphtérie, c'est-à-dire accoutumé à la toxine diphtérique. Le sérum d'un animal immunisé rend inoffensive la toxine diphtérique.

Pour préparer ce sérum on commence par ensemencer un bouillon avec une culture diphtérique virulente. Au bout d'un mois cette culture est filtrée et on en retire la toxine diphtérique. Cette toxine est additionnée d'iode au moment même de son emploi.

On l'injecte chez le cheval à la dose de 1/4 de centimètre cube. Le lendemain on fait une nouvelle injection et on continue jusqu'à ce que l'animal ne réagit plus à la toxine iodée. On injecte alors des doses progressivement croissantes de toxine pure.

Au bout de 70 jours, terme moyen d'une bonne immunisation, on peut injecter à l'animal jusqu'à 300 centimètres cubes de toxine pure d'un seul coup.

Le cheval immunisé est bon pour la saignée, un trocart aseptique est introduit dans la veine jugulaire; le sang est reçu dans un récipient stérilisé.

Le sang se sépare au repos en caillot et en sérum. Le sérum est recueilli avec une pipette Chamberland et distribué dans de petits flacons d'une contenance de 10 ou de 20 centimètres cubes et additionné d'un petit fragment de camphre pour empêcher le développement de microorganismes.

Le sérum ainsi obtenu est un liquide transparent de couleur jaunâtre, ambrée, de saveur légèrement salée [1].

L'action curative du sérum antidiphtérique est passagère elle ne vaccine pas contre les récidives; l'immunité que ce sérum confère ne paraît guère dépasser un mois.

Le sérum, au moment de son emploi, devra être limpide; s'il est louche on choisira un autre flacon. Il n'est pas indis-

---

[1] E. Roux, L. Martin et A. Chaillou. Trois cents cas de diphtérie traités par le sérum antidiphtérique. *Annales de l'Institut Pasteur*, 1894, septembre, n° 9, p. 640.

E. Roux et L. Martin. Contribution à l'étude de la diphtérie (sérumthérapie). *Annales de l'Institut Pasteur*, 1894, septembre, n° 9, p. 609.

L. Landouzy. Sérothérapie. Paris, 1898, p. 199.

R. Bayeux. La diphtérie depuis Aretée le Cappadocien jusqu'en 1894 avec les résultats statistiques de la sérumthérapie sur 230 mille cas. Tubage du larynx. Paris, 1899.

pensable que le sérum soit fraîchement préparé, même avec du sérum datant d'un an on peut obtenir des résultats excellents.

La question de dose est actuellement bien établie : chez un enfant de moins de deux ans on injecte généralement 10 centimètres cubes, chez un enfant de deux à quatre ans on injecte 20 centimètres cubes; au-dessus de quatre ou cinq ans, on injecte 30 à 40 centimètres cubes.

Ces quantités constituent la dose du début ; généralement cette dose est suffisante. Si au bout de vingt-quatre heures la fièvre persiste on renouvelle l'injection.

Quand faut-il faire l'injection. — Dès qu'on soupçonne la diphtérie chez un malade, il faut immédiatement pratiquer une injection de sérum antidiphtérique. Si l'examen bactériologique démontre que le malade n'était pas diphtérique, l'injection n'est pas renouvelée. S'il s'agit bien d'un cas de diphtérie, généralement on renouvelle l'injection.

Point d'élection pour la piqûre. — L'injection de sérum antidiphtérique se fait généralement dans le tissu cellulaire de la paroi abdominale un peu au-dessous des fausses côtes. S'il y avait la moindre contre-indication à choisir cette région, toute autre région pourvue d'une abondante couche de tissu cellulaire, serait parfaitement utilisable. Sevestre conseille de choisir un côté, toujours le même, pour la première injection; à la seconde injection on choisira le côté opposé.

Objets nécessaires. — Toute seringue stérilisable peut être utilisée, la meilleure seringue est la seringue de Roux. Cette seringue sera munie d'un ajutage de caoutchouc, ce qui donne de l'aisance à l'opérateur si l'enfant remue. On stérilise la seringue et l'aiguille en les faisant bouillir dans un récipient quelconque : pour cela on met la seringue, le couvercle dévissé, dans le récipient rempli d'eau froide et on chauffe progressivement; l'ébullition est maintenue pendant dix minutes.

Il faut se munir également d'une ou deux serviettes pro-

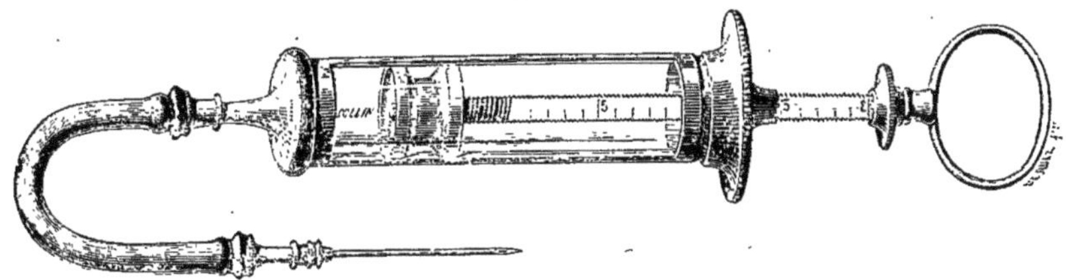

Fig. 302. — Seringue de Roux.

pres, d'un peu de coton hydrophile propre, d'une petite quantité d'alcool, d'une certaine quantité d'eau bouillie.

Manuel opératoire. — La seringue est retirée de l'eau bouillante avec une pince, on la laisse refroidir sur un linge propre, on la remplit de sérum en puisant directement dans le flacon au moyen de l'ajutage de caoutchouc.

La région où doit porter l'injection est lavée à l'alcool et à l'eau bouillie, on chasse l'air de la seringue et on saisit l'aiguille de la main droite, le pouce et l'index gauches font un pli à la peau, la main droite enfonce l'aiguille à la base de ce pli et assez profondément, à 4 centimètres, longeur de l'aiguille en moyenne. Abandonnant alors le pli tégumentaire, on pousse l'injection *lentement*, en s'arrêtant par instants. Une grosse boule d'œdème se forme; dès que la quantité déterminée de sérum a été injectée, on retire l'aiguille d'un seul mouvement rapide. Il est inutile de malaxer la boule d'œdème formée par le sérum; qu'on se contente de placer sur la région une lamelle de coton hydrophile.

La douleur provoquée par ces injections est d'ordinaire insignifiante.

Lavage de la seringue. — L'injection terminée, on lave la

seringue d'abord à l'eau froide, puis à l'eau chaude, et on la replace dans sa boîte métallique.

Le sérum injecté se résorbe en moins d'une heure; la boule d'œdème qu'il formait, disparaît sans laisser de traces appréciables.

Effet produit. — Quelques heures après l'injection de sérum, les fausses membranes se gonflent, blanchissent, prennent l'aspect de lait caillé.

Au bout de vingt-quatre heures les fausses membranes commencent à se décoller; elles se détachent en général après trente-six ou quarante-huit heures; le troisième jour la gorge est nettoyée; la muqueuse du voile restant simplement un peu excoriée.

Dans les cas de diphtérie associée, le détachement des fausses membranes est retardé; il se fait non pas en bloc mais par fragments.

Les ganglions, sous l'influence du sérum, manifestent une diminution appréciable de leur volume.

La température s'abaisse promptement sous l'action du sérum; cette défervescence se produit souvent dès le lendemain de l'injection; elle ne se fait pas attendre au delà du second jour. Cet abaissement de température est parfois précédé d'une ascension qui se produit cinq à six heures après l'injection et qui peut monter jusqu'à 39° ou 40°. L'état général s'améliore très vite.

Accidents dus aux piqûres de sérum [1]. — Souvent, quelques jours après l'injection, surviennent des éruptions

[1] A. Chaillou. La sérumthérapie et le tubage du larynx dans les croups diphtériques. *Thèse*, Paris, 1895.

G. Perregaux. Etude sur 249 cas de diphtérie traités par le sérum antidiphtérique à l'hôpital Trousseau (octobre-novembre 1894). *Thèse*, Paris, 1895.

G. Poix. Recherches critiques et expérimentales sur le sérum antidiphtérique, son action sur l'organisme, ses accidents. *Thèse*, Paris, 1896.

R. Petit. Le sérum antidiphtérique (sérum de Roux). Effets physiologiques et cliniques. *Thèse*, Paris, 1896.

généralement comparables à de l'urticaire et ne s'accompagnant d'aucune élévation de température ; ces éruptions sont dues au sérum. On trouve des éruptions analogues à la suite des injections des autres sérums médicamenteux. Beaucoup de substances médicamenteuses produisent par ingestion des érythèmes ou des éruptions : par exemple, le copahu, la belladone, l'iodure de potassium.

L'albuminurie passagère n'est pas exceptionnelle après l'emploi du sérum ; elle ne paraît pas avoir d'importance.

Les abcès, au cours des injections de sérum antidiphtérique, sont absolument exceptionnels ; ils n'ont jamais été graves ; il seront évités par des précautions d'asepsie.

Éruptions tardives. — Quelquefois, du dixième au dix-neuvième jour, on voit survenir des éruptions affectant des caractères très divers : tantôt elles revêtent l'aspect de la rougeole, tantôt celui de la scarlatine, ou bien elles affectent une modalité d'érythème polymorphe ; ces éruptions s'accompagnent parfois de taches hémorragiques. Ces exanthèmes sont souvent apyrétiques, souvent aussi ils sont accompagnés de fièvre, d'arthralgies, de douleurs péri-articulaires ou de douleurs musculaires. L'étiologie de ces accidents n'est pas encore complètement élucidée, ils guérissent facilement sans paraître laisser de traces.

CHAPITRE XXXIII

MANIÈRE DE TRAITER LES MORSURES PAR REPTILES VENIMEUX

La morsure des reptiles venimeux est, dans les pays chauds, une cause de mort relativement fréquente. Dans les Indes, la morsure des serpents (*naja tripudians*, *cobra capello* surtout) fait, dit-on, de 20 000 à 40 000 victimes par an. En France, les morsures par reptile venimeux ne sont qu'exceptionnellement suivies d'accidents mortels ; mais elles sont assez fréquentes pour que leur traitement mérite l'attention des praticiens exerçant à la campagne.

* * *

Le traitement des morsures de reptiles venimeux repose sur l'emploi du sérum antivenimeux dont les recherches de Calmette ont doté la thérapeutique scientifique.

A défaut de ce spécifique et avant son emploi, certaines précautions doivent être recommandées tout d'abord. Aussitôt que l'on est mordu par un reptile il faut, sans perdre de temps, serrer le membre mordu, à l'aide d'un lien quelconque, entre la morsure et la racine du membre, le plus près possible de la morsure, et faire saigner la plaie produite par les crochets du serpent. On arrosera ensuite cette plaie avec une solution récente d'hypochlorite de chaux (1 gramme pour 60 d'eau) ; on fait ensuite un pansement ordinaire. Les cautérisations avec le fer rouge, l'ammoniaque ou une substance chimique quelconque ne sont pas à recommander. Il faut le plus tôt possible recourir au sérum antivenimeux.

Sérum antivenimeux. — Le sérum antivenimeux préparé à l'Institut Pasteur de Lille est du sérum de cheval immunisé contre le venin des serpents.

Calmette pour préparer ce sérum, injecte au cheval, sous la peau de l'encolure, des doses progressivement croissantes de venin mélangé à une quantité très petite et graduellement décroissante d'hypochlorite de chaux à 1/60. Les injections sont répétées tous les 4 ou 5 jours au début ou espacées davantage si la réaction est trop accentuée. Calmette injecte d'abord du venin de cobra puis lorsque l'immunisation du cheval à l'égard du venin de cobra est assez avancée, il inocule des venins de plusieurs espèces de serpents. L'immunisation est jugée assez complète quand le cheval est capable de supporter sans malaise une dose de venin mortelle pour 500 kilos de lapin.

Ce sérum empêche les effets des venins provenant de toutes les espèces de serpents de l'Europe, de l'Asie, de l'Afrique, de l'Océanie et de l'Amérique [1].

Il peut être employé en injections hypodermiques dans tous les cas de morsures de serpents venimeux ou de scorpions.

Son pouvoir antitoxique peut toujours être vérifié de la manière suivante : si on injecte 2 centimètres cubes dans les veines d'un lapin pesant environ 2 kilogrammes, ce lapin doit pouvoir résister, cinq minutes après, à la dose d'un venin quelconque calculée pour tuer en vingt minutes les lapins témoins pesant un poids égal à celui du lapin immunisé.

---

[1] Une curieuse légende, antérieure dit-on à Hérodote, concerne l'immunité contre les morsures de serpent. Les Psylles, peuplades des contrées de Lybie, jouissaient d'une immunité naturelle contre les reptiles ; cette immunité était transmissible par l'hérédité. Aussitôt qu'un enfant naissait, pour être sur que l'enfant était bien

Le sérum antivenimeux conserve ses propriétés indéfiniment, si on prend soin de ne jamais déboucher le flacon qui le renferme et de le maintenir à l'abri de la lumière. Il n'est altéré par la chaleur qu'au-dessus de 60 degrés centigrades. Un léger précipité albumineux dans les flacons n'est pas un indice d'altération; mais si le sérum est trouble, d'apparence laiteuse, il faut le rejeter.

La dose à injecter est de 10 centimètres cubes, c'est-à-dire un flacon entier pour les enfants et pour les adultes, lorsqu'il s'agit d'une vipère d'Europe ou d'un serpent de petite espèce des pays chauds. Cette dose doit être doublée, c'est-à-dire que l'on injectera, en une seule fois, 20 centimètres cubes, lorsqu'il s'agira de morsures par serpents de grande taille, tels que le cobra capello de l'Inde, le naja-haje d'Égypte, les bothrops de la Martinique et de l'Amérique du Sud, les crotales de l'Amérique. Il n'y a aucun danger à en injecter de grandes quantités; le sérum ne renferme aucune substance toxique et ne cause jamais d'accidents.

Il faut pratiquer l'injection le plus tôt possible après la morsure, car certains serpents, dans les pays chauds, tuent l'homme en quelques heures. Même dans les cas les plus graves, il est possible d'arrêter l' « envenimation » et d'empêcher la mort si on injecte le sérum dans un délai de quatre heures après la morsure.

Technique de l'injection. — Les injections sous-cutanées de sérum antivenimeux seront faites d'après la technique habituelle des injections de sérum antidiphtérique. On emploiera donc une seringue stérilisable de 10 ou 20 centimètres cubes, que l'on fera bouillir dans l'eau pendant cinq minutes. La peau du blessé étant nettoyée, l'aiguille sera

---

de sa race, le Psylle exposait son nouveau né aux morsures des Cérastes (vipères extrêmement dangereuses de la vallée du Nil) ; si l'enfant résultait d'un amour étranger il périssait, s'il était légitime il était préservé par la vertu immunisante qu'il avait reçue avec la vie.

enfoncée profondément dans le tissu cellulaire; on poussera l'injection dans un laps de temps d'une ou deux minutes et on retirera l'aiguille. Le sérum est très rapidement résorbé.

*
* *

Les *Annales d'hygiène et de médecine coloniales* de ces dernières années, ont publié nombre d'observations de malades guéris par les injections de sérum antivenimeux.

Le sérum antivenimeux réussit aussi bien sur les animaux domestiques que sur l'homme. Dans certains pays, beaucoup de bœufs, moutons, chevaux, chiens, sont tués chaque année par des reptiles venimeux et occasionnent ainsi des pertes notables aux agriculteurs. L'emploi du sérum antivenimeux, permet de se mettre à l'abri de ces pertes.

Chez les animaux, on injectera le sérum de la même manière que chez l'homme et à des doses analogues. Les injections seront faites de préférence sous la peau du dos, entre les deux épaules. Enfin, lorsque les animaux seront dans un état très alarmant, il conviendra de faire l'injection du sérum par voie intraveineuse; cette injection intra-veineuse peut se faire très facilement dans la veine jugulaire chez le cheval et chez les ruminants, dans la veine saphène, au niveau du jarret, chez le chien.

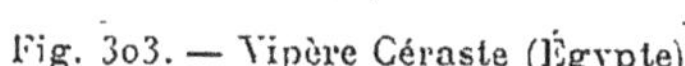

Fig. 303. — Vipère Céraste (Égypte)

Fig. 304, — Les armes des Chirurgiens (XVIIe siècle).
Enseigne d'un chirurgien rouennais. (Collection de M. P. DEROCQUE.)

INDEX ALPHABÉTIQUE

A

B

N

O

P

T

INDEX BIBLIOGRAPHIQUE

DES OUVRAGES CONSULTÉS

Achard et Castaigne. — L'exploration clinique des fonctions rénales. Monographie de l'Œuvre médico-chirurgicale. Paris, Masson, éditeur.

Achard (Ch.). — Diagnostic de l'insuffisance rénale. *La Semaine Médicale*, 1900, 25 juillet, p. 247.

Alpini (P.). — De Medicina Ægyptiorum. Venitiis, 1591.

Angelesco (M.). — Accidents post-anesthésiques. *La Presse Médicale*, 1896, 16 mai, n° 40, p. 233.

Anselme (J.). — Contribution à l'étude des pansements absorbants. (Du sphagnum ou feutre végétal). Thèse de Montpellier 1885, n° 58.

Auché et Chavannaz. — Nouvelles recherches sur les infections péritéonales bénignes d'origine opératoire. Comptes rendus de la Société de Biologie. Paris, 1899, 17 mars, n° 9, p. 204.

Anciens et renommés auteurs de la Médecine et Chirurgie. *Hippocrate :* des ulcères, des fistules, des playes de la Teste. *Hippocrate :* des fractures, des articles, de l'officine du chirurgien. *Galien :* des Bandes. *Oribase :* des lacs, des machines, des engins. Le tout traduit fidèlement du grec et du latin en français par un docteur en médecine et illustré de figures par lesquelles la chose est au vif réprésenté. Paris, 1634. n° 30.736 du catalogue de la Bibliothèque de l'école de Médecine de Paris.

Bailly. — Sur un nouveau procédé de réfrigération locale par le chlorure de méthyle. *Bulletin de l'Académie de Médecine.* Paris, 1898, 31 janvier, p. 139.

Baudouin (M.). — L'asepsie en chirurgie. *La Gazette des Hôpitaux*, 1891, 29 août, n° 100, p. 929.

Baudouin (M.). — Un nouveau mode d'anesthésie. *Gazette des Hôpitaux*, 1890, n°s 65 et 68.

Bardy et Martin. — Stérilisation des objets de pansement, *Gazette des Hôpitaux*, 1388, p. 1287.

Bayeux (R.). — La diphtérie depuis Aretée le Cappadocien jusqu'en 1894 avec les résultats statistiques de la sérumthérapie sur 230.000 cas. Paris, 1899.

Blanche. — Cathétérisme œsophagien chez les aliénés. Thèse, Paris, 1848.

Bourneville. — Manuel pratique de la garde-malade et de l'infirmière, t. III.

Brinon (H. de). — Recherches sur l'anesthésie chirurgicale obtenue par l'action combinée de la morphine et du chloroforme. Thèse, Paris, 1878.

Brocard. — Les injections épidurales par la méthode de Sicard. *La Presse Médicale*, 1901, 10 juin, n° 43, p. 286.

Brocard. — L'analgésie médicale par la voie épidurale (Méthode de Sicard). Thèse, Paris, 1901.

Brocq (L.). — Traitement des dermatoses par la petite chirurgie et les agents physiques, Paris, 1898.

Brun (F.). — Des accidents imputables aux antiseptiques. Thèse d'agrégation, Paris, 1886.

Brun (F.). — De la désinfection des culs de sac conjonctivaux. *La Presse Médicale*, 1894, 27 octobre, n° 43, p. 342.

Bujwid. — « Sur les bactéries trouvées dans la grêle. » *Annales de l'Institut Pasteur*, 1887, n° 12.

Cabanesco. — Contribution à l'étude de l'auto-purification microbienne du vagin. Expériences sur les animaux. *Annales de l'institut Pasteur*, 1901, 25 novembre, p. 841.

Carnot (Paul). — De l'hémostase par la gélatine. *La Presse Médicale*, 1897, 18 septembre, n° 77, p. 166.

Carnot (Paul). — Indications et contre-indications de l'hémostase par la gélatine. *La Presse Médicale*, 1898, 10 novembre, n° 94, p. 295.

Castaigne. — Epreuve du bleu de méthylène et perméabilité rénale. Thèse, Paris, 1900.

Castaigne. — (Voir Achard et Castaigne.)

Cathelin (F.). — La ponction du canal sacré et la méthode épidurale. *La Presse Médicale*, n° 48, 1901, 11 juin.

Cerné (A.). — De la fabrication des cathéters souples. *La Presse Médicale*, 1899, 26 juillet, n° 59, p. 44.

Chaillou (A.). — La sérumthérapie et le tubage du larynx dans les croups diphtériques. Thèse, Paris, 1895.

Chassaignac. — «. Traité pratique de la suppuration et du drainage chirurgical. Paris, 1859, t. I, p. 115.

Chauliac (Guy de). — La grande chirurgie, 1363. Revue et collationnée sur les manuscrits et imprimés latins et français par E. Nicaise. Paris, 1890.

Chipault. — Notes anatomiques sur le contenu du canal sacré. *Revue de neurologie*, 1894.

Chipault. — Sur la rachicocaïnisation sous-arachnoïdienne et épidurale. *Société de biologie*, 1901, 1er juin, n° 20.

Choquet (E.). — De l'emploi du chloral comme agent d'anesthésie chirurgicale. Thèse, Paris, 1880.

Colleville. — Sur un cas de névralgie sacro-lombaire traité par des injections épidurales de gaïacol-orthoformé. *Union Médicale du Nord-Est*, 1901, 30 mai.

Collin (H.). — La méthode hypodermique. *La Presse Médicale*, 1896, 24 juin, n° 51, p. 299.

Cruce. — Ionnis Andreæ a Cruce, veniti Medici, Chirurgiœ Libri Septem. Venitiis 1573. Apud Iordanum Zilettum). N° 20.826 du catalogue de la Bibliothèque de la Faculté de Médecine de Paris.

Dalechamps (Iaques). — Chirurgie Françoise. Lyon, MDLXX.

Dastre (A.). — Cocaïne in Ch. Richet. *Dictionnaire de Physiologie*. Paris, 1900, t. IV.

Dastre (A.). — Les anesthésiques. Paris, 1890, p. 163.

Dekkers (Fred.). — Exercitationes practicæ circa Medendi Methodum, 1685.

Demmler (A.). — Des soins à donner aux malades. Paris, G. Masson, éditeur.

Delagenière (H.). Chirurgie de l'utérus. Paris, 1898.

Derocque. — Le chlorure d'éthyle, anesthésique générale. *La Revue Médicale de Normandie*, 1902, 25 février, n° 4, p. 63.

Desfosses (P.). — La coxalgie au début. Diagnostic. Traitement. *La Presse Médicale*, 1900, 2 mai, n° 35, p. 217.

Desfosses (P.). — Stérilisation des instruments par la vapeur d'alcool sous pression. *La Presse Médicale*, 1901, 30 janvier, n° 9, p. 51.

Desfosses (P.) et Dumont (J.). — Technique de la rachicocaïnisation. *La Presse Médicale*, 1901, 9 novembre, n° 90, p. 278.

Dieulafoy (G.). — Manuel de pathologie interne, 10e édition, 1897, t. I, p. 426.

Dionis. — Cours d'opérations de chirurgie démontrées au Jardin Royal. Paris, 1751.

Disdier (Fr. Michel.). — Traité des Bandages. Paris, 1761, n° 30.926 du catalogue de la Bibliothèque de l'école de Médecine de Paris.

Dubois (R.). — Anesthésie physiologique et ses applications. Paris, 1894.

Duclaux. — Traité de Microbiologie. Paris, 1898.

Duclert et Kiener. — « Sur le mode de formation et de guérison des abcès ». *Archives de Médecine expérimentale et d'anatomie pathologique*, 1893, t. V, p. 705.

Dujardin et Peyrilhe. — Histoire de la chirurgie depuis son origine jusqu'à nos jours. Paris, 1779 et 1780.

Dujarier. — Voir Tuffier et Dujarier.

Dumont. — Voir Desfosses et Dumont.

Duplay (S.). — Rapport sur un cas de mort par le bromure d'éthyle, communiqué à l'Académie par M. le Dr Suarez de Mendoza. *Bulletins l'Académie de Médecine*, 1894. Séance du 19 juin, p. 620.

Dupuytren. — Leçons orales de clinique chirurgicale. Paris, 1832, t. I, p. 226.

Duval (Mathias). — Pouls. *Nouveau Dictionnaire de Médecine et de Chirurgie pratique*. Paris, t. XXIX, p. 241.

Esmarch. — Ueber künstliche Blutleere bie Operationen. *Sagmlunz klinische vortræge*, n° 58. Leipsig, 1873, traduit par Lambert : de l'ischémie artificielle dans les opérations. *Gazette hebdomadaire de Médecine et de chirurgie*, 1874, 2 janv., n° 1, p. 1.

Espine (A. d') et Picot (C.). — Manuel pratique des maladies de l'enfance. Paris, 1899, p. 22.

Faucher (H.). — Du lavage de l'estomac. Procédés opératoires. Indications. Résultats. Paris, 1881.

Fouquet. — Du tatouage médical en Egypte. *Archives d'anthropologie criminelle*. Lyon, 1898.

Fouquet. — Note pour servir à l'histoire de l'embaumement en Egypte. Le Caire. Imprimerie Nationale, 1886.

Foville. — Dictionnaire de Jaccoud. Article *Lypémanie*.

Galippe (V.). — Note sur une nouvelle application du chlorure de méthyle liquéfié, comme anesthésique local. Comptes rendus hebdomadaires des séances et mémoires de la Société de Biologie, 1888, 4 février, p. 115.

Goffres. — Précis iconographique de bandages, pansements et appareils. Paris, 1873.

Guyon (F.). — Leçons cliniques sur les maladies des voies urinaires. Paris, 1885.

Heister (Laurent). — Institutions de chirurgie. (Traduite par M. Paul). Avignon, 1770.

Herschell (G.). — La constipation habituelle, son traitement. Traduit de la 2e édition anglaise par M. Cohendy, Paris, 1900.

Hoffa. (A.). — Atlas und grundriss der verbandlehre für studierende und Aerzte. München, 1897.

Hallé (J.). — Recherches sur la bactériologie du canal génital de la la femme (état normal et patholo-gique). Thèse, Paris, 1898.

Hayem. — Leçons sur les maladies du sang. Paris 1900.

Jacobs. — L'électro-hémostase. *Revue de gynécologie et de chirurgie abdominale*, 1899, no 4, p. 721.

Jayle (F.). — De la septicémie post-opératoire. Thèse, Paris, 1895.

Jayle (F.). — L'hôpital Boucicaut. *La Presse Médicale*, 1897, 1er décembre, no 100, p. 839.

Juvara. — De la suture intra-dermique. *Presse Médicale*, 1900, 3 octobre, no 82, p. 240.

Laborde (J.-V.). — Les tractions rythmées de la langue. Moyen rationnel et le plus puissant de ranimer la fonction respiratoire et la vie, Paris, 1897, IIe édition, p. 181.

Lachatre (J.-A.). — De l'emploi de la gélatine dans les métrorragies. Thèse, Paris, 1898.

Lafaye. — Principes de chirurgie, Paris, 1750.

Lambert (P.). — Etude sur un nouveau procédé de chloroformisation par les solutions titrées. Thèse, Paris, 1884.

Landouzy (L.). — Les Sérothérapies. Paris. 1898.

Laporte. — Du traitement de la sciatique par les injections de cocaïne intra et extra-durales. Thèse, Paris, 1901.

Larrey (J.). — Mémoires de chirurgie militaires et campagnes. Paris, 1812.

Laurens (G.). — Extraction des bouchons cérumineux du conduit auditif. *La Presse Médicale*, 1896, 19 février, no 15, p. 90.

Laurens (G.). — Le traitement rationnel de l'otorrhée chronique. *La Presse Médicale*, 1899, 27 décembre, no 103, p. 365.

Lecomte (H.). — Le coton. Paris, 1900. p. 32.

Legrand. — L'anesthésie locale en chirurgie générale. Thèse, Paris, 1899.

Legry (T.). — Etude expérimentale sur la valeur antiseptique de quelques substances employées en obstétrique. *La Presse Médicale*, 1895, 27 juillet, no 36, p. 283.

Lejars (F.). — Chirurgie d'urgence. Paris, 1901.

Lejars (F.). — Traitement des plaies infectées. Rapport au treizième congrès international des sciences médicales tenu à Paris du 2 au 9 août 1900, (section de chirurgie générale). *La Semaine Médicale*, 1900, 1er août, no 32, p. 289.

Lermoyez (M.). — De l'anesthésie par le bromure d'éthyle. *La Presse*

Médicale, 1894, 8 septembre n° 36, p. 287.

Lermoyez (M.). — Extraction des corps étrangers du conduit auditif. *La Presse Médicale*, 1900, 10 novembre n° 93, p. 328.

Lermoyez (M.). — Traitement de l'épistaxis. *La Presse Médicale*, 1894, 8 décembre, n° 49, p. 331.

Letulle (M.). — L'inflammation, Paris, 1893.

Lewis-A. Sayre. — Leçons cliniques sur la chirurgie orthopédique. Paris, 1887.

Lucas-Championnière. — Valeur antiseptique de l'eau oxygénée. Son emploi. *Journal de Médecine et de Chirurgie pratiques*, 1898, 25 décembre, p. 929.

Macé. — « Traité de Bactériologie ». Paris, 1897.

Mc Kay W.-J. Stewart. — The history of ancient gynecology, London, 1901.

Magon (L.) De la torsion des artères. Thèse, Paris, 1875, n° 218.

Malgaigne (J.-F.). — Manuel de Médecine opératoire, neuvième édition, par Léon le Fort. Paris, 1888.

Malherbe. — Nouveau procédé pour l'anesthésie générale par le chlorure d'éthyle. *Le Bulletin Médical*, 1901, 26 octobre, n° 75. p. 912.

Marie. — La rage, Masson, édit.

Mayor (M.). — Bandages et appareils à pansements ou nouveau système de déligation chirurgicale (avec un atlas in-4° de 16 planches). Paris, 1838, n° 30 689 de la Bibliothèque de l'Ecole de Médecine de Paris. — L'atlas est inscrit sous le n° 6426.

Michaux. — Sur un nouveau procédé de suture cutanée, par agrafage métallique. *Bulletins et Mémoires de la Société de Chirurgie de Paris*, 1900, mai, p. 561.

Monteuuis (A.). — Les déséquilibrés du ventre. Paris, 1887.

Moreuw. — De l'alimentation forcée des aliénés. Thèse, Paris, 1880.

Mouchet. — Voir Zuckerland et Mouchet.

Murphy. — Résection artérielle et veineuse après blessure, suture bout à bout. Traduction par Tardif. *L'Anjou Médical*, 1897, décembre, n° 88, p. 689.

Milian. — Anesthésie locale par le chlorure d'éthyle cocaïné. *La Presse Médicale*, 1899, n° 24, 25 mars p 143.

Nicaise (E.). — De la chloroformisation goutte à goutte. *Revue de Chirurgie*, Paris, 1892, juillet, p. 582.

Milian. — Recherches de la perméabilité rénale par le bleu de méthylène. *La Presse médicale*, 1899, n° 7.

Paré (A.). — Les Œuvres (corrigées par luy-mesme, peu auparavant son décès). Sixième édition. Paris 1607.

Perdrix. — Les vaccinations antirabiques à l'Institut Pasteur. Résultats statistiques. Paris et Sceaux, 1890.

Perregaux. — Étude sur 249 cas de diphtérie traités par le sérum antidiphtérique à l'hôpital Trousseau. octobre-novembre 1894. Thèse, Paris, 1895.

Petit (R.). — Le sérum antidiphtérique (sérum de Roux). Effets physiologiques et cliniques. Thèse, Paris, 1896.

Picart (P.). — Etude pratique de l'extension continue et de ses résultats. Thèse, Paris, 1901.

Pichevin et Doleris. — La pratique gynécologique. Paris, 1902.

Pietro Paolo Magni Piacentino. — Sopra il modo di sanguinare, in Roma, 1613.

PLATON et SEPET. — Hygiène de la femme. Paris, 1902. C. Naud, éditeur.

POIX (G.). — Recherches critiques et et expérimentales sur le sérum antidiphtérique, son action sur l'organisme, ses accidents. Thèse, Paris, 1896.

PRÉOBAJENSKY (M.-J). — Les bases physiques du traitement antiparasitaire des plaies. *Annales de l'Institut Pasteur*, 1897, 25 septembre, n° 9, p. 699.

QUÉNU. — De l'asepsie opératoire. Statistique de deux ans au pavillon Pasteur à l'hôpital Cochin, *Bulletins et Mémoires de la Société de Chirurgie de Paris*, 1899, 28 mars, n° 12, p. 307.

RENAULT (A.). — Embolies capillaires à la suite d'une injection de calomel. *La Presse Médicale*, 1899, 23 décembre, n° 102, p. 361.

REPIN. — Un procédé sûr de stérilisation du catgut. *Annales de l'Institut Pasteur*, 1894, mars, n° 3, p. 170.

REVERDIN (A.). — Antisepsie et asepsie chirurgicale, Paris, 1894.

RIGAL (A.). — Séméiotique du Pouls. *Nouveau Dictionnaire de Médecine et Chirurgie pratiques*. Paris, 1889,

RIBEMONT-DESSAIGNES (A.) et LEPAGE (G.). — Précis d'obstétrique. Paris, 1896.

ROUX (E.) MARTIN (L.) et CHAILLOU (A.). — Trois cents cas de diphtérie traités par le sérum antidiphtérique. *Annales de l'Institut Pasteur*, 1894, septembre, n° 9, p. 640.

ROUX (E.). et MARTIN (L.). — Contribution à l'étude de la diphtérie, sérumthérapie. *Annales de l'Institut Pasteur*, 1894, septembre, n° 9, p. 609.

ROUX (de Lausanne). De la gastro-entérostomie. Etude basée sur les opérations pratiquées du 21 juin 1888 au 1er septembre 1896. *Revue de Gynécologie et de Chirurgie abdominale*, 1897, n° 31, p. 81.

ROUX (J.). — Etude sur l'embrasement des vapeurs d'éther et sur les dangers de l'anesthésie par cet agent. Thèse, Lyon, 1879.

SCHIMMELBUSCH (C.). — L'asepsie en chirurgie. Traduction de Debersaques. Gand et Paris, 1893.

SCULTET (Jean) ou SCHULTES. — Arcenal de chirurgie. Mis en françois par messire François Deboze à Lyon, chez Antoine Cellier, 1675, n° 5 283 du catalogue de la bibliothèque de la Faculté de Médecine de Paris.

SEDILLOT (Ch.) et LEGOUEST (L.). — Traité de Médecine opératoire. Paris, 1870.

SEPET. — Voir PLATON et SEPET.

SICARD (A.). — La Ponction lombaire. *La Presse Médicale*, 1899, 6 décembre, n° 97.

SICARD (A.). — Le liquide céphalo-rachidien. Masson et Cie, éditeurs, Paris, 1902.

SOUQUES. — Analgésie épidurale de Sicard. *Soc. méd. des Hôp.*, 1901, 10 mai.

STRAUSS et DUBARRY. — Recherches sur la durée de la vie des microbes pathogènes dans l'eau. Archives de Médecine expérimentale et d'anatomie pathologique. Paris, 1889, t. I, p. 5.

SAINT-YVES MÉNARD. — Contre-indications momentanées de la vaccination. *La Presse Médicale*, 1899, 11 février, n° 12, p. 71.

TARNIER et CHANTREUIL. — Traité de l'art des accouchements. Paris, 1832.

Terrier (F.) et Peraire (M.). — Manuel de petite Chirurgie de A. Jamain. Paris, 1901.

Thibierge (G.). — Traitement de la syphilis par les injections d'huile grise. *La Presse Médicale*, 1896, 26 février, n° 17, p. 101.

Tillaux (P.). — De la torsion des artères. *Bulletin et Mémoires de la Société de Chirurgie de Paris*, 1876, t. II, p. 231.

Tillaux (P.). — Traité de chirurgie clinique. Paris, 1900, 5e édition, t. II, p. 771.

Thiriar. — De l'emploi de l'oxygène en chirurgie. *Bulletin de l'Académie de médecine de Bruxelles*, 1899, t. XIII, p. 834.

Thivet (M.). — Traité complet des bandages et d'anatomie appliquée aux fractures et luxations. Paris, 1840.

Trousseau (A.). — Traitement des traumatismes oculaires. *La Presse Médicale*, 1896, 11 mars, n° 21, p. 126.

Tuffier (Th.). — Asepsie opératoire. *La Presse Médicale*, 1899, 9 septembre, n° 72, p. 141.

Tuffier et Dujarier. — Des injections intra-veineuses de solutions physiologiques. *Gazette hebdomadaire de Médecine et de Chirurgie*, 1896, 22 novembre, p. 1119.

Tuffier (Th.). — Rapport sur le musée rétrospectif de la classe 16 (Médecine et Chirurgie). *Exposition internationale de 1900*.

Veillon et Zuber. — « Recherches sur quelques microbes strictement anaérobies et leur rôle en pathologie » *Archives de Médecine expérimentale et d'anatomie pathologique*, 1898, n° 4, p. 517.

Velpeau (A.). — Nouveaux éléments de médecine opératoire. Paris, 1839.

Verneuil (A.). — De la forcipressure. (Mémoire lu à la Société de chirurgie). *Bulletins et Mémoires de la Société de Chirurgie de Paris*, 1875, p. 17, 108. 273, 522, 646.

Viala. — Les vaccinations antirabiques de l'Institut Pasteur. *Annales de l'Institut Pasteur*, 25 juin, n° 6, p, 445.

Vidal. — Nouvelles applications des serres-fines. *Bulletin de la Société de Chirurgie de Paris*, 1849, p. 467.

Vincent (E.). — Petite Chirurgie. Pansements, bandages. Paris, 1902.

Vulpes (B.). — « Illustrazione di tulli gli strumenti chirurgici scavati in Ercolano in Pompei che ora conservansi Nel R. Museo Borbonico di Napoli. » Napoli, 1847.

Weill et Barjon (F.). — Épidémie de vulvite blennorrhagique, observée à la clinique des enfants (contagion par le thermomètre). *Archives de Médecine expérimentale et d'anatomie pathologique*, 1895, p. 418.

Wickham (H.). — Le bandage anglais. Paris, 1900, Octave Doin, éditeur.

Wickham (E.). Bandage compressif du scrotum. *La France Médicale*, 1893, 3 février, n° 5.

Widal. — Traitement des douleurs intercostales par la méthode d'analgésie épidurale de Sicard. Société médicale des hôpitaux, 1901, 10 mai.

Widal, Sicard et Ravaut. — Cytodiagnostic de la méningite tuberculeuse. — *Bulletin de la Société de Biologie*. 1900, octobre.

Wolf. — Des éléments de diagnostic

tirés de la ponction lombaire. Thèse Paris, 1901.

Wormser (E). — De l'emploi des gants en chirurgie et en obstétrique. *La Semaine Médicale*, 1900, 20 juin, n° 26, p. 207.

Zuber. — Voir Veillon et Zuber.

Zuckerkandl (O.) et Mouchet (A.). — Atlas manuel de chirurgie opératoire. Paris, 1899.

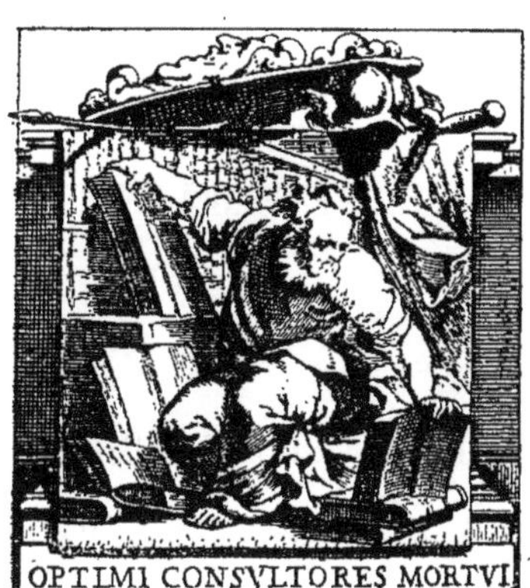

Fig. 305.

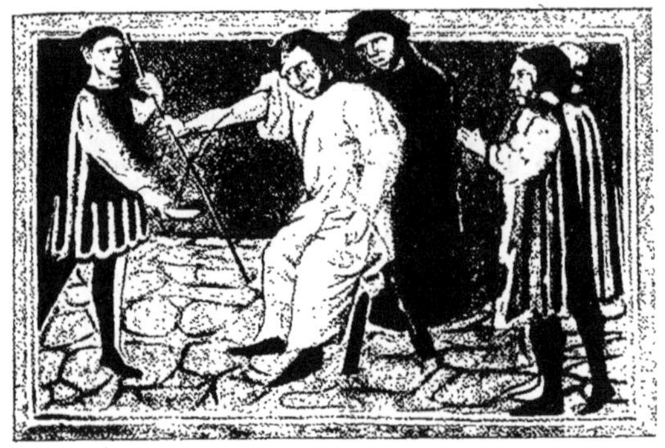

Fig. 306. — *La saignée*, d'après Avicenne.
(Bibliotheca universitaria di Bologna. Cod. 2197).

TABLE DES MATIÈRES

PREMIÈRE PARTIE

SOINS A DONNER AUX MALADES

DEUXIÈME PARTIE

TRAITEMENT DES PLAIES

TROISIÈME PARTIE

INJECTIONS SOUS-CUTANÉS. — SAIGNÉE

QUATRIÈME PARTIE

ANESTHÉSIE

(ANESTHÉSIE GÉNÉRALE)

(ANESTHÉSIE RÉGIONALE)

(ANESTHÉSIE LOCALE)

CINQUIÈME PARTIE

PETITE CHIRURGIE GÉNÉRALE

SIXIÈME PARTIE

FRACTURES

SEPTIÈME PARTIE

PETITE CHIRURGIE DES ORGANES DES SENS

HUITIÈME PARTIE

PETITE CHIRURGIE DES ORGANES GÉNITAUX

NEUVIÈME PARTIE

IMMUNISATION

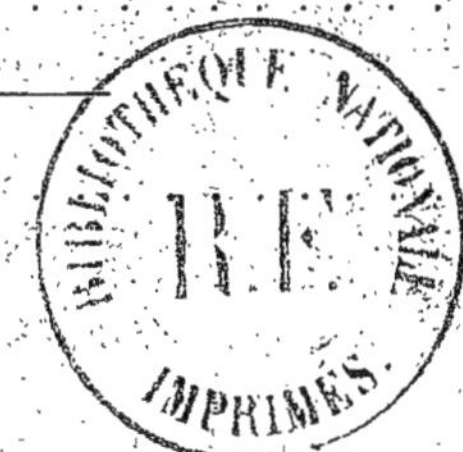

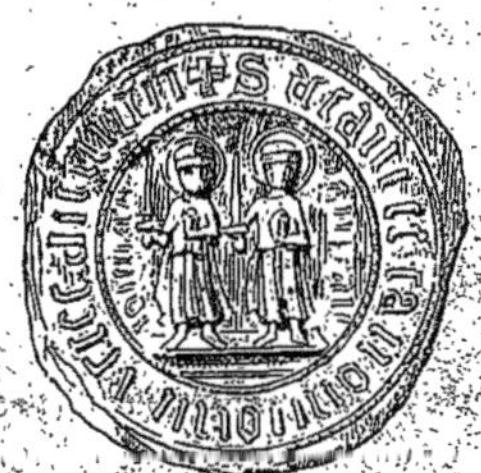

Fig. 307. — Sceau de la collégiale de Saint-Côme.
(Collection de M. Dourif.)

ÉVREUX, IMPRIMERIE DE CHARLES HÉRISSEY.

www.ingramcontent.com/pod-product-compliance
Ingram Content Group UK Ltd.
Pitfield, Milton Keynes, MK11 3LW, UK
UKHW021901260726
13966UKWH00006B/125